Geburtshilfe und Frauenheilkunde

Walter de Gruyter · 1749 · 250 · 1999 · Berlin · New York

Geburtshilfe und Frauenheilkunde

Lehrbuch für Gesundheitsberufe

Herausgegeben von   H. Hofmann, Ch. Geist

Mit Beiträgen von   Imke Conrads, Christine Geist,
Dagmar Gründler, Hildegard
Hofmann, Sigrun Kahf,
Andrea Stiefel, Barbara Waldbrunn

Walter de Gruyter
Berlin · New York 1999

Herausgeberinnen

Christine Geist
Hebammenschule
Krankenhaus Neukölln
Mariendorfer Weg 28
12051 Berlin

Hildegard Hofmann
Blücherstr. 58
10961 Berlin

Die Deutsche Bibliothek – CIP-Einheitsaufnahme

Geburtshilfe und Frauenheilkunde : Lehrbuch für
Gesundheitsberufe / hrsg. H. Hofmann ; Ch. Geist. Mit Beitr. von
Imke Conrads ... – Berlin ; New York : de Gruyter, 1999
   ISBN 3-11-015532-X

Der Verlag hat für die Wiedergabe aller in diesem Buch enthaltenen Informationen (Programme, Verfahren, Mengen, Dosierungen Applikationen etc.) mit Autoren und Herausgebern große Mühe darauf verwandt, diese Angaben genau entsprechend dem Wissensstand bei Fertigstellung des Werkes abzudrucken. Trotz sorgfältiger Manuskriptherstellung und Korrektur des Satzes können Fehler nicht ganz ausgeschlossen werden. Autoren bzw. Herausgeber und Verlag übernehmen infolgedessen keine Verantwortung und keine daraus folgende oder sonstige Haftung, die auf irgendeine Art aus der Benutzung der in dem Werk enthaltenen Informationen oder Teilen davon entsteht.
Die Wiedergabe von Gebrauchsnamen, Handelsnamen, Warenbezeichnungen und dergleichen in diesem Buch berechtigt nicht zu der Annahme, daß solche Namen ohne weiteres von jedermann benutzt werden dürfen. Vielmehr handelt es sich häufig um gesetzlich geschützte, eingetragene Warenzeichen, auch wenn sie nicht eigens als solche gekennzeichnet sind.

Textkonvertierung, Druck, buchbinderische Verarbeitung: Druckhaus „Thomas Müntzer" GmbH, Bad Langensalza – Zeichnungen: Fabian Rosenkranz, Berlin – Reproduktion der Abbildungen: druckpunkt, Berlin – Umschlagentwurf: Rudolf Hübler, Berlin – Grafik Umschlag: Bettina Hohls, Berlin
Printed in Germany

Anschriften der Autorinnen

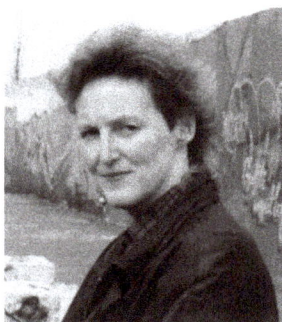

Imke Conrads
Lehrerin für Pflegeberufe
Fort- und Weiterbildungsbeauftragte
DRK-Kliniken Westend
Spandauer Damm 130
14050 Berlin

Christine Geist
Lehrerin für Hebammen
Leiterin der Hebammenschule
am Krankenhaus Neukölln
Mariendorfer Weg 28
12051 Berlin

Dr. med. Dagmar Gründler
Fachärztin für Gynäkologie und Geburtshilfe
Krankenhaus Neukölln
Mariendorfer Weg 28
12051 Berlin

Hildegard Hofmann
Kinderkrankenschwester, Ärztin und
Gesundheitswissenschaftlerin (MPH)
Blücherstraße 58
10961 Berlin

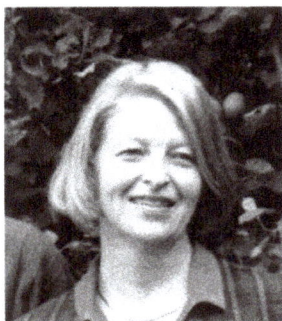

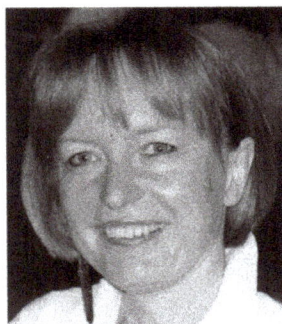

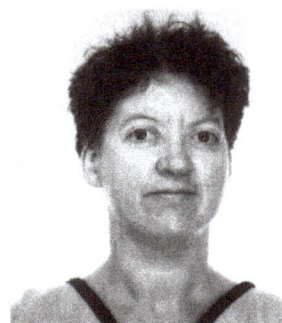

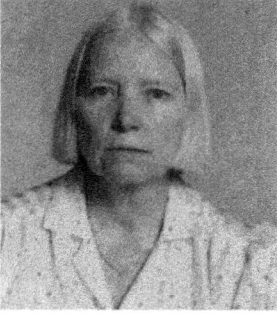

Sigrun Kahf
Kinderkrankenschwester
Lehrerin für Hebammen
Hebammenschule am Krankenhaus Neukölln
Mariendorfer Weg 28
12051 Berlin

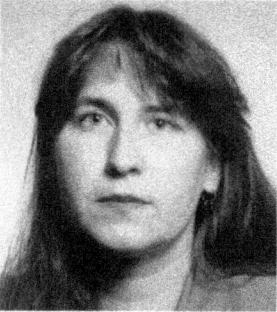

Andrea Stiefel
Lehrerin für Hebammen
Hebammenschule am Krankenhaus Neukölln
Mariendorfer Weg 28
12051 Berlin

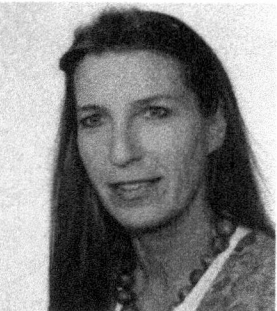

Barbara Waldbrunn
Lehrerin für Pflegeberufe
Prinzenallee 12
13357 Berlin

Vorwort

Erfahrungen aus der Praxis haben gezeigt, daß Krankenschwestern wenig theoretische Grundlagen von Geburtshilfe haben, daß Hebammen wenig über Frauenheilkunde wissen, daß für Arzthelferinnen und andere Gesundheitsfachberufe in der Ausbildung fast keine Materialien zu diesen Fachgebieten zur Verfügung stehen. Für den Unterricht erarbeiten die Lehrenden aus medizinischer Fachliteratur Skripte und schneiden sie für die jeweilige Ausbildung zurecht.

Deshalb hat sich eine Gruppe von Krankenschwestern, Ärztinnen und Hebammen zusammen gefunden, um gemeinsam das vorliegende Lehrbuch zu schreiben. Alle Autorinnen sind in der Lehre tätig, so daß der Bezug zu Theorie und Praxis gewährleistet ist.

Das Buch gibt im ersten Teil eine umfassende Darstellung der Physiologie von Schwangerschaft, Geburt und Wochenbett. Es erläutert die wichtigsten vor- und nachgeburtlichen Probleme. Im zweiten Teil wird ein Blick auf die Zusammenhänge zwischen Frauengesundheit und Frauenkrankheiten geworfen, die häufigsten gynäkologischen Krankheiten werden beschrieben sowie anhand von Fallbeispielen besondere Aspekte der Pflege in Geburtshilfe und Gynäkologie dargestellt. Die Kindergynäkologie wird als Überblick behandelt. Am Ende eines jeden Kapitels wird auf weiterführende Literatur verwiesen.

Wegen der besseren Lesbarkeit wurde auf die gleichzeitige Nennung der weiblichen und männlichen Berufsbezeichnung verzichtet.

Wir hoffen, mit dem Lehrbuch eine solide Ausbildungsgrundlage geschaffen zu haben, aber auch interessierte Laien können von der leichten Lesbarkeit profitieren.

Wir danken den Mitautorinnen für ihr großes Engagement und die Zuverlässigkeit, mit der sie ihre eigenen Beiträge geschrieben und die der anderen kritisch begleitet haben. Ebenso gilt unser Dank Herrn Dr. Haders, der das Buch lektoriert hat, Herrn Rosenkranz, der mit uns die graphischen Darstellungen erarbeitet hat, Frau Ullrich, die uns mit ihrer Kompetenz bei der Herstellung des Buches eine große Hilfe war, sowie Herrn PD Dr. Radke, dem Verlagsdirektor von de Gruyter Berlin.

Wir freuen uns über jede Resonanz auf dieses Buch und nehmen Vorschläge und Anregungen gerne entgegen.

Hildegard Hofmann
Christine Geist

Inhalt

4 Geburt   57

Andrea Stiefel

5 Wochenbett 95

Sigrun Kahf

6 Das Neugeborene 121

Sigrun Kahf

7   Familienplanung   145

Hildegard Hofmann

8   Frauengesundheit – Frauenkrankheit   157

Hildegard Hofmann

9   Pflege in Geburtshilfe und Gynäkologie   161

Barbara Waldbrunn

10 Symptome, Untersuchungsmethoden und therapeutische Ansätze in der Gynäkologie   177

Hildegard Hofmann

11 Fehlbildungen der weiblichen Genitalorgane   203

Hildegard Hofmann

12 Lageanomalien des Uterus und gynäkologische Urologie   212

Dagmar Gründler

1. Ausbildung und Arbeitsbereiche

Barbara Waldbrunn

1.1 Ausbildung in Kranken- und Kinderkrankenpflege und im Hebammenberuf

1.1.1 Gesetzliche Grundlagen

Im Jahre 1985 wurden das heute gültige *Krankenpflegegesetz (KrPflG)* und das *Hebammengesetz (HebG)* erlassen. Im folgenden werden einige wichtige Inhalte wiedergegeben.

In den *§§ 1 KrPflG* und *HebG* wird festgelegt, daß die Führung der Berufsbezeichnung

- Krankenschwester oder Krankenpfleger
- Kinderkrankenschwester oder Kinderkrankenpfleger
- Hebamme oder Entbindungspfleger
  der Erlaubnis bedarf.

Die *§§ 2 KrPflG* und *HebG* nennen textgleich die Voraussetzungen zur Erteilung der Erlaubnis. Diese ist auf Antrag zu erteilen, wenn die Antragstellerin

1. die durch dieses Gesetz vorgeschriebene Ausbildungszeit abgeleistet und die staatliche Prüfung bestanden hat,
2. sich nicht eines Verhaltens schuldig gemacht hat, aus dem sich die Unzuverlässigkeit zur Ausübung des Berufes ergibt und
3. nicht wegen eines körperlichen Gebrechens, wegen Schwäche ihrer geistigen oder körperlichen Kräfte oder wegen einer Sucht zur Ausübung des Berufs unfähig oder ungeeignet ist.

Inhalt und Ziele der Ausbildung werden in den §§ 4 bzw. 5 angesprochen:

§ 4 KrPflG: Die Ausbildung für Krankenschwestern und Krankenpfleger und für Kinderkrankenschwestern und Kinderkrankenpfleger soll die Kenntnisse, Fähigkeiten und Fertigkeiten zur verantwortlichen Mitwirkung bei der Verhütung, Erkennung und Heilung von Krankheiten vermitteln. Sie soll insbesondere gerichtet sein auf

- die sach- und fachkundige, umfassende und geplante Pflege des kranken Menschen
- die gewissenhafte Vorbereitung, Assistenz und Nachbereitung bei Maßnahmen der Diagnostik und Therapie
- die Einleitung lebensnotwendiger Sofortmaßnahmen bis zum Eintreffen der Ärztin oder des Arztes
- die Beobachtung des körperlichen und seelischen Zustandes des Patienten und der Umstände, die seine Gesundheit beeinflussen sowie die Weitergabe dieser Beobachtung an die an Diagnostik, Therapie und Pflege beteiligten Personen
- die Anregung und Anleitung zu gesundheitsförderndem Verhalten
- die Erledigung von Verwaltungsaufgaben, soweit sie in unmittelbarem Zusammenhang mit den Pflegemaßnahmen stehen.

§ 4 HebG: Ärztin und Arzt sind verpflichtet, dafür Sorge zu tragen, daß bei einer Entbindung eine Hebamme hinzugezogen wird. Die der Hebamme vorbehaltenen Tätigkeiten umfassen die Überwachung des Geburtsvorganges, Hilfe bei der Geburt und die Überwachung des Wochenbettverlaufs.

§ 5 HebG: Die Ausbildung soll insbesondere dazu befähigen,

- Frauen während Schwangerschaft, Geburt und Wochenbett zu beraten und zu betreuen
- die notwendige Fürsorge zu gewährleisten
- normale Geburten zu leiten
- Komplikationen des Geburtsverlaufs frühzeitig zu erkennen
- Neugeborene zu versorgen
- den Wochenbettverlauf zu überwachen
- eine Dokumentation über den Geburtsverlauf anzufertigen.

1.1.2 Ausbildungsdauer und Abschluß

Krankenpflege- und Hebammenausbildung dauern jeweils drei Jahre und werden mit einer staatlichen Prüfung abgeschlossen. Diese besteht aus einem schriftlichen, einem mündlichen und einem praktischen Teil. Die Modalitäten sind im einzelnen in einer *Ausbildungs- und Prüfungsordnung* geregelt. Eine abgeschlossene Krankenpflege- bzw. Hebammenausbildung wird gegenseitig mit bis zu 12 Monaten auf die jeweils andere Ausbildung angerechnet.

1.2 Arbeitsbereiche

Einsatzgebiete für *Krankenschwestern* und *-pfleger* bzw. *Kinderkrankenschwestern* und *-pfleger* liegen im stationären Bereich in Krankenhäusern und Kurkliniken sowie im ambulanten Bereich (z. B. in Sozialstationen, Arztpraxen, ambulanten Operationsabteilungen usw.).

Hebammen haben ihren Wirkungskreis im klinischen Bereich neben dem Kreißsaal auch auf der Wochen- und Neugeborenenstation oder im Bereich der Schwangerenberatung. Sie können sich auch in einer eigenen Praxis niederlassen und Hausgeburten oder ambulante Geburten in Krankenhäusern betreuen, in Geburtshäusern arbeiten oder als Vertragspartnerin eines niedergelassenen Gynäkologen tätig werden. Neben diesen klassischen Einsatzgebieten bieten auch Beratungsstellen (z. B. PRO FAMILIA) und die Sozialmedizinischen Dienste der Gesundheitsämter Arbeitsmöglichkeiten.

Literatur

1. Kurtenbach H., Golombek G., Siebers H.: Krankenpflegegesetz, Kohlhammer Verlag, Stuttgart 1994.
2. Kurtenbach H., Horschitz H.: Hebammengesetz, Staude Verlag, Hannover 1994.

2 Anatomie und Physiologie der Genitalorgane

Imke Conrads

2.1 Weibliche Geschlechtsorgane

Die weiblichen Geschlechtsorgane sind Fortpflanzungsorgane und dienen dazu, im Zusammenwirken mit den männlichen Geschlechtsorganen ein neues Lebewesen hervorzubringen. Sie beeinflussen die Beziehungen zwischen den Menschen, haben Einfluß auf die Stimmungslage und sind Zentrum der sexuellen Lust. Bei Frauen unterscheidet man zwischen äußeren und inneren Geschlechtsorganen (Abb. 2-1). Zu den äußeren Geschlechtsorganen (*Vulva*) zählen:

- der Schamberg (*Mons pubis*)
- die großen Schamlippen (*Labia majora pudendi*)
- die kleinen Schamlippen (*Labia minora pudendi*)
- der Scheidenvorhof (*Vestibulum vaginae*)
- und der Kitzler (*Clitoris*).

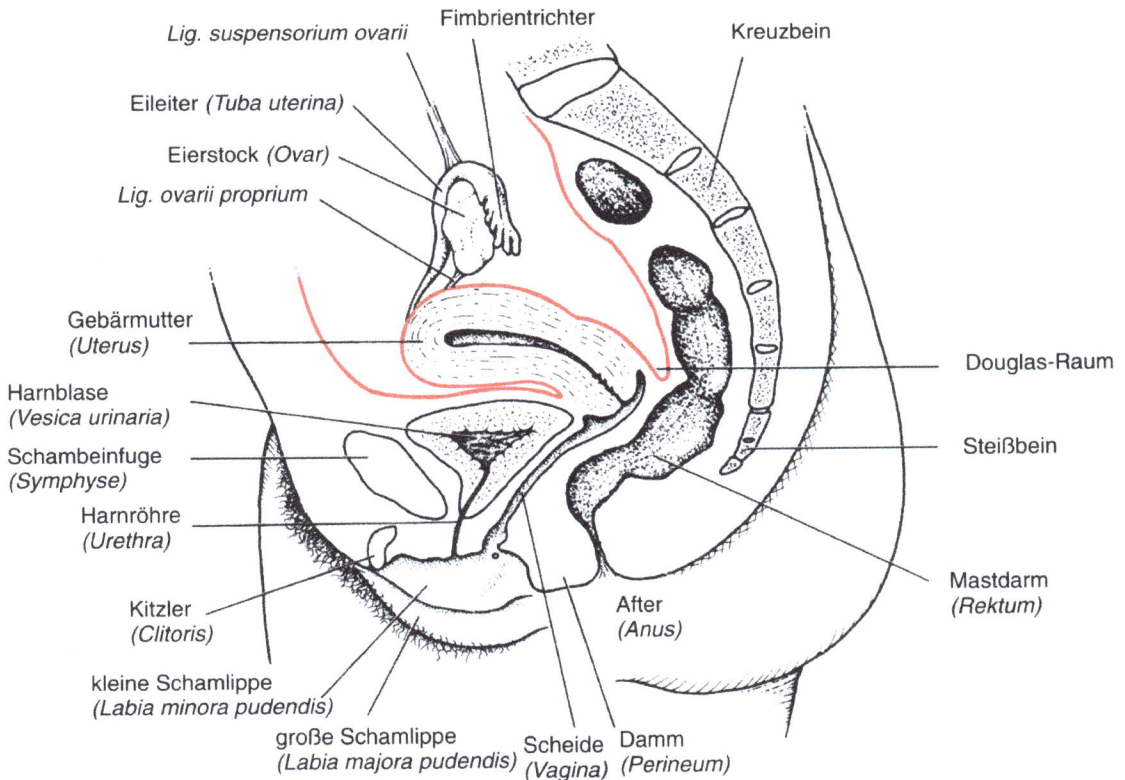

Abb. 2-1: Mittellängsschnitt durch das weibliche Becken. Das Peritoneum (Bauchfell) ist rot markiert. Die Umschlagfalte um die Adnexe ist nicht darstellbar, weil sie innerhalb der Bauchfellhöhle liegt.

Das Jungfernhäutchen (*Hymen*) stellt die Grenze zu den inneren Geschlechtsorganen der Frau dar. Zu ihnen gehören
- die Scheide (*Vagina*)
- die Gebärmutter (*Uterus*)
- die Eileiter (*Tubae uterinae*)
- und die Eierstöcke (*Ovarien*).

2.1.1 Äußere weibliche Geschlechtsorgane (Vulva)

Der Schamberg ist ein mit Haut bedecktes Fettpolster über der Schambeinfuge. Mit Eintritt der Geschlechtsreife bildet sich hier eine Behaarung aus. Die großen Schamlippen sind ebenfalls sehr fettgewebereich, hautbedeckt und äußerlich behaart. Im hinteren Drittel liegen in die Muskulatur des Beckenbodens eingebettet die zwei ca. erbsgroßen (5 mm) Bartholin-Drüsen (*Glandulae vestibulares majores*), die bei sexueller Erregung eine Flüssigkeit zur Erhöhung der Gleitfähig-

keit absondern. Die Ausführungsgänge münden im hinteren Teil der kleinen Schamlippen, die unbehaart und überwiegend mit sehr weicher Haut bedeckt sind (nichtverhornendes Plattenepithel). Im Gegensatz zu den großen sind die kleinen Schamlippen reichlich mit Schwellkörpern und Nerven versorgt. Außerdem finden sich zahlreiche kleinere Drüsen (*Glandulae vestibularis minores*), die ein Austrocknen verhindern und bei sexueller Erregung ebenfalls Flüssigkeit absondern.

Der **Kitzler** ist ein gegenüber Berührungsreizen hochempfindlicher Schwellkörper. Er liegt dort, wo sich die kleinen Schamlippen treffen und wird von ihnen wie von einer Vorhaut bedeckt. Von außen ist nur die sehr empfindsame Spitze (*Glans clitoridis*) zu sehen. Der Kitzler ist wesentlich für die sexuelle Empfindung.

Der Bereich, der von den kleinen Schamlippen eingegrenzt wird und bei Spreizung eingesehen werden kann, wird Scheidenvorhof (*Vestibulum vaginae*) genannt. Im Be-

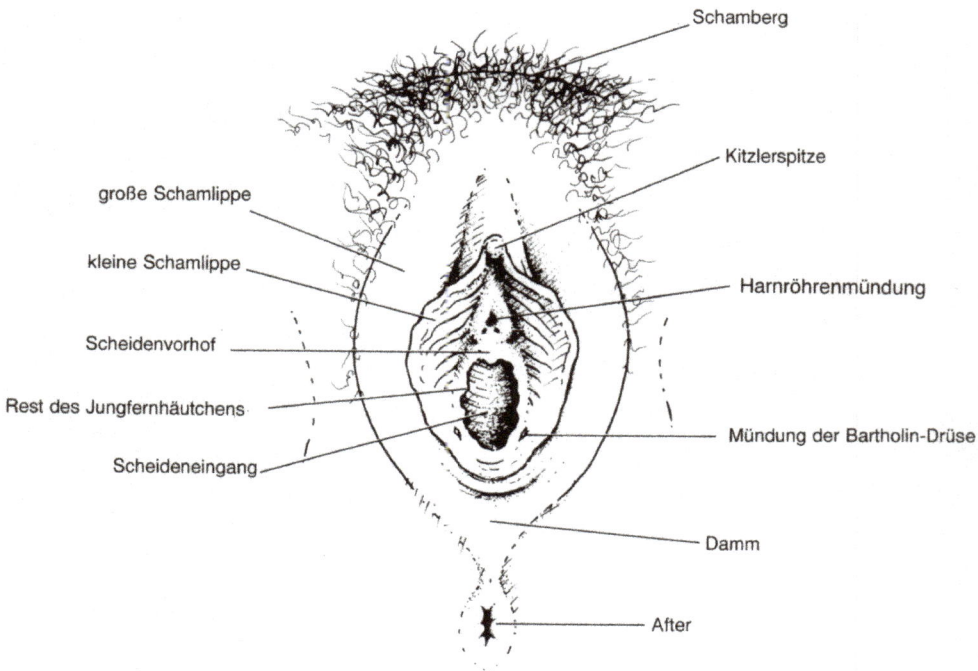

Abb. 2-2: Äußere weibliche Geschlechtsorgane (Vulva) mit aufgefalteten großen und kleinen Schamlippen

reich des Scheidenvorhofs finden sich die Öffnungen von Scheide und Harnröhre (Abb. 2-2).

Bei **sexueller Erregung** werden verschiedene Schwellkörper mit Blut gefüllt:

- der Kitzler
- die Schwellkörper in den kleinen Schamlippen
- die beidseits schenkelartig vom Kitzler zum Schambein verlaufenden Schwellkörper.

Dadurch vergrößert sich der gesamte Bereich des Scheidenvorhofes und der Scheideneingang öffnet sich ein wenig (durch die schenkelartig verlaufenden Schwellkörper). Gleichzeitig wird der Scheideneingang ein wenig verengt (Schwellkörper in den kleinen Schamlippen). Der Kitzler wird beim Einführen des Penis durch die schenkelartig verlaufenden Schwellkörper an den Penis herangezogen, wodurch der Kontaktreiz erhöht wird.

Das Jungfernhäutchen trennt die äußeren von den inneren Geschlechtsorganen. Bevor es beim ersten Eindringen des Penis einreißt (sog. *Defloration*), begrenzt es als ringförmige weiche Hautfalte den Scheideneingang. Damit Menstruationsblut abfließen kann, hat es dammwärts eine kleine elastische Öffnung: Dies erlaubt z. B. die Einführung eines Tampons, ohne daß es dabei verletzt wird. Bei der ersten Geburt wird es soweit zerstört, daß nur noch ein schmaler, unregelmäßiger Saum verbleibt.

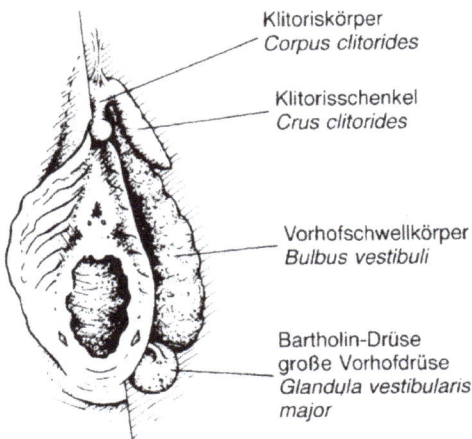

Klitoriskörper
Corpus clitorides

Klitorisschenkel
Crus clitorides

Vorhofschwellkörper
Bulbus vestibuli

Bartholin-Drüse
große Vorhofdrüse
Glandula vestibularis major

Abb. 2-3: Schwellkörper

Das Gebiet zwischen Scheidenöffnung und After nennt man Damm (*Perineum*).

2.1.2 Innere weibliche Geschlechtsorgane

Scheide (Vagina)

Lage: Die Scheide liegt zwischen Blase und Darm und hat die Form eines ca. 10 cm langen, schräg nach hinten oben laufenden Schlauches: Sie verbindet den Scheidenvorhof mit der Gebärmutter. Die Gebärmutter steht nicht kerzengerade im kleinen Becken, sondern knickt leicht nach vorne ab. Wegen dieser Stellung erscheint der Gebärmutterhals fast senkrecht in der hinteren Scheide. Dadurch entsteht ein vorderes und ein (tieferes) hinteres Scheidengewölbe. Hinter dem hinteren Scheidengewölbe liegt unmittelbar die tiefste Stelle der Bauchfellhöhle (Peritonealhöhle), der sog. *Douglas-Raum*.

Aufbau: Die Scheide hat eine dünne (3 bis 5 mm) und sehr elastische Wand, die beim Geschlechtsverkehr oder bei der Geburt eines Kindes eine extreme Dehnung erlaubt. Die Scheidenwand ist dreischichtig aufgebaut:

- Scheidenhaut (innen): Die innere Auskleidung der Scheide besteht aus nichtverhornendem Plattenepithel (sehr faltige Haut). Je nach Lebensalter überzieht dieses ganz oder teilweise auch den Teil des Gebärmutterhalses, der in die Scheide hineinragt. Die Scheidenhaut besitzt keine Drüsen, sondern wird durch Ausschwitzung von Flüssigkeiten (*Transsudation*) feucht gehalten.

- Muskelschicht (Mitte): besteht aus zirkulär und längsverlaufender glatter Muskulatur

- Bindegewebe (außen): stellt zugleich vorne die äußere bindegewebige Harnblasenschicht bzw. hinten die bindegewebige Mastdarmschicht dar.

Infektionsschutz: Die Scheidenhaut enthält viel Glykogen, das von den in der Scheide lebenden *Döderlein-Bakterien* (Milchsäurebakterien) in Milchsäure umgewandelt wird. Dieses saure Milieu (pH-Wert 4) schützt die Scheide und die darüberliegenden Organe (Gebärmutter, Eileiter und die freie Bauchhöhle) vor aufsteigenden Infektionen durch pathogene Bakterien.

Auch für die **Spermien** ist der niedrige pH-Wert ein Hindernis, da ihre Bewegungsfähigkeit eingeschränkt wird. Da die Spermien aber beim Geschlechtsverkehr millionenfach mit alkalischem Sekret versetzt direkt vor dem äußeren Muttermund abgegeben werden und sie sich im Vergleich zu ihrer Größe sehr schnell bewegen können, ist es möglich, daß sie trotz des sauren Scheidenmilieus das alkalische Milieu der Gebärmutter und schließlich die Eileiter erreichen.

Form: Je nach Füllungszustand der benachbarten Organe (Blase und Mastdarm) ist die Scheide unterschiedlich geformt. Vorder- und Hinterseite liegen meist locker aufeinander und entfalten sich erst, wenn etwas in sie eingeführt wird (z. B. Tampon, Untersuchungsinstrument, Penis oder ein Finger).

Gebärmutter (Uterus)

Lage: Die Gebärmutter schließt sich der Scheide an. Sie ist das anatomische Zentrum der weiblichen Geschlechtsorgane. Vor der Gebärmutter liegt im kleinen Becken bauchwärts die Harnblase, auf ihr – kopfwärts – einige Dünndarmschlingen und hinter der Gebärmutter ist der Mastdarm zu finden. Beidseits befindet sich das Beckenbindegewebe (sog. *Parametrium*) mit den Eileitern und Eierstöcken (Abb. 2-4 und 2-5).

Form und Größe: Die nicht gravide (d. h. kein Kind tragende) Gebärmutter hat die Form einer Birne und Außenmaße von 7 bis 9 cm in der Länge bzw. 4–5 cm im Durchmesser. Sie ist ebenfalls dreischichtig aufgebaut:

• innere Schleimhautschicht
• mittlere Muskelschicht
• lockere äußere Umhüllung mit Bindegewebe.

Man kann den Körper (*Corpus uteri*) vom schlankeren Hals (*Cervix uteri*) unterscheiden.

Schwangerschaft: In der Zeit der Geschlechtsreife befindet sich die Gebärmutter zumeist im Zustand der Funktionsbereitschaft und wiegt ca. 60–70 g. Während einer Schwangerschaft wird sie zum Raum für die Entwicklung eines am Ende ca. 50 cm langen und 3–3,5 kg schweren Kindes. Bei der Geburt hat sie die Aufgabe, das Kind durch den engen Geburtskanal zu pressen. Die erforderliche Ausdehnung, die notwendige Kraftentwicklung und ebenso die Rückbildung zur ursprünglichen Größe von ca. 8 cm Länge sind höchst bemerkenswerte Fähigkeiten.

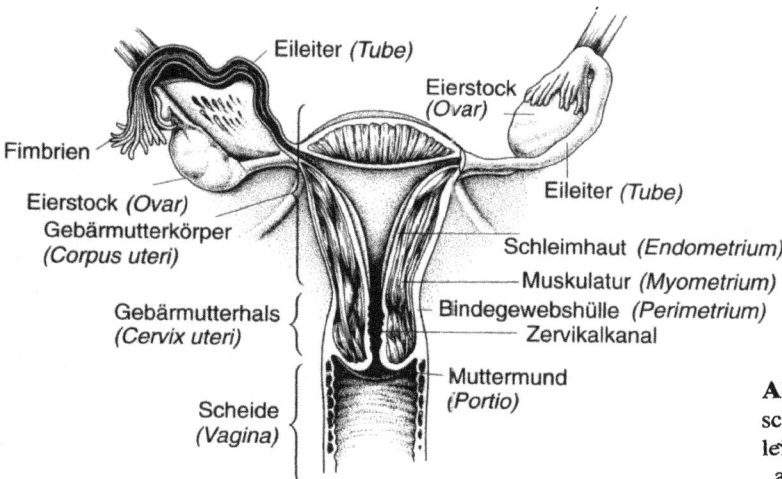

Abb. 2-4: Innere weibliche Geschlechtsorgane. Der rechte Eileiter und die Gebärmutter sind „angeschnitten" gezeigt.

Der **Gebärmutterhals** ragt in die Scheide hinein. Der in der Tiefe der Scheide sichtbare Teil heißt *Portio vaginalis uteri*. Die Öffnung heißt äußerer Muttermund. Er ist bei Frauen, die noch kein Kind geboren haben, grübchenartig rund. Nach einer Geburt erscheint er quer eingekerbt. Hinter ihm befindet sich der Gebärmutterhalskanal (*Canalis cervicis*, auch *Zervikalkanal*), der 2–4 cm lang bis zum inneren Muttermund verläuft. Der Zervikalkanal ist mit einer Schleimhaut ausgekleidet, deren Sekret einen festen Schleimpfropf bildet. Dieser verschließt den Kanal und schützt die nachfolgende Gebärmutterhöhle vor Krankheitserregern aus der Scheide. Da es keine gewebliche Grenze zwischen der Scheide und der freien Bauchhöhle gibt, ist das von erheblicher Bedeutung. Die Bildung des Schleimpfropfes wird hormonell gesteuert. Die meiste Zeit ist er relativ fest. Unter Östrogeneinwirkung wird er in der Zeit um den Eisprung herum dünnflüssig und damit durchgängig für die Spermien. Die alkalische Beschaffenheit des Schleims aktiviert zusätzlich die Beweglichkeit der Spermien. Während der Menstruation ist der Schleimpfropf etwas gelockert und der Zervikalkanal durchgängig für das Menstrualblut.

Das enge Lumen des **Gebärmutterkörpers** (Gebärmutterhöhle, *Cavum uteri*) ist innen mit einer besonderen Schleimhaut ausgekleidet, dem *Endometrium*. Es unterliegt einem hormonell gesteuerten monatlichen Auf- und Abbau und ist deshalb unterschiedlich dick. Man unterscheidet zwei Schichten:

- *Basalschicht:* ist ca. 1 mm dick und liegt direkt der darunterliegenden Muskulatur auf
- *Funktionsschicht:* ist je nach Zyklusstand zwischen 2–7 mm dick. Sie entsteht aus der Basalschicht und bietet günstige Bedingungen für die Einnistung einer befruchteten Eizelle. Tritt keine Befruchtung ein, wird die Funktionsschicht abgestoßen (Regelblutung) und wieder neu aufgebaut.

Die mittlere Schicht des Gebärmutterkörpers besteht aus glattem Muskelgewebe (*Myometrium*) und macht mit ca. 2 cm Dicke die Hauptmasse der Gebärmutter aus. Die Muskelstränge verlaufen in drei Anordnungen längs-, spiral- und ringförmig. Von der Muskelschicht gehen außerdem noch glatte Muskelfaserbündel aus, die in die Haltebänder der Gebärmutter übergehen. Die äußere Schicht der Gebärmutter (*Perimetrium*) besteht aus Bindegewebe. Dieser Bindegewebshülle liegt an der Vorder- und Rückseite das Bauchfell (*Peritoneum*) auf. Das Bauchfell reicht bis an das hintere Scheidengewölbe und bildet dort den Douglasraum.

Neben dem Zervixkanal hat die Gebärmutterhöhle zwei weitere Öffnungen. Zu beiden Seiten am oberen Gebärmutterkörper, den Tubenwinkeln, gehen die Eileiter ab, deren Innenraum mit der Gebärmutterhöhle verbunden ist. Die Eileiter enden offen in der freien Bauchhöhle, weshalb ein Schutz vor aufsteigenden Krankheitserregern sehr wichtig ist. Die Eileiter und die seitlich an der Beckenwand liegenden Eierstöcke werden zusammenfassend auch als rechte und linke Adnexe bezeichnet.

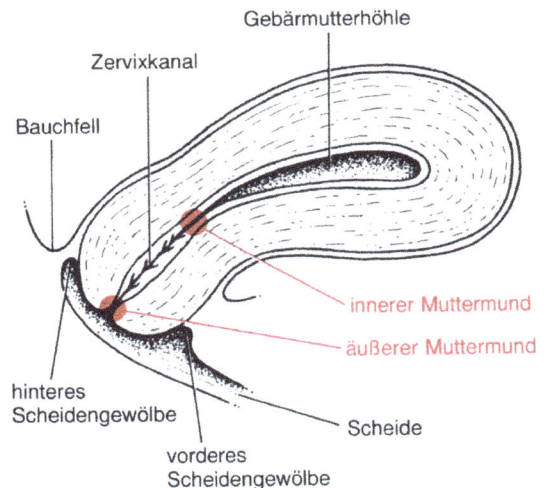

Abb. 2-5: Mittellängsschnitt durch die Gebärmutter und das obere Scheidendrittel. Äußerer und innerer Muttermund sind rot markiert. Der dazwischenliegende Zervikalkanal ist zum Schutz der nachfolgenden inneren Organe mit einem Schleimpfropf verschlossen.

Eileiter (Tuba uterina)

Lage, Größe und Aufbau: Die Eileiter sind paarig angelegte, 9–16 cm lange, etwa bleistiftdicke muskelfaserhaltige Organe. Sie sind innen mit Flimmerepithel ausgekleidet und haben die Aufgabe, ein Ei in 4–5 Tagen durch Bewegung der Wimperhärchen in Richtung Gebärmutter zu transportieren. Da eine Eizelle nur begrenzt lebensfähig ist (bis 10–12 Std. nach dem Eisprung), findet eine Befruchtung in der Regel im Eileiter statt. Die Innenwand der Eileiter sondert eine die Gleitfähigkeit erhöhende und das Ei ernährende Flüssigkeit ab. Die mittlere Schicht der Eileiter besteht aus glatter Muskulatur, die durch peristaltische Wellenbewegungen ebenfalls am Eitransport beteiligt ist. Außen wird der Eileiter von Bauchfell umhüllt.

Am **gebärmutterfernen Ende** befindet sich eine Erweiterung (sog. *Fimbrientrichter*) mit 1–2 cm langen Fransen, den *Fimbrien*. Der Fimbrientrichter tastet den sonst freiliegenden Eierstock in der Zeit des Eisprungs ab. Er fängt das Ei auf und transportiert es zur Gebärmutter. In der übrigen Zeit münden die Eileiter in Eierstocknähe frei in die Bauchhöhle hinein. Diese unbeständige Verbindung zwischen Eierstock und Eileiter erklärt die Möglichkeit, daß ein befruchtetes Ei sich in seltenen Fällen auch in der Bauchhöhle einnisten kann (Bauchhöhlenschwangerschaft). Das Lumen des Eileiters verengt sich von ca. 8 mm Durchmesser am Fimbrientrichter bis auf ca. 4 mm an der Mündungsstelle in die Gebärmutterhöhle. Gelingt es dem befruchteten Ei nicht, die Engstelle zu passieren, nistet es sich im Eileiter ein. Dies führt zu einer Eileiterschwangerschaft (*Tubargravidität*), die wie die Bauchhöhlenschwangerschaft für die Frau einen lebensbedrohlichen Zustand darstellt. Beide Schwangerschaftsformen müssen deshalb frühzeitig operativ entfernt werden.

Eierstöcke (Ovarien)

Die paarig angelegten Eierstöcke sind ca. 3 cm lang und wie eine Mandel geformt. In ihnen reifen in einem hormonell bestimmten Rhythmus einzelne Eier heran. Bei der Geburt eines Mädchens sind 200 000–2 Mio. Eier angelegt, die sich bis zum Einsetzen der Geschlechtsreife durch *Degeneration* (Rückbildung) auf 20 000–40 000 Eier (Primärfollikel) reduziert haben. Unter Hormoneinfluß aus der Hypophyse reift ein Ei heran, das mit der umgebenden Flüssigkeitsblase eine Größe von 0,5–2 cm Durchmesser erreicht (Graaf-Follikel). Im Verhältnis zur Gesamtgröße des Eierstocks ist das sehr beachtlich. In den reifenden Follikeln werden vorwiegend Östrogene gebildet. Der Eisprung besteht darin, daß die Flüssigkeitsblase platzt und die Eizelle herausgeschwemmt wird. Manche Frauen empfinden dabei einen Spannungsschmerz im rechten oder linken Unterbauch. Anschließend verwandelt sich die Flüssigkeitsblase in den Gelbkörper (*Corpus luteum*). Dieser produziert dann für 10 bis

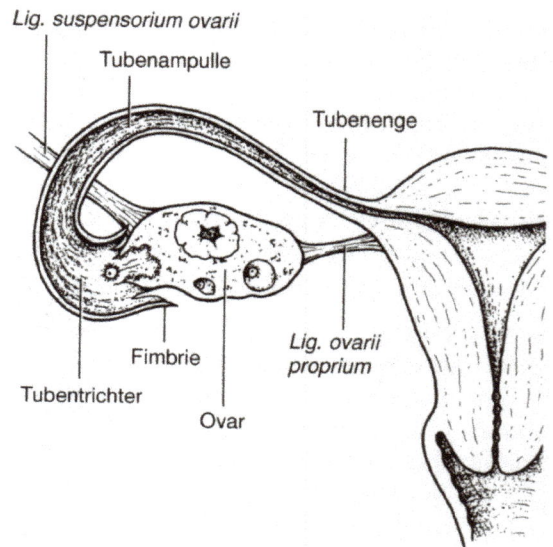

Abb. 2-6: Rechter Eierstock und Eileiter zum Zeitpunkt des Eisprunges. Der Tubentrichter mit den Fimbrien hat sich direkt über den sprungbereiten Follikel an den Eierstock gelegt.

12 Tage u. a. das Hormon *Progesteron* (bei einer Schwangerschaft über einen Zeitraum von 3–4 Monaten), das für die Erhaltung der Schwangerschaft wichtig ist. Wird das Ei nicht befruchtet, bildet sich diese Stelle ab dem 10.–12. Tag narbig zurück und an anderer Stelle desselben bzw. im anderen Ovar reift das nächste Ei heran.

Hinweis: In den Eierstöcken werden die weiblichen Geschlechtshormone *Östrogen* und *Gestagen* sowie in geringen Mengen auch männliche Geschlechtshormone (*Androgene*) gebildet.

2.1.3 Blutversorgung und Lymphabflußwege

Die Blutversorgung erfolgt über die beidseitig angelegte Gebärmutterschlagader (*Arteria uterina*, Abb. 2-7), die dem inneren Ast der Beckenarterie entspringt. Sie verläuft mit verschiedenen Gefäßästen vor bzw. hinter der Gebärmutter und verbindet sich in sog. Anastomosen (natürliche Gefäßverbindungen) mit den Gefäßen der anderen Seite. Die ebenfalls beidseitig angelegte Eierstockschlagader (*Arteria ovarica*) entspringt der Aorta unterhalb der Nierenarterie. Sie versorgt den Eierstock und den Eileiter und hat über Anastomosen ebenfalls Verbindung mit der Gebärmutterarterie. Die Scheidenschlagader (*Arteria vaginalis*) zur Versorgung der oberen Scheide geht von der Gebärmutterschlagader ab. Die äußeren weiblichen Geschlechtsorgane werden von Ästen der inneren Beckenschlagader versorgt. Die Blutentsorgung verläuft in über analog zu den Arterien verlaufenden Venen.

Der Lymphabfluß verläuft in einem System, das ähnlich wie das Blutgefäßsystem angelegt ist. Allerdings hat es keine zuleitenden, sondern nur ableitende Gefäße. Deshalb kann man beim Lymphgefäßsystem nicht von einem Kreislauf sprechen. Am Ende des langen Lymphgefäßweges (von den Geschlechtsorganen ausgehend in der Nähe der großen Beckengefäße und der Aorta verlaufend) ergießt sich die Lymphflüssigkeit über den Brustlymphgang in den linken Venenwinkel der Hals- und Unterschlüsselbeinvene.

2.1.4 Nervenversorgung

Die äußeren weiblichen Geschlechtsorgane werden sensorisch über den *Nervus puden-*

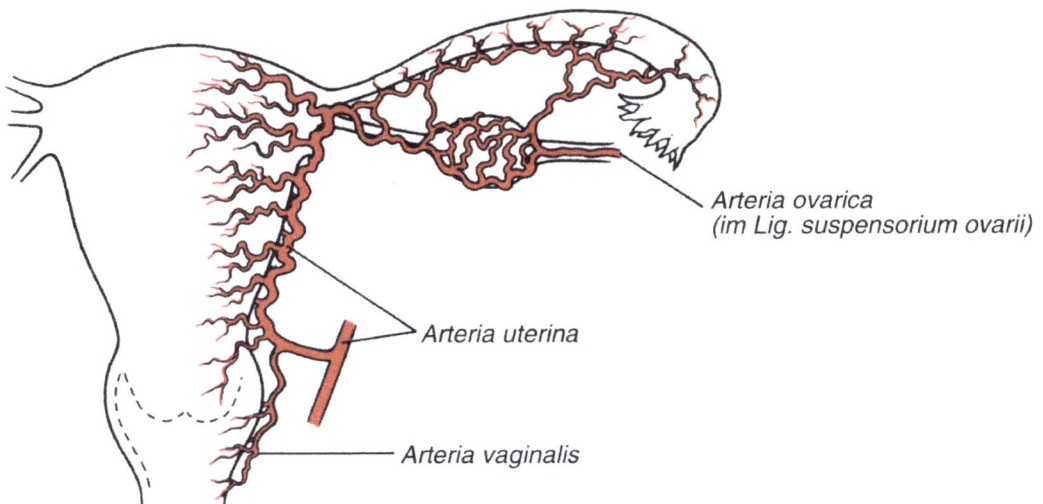

Abb. 2-7: Arterielle Blutversorgung der weiblichen inneren Geschlechtsorgane. Die nicht dargestellten Venen und Lymphgefäße verlaufen analog.

dus versorgt (z. B. Berührung, Temperatur, Schmerz), die inneren Geschlechtsorgane über das vegetative Nervensystem, also Teile des *Sympathikus* und *Parasympathikus* (z. B. Durchblutungsregulierung, Muskelkontraktion).

2.1.5 Haltebänder der inneren Genitalorgane

Der Halteapparat für die inneren Geschlechtsorgane der Frau ist erstaunlich anpassungsfähig, insbesondere im Hinblick auf den sich rasch verändernden Füllungszustand von Blase und Darm. Auch muß gewährleistet sein, daß die Gebärmutter während der Schwangerschaft erheblich an Größe zunehmen und ihr Gewicht entsprechend vervielfachen kann (am Ende der Schwangerschaft wiegt sie mit Kind, Fruchtwasser und Mutterkuchen ca. 5–6 kg). Die flexible Befestigung nach vorne, hinten und seitlich wird auf zwei Ebenen von verschiedenen, paarig angelegten Bändern (*Ligamente*, Abk. *Lig.*) und durch das Beckenbindegewebe (Parametrium) gewährleistet (Abb. 2-8).

Rechts und links unterhalb der Eileiterabgänge ist das *Lig. ovarium proprium* (nach seitlich) und das *Lig. teres uteri*, auch rundes Mutterband genannt (nach vorne) befestigt, das die Gebärmutter in ihrer nach vorn geneigten (*Anteversion*) und geknickten Position (*Anteflexion*) hält. Beidseits am Gebärmutterhals setzen das *Lig. sacrouterinum* (nach hinten), das *Lig. cardinale* (nach seitlich) und *Lig. vesicouterinum* (nach vorne) an, die für die flexible Aufhängung der Gebärmutter im kleinen Becken am wichtigsten sind. Der Eierstock wird durch das *Lig. ovarium proprium* und das *Lig. suspensorium ovarii* zwischen Gebärmutter und seitlicher Beckenwand gehalten.

Als Beckenbindegewebe wird das beidseits der Gebärmutter liegende Bindegewebe bezeichnet. Es wird vom *Lig. latum uteri* eingeschlossen, das vom Gebärmutter-Eileiterwin-

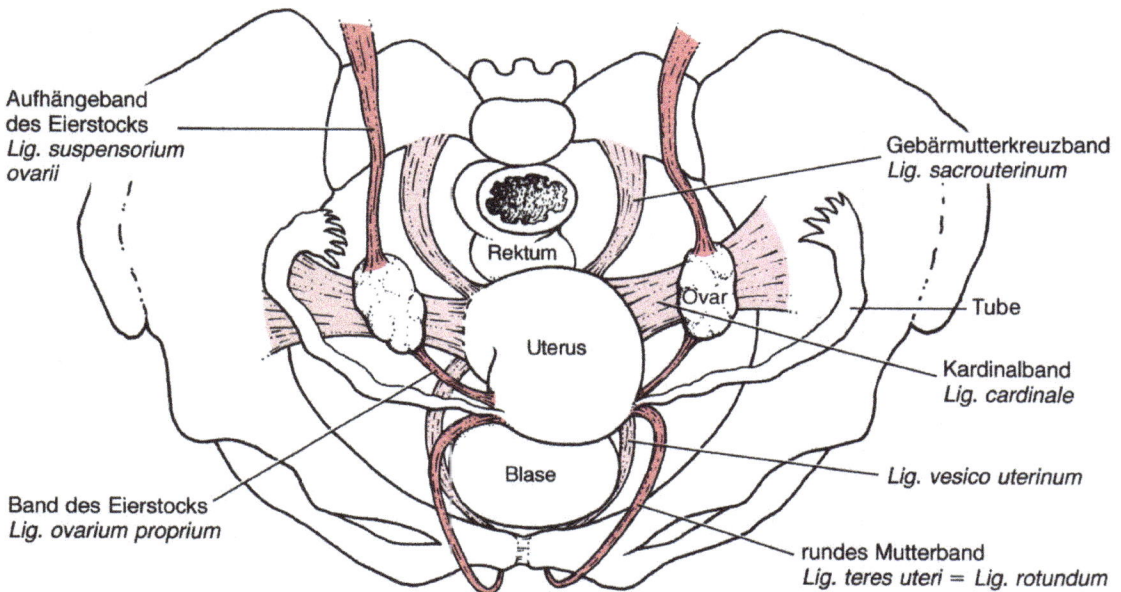

Abb. 2-8: Blick von oben in das kleine Becken. Vier paarig angelegte Bänder halten die Gebärmutter, je zwei Bänder die Eierstöcke. Das Ligamentum latum (breites Mutterband) kann hier nicht abgebildet werden, weil es den Blick auf die anderen Bänder verdecken würde. Das Lig. latum und die eingefärbten Bänder setzen am Gebärmutterkörper in der Nähe der Tubenwinkel an. Nicht eingefärbte Bänder setzen in Höhe des Gebärmutterhalses an.

kel breit angelegt nach seitlich und hinten zieht (Abb. 2-9). Es ist für die Aufhängung der Gebärmutter nicht wesentlich, sondern beinhaltet und schützt vor allem Blut- und Lymphgefäße, den Eileiter, Teile des Lig. teres uteri, glatte Muskulatur und ein kleines Gekröse (Bauchfellfalte), das von der hinteren Ligamentseite aus zum Eierstock abgeht.

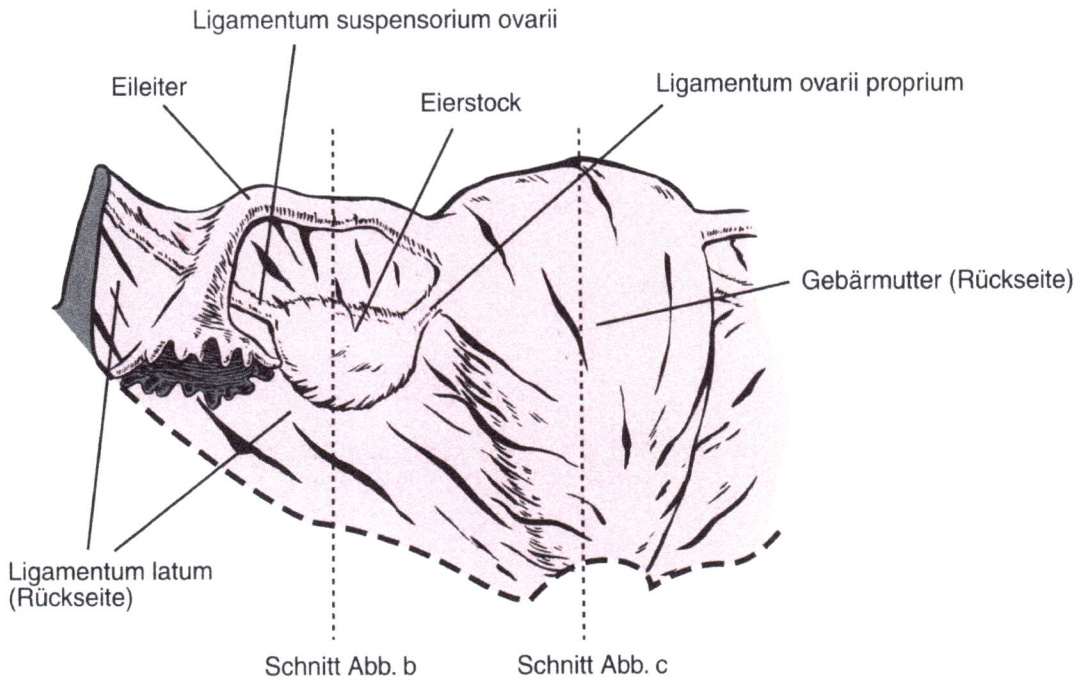

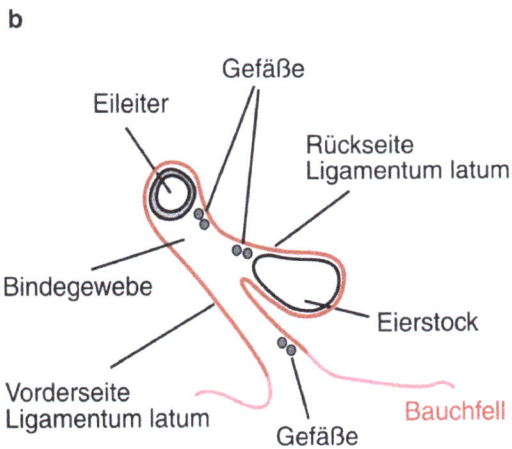
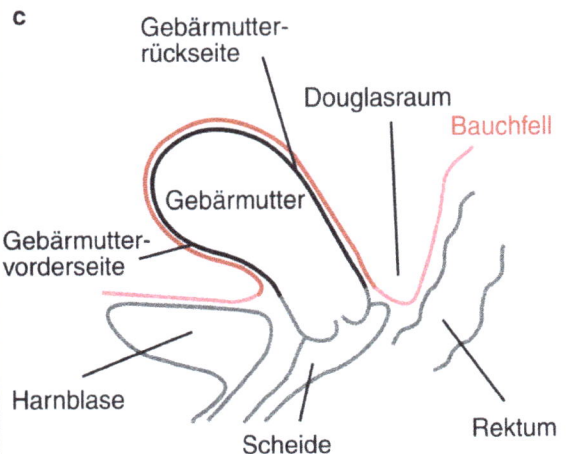

Abb. 2-9: Ligamentum latum und Bauchfell. Das Ligamentum latum (a) bildet sich aus einer Falte, die aus dem Bauchfellüberzug der Gebärmuttervorder- und -rückseite entsteht und rechts und links Eileiter und Eierstock umhüllt. Im Bindegewebe zwischen vorderem und hinterem Blatt verlaufen Blut- und Lymphgefäße, Muskelgewebe und Bänder. b. schematisierter Senkrechtschnitt durch das Ligamentum latum in Höhe des Eierstocks; c. schematisierter Senkrechtschnitt durch die Gebärmutter zur Darstellung des Bauchfellüberzugs mit dem Douglasraum.

Trotz dieser komplexen Aufhängung der inneren Geschlechtsorgane kann der Halteapparat ein Absinken der Beckenorgane nicht verhindern. Entscheidend für eine stabile und dennoch flexible Lage ist daher der Beckenboden.

2.1.6 Beckenboden

Der Beckenboden verschließt die Öffnung des knöchernen Beckens trichterförmig nach unten. Auch hier ist eine bemerkenswerte Anpassungsleistung vorhanden. Einerseits muß der Beckenboden die Bauchorgane auch bei Husten oder beim Tragen schwerer Lasten sicher halten, gleichzeitig aber Öffnungen für Harnröhre, Mastdarm und Scheide lassen. Bei der Geburt muß er andererseits soweit dehnbar sein, daß das Kind durchtreten kann. Hierzu wird der Beckenboden unter dem Hormoneinfluß während der Schwangerschaft weicher und elastischer.

Der Beckenboden besteht aus Binde- und Muskelgewebe und ist in drei Schichten aufgebaut (Abb. 2-10):

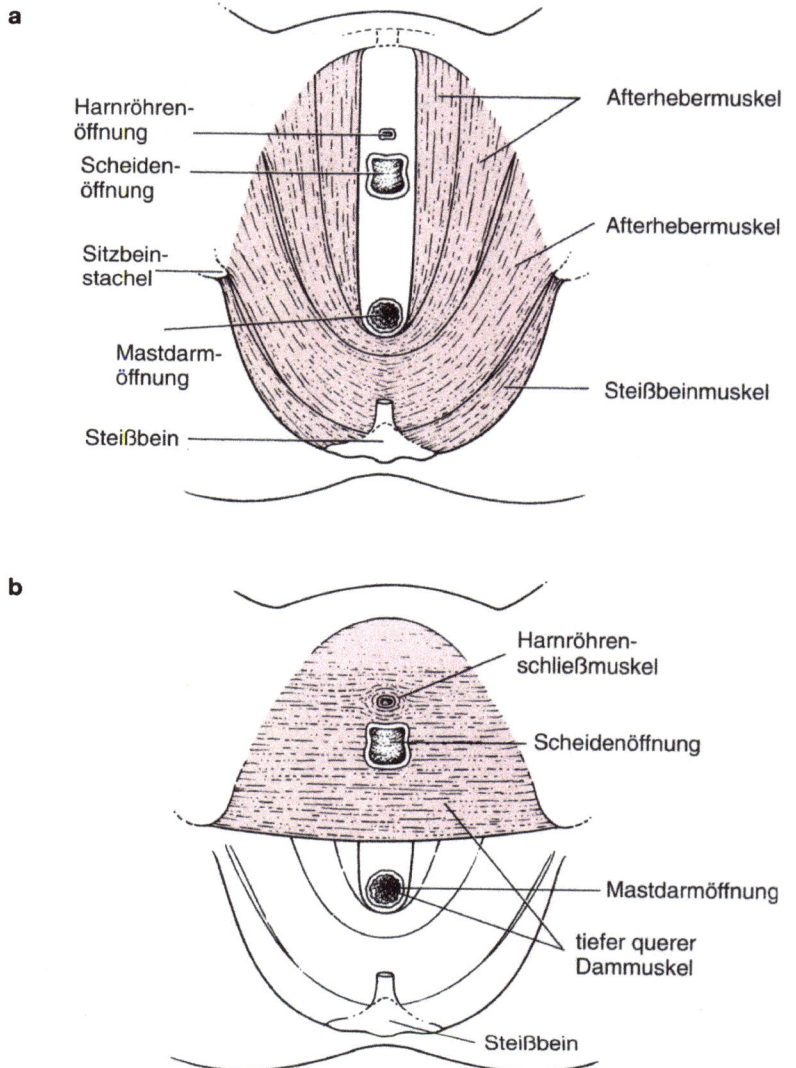

a

Harnröhren-
öffnung

Scheiden-
öffnung

Sitzbein-
stachel

Mastdarm-
öffnung

Steißbein

Afterhebermuskel

Afterhebermuskel

Steißbeinmuskel

b

Harnröhren-
schließmuskel

Scheidenöffnung

Mastdarmöffnung

tiefer querer
Dammuskel

Steißbein

- Beckenscheidewand (Diaphragma pelvis)
- Scheidewand des Urogenitaltraktes (Diaphragma urogenitale)
- äußere Muskelschicht

2.1.7 Knöchernes Becken

Das weibliche knöcherne Becken (*Pelvis*) verfügt im Vergleich mit dem männlichen Becken über eine höhere funktionale Anpassungsfähigkeit. Dies ist erforderlich wegen der Möglichkeit einer Schwangerschaft bzw. Geburt. Es ist insgesamt runder und damit etwas „geräumiger" als das männliche. Das Becken schließt die Bauchhöhle nach unten hin ab und beinhaltet die inneren Geschlechtsorgane, die ableitenden Harnwege, Blut- und Lymphgefäße, Nerven- und Bindegewebe sowie Teile des Darms. Der obere Teil des trichterförmigen Beckengürtels wird großes Becken (*Pelvis major*) genannt. Es ist vom unteren Teil, dem kleinen Becken (*Pelvis minor*), durch die Terminallinie (*Linea terminalis*) abgegrenzt, die vom am weitesten vorspringenden Punkt der Lendenwirbelsäule (*Promontorium*) an den Innenseiten des Darmbeins nach vorn zur Schambeinfuge verläuft (Abb. 2-11).

Der knöcherne Beckenring besteht aus dem Kreuzbein (*Os sacrum*) mit dem Steißbein (*Os coccygis*) sowie den beiden Hüftbeinen (*Ossa coxae*). Die Hüftbeine setzen sich wiederum zusammen aus dem Sitzbein (*Os ischii*), dem Schambein (*Os pubis*) und dem Darmbein (*Os ilium*). Zwischen den beiden Schambeinen befindet sich die faserknorpelige Schambeinfuge (*Symphyse*), die neben dem Kreuzbein-Darmbeingelenk eine geringe Beweglichkeit im knöchernen Becken erlaubt. Unter Hormoneinfluß während der Schwangerschaft kann sich die Beweglichkeit erhöhen. Die einzelnen Knochenverbindungen, die nach Abschluß der Wachstumsphase verknöchert sind, lassen nur eine sehr geringe Verschiebung zu, wohl aber eine erwünschte Federung.

Die Verbindung zwischen Kreuz- und Steißbein oder zwischen dem 1. und 2. Steißbeinwirbel ist

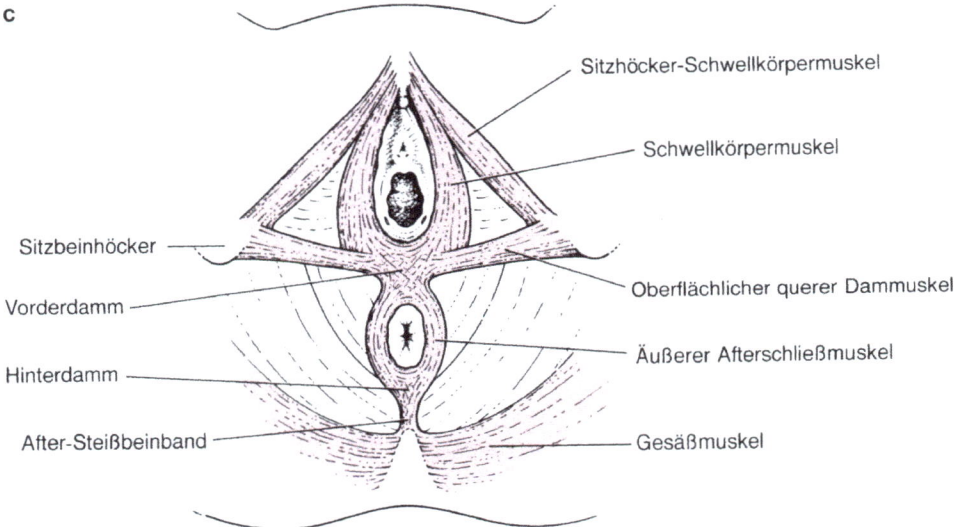

Abb. 2-10: a. Diaphragma pelvis. Ansicht von unten auf die innere (obere) Beckenbodenschicht, die hauptsächlich vom Afterhebermuskel gebildet wird. b. Diaphragma urogenitale. Ansicht von unten auf die mittlere Beckenbodenschicht, die hauptsächlich vom tiefen queren Dammuskel gebildet wird; c. äußere Muskelschicht. Ansicht von unten auf die äußere (untere) Beckenbodenschicht; die u. a. vom Afterschließmuskel gebildet wird.

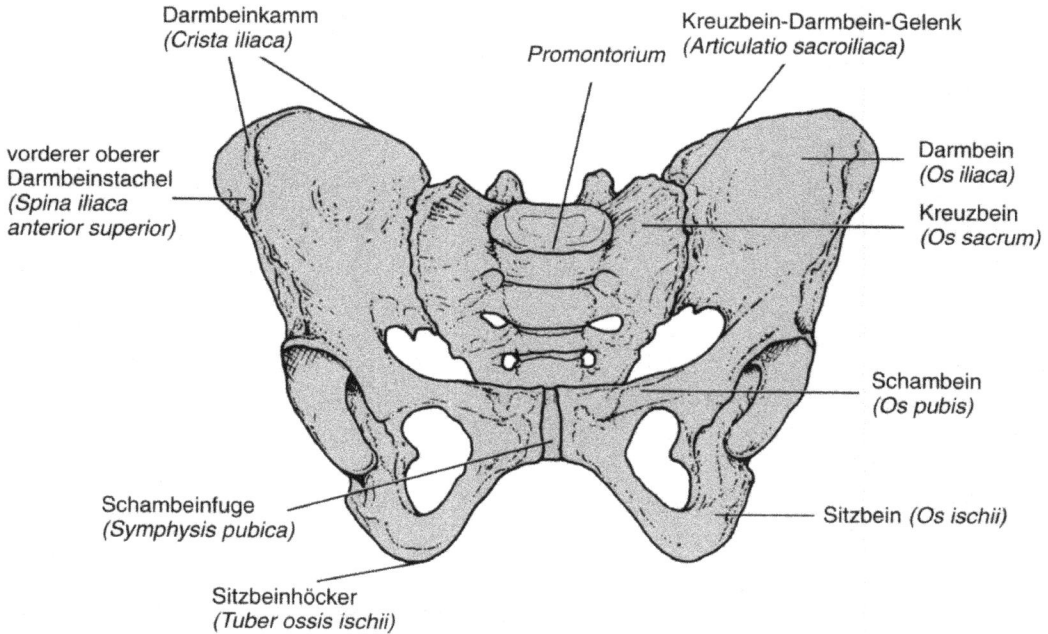

Abb. 2-11: Weibliches Becken, von vorne gesehen. Das Steißbein liegt nicht sichtbar hinter der Schambeinfuge.

bei Frauen oft nicht verknöchert, was bei der Geburt eine deutliche *Geburtskanalerweiterung* zuläßt.

2.1.8 Ableitende Harnwege

Nierenbecken und Harnleiter: Die beiden 25–30 cm langen und im Durchmesser 4 bis 7 mm dicken Harnleiter (*Ureter*) transportieren den in den Nieren gebildeten und sich in das Nierenbecken (*Pyelon*) ergießenden Urin durch peristaltische Bewegungen in die Harnblase. Sie verlaufen hinter dem Bauchfell (*retroperitoneal*), kreuzen die Beckenarterien, verlaufen um die Gebärmutter herum und münden schräg in die Hinterwand der Blase. Es entsteht in der Blasenwand eine Art ventilartiger Druckverschluß, der ein Zurückströmen von Blasenurin in die Harnleiter verhindert. Dies ist zur Verhinderung aufsteigender Infektionen bedeutsam (Abb. 2-12).

Harnblase: Die Harnblase (*Vesica urinaria*) sammelt den Urin. Ihr maximales Fassungsvermögen liegt zwischen 500 und 1000 ml. Ab einer Füllung von 250 ml verspürt man Harndrang, der ab 400 ml heftig wird. Ist die Blase leer, liegt sie wie eine Schüssel zwischen Schambeinfuge und Gebärmutter. Füllt sich die Blase, wird sie zunehmend kugeliger und verdrängt die Gebärmutter nach hinten oben.

Harnröhre: Die weibliche Harnröhre (*Urethra*) ist 3–5 cm lang und verläuft von der Blase bogenförmig vor der Scheide zur Harnröhrenöffnung (*Ostium urethrae externum*). Zwei Drittel der Harnröhre liegen über dem Beckenboden. Im Scheidenvorhof mündet sie ca. 2 cm unterhalb des Kitzlers. Wie die Scheide ist auch die Harnröhre sehr elastisch und beide Ausgänge werden nach außen hin durch die kleinen und großen Schamlippen abgeschlossen.

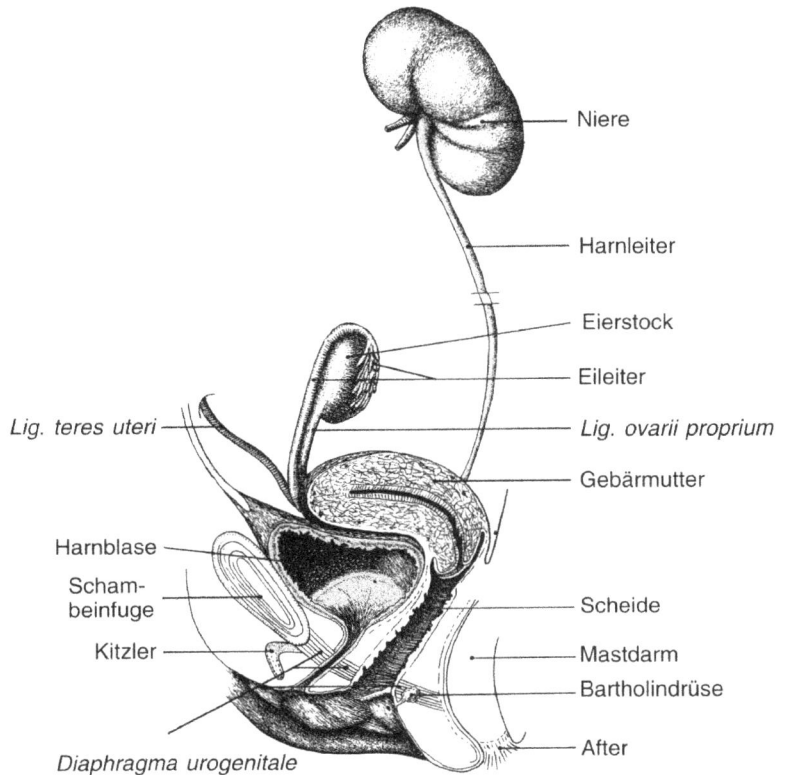

Niere

Harnleiter

Eierstock

Eileiter

Lig. teres uteri

Lig. ovarii proprium

Gebärmutter

Harnblase

Scham-
beinfuge

Scheide

Kitzler

Mastdarm

Bartholindrüse

Abb. 2-12: Ableitende Harnwege (mit halbgefüllter Blase),
Lagebeziehung zu den weiblichen Geschlechtsorganen

After

Diaphragma urogenitale

Hinweis: Wegen der Kürze der weiblichen Harnröhre (die männliche ist mit 20–25 cm viel länger)
und der Nähe zum After ist eine *Harnwegsinfekti-*
on eher möglich als bei Männern. Deshalb ist es
gerade bei Frauen wichtig, Stuhlreste vom Scheidenvorhof weg (also nach hinten) zu wischen.

2.2 Hormonelle Regulation

Das Hormonsystem des Menschen besteht
aus hormonproduzierenden Drüsen und
Geweben im Körper, die ganz überwiegend
vom *Hypothalamus* (Region im Zwischen-
hirn) und der darunterliegenden Hirnan-
hangdrüse (*Hypophyse*) gesteuert werden.
Hormone gehören zu den Botenstoffen des
Körpers und vermitteln bestimmte Informationen an bestimmte Zellen, mitunter
selbst an die Zelle, die das Hormon gebildet hat.

2.2.1 Hormonelle Kontrolle der Geschlechtsorgane

Der Hypothalamus stimuliert durch die Ab-
gabe von *Gonadotropin-Releasing-Hormon*
(GnRH bzw. LH-RH, release (engl.): freiset-
zen) die Hypophyse zur Ausschüttung der
Gonadotropine, die direkt auf die Ge-
schlechtsdrüsen wirken. Zu den Gonadotro-
pinen gehören das *Follikel-stimulierende Hor-*

mon (FSH) und das *luteinisierende Hormon* (LH).

FSH und LH: FSH stimuliert im Eierstock hauptsächlich das Heranreifen einer Eizelle und die Östrogenproduktion im Follikel. Das LH stimuliert im Eierstock den Eisprung und die Ausbildung des Gelbkörpers. Der Gelbkörper produziert neben Östrogenen vor allem Gestagene (*Progesteron*).

Östrogene: Die natürlichen Östrogene sind *Östradiol, Östron* und *Östriol*. Außer in den Follikeln werden sie in geringen Mengen auch in der Nebennierenrinde und im Fettgewebe gebildet. Während der Schwangerschaft werden sie in größeren Mengen vom Mutterkuchen produziert. Der Abbau der Östrogene erfolgt in der Leber. Sie haben folgende Wirkungen:

• *weibliche Körperform:* Ausbildung der weiblichen Genitalorgane und deren Ausreifung in der Pubertät, Wachstum der Brust, typische Fettgewebsverteilung usw.

• *Genitale und Brust:* Aufbau der Gebärmutterschleimhaut, Verflüssigung des Zervixschleims, Weitstellung des äußeren Muttermundes, Erhöhung der Beweglichkeit der Tuben, Wachstum der Scheidenepithelien und Glykogeneinlagerung, Wachstum der Brustdrüsengänge

• *extragenitale Wirkungen:* Einflüsse auf Knochengewebe, Binde- und Fettgewebe sowie auf die Haut, Einflüsse auf den Wasserhaushalt (Wasser- und Natriumretention) und zahlreiche weitere Körperfunktionen wie Blutdruck und Blutgerinnung, Atmung, Stoffwechsel, auf Leistungs- und Konzentrationsfähigkeit, auf die Stimmungslage und die *Libido* (sexuelle Lust).

Der Östrogenspiegel im Blut steuert wesentlich die Produktion der Hormone FSH und LH in der Hypophyse mit.

Gestagene (Progesteron) haben im Zyklus folgende Wirkungen:

• *Genitale und Brust:* Umwandlung der Gebärmutterschleimhaut aus der Proliferations-

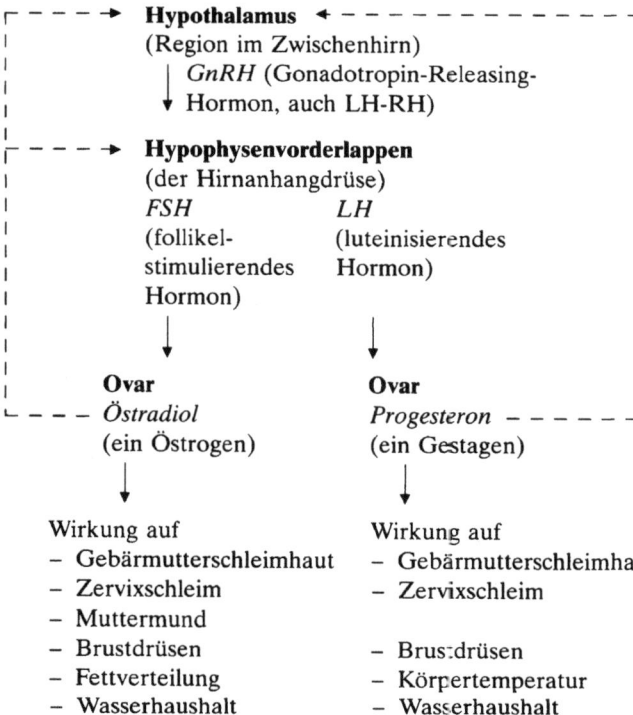

```
┌ ─ ─ ─ →  Hypothalamus  ← ─ ─ ─ ─ ─ ─ ─ ─ ┐
│          (Region im Zwischenhirn)          │
│          │ GnRH (Gonadotropin-Releasing-   │
│          ↓ Hormon, auch LH-RH)             │
│                                            │
┌ ─ ─ ─ →  Hypophysenvorderlappen            │
│          (der Hirnanhangdrüse)             │
│          FSH          LH                   │
│          (follikel-   (luteinisierendes    │
│          stimulierendes  Hormon)           │
│          Hormon)                           │
│              ↓            ↓                 │
│          Ovar          Ovar                │
└ ─ ─ ─    Östradiol     Progesteron ─ ─ ─ ─ ┘
           (ein Östrogen)  (ein Gestagen)
               ↓            ↓
```

Wirkung auf
– Gebärmutterschleimhaut
– Zervixschleim
– Muttermund
– Brustdrüsen
– Fettverteilung
– Wasserhaushalt

Wirkung auf
– Gebärmutterschleimhaut
– Zervixschleim

– Brustdrüsen
– Körpertemperatur
– Wasserhaushalt

Schaubild 2.1: Übersicht der wichtigsten weiblichen Hormone. Die gestrichelten Linien deuten die regulierende Wirkung der Bluthormonspiegel auf die hormonproduzierenden Organe an (Testosteron und Inhibin sind nicht angeführt).

in die Sekretionsphase, Verminderung und Verfestigung des Zervixschleims, Ruhigstellung der Gebärmutter, vermehrte Abschilferung des Scheidenepithels, Wachstum der Brustdrüsenläppchen

• *extragenitale Wirkungen:* Anstieg der Körpertemperatur um 0,5–1 °C durch Verstellung des Sollwertes im Temperaturzentrum, Einfluß auf den Wasserhaushalt (vermehrte Ausscheidung von Natrium und Wasser) und im Zusammenwirken mit den Östrogenen auf zahlreiche andere Körperfunktionen.

Progesteron wird v. a. im Gelbkörper und während der Schwangerschaft in größeren Mengen im Mutterkuchen gebildet. Der Abbau erfolgt in der Leber.

Der **Progesteronspiegel** steuert die Hormonproduktion im Hypothalamus mit, so daß eine Abstimmung der verschiedenen Hormone in den unterschiedlichen Ebenen über einen *Feedback-Mechanismus* gewährleistet ist. Zusätzlich wird auch im Follikel das Hormon *Inhibin* produziert, das die Sekretion von FSH hemmt.

Es gibt noch weitere Faktoren, die einen Einfluß auf die Hormonsituation haben können. Dazu gehören z. B. die psychische Situation, die Ernährung und die gesamte Belastungssituation (z. B. Streß), in der die Frau sich gerade befindet.

Aus dem Bindegewebe (*Stroma*) der Eierstöcke werden geringe Mengen an Androgenen (*Testosteron*) an das Blut abgegeben. Sie bewirken die Achsel- und Schambehaarung und haben Einfluß auf die Körpermuskelmasse.

> Östrogene, Gestagene und Androgene werden auch *Geschlechtshormone* oder *Sexualhormone* genannt.

2.2.2 Menstruationszyklus

Der durchschnittlich 28 Tage dauernde Menstruationszyklus ist das Ergebnis der hormonellen Regulation bei einer Frau im empfängnisfähigen Alter (Abb. 2-13).

Proliferationsphase: Die erste Phase (Proliferationsphase, Wachstums- oder Follikelphase) dauert zwischen 7 und 21 Tagen und bestimmt die Gesamtdauer des Zyklus. Sie beginnt mit der Regelblutung (*Menstruation*), endet mit dem Eisprung und geht mit folgenden Veränderungen einher:

⇒ Im Eierstock wachsen Follikel heran, die Östradiol produzieren. Unter diesem Einfluß baut sich die Funktionsschicht der Gebärmutter auf. Kurz vor dem Eisprung steigt der Östrogenspiegel an, wodurch der Zervixschleim spinnbar (d. h. in Fäden ausziehbar und damit für Spermien durchdringbar) und der äußere Muttermund leicht geöffnet wird. Der Eisprung (*Ovulation*) wird durch einen Anstieg des LH aus der Hypophyse verursacht. Wenige Tage nach dem Eisprung wird der Zervixschleim unter Progesteronwirkung wieder fest und undurchdringlich. Etwa 24 Std. nach dem Eisprung steigt die Körpertemperatur um 0,5 bis 1 °C an.

Sekretionsphase: Die zweite Phase (Sekretionsphase, Umwandlungs- oder Gelbkörperphase) dauert 14 Tage. Sie beginnt mit dem Eisprung und endet mit dem letzten Tag vor der Menstruation (Regelblutung).

⇒ Unter dem Einfluß des Hormons Progesteron, das nun im Gelbkörper produziert wird, verändert sich die Funktionsschicht der Gebärmutter. Sie wird lockerer und dicker, die Drüsen sondern vermehrt Sekrete ab und die Blutgefäße schlängeln sich stärker. Die Einnistung der Eizelle (*Nidation*) ist damit vorbereitet. Nistet sich das befruchtete Ei ein, produziert der Gelbkörper noch 8–10 Wochen lang das schwangerschaftserhaltende Hormon Progesteron. Danach übernimmt die Plazenta die Hormonbildung. Findet keine Eieinnistung statt, bildet sich der Gelbkörper unter Einwirkung der Hypophysenhormone nach ca. 10 Tagen wieder zurück (*Degeneration*). Durch den dadurch verursachten Mangel an Östrogenen und Proge-

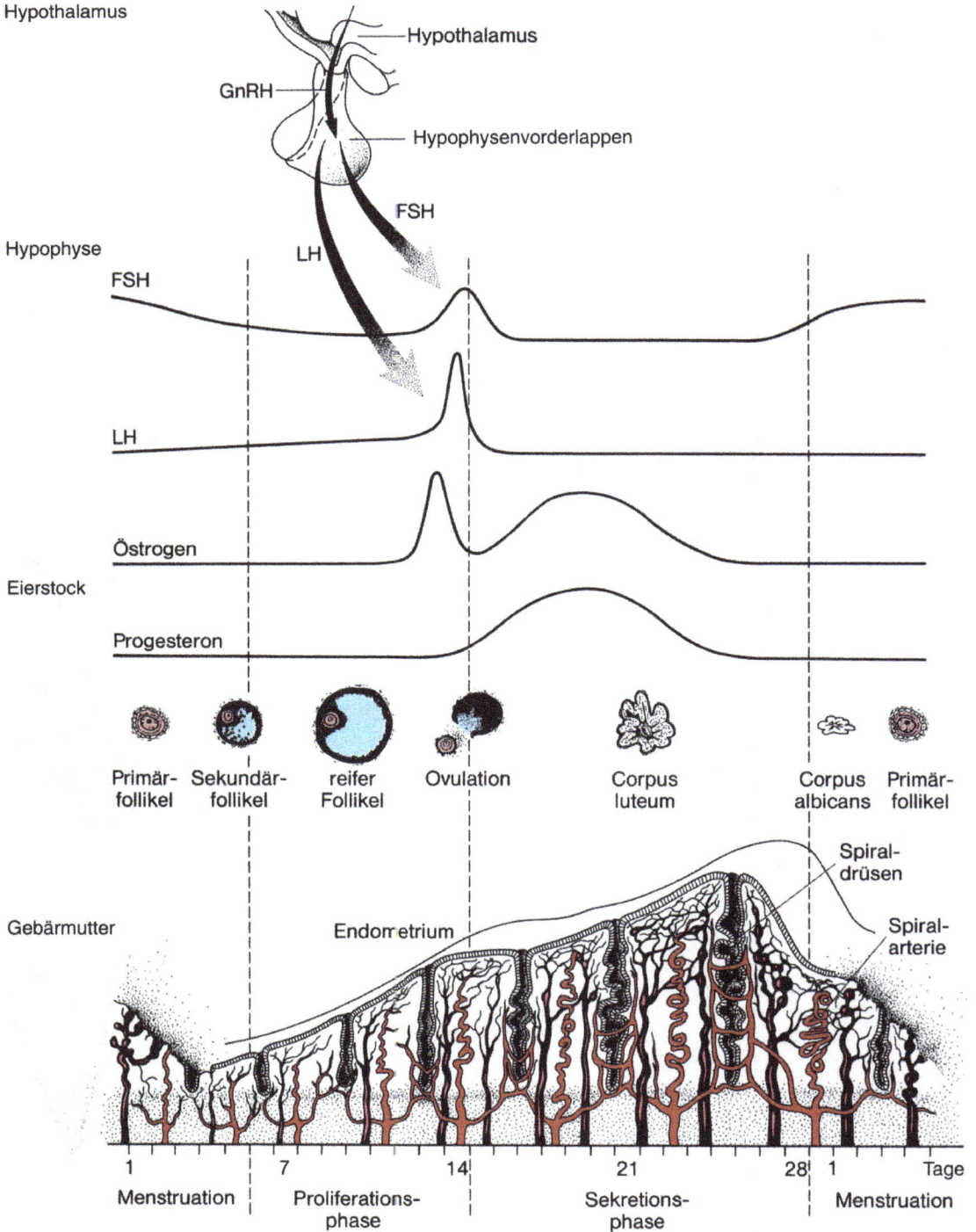

Abb. 2-13: Menstruationszyklus. Von oben nach unten sind die Ebenen Hypothalamus, Hypophyse, Eierstock und Gebärmutter dargestellt. Die vier Kurven geben die Plasmaspiegel der Hormone an. In der Mitte der Abbildung ist die Entwicklung des Eierstockfollikels aufgezeichnet. Der untere Teil zeigt die Gebärmutterschleimhaut in ihren unterschiedlichen Phasen.

steron kommt es zu einer Gefäßverengung (*Konstriktion*) in der Funktionsschicht, die eine Blutleere (*Ischämie*) hervorruft. Schließlich wird die Funktionsschicht abgestoßen, was die Menstruation hervorruft.

2.2.3 Weitere Hormone

Prolaktin ist ein Hormon des Hypophysenvorderlappens. Es ist für das Wachstum der Brust in der Pubertät und die Veränderung der Brust in der Schwangerschaft und besonders für die Milchproduktion mitverantwortlich. Der wesentliche auslösende Reiz für die Prolaktinfreisetzung ist der Saugreiz an der Brustwarze.

Oxytocin ist ein Hormon aus dem Hypothalamus. Es wird an den Hypophysenhinterlappen abgegeben und gelangt von dort ins Blut. Oxytocin fördert die Muskelkontraktionen der Gebärmutter bei der Geburt und ist für den Milchfluß verantwortlich.

2.3 Lebensphasen der Frau in bezug auf ihre Fortpflanzungsfähigkeit

Die Fähigkeit zur Fortpflanzung ist auf einen bestimmten Zeitraum begrenzt. Die sexuelle Empfindungsfähigkeit bleibt jedoch über die gesamte Lebensdauer erhalten, wenngleich in sehr unterschiedlicher Art.

Pubertät und Adoleszenz: Durchschnittlich im 10.–11. Lebensjahr beginnt das Wachstum der Brustdrüse (*Thelarche*). Gleichzeitig entwickelt sich langsam die Schambehaarung (*Pubarche*). Die erste Regelblutung, die zwischen dem 11. und 15. Lebensjahr eintritt, heißt *Menarche*. Damit beginnt auch die Empfängnisfähigkeit. Der reguläre Zyklus stabilisiert sich in den darauf folgenden 2 bis 3 Jahren und pendelt sich zwischen 25 und 35 Tagen ein. Diese Zeit wird auch *Postmenarche* genannt. Die Zeit der eintretenden Geschlechtsreife wird als *Pubertät* bezeichnet. Sie umfaßt etwa das Lebensalter vom 10.–14. Lebensjahr. Die sich anschließenden Jahre bis zum Erwachsensein (ca. 15. bis 18. Lebensjahr) werden als *Adoleszenz* bezeichnet. Das Mädchen verändert sich zur Frau. Das knöcherne Becken rundet sich, Gesäß, Brüste und Schambehaarung bilden sich aus, das Verhalten verändert sich. Die heranwachsende Frau hat psychisch zwei wesentliche Veränderungen zu verarbeiten, ihre Identitätsfindung als Frau und als Erwachsene.

Gebärfähige Zeit (Geschlechtsreife): Durchschnittlich zwischen dem 13. und 48. Lebensjahr ist eine Frau fortpflanzungsfähig. Der empfängnisfähige Zeitraum kann sich nach vorn und hinten erweitern oder auch verkürzen. Kennzeichen der Fortpflanzungsfähigkeit sind

- zyklische Hormonproduktion
- Ovulationen
- Menstruationen.

Wechseljahre (Klimakterium): Als Klimakterium (griech.: Stufe, Treppe) wird die Zeit zwischen der vollen Geschlechtsreife und der vollen Ruhe der Eierstöcke bezeichnet. Sie umfaßt zum einen hormonelle Veränderungen vor der *Menopause* (die letzte spontane Menstruationsblutung, auf die mindestens ein Jahr lang keine weitere mehr folgt). Diese Zeitspanne wird auch *Prämenopause* genannt. Zum anderen beinhaltet das Klimakterium auch hormonellen Umstellungen für die Zeit nach der Menopause (*Postmenopause*). Das Klimakterium umfaßt normalerweise einen Zeitraum von 8–10 Jahren und liegt zwischen dem 44. und 53. Lebensjahr. Ein Beginn des Klimakteriums vor dem 40. Lebensjahr gilt als verfrüht und wird neben genetischer Disposition auch dem Rauchen und dem Leben in einer Stadt zugeschrieben.

Befindlichkeit im Klimakterium: Es gibt unterschiedliche Symptome, die individuell sehr variieren und verschieden ausgeprägt sein können. Zu den Klimakteriumszeichen gehören:

- *Blutungsstörungen:* Schmierblutungen, verstärkte oder schwache Blutungen, unregelmäßige Blutungen
- *allgemeine Regulationsstörungen:* Hitzewallungen, Schweißausbrüche, Herzklopfen

- *nervöse Störungen:* Schlafstörungen, Kopfschmerzen, depressive Verstimmungen, Reizbarkeit, Konzentrationsschwäche
- *Zeichen der verminderten Hormonproduktion:* trockene Scheide mit Juckreiz, Schlafferwerden der Haut und der Brust, Blasenschwäche, Gewichtszunahme.

Eine *Hormonersatztherapie* ist nach wie vor umstritten. Befürworter nennen die zum Teil noch nicht ausreichend belegten Vorteile der Arteriosklerose- bzw. Osteoporoseprophylaxe, der Verminderung des Gebärmutterkrebsrisikos und der Alzheimer-Krankheit, deutliche Stimmungsverbesserung, längere Lebensdauer und verlängerte Arbeitsfähigkeit. Kritiker halten ein erhöhtes Risiko bezüglich Thromboembolie und Brustkrebs dagegen. Teilweise wird auch allgemein ein Eingriff in den von der Natur bestimmten Lebensrhythmus kritisiert.

2.4 Männliche Geschlechtsorgane

Zu den männlichen Geschlechtsorganen (Abb. 2-14) gehören:

- der *Penis:* leitet Urin und Sperma, kann sich bei sexueller Erregung versteifen und dadurch in die Scheide eindringen

- die *Hoden:* produzieren die männlichen Geschlechtshormone (Androgene, v. a. Testosteron) und die Spermien
- die *Nebenhoden:* speichern die Spermien im leicht sauren Milieu, wodurch sie inaktiviert sind

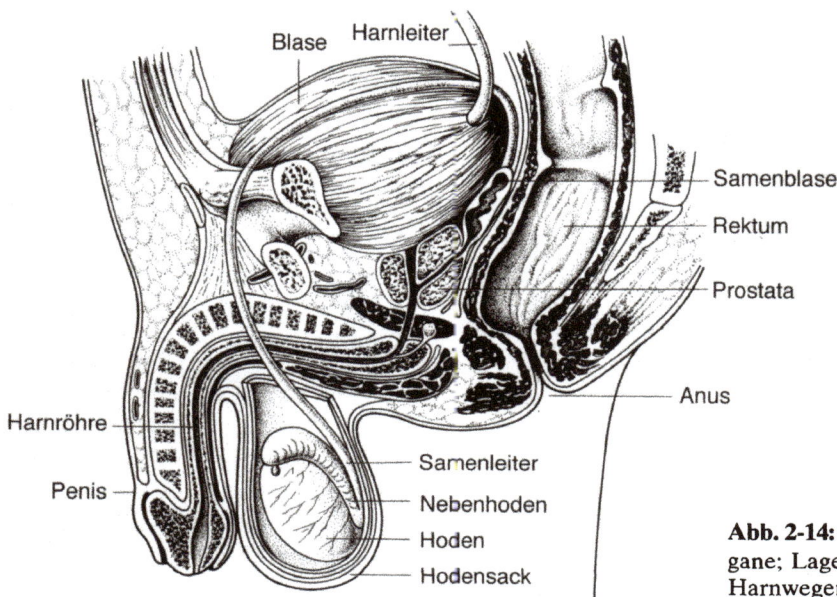

Blase   Harnleiter

Samenblase

Rektum

Prostata

Anus

Harnröhre

Penis

Samenleiter

Nebenhoden

Hoden

Hodensack

Abb. 2-14: Männliche Geschlechtsorgane; Lagebeziehung zu den unteren Harnwegen und zum Rektum

• die *Samenleiter:* leiten die Spermien in die gemeinsame Harn- und Samenröhre

• die *Samenblasen:* sondern eine fruktosehaltige, alkalische Flüssigkeit zur Ernährung und Aktivierung der Spermien ab

• die *Prostata:* bildet Spermaflüssigkeit und ist hauptsächlich die Umschaltstelle für Sperma oder Urin in der gemeinsamen Harn- und Samenröhre.

Bei sexueller Erregung kommt es zu einer Blutfülle im Penis. Dadurch wird der Penis größer und steif (*Erektion*) und kann bis tief in die Scheide der Frau eindringen. Während des sexuellen Höhepunkts (*Orgasmus*) kommt es zu einem Samenerguß (*Ejakulation*). Flüssigkeiten aus Nebenhoden, Samenblase und Prostata und 200 bis 400 Mio. Spermien (*Ejakulat*) werden so in Muttermundnähe freigesetzt. Die Samenzellen (*Spermien*) sind 2–3 Tage in Gebärmutter und Eileitern lebensfähig. Sie besitzen einen Kopfteil, der die Erbinformationen beinhaltet und einen Schwanzteil, der ein aktives, rasches Vorwärtskommen im alkalisch-flüssigen Milieu der Gebärmutter und Eileiter erlaubt. Trifft ein Spermium auf ein Ei, durchdringt es die Eihülle mit Hilfe eines Enzyms und befruchtet es. Innerhalb von Sekunden wird dann die Eihaut für weitere Spermien undurchdringlich. Das befruchtete Ei wird nun in 4–6 Tagen zur Gebärmutter transportiert und nistet sich dort ein. Die Reifung der Spermien findet kontinuierlich statt, so daß die Fruchtbarkeit eines geschlechtsreifen Mannes nicht zyklusabhängig ist.

Literatur

1. Bücker J.: Anatomie und Physiologie, Lehrbuch für ärztliches Hilfspersonal, Thieme Verlag, Stuttgart 1983
2. Dudenhausen J. W., Schneider H. P. G (HG): Frauenheilkunde und Geburtshilfe, de Gruyter Verlag, Berlin 1994
3. Geist C., Harder U., Kriegerowski-Schröteler G., Stiefel A.: Hebammenkunde, Lehrbuch für Schwangerschaft, Geburt, Wochenbett und Beruf, de Gruyter Verlag, Berlin 1998
4. Lütjen-Drecoll E., Rohen J. W.: Atlas der Anatomie, Die funktionellen Systeme des Menschen, Schattauer Verlag, Stuttgart 1997
5. Niemann R.: Physiologie, Pathophysiologie, Biochemie, Pathobiochemie, Klinik, Diagnostik und Therapie von Erkrankungen des endokrinen Systems, Lehrveranstaltung der Universität Osnabrück, 1.–3. 11. 1996
6. Pschyrembel W., Strauss G., Petri E. (HG): Praktische Gynäkologie, de Gruyter Verlag, Berlin 1991
7. Richter I.: Lehrbuch für Heilpraktiker, Medizinische und juristische Grundlagen, Verlag Urban und Schwarzenberg, München 1993
8. Schauff Ch., Moffett D., Moffett S.: Medizinische Physiologie, de Gruyter Verlag, Berlin 1993
9. Schwegler, J. S.: Der Mensch – Anatomie und Physiologie, Schritt für Schritt Zusammenhänge verstehen, Thieme Verlag, Stuttgart 1996
10. Silbernagl S., Despopoulos A.: Taschenbuch der Physiologie, Thieme Verlag, Stuttgart 1979
11. Trebsdorf M., Gebhardt P.: Biologie – Anatomie – Physiologie, Studienbücher für medizinische Berufe, Lau-Ausbildungssysteme GmbH, Reinbek bei Hamburg 1994
12. Voss H., Herrlinger R.: Taschenbuch der Anatomie, Band II, Gustav Fischer Verlag, Stuttgart 1974
13. Waldeyer A., Mayet A.: Anatomie des Menschen, Band 1, de Gruyter Verlag, Berlin 1987

3 Schwangerschaft

Christine Geist

3.1 Regelrechte Entwicklung des Kindes

3.1.1 Konzeption und Nidation

Die Entwicklung des Menschen beginnt mit der *Konzeption* (lat. concipere: aufnehmen) und bedeutet die Verschmelzung der weiblichen und männlichen Keimzelle im ampullären Anteil der Tube. Mit der Vereinigung von Ei- und Samenzelle entsteht ein kompletter Chromosomensatz. Die Erbanlagen von Mutter und Vater werden bei jeder Zellteilung weitergegeben, es entsteht ein neuer Mensch.

Im Anfangsstadium sind alle Zellen noch gleichartig und omnipotent. Die stufenweise Differenzierung beginnt erst nach der *Nidati-*on (lat. nidus: Nest). Nun unterscheiden sie sich sowohl in ihrer Struktur als auch in der Funktion, die sie im Verlauf der Entwicklung übernehmen. Während der Zellteilung wandert das befruchtete Ei (*Zygote*) von der Tube in die Gebärmutterhöhle. Die Zellteilung beginnt ca. 30 Std. nach der Befruchtung mit dem 2-Zell-Stadium. Nach 40–50 Std. findet sich das 4-Zell-Stadium, bis nach ca. 3–4 Tagen eine Zellkugel, das *Morulastadium* (16-Zell-Stadium) erreicht ist. Schließlich nistet sich die Morula ca. am 8. Tag im Stadium der *Blastozyste* in die Gebärmutterschleimhaut (*Endometrium*) ein, vorzugsweise im oberen Anteil der Gebärmutterinnenwand, da dort

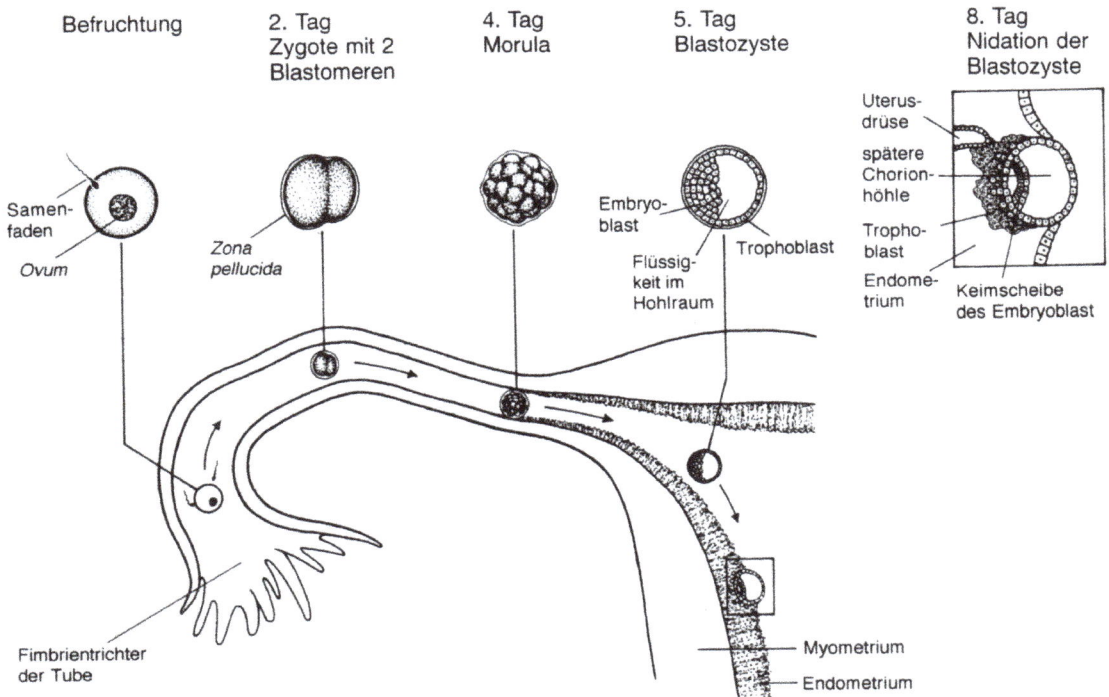

Abb. 3-1: Entwicklung und Wanderung der befruchteten Eizelle bis zur Implantation (1.–8. Tag p. c.)

das Endometrium am höchsten aufgebaut ist (Abb. 3-1). Die Nidation ist am 11. Tag abgeschlossen ist. Synonym wird auch der Begriff *Implantation* gebraucht.

3.1.2 Embryonal- und Fetalentwicklung

Embryonalentwicklung

Innerhalb der Blastozyste kommt es zur Differenzierung in eine periphere Zellschicht, den *Trophoblast*, und eine innere Schicht, den *Embryoblast*. Aus dem Trophoblast entstehen Plazenta und Eihäute, aus dem Embryoblast, der Keimanlage, bildet sich der Embryo. Das Gewebe des Keimes differenziert sich allmählich zu Organen (*Organogenese*) aus, Nieren, Leber, Lungen, Herz und Extremitäten (Arme und Beine) werden angelegt. Nach 21 Tagen ist der Keim in der Scheitel-Steiß-Länge (SSL) etwa 1,5–2,0 mm lang. Um den 42.–46. Tag mißt der Embryo ca. 22–27 mm, Augenlider und Ohrmuscheln nehmen Formen an. Zwischen dem 46. bis 52. Tag bilden sich die Extremitäten aus. Mittels Ultraschall sind nun Kopf und Hals voneinander abzugrenzen und Bewegungen erkennbar. Nach 12 Wochen ist der Embryo ca. 90 mm lang und füllt die Uterushöhle aus.

Keimschädigung: Infektionen, bestimmte Medikamente, Alkohol oder Drogen können in dieser Periode zu Schädigungen des Keimes und dadurch zu Fehlbildungen führen.

Fetalentwicklung

Die Fetalentwicklung schließt sich nach 12 Schwangerschaftswochen (SSW) an die Embryonalphase an und dauert bis zur Geburt des Kindes (ca. 40 SSW). In der Fetalphase wachsen und reifen die angelegten Organsysteme und das Zentralnervensystem (ZNS).

Schädigungen in dieser Phase führen nicht zu Fehlbildungen (da alle Organe bereits angelegt sind), sondern zu Reifungs- bzw. Wachstumsstörungen.

Längenwachstum und Gewicht

Der Ultraschall stellt heute die bedeutendste Möglichkeit dar, über Wachstum und Gewicht des Feten Auskunft zu bekommen. Da Krankenschwester und Hebamme nicht über derartige Geräte verfügen, soll hier die *Haase-Formel* beschrieben werden, die zur Bestimmung der Länge benutzt wird:

> **Haase-Formel zur Bestimmung der Länge des Embryos bzw. Feten:**
> 1. Monat: $1 \times 1 = 1$ cm
> 2. Monat: $2 \times 2 = 4$ cm
> 3. Monat: $3 \times 3 = 9$ cm
> 4. Monat: $4 \times 4 = 16$ cm
> 5. Monat: $5 \times 5 = 25$ cm
> 6. Monat: $6 \times 5 = 36$ cm
> 7. Monat: $7 \times 5 = 35$ cm
> 8. Monat: $8 \times 5 = 40$ cm
> 9. Monat: $9 \times 5 = 45$ cm
> 10. Monat: $10 \times 5 = 50$ cm.
>
> In den ersten 5 Monaten rechnet man den jeweiligen Monat im Quadrat, ab dem 6. Monat wird mit 5 multipliziert. Die Haase-Formel gilt als Faustregel, sie ist bei der Beratung der Schwangeren leicht zu veranschaulichen.

Das **Gewicht** entwickelt sich folgendermaßen:

> 20. SSW: ca. 300 g
> 28. SSW: ca. 1100 g
> 34. SSW: ca. 2200 g
> 40. SSW: ca. 3200 bis 3500 g.

Die exakteste **Bestimmung der embryonalen Länge und damit des Geburtstermins** erfolgt sonographisch in der 10.–12. SSW, da in dieser Zeit das stärkste Längenwachstum des Menschen erfolgt und offensichtlich alle Feten bis zu dieser Phase annähernd gleich schnell wachsen.

3.1.3 Entwicklung von Plazenta, Eihäuten, Nabelschnur und Fruchtwasser

Plazenta

Aufbau: Bereits bei der Nidation des Keimes in die Uterusschleimhaut verändern sich die Trophoblastzellen. Es entstehen die Chorionzotten, die das Hormon HCG bilden. In das Endometrium lagern sich fettähnliche Substanzen (Lipoide) und Glykogen ein. Es wird für die Schwangerschaft umgewandelt und heißt jetzt *Dezidua* (lat. deciduus = abfallend). Die Zotten entwickeln sich in verschiedenen Stadien und werden je nach ihrer Funktion unterschiedlich benannt:

• *Primärzotten:* bis zum 15. Tag p. c.
• *Sekundärzotten:* entstehen durch bindegewebige Änderungen und erreichen um den 18. Tag p. c. die mütterlichen Gefäße
• *Tertiärzotten:* besitzen eigene Gefäße
• Daneben gibt es noch *Nährzotten* und *Haftzotten*, die besonders fest am mütterlichen Gewebe sitzen.

Zwischen den Zotten und der Basalmembran der Dezidua bilden sich Hohlräume, die sog. *Lakunen* oder Blutseen. Mütterliches und kindliches Blut werden dort von einer feinen Membran, dem *Synzytium*, getrennt. Dieser Bereich wird auch Plazentaschranke genannt.

Plazentaschranke: Das Synzytium ist sehr dünn (ca. 3,5 μm), damit der Stoffaustausch gewährleistet bleibt. Man weiß heute, daß diese Membran für die vom Feten benötigten Nährstoffe bzw. Stoffwechselprodukte bis zu einer gewissen Molekülgröße durchlässig ist, allerdings nicht bzw. nur in sehr geringem Umfang für die Blutkörperchen der Mutter. Viele Medikamente, Nikotin, Alkohol, Hormone und Immunstoffe passieren die Plazentaschranke.

Von der 13.–23. SSW verzweigen sich die Zotten immer weiter und reifen aus. Dadurch kommt es zu einer Vergrößerung der Oberfläche, die für einen optimalen Stoffaustausch benötigt wird. Die reife Plazenta hat ein Durchschnittsgewicht von ca. 500 g, sie ist 2–3 cm dick und hat einen Durchmesser von ca. 20 cm (Abb. 3-2).

Funktion: Die Plazenta ist ein erstaunliches Organ. Sie übernimmt für einen begrenzten Zeitraum alle Vorgänge, die extrauterin von verschiedenen Organen bewältigt werden und die für das Leben notwendig sind. Dies sind u. a. Transportfunktionen und die Hormonproduktion.

• *Transportfunktion:* zur Sicherung der Ernährung und der Sauerstoffversorgung des Feten. Über die synzytiokapilläre Membran gelangen folgende Stoffe zum Feten:
- Sauerstoff
- Wasser und Elektrolyte
- Glukose
- Aminosäuren bzw. Proteine
- Lipide
- Vitamine und Mineralien
- Hormone.

Umgekehrt werden die **Stoffwechselprodukte** des Feten, der weder über die Niere noch über die Haut, Lunge oder den Darm genügend ausscheiden kann, über die Nabelschnur und Plazenta zur Mutter abgegeben. Es handelt sich u. a. um:
- Kohlendioxid
- Wasser
- Harnstoff
- Harnsäure
- Bilirubin
- Hormone.

• *Hormonproduktion:* zwei Hormongruppen werden fast ausschließlich in der Plazenta (Trophoblastzellen) gebildet:
1. *Proteohormone:* HCG (Humanes Choriongonadotropin) und HPL (Humanes Plazentalaktogen)
2. *Steroidhormone:* Östrogene und Gestagene (vorwiegend Progesteron)

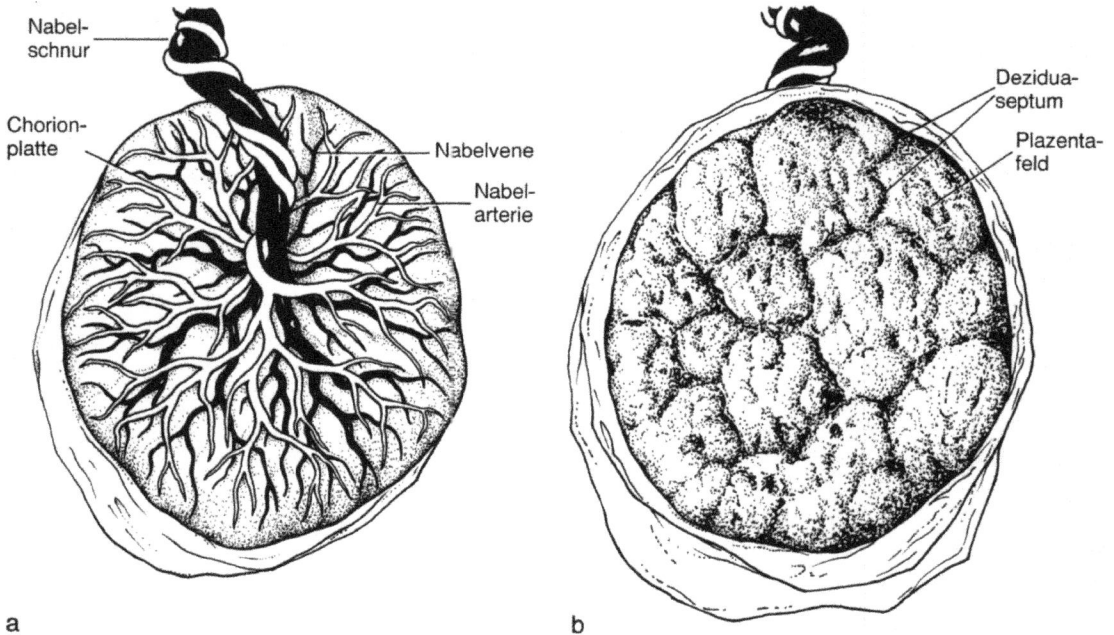

Abb. 3-2: a. Fetale Plazentaseite mit zentralem Nabelschnuransatz, Blick auf die Chorionplatte und das umgebende Amnion (innere Eihaut), b. materne Plazentaseite mit Blick auf die Plazentafelder der Basalplatte und das umgebende Chorion (äußere Eihaut)

Eihäute

Es werden 2 Eihäute unterschieden:
* *Chorion:* die der Mutter zugewandte äußere Haut
* *Amnion:* die dem Fetus zugewandte innere Haut.

Beide Eihäute bilden die Fruchthöhle und haben Anteil am fetomaternalen Stoffaustausch sowie an der Fruchtwasserproduktion bzw. -resorption.

Fruchtwasser

Das Fruchtwasser (FW) bietet dem Fetus Bewegungsfreiraum und mechanischen Schutz. Es verhindert außerdem ein Abknicken der Nabelschnur.

Produktion und Resorption: Amnion, Chorion und die fetalen Nieren bilden das Fruchtwasser. Die Resorption erfolgt über den kindlichen Magen-Darm-Kanal und das Amnion. Ab der 15. SSW trinkt der Fetus ca. 300 ml täglich. Ein kleiner Teil wird von der Lunge resorbiert. Das FW sieht klar bis milchig aus, es hat einen pH-Wert von 7.

Bestandteile des FW: zu 99% Wasser, der Rest teilt sich in Eiweiß, Kohlenhydrate, Harnstoff, Elektrolyte und gerinnungsfördernde Substanzen auf. Im FW schwimmen einige *Lanugohaare* (sog. Wollhaare), Hautschuppen und Vernixflocken (Vernix caseosa = Käseschmiere), sie dienen als Haut- und Wärmeschutz.

Menge des FW: Das FW ist nie in konstanter Menge vorhanden, es steht in einem Gleichgewicht zwischen Produktion und Resorption. In der 9. SSW beträgt die Menge etwa 5–10 ml, sie steigert sich mit zunehmender Schwangerschaftsdauer auf ca. 1000 ml (38. SSW). Gegen Ende der Gravidität wird das FW alle drei Stunden vollkommen erneu-

ert. Bezüglich der Gesamtmenge gibt es große Schwankungen:

- normal (bei Geburtsbeginn): 500–1000 ml
- *Polyhydramnion* (zuviel FW): > 2000 ml
- *Oligohydramnion* (zu wenig FW): < 100 ml.

Nabelschnur

Die Nabelschnur ist die Verbindung zwischen
Kind und Plazenta. Sie ist ca. 50–60 cm lang
und hat einen Durchmesser von 1,5–2 cm.
Im Nabelstrang verlaufen zwei Arterien und
eine Vene, die in einer gallertartigen Binde-
gewebsmasse (sog. *Wharton-Sulze*) eingela-
gert sind. Gefäße und Wharton-Sulze werden
vom Amnionepithel umschlossen.

Die **Wharton-Sulze** besteht zu 90% aus Wasser
und verhindert Druck auf die Gefäße, damit diese
nicht abknicken und der Blutfluß gewährleistet
bleibt. Die Nabelschnur hat keine schmerzleitenden
Nervenfasern, aus diesem Grund kann sie nach der
Geburt schmerzlos durchschnitten werden.

Die Vene bringt das nährstoff- und sauer-
stoffreiche Blut von der Plazenta zum Kind,
die beiden Arterien führen das verbrauchte
bzw. sauerstoffarme Blut vom Kind zur Plazenta zurück. Die Arterien sind zum Schutz
vor einer Unterbrechung der Blutzirkulation
bis zu 40mal spiralförmig um die Vene ge-
schlungen. Dies beruht auf einem unterschiedlich schnellen Wachstum der Gefäße. Die spi-
ralförmige Anordnung der Gefäße dient
ebenso als Schutz wie die Wharton-Sulze.

Abb. 3-3 zeigt eine Nabelschnur im Längs-
und Querschnitt.

A: Querschnitt durch die Nabelschnur

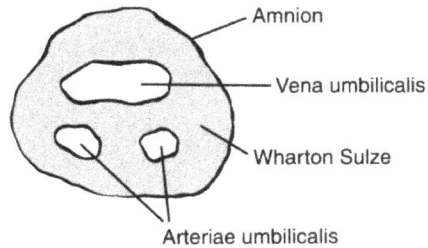

B: Längsschnitt durch die Nabelschnur

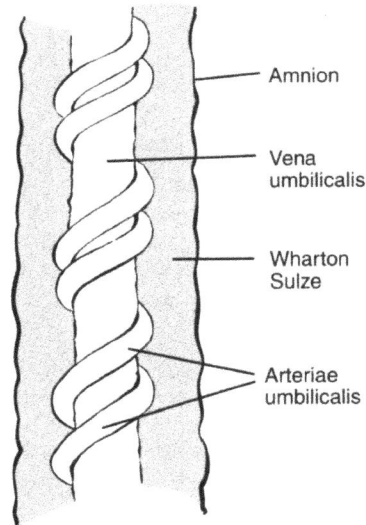

Abb. 3-3: Nabelschnur im Quer- und Längsschnitt

3.2 Feststellen der Schwangerschaft

Die Frau selbst, der Arzt oder die Hebamme
stellt die Schwangerschaft fest. Viele Frauen
bemerken an sich Veränderungen und führen
einen Schwangerschaftstest durch. Häufig
kommen sie mit dem Ergebnis des Testes
zum Arzt.

3.2.1 Schwangerschaftszeichen

Unsichere Schwangerschaftszeichen: Vom
mütterlichen Organismus ausgehende Veränderungen wie Übelkeit, Erbrechen und

Gelüste auf oder Ekel vor bestimmten Speisen und Gerüchen. Sie sind als individuell stark variierende Befindlichkeitsstörungen zu werten, die den Allgemeinzustand erheblich beeinträchtigen oder auch ganz fehlen können.

Wahrscheinliche Schwangerschaftszeichen gehen von der Brust und dem Genitale der Frau aus:

- Ausbleiben der Menstruation
- Spannung der Brüste
- Gebärmutterwachstum
- Konsistenzwechsel der Uterusmuskulatur
- Scheidenzeichen: Lividität und größere Dehnbarkeit.

Zu den **sicheren Schwangerschaftszeichen**, die alle vom Kind ausgehen, gehören:

- kindliche Herzaktion (mittels Ultraschall ab der 6. SSW, mit dem Hörrohr ab der 20. SSW nachweisbar)
- Kindsbewegungen (im Ultraschall ab der 9. SSW, von der Mutter selbst ab der 18. bis 20. SSW wahrnehmbar)
- Tasten von Kindsteilen.

3.2.2 Schwangerschaftstest

Der Nachweis der Schwangerschaft wird mit unterschiedlich empfindlichen Tests durchgeführt und beruht auf dem Nachweis von HCG im Urin oder im Blut. HCG ist ein vom Trophoblast gebildetes Hormon und nur in der Schwangerschaft im mütterlichen Organismus vorhanden.

Eine **Ausnahme** stellen bestimmte bösartige Tumore dar, die ebenfalls HCG bilden können (s. S. 269).

Je nach Testempfindlichkeit kann eine Gravidität bereits 10 Tage bis 3 Wochen nach der Empfängnis, d. h. etwa ab dem Zeitpunkt der nächsten Regelblutung nachgewiesen werden.

3.2.3 Ultraschalluntersuchung

Ultraschalluntersuchungen gehören zum Nachweis einer Schwangerschaft in westlichen Industrienationen zum Standard, obwohl sie nicht zur Feststellung einer Schwangerschaft erforderlich sind. Besonders der frühe US (s. S. 24) wird zu Vergleichszwecken benötigt. Folgende Fragen können mit einer Ultraschalluntersuchung zuverlässig beantwortet werden:

- Ist eine Fruchtanlage vorhanden (evtl. wie viele)?
- Wo ist diese lokalisiert (Gebärmutter oder z. B. im Eileiter)?
- Wie groß ist der Embryo oder Fetus?
- Wie alt ist die Schwangerschaft (daraus resultiert der Geburtstermin)?
- Ist der Fetus normal entwickelt?

3.2.4 Schwangerschaftsdauer

Die Bestimmung des voraussichtlichen Geburtstermins sollte möglichst früh erfolgen, damit Fehlinterpretationen bzgl. des Wachstums vermieden werden können. Es gibt verschiedene Möglichkeiten, den Geburtstermin zu berechnen:

- nach dem Konzeptionstermin
- nach der letzten normalen Menstruation (Naegele-Regel)
- durch die Größenbestimmung des Feten im Ultraschall
- nach dem Zeitpunkt der ersten Kindsbewegungen.

Außerdem geben körperliche Veränderungen der Mutter Hinweise auf das Alter der Schwangerschaft: Fundusstand, Leibesumfang, Symphysen-Fundus-Abstand. In der Spätschwangerschaft: Leibessenkung, verbesserte Atmung, Verstreichen des Nabels, Druck auf die Harnblase.

Terminbestimmung nach dem Konzeptionstermin

Die Schwangerschaftsdauer post conceptionem (p. c.) beträgt:
266 Tage oder 38 Wochen oder 9,5 Mondmonate.

Ist der Konzeptionszeitpunkt bekannt, wird der Entbindungstermin (ET) wie folgt berechnet:

Konzeptionszeitpunkt (z. B. 20. 4. 98)
minus 3 Kalendermonate (20. 1. 98)
minus 7 Tage (13. 1. 98)
plus 1 Jahr (13. 1. 99 = ET)

Terminbestimmung nach der Naegele-Regel

Bei den meisten Frauen werden das Schwangerschaftsalter und der ET mit Hilfe der Naegele-Regel (F. K. Naegele, Gynäkologe, Heidelberg, 1778–1851) errechnet.

Die Schwangerschaftsdauer post menstruationem (p. m.) geht vom 1. Tag der letzten normalen Regelblutung aus und dauert 280 Tage oder 40 Wochen oder 10 Mondmonate.

Ist der 1. Tag der letzten Menstruation bekannt, wird der ET nach der Naegele-Regel wie folgt berechnet:

1. Tag der letzten normalen Blutung (z. B. 6. 4. 98)
minus 3 Kalendermonate (6. 1. 98)
plus 7 Tage (13. 1. 98)
plus 1 Jahr (13. 1. 99 = ET)
Diese Formel gilt für Frauen mit einem regelmäßigen Menstruationszyklus von 28 Tagen. Ist der Zyklus länger oder kürzer, findet die *erweiterte Naegele-Regel* Anwendung, indem die Anzahl der Tage, die 28 über- bzw. unterschreiten, addiert bzw. abgezogen werden.

Gravidarium

Der Geburtstermin kann auch sehr schnell und leicht auf dem Gravidarium abgelesen werden, einer drehbaren Doppelscheibe mit Kalendarium und schwangerschaftsrelevanten Daten (letzte Regel, 1. Kindsbewegung etc.).

Kindsbewegungen

Manchmal können Schwangere keine Angaben zur letzten Regel oder zum Konzeptionszeitpunkt machen. Einen Anhaltspunkt zur Bestimmung des ET bzw. des Schwangerschaftsalters bieten die Kindsbewegungen. Sie werden von der Erstgebärenden später bemerkt als von der Mehrgebärenden.
- erste Kindsbewegungen bei der Erstgebärenden: Ende 20. SSW
- erste Kindsbewegungen bei der Mehrgebärenden: Ende 18. SSW.

Hinweis: Diese Methode ist ungenau und sollte nur ergänzend zu anderen Möglichkeiten genutzt werden.

3.3 Regelrechter Schwangerschaftsverlauf

3.3.1 Körperliche Veränderungen in der Schwangerschaft

Voraussetzung für einen normalen Schwangerschaftsverlauf ist die Adaptation des weiblichen Organismus. Dabei stellt sich nicht nur ein Organsystem um, sondern der gesamte Körper der Frau. Die mütterlichen Veränderungen werden hauptsächlich durch Hormone gesteuert. Diese werden zunächst von der Fruchtanlage und dem Gelbkörper, später vorwiegend von der Plazenta produziert. Es werden 3 Zeitabschnitte der Adaptation unterschieden:

- Zeit der *Anpassung:* erste SSW bis ca. 12.–16. SSW
- Zeit des *Wohlbefindens:* ca. 16.–28. SSW
- Zeit der *Belastung:* ab ca. der 29. SSW bis zur Geburt.

Extragenitale Veränderungen

Hormone:
- *Gestagen* verursacht als schwangerschaftserhaltendes Hormon eine Herabsetzung des Muskeltonus. Die Uterusmuskulatur wird so bis zur Geburt des Kindes ruhiggestellt. An anderen Organen kann es zu unerwünschten Wirkungen kommen (z. B. Weitstellung der Blutgefäße mit Varizenbildung, Weitstellung der harnableitenden Organe mit vermehrten Harnwegsinfekten oder Weitstellung des Darmes mit Obstipation).
- *Östrogene* haben Einfluß auf das Uteruswachstum. Sie bewirken eine Bindegewebsauflockerung (z. B. am Beckenboden und knöchernen Becken) und führen zu vermehrter Wasserretention im Gewebe (kann zu Ödemen führen).

- *HCG* ist ein schwangerschaftsspezifisches Hormon. Es verhindert das Abbluten der Uterusschleimhaut mit der darin befindlichen Fruchtanlage und verursacht in den ersten Wochen der Gravidität Übelkeit und evtl. Erbrechen (*Emesis gravidarum*)
- *HPL* ist ebenso wie das HCG nur während der Schwangerschaft vorhanden. Es hat z. B. Auswirkung auf den Stoffwechsel, das Wachstum und die Ausreifung der Brustdrüse sowie auf die Milchbildung.

Herz-Kreislauf-System: Der zunehmende Sauerstoffbedarf und der wachsende Uterus verändern entscheidend das kardiovaskuläre System. Die wichtigsten Veränderungen sind:

- Ansteigen des *Gesamtblutvolumens* um 1 bis 2 Liter, dabei steigt der Plasmaanteil stärker als der Blutkörperchenanteil
- Ansteigen des *Herzminutenvolumens* (Blutmenge, die in einer Minute aus dem Herzen ausgestoßen wird). Dies erfolgt in der 1. Schwangerschaftshälfte durch ein erhöhtes Schlagvolumen, in der 2. Schwangerschaftshälfte durch eine erhöhte Herzfrequenz (ca. 85/min)
- Der *Blutdruck* (RR) sinkt leicht ab (der diastolische mehr als der systolische Druck, so daß sich die Amplitude vergrößert)
- Der *Venendruck* ist in der Schwangerschaft leicht erhöht (ca. 10–25 cm H$_2$O). Außerdem erschwert der große und schwere Uterus den Rückfluß des Blutes zum Herzen.

Vena-cava-Kompressionssyndrom: entsteht bei etwa 70% der Schwangeren in Rückenlage (Abb. 3-4). Dabei wird die V. cava inferior teilweise oder ganz gegen die mütterliche Wirbelsäule komprimiert. Es kommt zu einer Rückflußreduzierung, die das Herz mit einer Tachykardie kompensiert. Die verschlechterte Sauerstoffversorgung des Gehirns löst Übelkeit und Schwindel aus und führt letztendlich zum RR-Abfall und zu einer fetalen Sauerstoffmangelversorgung. *Gegenmaßnahmen:* Die Schwangere schnell auf die Seite lagern, damit die Kompression des Gefäßes aufgehoben wird.

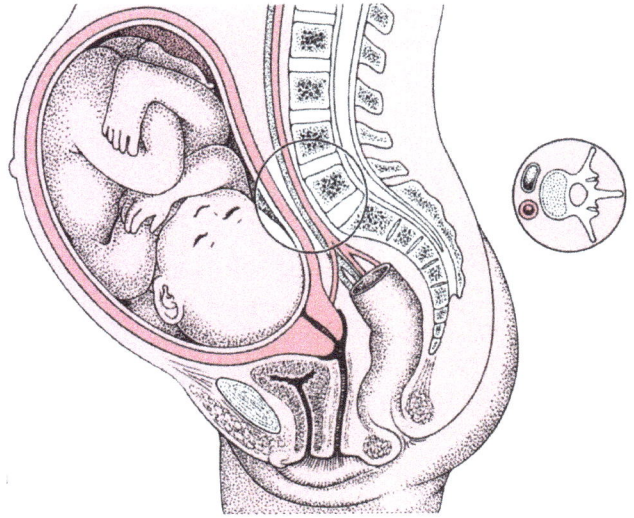

Abb. 3-4: Entstehung der Gefäßkompression in mütterlicher Rückenlage oder im Stehen

Lunge und Atmung: Progesteron und Stoffwechselfaktoren verursachen bereits ab der 8.–11. SSW einen Anstieg des Sauerstoffverbrauches um ca. 40%. Die Atemfrequenz bleibt gleich, während sich das Atemzugvolumen und damit auch das Atemminutenvolumen steigern.

Nieren und Harnwege: Die Niere wird in der Schwangerschaft größer und schwerer. Sie wird um 30–50% besser durchblutet. Die Harnwege (Nierenbecken + Harnleiter +

Harnblase + Harnröhre) sind durch eine Senkung des Muskeltonus erweitert, was aufsteigende Infektionen begünstigt. Zum Ende der Schwangerschaft kann durch Druck auf die Harnblase eine häufige *Miktion* (Harnblasenentleerung) die Folge sein.

Gastrointestinaltrakt: Tab. 3-1.

Stoffwechselveränderungen

• *Kohlenhydratstoffwechsel:* Durch die erhöhte Stoffwechselleistung der Mutter ist das

Tab. 3-1: Veränderungen in der Schwangerschaft im Gastrointestinalsystem und in der Leber

Organ	Veränderungen	Konsequenzen
Mundhöhle	Gingivitis, vermehrter Speichelfluß	
Ösophagus	reduzierter Sphinktertonus	Sodbrennen
Magen	Tonusabnahme, verlängerte Entleerungszeit, abnehmende Azidität (?)	Refluxneigung (Erbrechen), bessere Resorption, vermehrtes Aspirationsrisiko, Besserung vorhandener Ulzera
Dickdarm, Dünndarm	Abnahme von Tonus und Peristaltik, größere Mikrovilli, Lageveränderung von Zökum und Appendix	Obstipation, bessere Resorption, erschwerte Diagnose „Appendizitis"
Gallenblase	Abnahme von Tonus und Peristaltik	Risiko der Steinbildung
Leber	Verdrängung durch wachsenden Uterus, veränderte Produktion von Enzymen	erschwerte Diagnostik bei Leberfunktionsstörungen

nach Huch, R. aus: Frauenheilkunde und Geburtshilfe, Hrsg. Dudenhausen/Schneider de Gruyter Verlag, 1994

Glukosegleichgewicht vermehrt beansprucht. Gelingt die Anpassung nicht und liegt eine Disposition zum Diabetes mellitus vor, kann ein Schwangerschaftsdiabetes entstehen.

• *Eiweißstoffwechsel:* Es besteht eine Zunahme vom Gesamtbluteiweiß um ca. 20% bis zur 36. SSW.

• *Fettstoffwechsel:* Anstieg der Serumlipide bis zur 36. SSW um ca. 25–50% (hauptsächlich Cholesterin). Diese Schwangerschaftshyperlipidämie bleibt bis etwa 7 Wochen nach der Geburt bestehen. Die Ursache ist nicht bekannt.

• *Eisenstoffwechsel:* Der erhöhte Eisenbedarf wird von den mütterlichen Depots und einer um 10% erhöhten Resorption aus dem Dünndarm gedeckt, ist jedoch nicht immer ausreichend. Auch bei optimaler Ernährung der Mutter wird der tägliche Eisenbedarf (3 bis 7 mg) von der Mutter und dem Feten nicht immer erreicht. Sinkt der Hb-Wert unter 11 g/dl, sollte Eisen substituiert werden.

Haut

• In der Gravidität ist das *MSH* (Melanozyten stimulierendes Hormon) erhöht, wodurch eine verstärkte Pigmentierung entstehen kann (hauptsächlich an Brust, Nabel, Narbengewebe, dem Genitale und der Mittellinie des Bauches).

• Das *Chloasma uterinum* (schmetterlingsförmige stärkere Pigmentierung im Gesicht) verstärkt sich oft unter Sonneneinwirkung. Es tritt bei ca. 2/3 der Schwangeren auf (besonders bei dunkelhaarigen Frauen) und beginnt in der Frühgravidität um die 6.–8. SSW. Nach der Geburt des Kindes nimmt die Gesichtspigmentierung wieder ab.

• *Striae gravidarum* (Schwangerschaftsstreifen) entstehen durch Hautdehnung, oft ab der 32. SSW. Sie sehen blau-rot aus und zeigen sich an Brust, Bauch, Hüfte und Gesäß. Nach der Entbindung werden sie weiß und gleichen einer gut verheilten Narbe.

• Von besonderer Bedeutung ist die *gesteigerte Durchblutung* der Haut. Sie resultiert aus dem erhöhten Stoffwechsel der Mutter, dem Stoffwechsel der Plazenta und dem Wachstum des Kindes.

• Bei manchen Frauen sind die Handinnenflächen, besonders an den Kleinfingerseiten, gerötet (*Palmarerythem*). Die Hand, deren Durchblutung um das 5–7fache gesteigert ist, fühlt sich wärmer an.

Genitale Veränderungen

Generell ist das gesamte Gewebe besser durchblutet und aufgelockert. Außerdem nimmt das Muskel- und Bindegewebe zu.

• *Uterus:* An der Gebärmutter finden die sichtbarsten und auffälligsten Veränderungen statt. Außerhalb der Gravidität wiegt der Uterus etwa 70–100 g. Zum Ende der Schwangerschaft ist er ca. 1000–1500 g schwer. Durch Vergrößerung und Vermehrung der Muskelzellen wird das Myometrium deutlich dicker. Die Durchblutung des Organs verzehnfacht sich. Dieser Konsistenzwechsel des Uterusgewebes kommt einem Training der Muskulatur gleich.

Das **Wachstum des Uterus** kann wie folgt veranschaulicht werden:

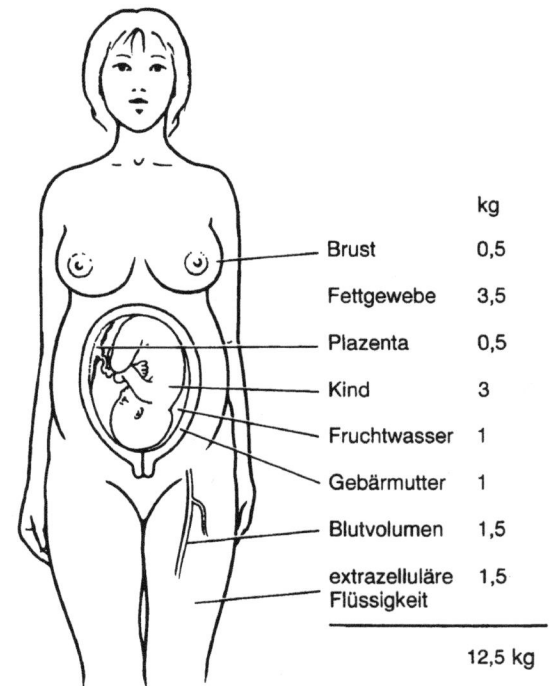

	kg
Brust	0,5
Fettgewebe	3,5
Plazenta	0,5
Kind	3
Fruchtwasser	1
Gebärmutter	1
Blutvolumen	1,5
extrazelluläre Flüssigkeit	1,5
	12,5 kg

Abb.3-5: Gewichtszunahme in der Schwangerschaft (Durchschnittswerte)

8. SSW: gänseeigroß
12. SSW: mannsfaustgroß
16. SSW: Uterusfundus ist im großen Bekken zu tasten.

Gewichtszunahme in der Schwangerschaft

Die physiologische Gewichtszunahme in der Schwangerschaft liegt bei 9–18 kg (Abb. 3-5).

Die Zunahme erfolgt stufenweise. Sie sollte bei der Vorsorgeuntersuchung überprüft werden. Eine plötzliche und zu hohe Steigerung kann auf Ödeme durch Wassereinlagerung im Gewebe hinweisen. Als Richtlinie kann die folgende Faustregel dienen:

Bis zur 24. SSW: 250 g/Woche Gewichtszunahme
25.–40. SSW: 400–500 g/Woche Gewichtszunahme

3.4 Schwangerenvorsorge und Begleitung der Schwangeren

Zum Schutz der eigenen Gesundheit und der des Kindes sollte eine schwangere Frau regelmäßig zur Schwangerenvorsorge gehen. Zusätzlich immer dann, wenn Fragen auftauchen oder Beschwerden bestehen (s. S. 39). Leider nehmen nur ca. 50% aller Schwangeren das Angebot in vollem Umfang in Anspruch.

3.4.1 Neue Lebensumstände

Eine Schwangerschaft bringt Veränderungen im Leben einer Frau. Ob die Schwangerschaft als positiv oder negativ erlebt wird, hängt von vielen Faktoren ab, die sehr individuell empfunden und hier nur beispielhaft aufgezählt werden können:

• Reife der Schwangeren (nicht unbedingt das Alter!)
• Wunschkind oder unerwünschte Schwangerschaft
• Zeitpunkt („Jetzt paßt es nicht")
• Einstellung des Partners
• Anzahl bisheriger Kinder
• Berufstätigkeit weiter möglich bzw. erwünscht
• finanzielle Faktoren

• Erwartungen an sich selbst („Mache ich auch alles richtig?")
• Verzicht auf Gewohnheiten (z. B. Rauchen)
• Akzeptanz der körperlichen Veränderungen
• Ängste um das wachsende Kind
• Ängste bzgl. der Entwicklung der Partnerschaft.

Die Betreuung einer Schwangeren geht weit über die notwendige Kontrolle von Körperfunktionen hinaus. Dabei ist es unerheblich, ob die Schwangere von einem Arzt, der Hebamme oder im Krankheitsfalle von einer Krankenschwester betreut wird. Alle müssen sich auf die besondere Situation der Frau einstellen können.

• So steht im *1. Trimenon* (1 Trimenon = 3 Monate) häufig körperliches Unwohlsein im Vordergrund (Müdigkeit, Übelkeit, Kreislaufprobleme usw.).
• Im *2. Trimenon* überwiegen die Freude auf das Kind und die positive Einstellung zur eigenen Leistungsfähigkeit.
• In den letzten Wochen vor der Geburt (*3. Trimenon*) sind neben der körperlichen Belastung und Einschränkung durch den großen Bauch oft Ängste um das Wohl des Kindes

vorrangig. Die nahende Geburt wird zwiespältig erwartet. Zum einen ist die Frau froh, wenn die Schwangerschaft beendet ist, andererseits hat sie Angst vor dem unbekannten bzw. bereits erfahrenen Geburtsschmerz.

3.4.2 Ernährung

Da in Europa jederzeit ausreichend Nahrung vorhanden ist, gilt es, vor allem auf Qualität zu achten. Daß man während der Schwangerschaft nicht „für zwei" essen muß, dürfte sich inzwischen herumgesprochen haben. Weniger bekannt ist dagegen der Inhalt einer ausgewogenen Ernährung.

Kalorienbedarf: Der Kalorienbedarf ist zu Beginn der Schwangerschaft nicht erhöht und beträgt ca. 2000–2200 kcal/Tag. In der 2. Schwangerschaftshälfte sollte die Kalorienzufuhr um 300 kcal/Tag erhöht werden. Fünf kleine Mahlzeiten über den Tag verteilt sind ausgewogener als drei große Mahlzeiten. Erstens wird die Kohlenhydratzufuhr für das Kind kontinuierlicher und zudem verringert sich die Gefahr des Blutzuckerabfalls mütterlicherseits.

Flüssigkeitsbedarf: Der Flüssigkeitsbedarf ist in der Schwangerschaft erhöht, die empfohlene Trinkmenge beträgt ca. 2–3 l/Tag. Die gesunde Schwangere soll in jedem Fall ihren Durst löschen. Geeignet sind Obst- und Gemüsesäfte, Mineralwasser mit niedrigem Salzgehalt und Früchtetees.

Grundlage der Ernährung in der Schwangerschaft ist eine ausgewogene, gesunde Mischkost. Alle Grundnährstoffe wie Fett, Eiweiß, Kohlenhydrate und auch Vitamine sind ausreichend darin vorhanden. Dies bedeutet u. a.:

- reichlich frisches Gemüse und Obst
- täglich Getreide (Vollkornbrot) und Kartoffeln
- täglich ½ l Milch oder Milchprodukte

- maximal 2–4mal/Woche Fleisch, Fisch bzw. Eier
- wenig Zucker (Süßigkeiten, Schokolade)
- wenig Fertigprodukte.

Der **Eiweißbedarf** ist bei der Schwangeren (und später auch bei der Stillenden) um 10–15 g/Tag erhöht (läßt sich mit ½ l Milch, 200 g Quark oder 70 g Emmentaler Käse decken).

Eine Umstellung auf **vegetarische Ernährung** in der Schwangerschaft ist nicht empfehlenswert, da eine Gewöhnungsphase des Körpers vorausgeht und genaue Kenntnisse der optimalen Nährstoffzusammensetzung notwendig sind, um Mangelzustände zu vermeiden.

Vitamine: Der Vitaminbedarf ist in der Schwangerschaft wegen des erhöhten Zellstoffwechsels deutlich erhöht. Ernährt sich die Schwangere wie oben beschrieben, ist eine medikamentöse Substitution jedoch nicht nötig, da alle Vitamine in unserer Nahrung enthalten sind.

Folsäure ist eine dem Vitamin-B-Komplex zugehörige Substanz, die in Leber, grünem Salat und Gemüse, Hefe, Milch, allen Kohlsorten und Spinat zu finden ist. Hochgradiger Mangel in der Frühschwangerschaft kann zu Fehl- und Frühgeburten bzw. zu Fehlbildungen führen. Da der Bedarf in der Schwangerschaft erhöht ist, wird prophylaktisch 40 mg/Tag Folsäure bis zur vollendeten 12. SSW substituiert.

Mineralstoffe: Kalzium, Magnesium, Eisen und Jod werden in der Schwangerschaft vermehrt benötigt und müssen evtl. substituiert werden.

- *Eisen:* Der tägliche Eisenbedarf liegt bei >30 mg. Der Körper kann etwa 10% des zugeführten Eisens resorbieren, bei höherem Bedarf das Doppelte. Eisen ist in Leber, magerem Fleisch, rotem und grünem Gemüse, Hülsenfrüchten und Vollkorn vorhanden.
- *Jod:* Auch der tägliche Jodbedarf ist auf 230–260 μg erhöht. Da Deutschland zu den Jodmangelgebieten zählt, sollte eine Schwan-

gere prophylaktisch 200 µg/Tag Jodid zu sich nehmen. Die durchschnittliche tägliche Jodaufnahme liegt bei 30–70 µg.

Genußmittel

• *Kaffee und Schwarztee:* Bis zu 3 Tassen Tee oder Kaffee können unbedenklich, am besten mit Milch, genossen werden. Beide Genußmittel regen das Zentralnervensystem an und verursachen evtl. Magenprobleme, Unruhe oder Schlaflosigkeit.
• *Alkohol:* Von Alkohol ist abzuraten, da er ungehindert über die Plazentaschranke zum Feten gelangt. Alkoholmißbrauch kann zu Fehl- und Frühgeburten bzw. Mangelentwicklung führen. Spätere Risiken sind Intelligenzminderung und ein psychomotorischer Entwicklungsrückstand. Ein gelegentliches Glas Bier, Wein oder Sekt dürfte unbedenklich sein.
• *Nikotin:* Eine Schwangere sollte weder rauchen, noch passiv „mitrauchen" müssen! Nikotin bewirkt eine Gefäßverengung und somit eine Verminderung der Blutzirkulation. Die kindliche Entwicklung ist verzögert, Raucherinnen haben vermehrt untergewichtige Kinder, die p. p. Entzugserscheinungen haben können. Jede Zigarette der Mutter wird vom Kind mitgeraucht.

3.4.3 Sozialberatung

Spätestens bei der Erhebung der Sozialanamnese wird offensichtlich, ob und in welcher Form die Schwangere Unterstützung benötigt. Beratungsstellen (z. B. der Sozialmedizinische Dienst oder Pro Familia) haben Sozialarbeiterinnen im Team. Karitative Einrichtungen (z. B.: Caritas, das Deutsche Rote Kreuz oder die städtischen Sozialämter) beraten die Schwangere und bieten finanzielle Hilfen an. Dies können im einzelnen sein:

• Beihilfe für Schwangerschaftskleidung
• Beihilfe für die Erstlingsausstattung

• Beihilfe für Kinderwagen, Bettchen usw.
• Sozialhilfe nach dem Bundessozialhilfegesetz
• Kindergeld nach dem Bundeskindergeldgesetz
• Erziehungsgeld
• Wohngeld.

Alleinerziehende und Paare mit geringem Einkommen können entweder bei den Sozialämtern oder verschiedenen Stiftungen (in Berlin z. B. die „Stiftung Hilfe für die Familie") solche Hilfen beantragen. Derartige Stiftungen gibt es in allen Bundesländern.

3.4.4 Erstuntersuchung in der Schwangerschaft

Nach der Feststellung der Schwangerschaft sollte bald die Erstuntersuchung folgen. Hierzu gehören:

• Erhebung einer ausführlichen Anamnese
• Ausstellen des Mutterpasses
• Blut- und Urinuntersuchungen
• gynäkologische Untersuchung
• Blutdruck
• Gewicht
• Untersuchung auf Ödeme
• Sonographie.

Anamnese

Die Erhebung der Anamnese benötigt Zeit und Einfühlungsvermögen. Es gilt, das Vertrauen der Schwangeren zu gewinnen, Einblick in ihre Situation zu bekommen und mögliche Risikofaktoren zu erfahren. Dabei ist ein Gespräch besser geeignet als das alleinige Ausfüllen eines Anamnesefragebogens. Eine Anamnese hat folgende Schwerpunkte:

• Sozialanamnese
• Eigenanamnese der Frau
• Anamnese des Kindsvaters
• Familienanamnese
• Schwangerschafts- und Geburtenanamnese.

Es gibt keine vorgegebene Reihenfolge der Befragung, allerdings muß sichergestellt sein, daß kein Teil vergessen wird.

Im Rahmen der **Schwangerschafts- und Geburtenanamnese** sind bestimmte geburtshilfliche Begriffsdefinitionen wichtig:

Gravida: Schwangere
* *Nulligravida:* Frau, die noch nicht schwanger war
* *Primigravida:* Frau, die zum 1. Mal schwanger ist
* *Plurigravida:* Frau, die 2–5mal schwanger war
* *Multigravida:* Frau, die mehr als 5mal schwanger war.
Hinweis: alle Schwangerschaften werden mitgezählt, unabhängig, ob sie ausgetragen wurden oder z. B. ein Schwangerschaftsabbruch erfolgte!

Para: Wortteil von Gebärende,
* *Nullipara:* Frau, die noch nie geboren hat
* *Primipara:* Erstgebärende
* *Pluripara:* Mehrgebärende, 2–5 Kinder
* *Multipara:* Vielgebärende, mehr als 5 Kinder.
Hinweis: alle Geburten werden mitgezählt, auch Frühgeburten und Totgeburten.

Beispiel: Eine Frau hatte 4 Schwangerschaften, aber nur drei Kinder geboren. Sie ist dann eine 4. gravida/3. para.

Mutterpaß

Der Arzt oder die Hebamme stellt den Mutterpaß aus, den die Schwangere stets bei sich haben sollte. Hier werden alle wichtigen Befunde und Daten dokumentiert. Er erleichtert eine schnelle Einschätzung der Schwangerschaft und gibt Hinweise auf Risikofaktoren. Eine Risikoschwangerschaft wird anhand der Risikoliste des Mutterpasses

definiert. Es sind viele Risiken aufgeführt (z. B. Nierenerkrankungen, Allergien, Blutungsneigung bei Verletzungen, Diabetes mellitus, familiäre Belastungen, Zustand nach Sectio usw.), die nach Befragen der Schwangeren angekreuzt werden können und die Schwangerschaft dann als „Risikoschwangerschaft" ausweisen.

Blutuntersuchungen

Krankheiten der Mutter haben Einfluß auf den Fetus. Blutuntersuchungen der Schwangeren sind besonders wichtig, um Risiken für den Feten zu erkennen und Erkrankungen zu verhindern.

* Eine *Blutgruppenbestimmung* (mit Rh-Faktor!) wird immer dann durchgeführt, wenn kein vom Arzt bescheinigter Befund vorliegt.
* Außerdem wird Blut für mehrere *Antikörpersuchtests* gewonnen: Blutgruppen-AK, Röteln-AK und die Lues-Suchreaktion (LSR, Lues = Syphilis) gewonnen. Außerdem sollte ein HIV-Test angeboten werden.

Zum Schutz der Frau werden die Ergebnisse der LSR und des HIV-Tests nicht im Mutterpaß dokumentiert, es wird nur die Blutabnahme vermerkt.

* Ebenso erfolgt eine *Hämoglobinbestimmung.* Sollte der Hb-Wert 11,2 g/dl unterschreiten, wird die Erythrozytenzahl kontrolliert. Ist der Hb-Wert in Ordnung, wird laut Mutterschaftsrichtlinien erst wieder in der 20.–24. SSW eine Hb-Kontrolle vorgenommen. Viele Ärzte führen diese jedoch regelmäßig alle 8 Wochen durch.

Urinuntersuchungen

Der Mittelstrahlurin wird mit Teststreifen auf Eiweiß, Zucker und Nitrit (Abbauprodukt von Bakterien) untersucht.

• bis zu 0,5 g/l *Eiweiß* im Urin ist physiologisch. Alle höheren Werte sind pathologisch und können auf eine Infektion oder Präeklampsie (s. S. 43) hinweisen.

• bis zu 20% der Schwangeren haben eine physiologische Zuckerausscheidung im Urin (*Glukosurie*). Wird dieser Befund häufig erhoben, muß an einen Schwangerschaftsdiabetes gedacht werden und eine Blutuntersuchung folgen.

• ein *Nitritnachweis* im Urin kann ein Hinweis auf eine Harnwegsinfektion sein und erfordert eine weitere Abklärung (z. B. Uricult).

Gynäkologische Untersuchung

Zur Erstuntersuchung gehört die gynäkologische (vaginale) Untersuchung (s. S. 39f, 69). Dabei werden das Chlamydien-Screening und ein Zervixabstrich (Krebsvorsorge) durchgeführt.

Die **Chlamydieninfektion** zählt zu den häufigsten sexuell übertragenen Erkrankungen und verläuft meist asymptomatisch. Der Erreger ist Chlamydia trachomatis. Zwar ist das Frühgeburtsrisiko durch jede vaginale Infektion erhöht, bei den Chlamydien kommt jedoch die neonatale Infektion des Kindes hinzu: bis zu 40% der Kinder bekommen eine Konjunktivitis (Bindehautentzündung) und ca. 20% eine Pneumonie (Lungenentzündung).

Die Durchführung der Untersuchung wird auf S. 180 beschrieben.

Gewicht

Das bei der Erstuntersuchung festgestellte Gewicht ist oft auch das Ausgangsgewicht und wird zum Vergleich des Gewichtsverlaufes herangezogen. Eine starke Gewichtszunahme ist häufig ein Hinweis auf das Vorhandensein von Ödemen (s. S. 33). Manche Frauen haben Ödeme an den Händen (z. B. paßt der Ring nicht mehr). Auch die Gesichtskonturen können sich verändern.

Blutdruck

Die Blutdrucknormwerte in der Schwangerschaft liegen zwischen 90/50 mmHg und 135/85 mm Hg. Während der Begriff der *Hypotonie* eindeutig definiert ist (ab 140/90 mmHg), ist eine *Hypotonie* nicht eindeutig zuzuordnen. Werte von weniger als 90–100/50–60 mm Hg werden als hypoton angesehen. Viele Frauen tolerieren aber einen niedrigen Blutdruck gut, sie haben kein Krankheitsgefühl und brauchen somit nicht therapiert zu werden.

3.4.5 Äußere Untersuchungen während der Schwangerschaft

Grundsätzlich ist für eine ruhige Atmosphäre, Blickkontakt mit der Frau und für Sichtschutz zu sorgen. Betrachtet werden die Brust (Warzenform: Flachwarzen, Hohlwarzen), Größe und Form des Bauches sowie am Rücken die Michaelis-Raute.

Die Michaelis-Raute ist ein auf die Spitze gestelltes Viereck über dem Kreuzbein. Die Form der Raute erlaubt eine grobe Orientierung bzgl. der Beckenformen.

Uteruswachstum: Anhand der Größe der Gebärmutter kann man Rückschlüsse auf das Schwangerschaftsalter ziehen. Am sichersten ist dies in der 24. SSW möglich. Der höchste Punkt der Gebärmutter (*Uterusfundus*) befindet sich dann in Nabelhöhe. Abb. 3-6 zeigt das Größenwachstum der Gebärmutter.

Leibesumfang und Symphysen-Fundus-Abstand: Beide Maße dienen der Kontrolle des kindlichen Wachstums, sind aber ungenau. Fehlerquellen sind die mehr oder weniger dicke Bauchdecke der Frau und die unterschiedliche Meßtechnik durch verschiedene Personen. Regelmäßig erhobene Untersuchungswerte (bei jeder Schwangerenvorsorge) lassen eine Wachstumstendenz erkennen.

• *Leibesumfang:* wird mit einem Bandmaß in Nabelhöhe gemessen. Die Frau sollte dabei

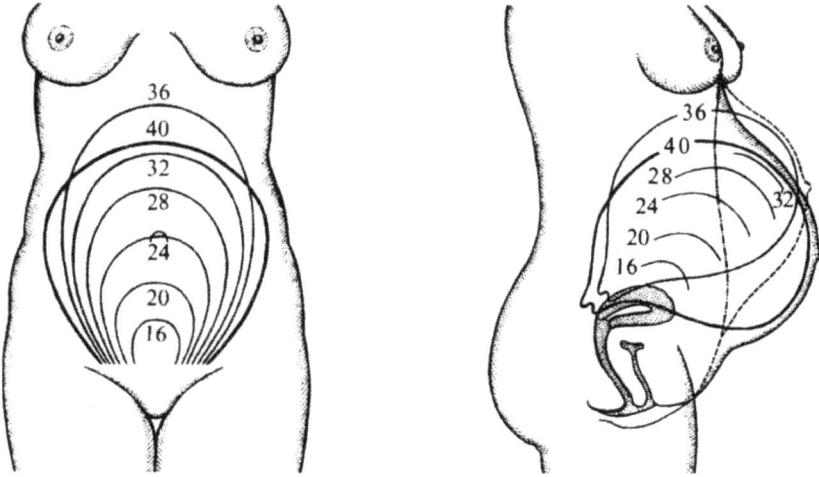

Abb. 3-6: Schematische Darstellung des Verlaufs der Größenzunahme der Gebärmutter nach Schwanger-schaftswochen. Fundusstände: *16. SSW* = 3 Querfinger (QF) über der Symphyse, *20. SSW* = 3 QF unter-halb des Nabels, *24. SSW* = Nabelhöhe, *28. SSW* = 3 QF über dem Nabel, *32. SSW* = 2–3 QF unter dem Rippenbogen, *36. SSW* = am Rippenbogen, *40. SSW* = 1–2 QF unter dem Rippenbogen (nach Karl Sommer, „Der Messias", Verlag Volk und Wissen, 4. Aufl. 1983)

auf dem Rücken liegen. Um den Entbin-dungstermin herum beträgt der Leibesum-fang 100–105 cm.

• *Symphysen-Fundus-Abstand* (Abb. 3-7): wird mit dem Bandmaß von der Oberkante der Symphyse über die kindliche Körper-längsachse bis zur Mitte des Uterusfundus gemessen. Er ist das genauere Maß. Als Faustregel gilt: Die Anzahl der gemessenen cm entspricht der Anzahl der SSW.

Leopold-Handgriffe (Abb. 3-8): Die 4 Leo-pold-Handgriffe erlauben folgende Aussagen:

• Höhenstand der Gebärmutter
• Kindslage und Bestimmung der Körperteile
• Zwillings- bzw. Mehrlingsschwangerschaft
• Fruchtwassermenge
• Konsistenzwechsel der Uterusmuskulatur (Wehen)
• Kopfgröße in Bezug zum knöchernen Bek-ken

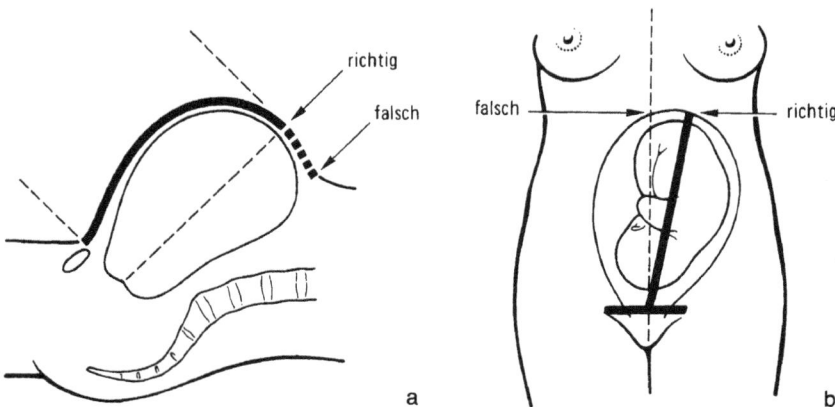

Abb. 3-7: a. Messung des Symphysen-Fundus-Abstandes (SFA), b. Orientierung an der Längsachse des Kindes bei Messung des SFA

Manche Geburtshelfer beherrschen die 4 Handgriffe nach Leopold nicht mehr. Sie verlassen sich allein auf die Ultraschalldiagnostik. Dies ist bedauerlich, da das Ertasten der Kindslage bzw. das Abschätzen der Kindsgröße und der Fruchtwassermenge von der Frau auch als Zuwendung empfunden werden. Es ist richtig, daß zum Erlernen und zur Anwendung der Handgriffe viel Erfahrung und Zeit benötigt werden. Befunde mittels Ultraschall sind demgegenüber meist schneller, meßbar und für die Frau sichtbar zu erheben.

3.4.6 Innere Untersuchung

Über die Häufigkeit der **Vaginaluntersuchung** (VU) in der Schwangerschaft gibt es unterschiedliche Meinungen. Einige Ärzte untersuchen bei jeder Vorsorgeuntersuchung, andere lediglich zum Feststellen der Gravidität, bei der Erstuntersuchung und dann erst wieder, wenn eine Indikation vorliegt (z. B. bei vorzeitigen Wehen). Der Sinn der VU im Rahmen der Schwangerenvorsorge besteht hauptsächlich darin, die Gefahr einer Frühgeburt zu erkennen oder durch Austastung des Beckens festzustellen, ob ein normalgewichtiges Kind den knöchernen Geburtsweg passieren kann.

Amnioskopie: Mit der Amnioskopie nach Saling wird die Farbe des Fruchtwassers beurteilt. Durch die Scheide wird ein konisch verlaufendes Rohr, an dem eine Lichtquelle angebracht ist, in den mindestens 1 cm geöffneten Muttermund eingeführt. Im Normalfall sieht das FW fast farblos und klar aus, mitunter schwimmen einige Vernixflocken darin. Häufig sind die Haare des Kindes zu erkennen.

Grünes Fruchtwasser ist ein Hinweis darauf, daß das Kind entweder akut oder in der letzten Zeit (einige Stunden, bis zu 2 Tagen vor der Amnioskopie) zu wenig Sauerstoff bzw. Streß hatte. Dadurch kommt es zur *Mekoniumausscheidung*, das die Verfärbung des FW verursacht. Das Mekonium ist der 1. Stuhlgang des Kindes und wird auch *Kindspech* genannt. Die Feststellung von grünem FW erfordert zusätzliche Überwachungen, z. B. mittels Kardiotokographie. Eine Amnioskopie wird nicht vor der SSW 37 + 0 durchgeführt.

3.4.7 Mutterschaftsrichtlinien und Mutterschutzgesetz

Mutterschaftsrichtlinien (MRL): Vertragspartner sind der Bundesausschuß der Kassenärzte und die Krankenkassen. Ziel dieser Richtlinien ist es, „mögliche Gefahren für Leben und Gesundheit von Mutter und Kind" zu erkennen und der Behandlung zuzuführen. Dabei wird wirtschaftliches Handeln der Ärzte gefordert, nämlich eine „… zweckmäßige und ausreichende ärztliche Betreuung während der Schwangerschaft und nach der Entbindung unter Vermeidung entbehrlicher Kosten". In den MRL sind Anzahl und Inhalt der Vorsorgeuntersuchungen festgelegt. Für den Arzt ist dies bindend, nicht jedoch für die Hebamme, die ja keine Vertragspartnerin ist. Sie muß aber dennoch diese Richtlinien kennen.

Nach den MRL sind folgende Maßnahmen vorgesehen:
- Feststellen der Schwangerschaft
- Anamnese
- Beratung der Schwangeren
- Allgemeinuntersuchung (RR, Gewicht, gynäkologische Untersuchung, Urin, Blutuntersuchungen). Eine Schwangere sollte etwa 12 Vorsorgeuntersuchungen wahrnehmen: alle 4 Wochen bis zur 32. SSW, dann 14-täglich bis zum Geburtstermin.
- 3 US-Kontrollen (ca-Angaben):
  1. 10. SSW: Bestimmung des Gestationsalters
  2. 20. SSW: Suche nach fetalen Fehlbildungen
  3. 30. SSW: Wachstumskontrolle des Feten.

Mutterschutzgesetz: Dieses Gesetz schützt die werdende Mutter und die Wöchnerin, solange sie stillt. Ziel ist es, die Gesundheit von Mutter und Kind durch die Arbeitsplatzbedingungen nicht zu gefährden. Gültig ist es für alle Arbeitnehmerinnen, auch für Hausangestellte, Heimarbeiterinnen und Auszubildende, aber nicht für Selbständige

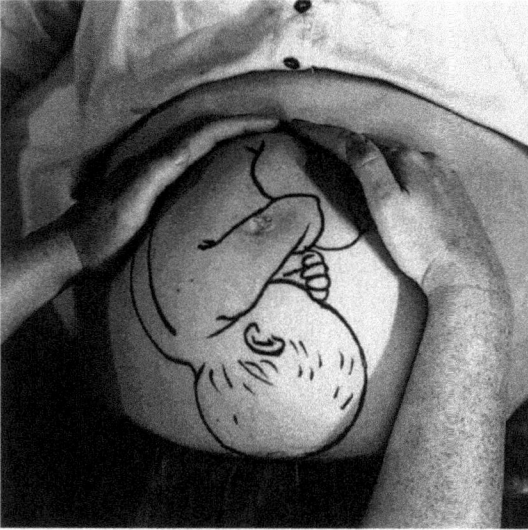

Abb. 3-8: 1. Handgriff nach Leopold

- *Wo ist der höchste Punkt der Gebärmutter zu fühlen*, und *zu welcher Schwangerschaftswoche paßt der Befund?* Der ertastete Befund orientiert sich zuerst am Symphysenoberrand, dann am Nabel, zuletzt am Rippenbogen und wird in Querfingern (QF) angegeben.

- *Welcher Kindsteil ist im Uterusfundus zu tasten?* Der Steiß fühlt sich uneben und weich an, oft werden Kindsbewegungen im Fundusbereich bemerkt. Ein Kopf hingegen wird als großer, gleichmäßig runder und harter Teil ertastet.

- In welcher Lage befindet sich das Kind? (Längslage, Schräglage, Querlage)

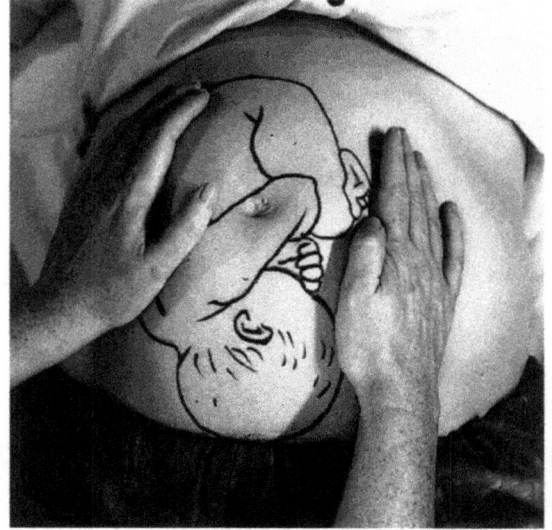

2. Handgriff nach Leopold

- *Auf welcher Seite sind der Rücken, auf welcher Arme und Beine* (kleine Teile) *des Kindes zu tasten?* Während abwechselnd eine der beiden Hände mit leichtem Gegendruck das Kind hält, tastet die andere Hand die gegenüberliegende Seite entlang. Der Rücken ist als gleichmäßig großer und langer Teil fühlbar, die Bauchseite des Kindes weist mehr Unebenheiten und Kindsbewegungen (Hände, Füße, Knie und Ellenbogen) auf.

- In welcher Stellung (Verhältnis des kindlichen Rückens zur Gebärmutterwand) befindet sich das Kind? (I. Stellung = Rücken links, II. Stellung = Rücken rechts, dorsoanterior = Rücken vorn, dorsoposterior = Rücken hinten)

und Freiberuflerinnen. Das Gesetz regelt u. a. Beschäftigungsverbote, die Gestaltung des Arbeitsplatzes, Schichtarbeit, Stillzeitregelung, Kündigungschutz. Der Arbeitgeber kann von der Aufsichtsbehörde kontrolliert und bei Ordnungswidrigkeiten bestraft werden. Die Schwangere ist ihrerseits verpflichtet, den Arbeitgeber so früh wie möglich über die bestehende Schwangerschaft zu informieren.

Dauer des Mutterschutzes: Der Mutterschutz beginnt 6 Wochen vor dem errechneten Geburtstermin und endet 8 Wochen nach der Geburt des Kindes (bei Mehrlingen und Frühgeburten nach 12 Wochen). Kommt ein Kind zu früh zur Welt und wird dies ärztlich bescheinigt, verlängert sich der Zeitraum der Schutzfrist um die Anzahl der Wochen, die vor der Entbindung nicht in Anspruch genommen werden konnten.

Beispiel:
Geburt: SSW 35
Mutterschutzdauer post partum: 12 + 5 = 17 Wochen.

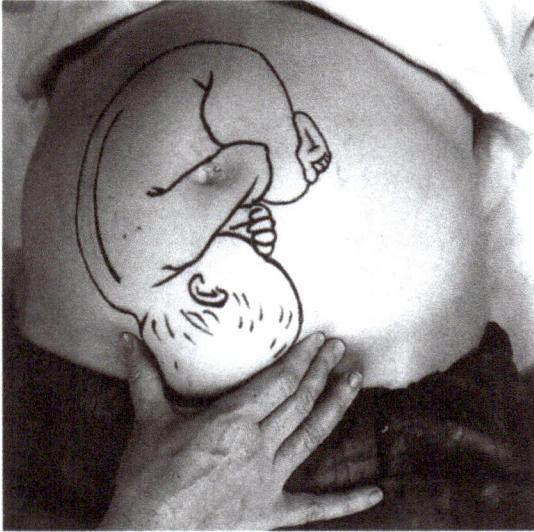

3. Handgriff nach Leopold

- *In welchem Verhältnis stehen Kopf/Steiß zum Beckeneingang?*
- *Welches ist der vorangehende Teil?*
- *Wird überhaupt ein vorangehender Teil gefühlt?*

Der vorangehende Teil wird zwischen Daumen und abgespreizten Zeige- und Mittelfinger gefaßt. Dazu muß die Bauchdecke vorsichtig oberhalb der Symphyse eingedrückt werden. Durch Ballotement (schnelles Hin- und Herbewegen) kann zwischen Kopf und Steiß unterschieden werden. Der Kopf pendelt durch die freibewegliche Halsverbindung zwischen den gelockerten Fingern wie eine schwingende Kugel, der Steiß ist dagegen kaum beweglich, da ihm der ganze Körper folgt. Fühlt man keinen vorangehenden Teil, kann eine Quer- oder Schräglage vorliegen, oder der Kopf steht schon ganz tief im Becken.

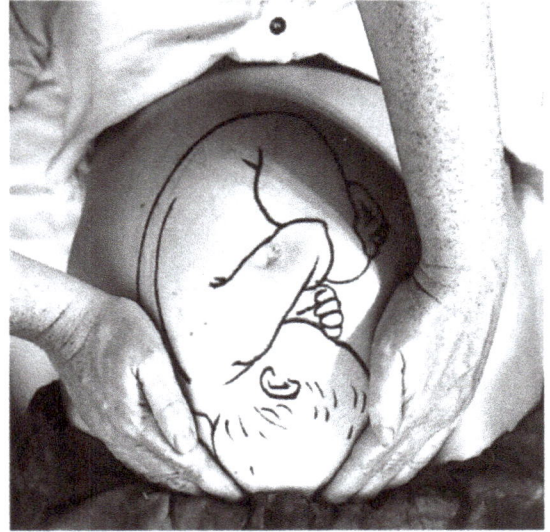

4. Handgriff nach Leopold

- *Wie steht der Kopf in Beziehung zum Beckenein-gang?*
- *Wieviel ist vom Kopf noch zu fühlen?*
- *Paßt der Kopf ins Becken?*

Mit dem 4. Handgriff kann von außen das Tiefer-treten des Kopfes ins Becken verfolgt werden, des-halb findet er hauptsächlich Anwendung während der Geburt, z. B. zur Diagnostik des engen Bek-kens. Bei der Untersuchung steht die Hebamme mit dem Rücken zur Frau, die Fingerspitzen wer-den seitlich des vorangehenden Teils langsam ins Becken geschoben. Läßt die Bauchdeckenspan-nung nach, können die Hände durch kurze rucken-de Bewegungen so tief eindringen, bis der Höhen-stand feststellbar ist. (Photos: U. Harder)

3.5 Geburtsvorbereitung

Die Geburtsvorbereitung dient der Beglei-tung der werdenden Eltern in der Vorberei-tung auf die Geburt und auf das Leben mit dem Neugeborenen. Sie gehört nicht zu den der Hebamme vorbehaltenen Tätigkeiten. Je-der, der seine Qualifikation nachweisen kann, darf Geburtsvorbereitungskurse anbieten.

Inhalt eines Geburtsvorbereitungskurses: Un-abhängig vom jeweils zugrunde liegenden

Ansatz sollte jeder Kurs folgende Inhalte aufweisen:

- Atemarbeit
- Körperarbeit
- Schwangerengymnastik
- Zeit für Gespräche (z. B. über Ängste, Er-wartungen, Partnerfragen, Umgang mit dem Kind
- Informationen über Geburt, Dammschnitt, Schmerzen und deren Linderung, kranken-

hausübliche Maßnahmen, Wochenbett, Stillen, Ernährung der Frau usw.

Organisation eines Geburtsvorbereitungskurses: Geeignete Räume finden sich im Krankenhaus, in Arztpraxen, Schulen, Volkshochschulen oder in großen Privatwohnungen. Die Zahl der Kursteilnehmer richtet sich nach der Raumgröße, die ca. 30–50 qm betragen sollte. Anschauungsmaterial ist hilfreich (z. B. Poster über die Geburt, Modell eines weibliches Becken mit Puppe), zudem Bälle in verschiedenen Größen für die Gymnastik. Es gibt Paarkurse, reine Frauenkurse oder gemischte Kurse. Die Krankenkassen bezahlen 14 Stunden für die Schwangere. Klare Absprachen über die Finanzen erleichtern den Umgang miteinander, da die Teilnahme der werdenden Väter nicht von den Krankenkassen übernommen wird.

3.6   Pränatale Diagnostik

Bevor eine invasive (d. h. in den Körper eindringende) Diagnostik begonnen wird, muß mit den Eltern eingehend besprochen werden, welche Konsequenzen daraus erfolgen können. Bei der Entscheidung für oder gegen ein krankes Kind kann psychologische Unterstützung und Beratung sehr hilfreich sein.

Indikationen für eine pränatale Diagnostik:
• *Chromosomanalyse* bei erhöhtem Risiko auf chromosomale Abweichungen (z. B. Alter der Mutter über 35 Jahre)

• *Geschlechtsbestimmung* wegen Erbkrankheiten
• *genetisch bedingte Erkrankungen*, die chromosomal diagnostiziert werden können (z. B. Mukoviszidose)

3.6.1 Amniozentese

Die abdominale Fruchtwassergewinnung (Abb. 3-9) wird in der ersten Hälfte (15. bis 17. SSW) der Schwangerschaft zur Chromo-

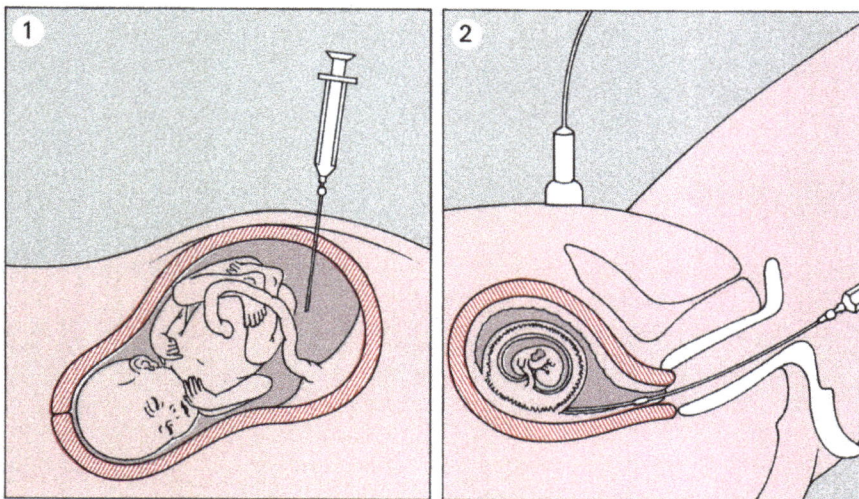

Abb. 3-9: Pränatale Untersuchungstechniken: 1. Amniozentese, 2. Chorionzottenentnahme durch die Vagina

somenanalyse und zur Bestimmung des Alpha-fetoproteins (Hinweis auf Fehlbildungen der Wirbelsäule), in der 2. Hälfte zur Bilirubin-, Lungenreife- und Insulinbestimmung vorgenommen.

Technik: Punktion durch die Bauchdecke, Gewinnung von 10–15 ml Fruchtwasser, das in besonders ausgestattete Laboratorien geschickt wird. Das Ergebnis der Chromosomanalyse dauert mindestens 2 Wochen. Risiken:
- Abort (0,5–1%)
- Infektion
- vorzeitige Wehen
- vorzeitiger Blasensprung.

Bei ungeübter Durchführung kann es außerdem zu Verletzungen von Fetus, Plazenta oder Gefäßen kommen, während bei Punktion unter Ultraschallkontrolle kaum Verletzungen bekannt sind.

3.6.2 Chorionzottenbiopsie

Diese Methode ist relativ früh durchführbar (8.–13. SSW). Bei pathologischem Befund ist die Entscheidung über das weitere Vorgehen für die Schwangere häufig leichter, da die Zeit der „Schwangerschaft auf Probe" kürzer ist. Die Chorionzellen können transzervikal oder transabdominal gewonnen werden (Abb. 3-9). *Risiken:* Abortrate ca. 2% (in Zentren mit geübten Untersuchern weniger).

3.7 Schwangerschaftserkrankungen

Definition: Erkrankungen, die ausschließlich in der Schwangerschaft vorkommen.

3.7.1 Hyperemesis gravidarum

Übelkeit und Erbrechen zu Tagesbeginn sind Symptome der „normalen" *Emesis gravidarum* (Schwangerschaftserbrechen). Sie beginnen ca. um die 6.–12. SSW und können bis zur 16. SSW dauern. Das Allgemeinbefinden ist zeitweilig gestört, aber nicht besorgniserregend, die Gewichtsabnahme gering. Der Übergang zur *Hyperemesis gravidarum* (übermäßiges Schwangerschaftserbrechen) ist fließend und tritt häufiger bei Frauen auf, die im Konflikt mit der Schwangerschaft stehen oder sich überlastet fühlen. Die Häufigkeit des Erbrechens nimmt zu (5–10mal pro Tag), ist unabhängig von den Mahlzeiten und kann lebensbedrohlich werden (durch Flüssigkeitsverlust, Eindickung des Blutes bzw. durch Gewichtsabnahme).

Folgende **Symptome** sind die Folge des übermäßigen Erbrechens:
- trockene Haut, Austrocknung des Körpers
- verminderter Turgor
- trockene Zunge
- übelriechende Atemluft (Azetongeruch)
- Temperaturerhöhung
- Ketonurie (Ketonkörper sind Abbauprodukte bei gesteigerter Lipolyse, z. B. bei Mobilisierung der Fettreserven)
- Azidose (Übersäuerung) pH < 7,38.

Therapie: Klinikaufnahme (Milieuwechsel!), parenterale Ernährung (Infusionstherapie), je nach Krankheitsgrad (s. auch S. 162).

3.7.2 Präeklampsie

Die Präeklampsie (= proteinurische Hypertension) drückt sich durch die folgenden Zustände aus:
- *Schwangerschaftshypertonie* mit RR > 135/ 85 mm Hg (normaler RR vor der Schwangerschaft)

- *Schwangerschaftsproteinurie* (mehr als 0,3 bis 0,5 g/l im 24 h-Urin)

Bei schwerer Präeklampsie hat die Schwangere zusätzlich folgende **Symptome:**
- Kopfschmerzen
- Augenflimmern
- gesteigerte und verbreiterte Reflexe
- plötzlich auftretende Ödeme
- Oligurie (Urinausscheidung < 30 ml/h)
- Unruhe
- Oberbauchschmerzen.

Diese Symptome können einen eklamptischen Anfall (*Eklampsie*) ankündigen, der aber auch ohne Vorwarnung auftreten kann. Die Eklampsie geht mit tonisch-klonischen Krämpfen und Bewußtlosigkeit einher. Sie wird durch einen Hirngefäßspasmus ausgelöst. Für Mutter und Kind ist dies eine lebensgefährliche Situation. Die Häufigkeit liegt bei 0,1% aller Geburten, wobei Erstgebärende dreimal häufiger betroffen sind als Mehrgebärende. Weitere Risiken bestehen bei Mehrlingsschwangerschaften und Diabetes mellitus.

Therapie
- Klinikaufnahme und Bettruhe in einem ruhigen, abgedunkelten Raum
- je nach Schwere blutdrucksenkende Mittel (Antihypertensiva)
- kontinuierliche RR-Messung und stündliche Pulskontrolle
- Messung von Ein- und Ausfuhr mittels Dauerkatheter
- Eiweißkontrolle im Urin
- Kontrolle der Atemfrequenz und der Reflexe
- Gummikeil und Valium bereitlegen
- Magnesium-Sulfat-Infusion zur Verminderung der Krampfbereitschaft
- proteinreiche Ernährung
- Flüssigkeitszufuhr nach Durstgefühl.

Das Kind wird kontinuierlich per CTG überwacht, hinzu kommt die Flow-Messung (Widerstandsmessung der Gefäße mittels Ultraschalldopplergerät). Je nach Entbindungstermin und geburtshilflicher Situation wird eine vaginale Entbindung oder ein Kaiserschnitt angestrebt.

Merke: Eine regelmäßige Schwangerenvorsorge ist die beste Möglichkeit, einer Präeklampsie vorzubeugen.

3.7.3 HELLP-Syndrom

H: Hämolyse
EL: Elevated Liverenzymes (erhöhte Leberwerte)
LP: Low Platelets (niedrige Thrombozyten).

Ein HELLP-Syndrom kann mit und ohne Zeichen einer Präeklampsie ablaufen. Bei rechtsseitigen Oberbauchbeschwerden (Leberkapselspannung) muß an ein HELLP-Syndrom gedacht werden.

Diagnose: Schon bei Verdacht auf HELLP-Syndrom werden
Blutuntersuchungen (Hb, Hkt, Leukozyten, Thrombozyten, Harnstoff, Kreatinin, Leberwerte, LDH, Bilirubin, Gerinnungsstatus, Gesamteiweiß) und
Urinuntersuchungen (Urinstatus, Eiweißausscheidung im 24 h-Urin, Bilirubin) durchgeführt.

Therapie: Mutter und Kind sind bei einem HELLP-Syndrom akut gefährdet, es wird die sofortige Schnittentbindung durchgeführt.

3.8 Andere Regelwidrigkeiten in der Schwangerschaft

3.8.1 Blutungen

Blutungen stellen eine Gefahr für Mutter und Kind dar. Eine Aufnahme in die Klinik ist notwendig. Blutungen haben verschiedene Ursachen, sie werden eingeteilt in:

• Blutungen in der ersten Hälfte der Gravidität (z. B. Abort, Blasenmole, Extrauteringravidität, Kontaktblutung bei gutartigen Tumoren, Zervixkarzinom)
• Blutungen in der 2. Hälfte der Gravidität (z. B. vorzeitige Lösung der normal sitzenden Plazenta, Placenta praevia, vorliegenden Gefäßen (Vasa praevia), Zeichen des Geburtsbeginns (sog. Zeichnungsblutung), Zervixkarzinom, Blutungen aus Varizen.

Placenta praevia

Der normale Sitz der Plazenta ist im Uterusfundus, an der Vorder- oder Hinterwand des Gebärmutterkörpers. Die Placenta praevia ist vor dem Kind im unteren Uterinsegment und verlegt den inneren Muttermund teilweise oder vollständig. Unterschiedlich starke schmerzlose Blutungen, meist in der 2. Hälfte der Schwangerschaft, sicher aber bei Wehen, gefährden Mutter und Kind.

Man unterscheidet **4 Grade** (Abb. 3-10):
1. *tiefer Sitz* der Plazenta (reicht nicht bis an den inneren Muttermund (MM))
2. *Placenta praevia marginalis* (reicht bis an den inneren MM und etwas darüber)
3. *Placenta praevia partialis* (reicht teilweise über den inneren MM)
4. *Placenta praevia totalis* (verdeckt den inneren MM vollständig)

Hinweise auf eine Placenta praevia sind:
• schmerzlose Blutung (wiederholt)
• weicher Bauch
• keine oder leichte Wehen
• Blutung vor dem Blasensprung
• gehäuft Lageanomalien (z. B. Querlage und Beckenendlage).

Merke: Bei Verdacht auf eine Placenta praevia darf niemals vaginal oder rektal untersucht werden.

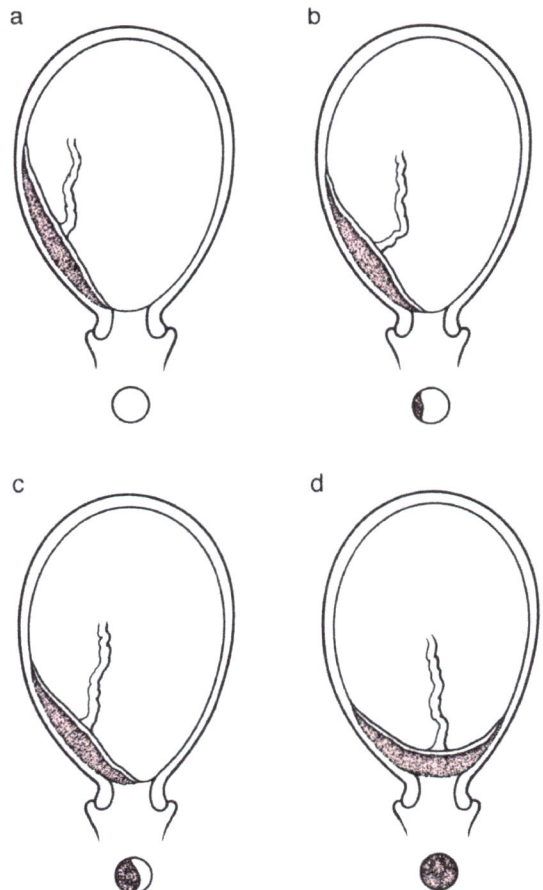

Abb. 3-10: Stadien des tiefen Plazentasitzes mit zugehörigem Muttermundsbefund: a. tiefer Sitz, b. Placenta praevia marginalis, c. Placenta praevia partialis, d. Placenta praevia totalis

Eine Spekulumeinstellung und Ultraschalluntersuchung bringen Klarheit über die Blutungsursache. Eigentlich ist das Ausmaß der Placenta praevia erst dann zu diagnostizieren, wenn der Muttermund bereits 3 cm eröffnet ist.

Therapie: Die Stärke der Blutung, das Schwangerschaftsalter sowie die Ausprägung der Placenta praevia bestimmen das Vorgehen:

- leichte vaginale Blutung, unreifes Kind:
  Abwarten, Bettruhe, Lungenreifeinduktion beim Kind, wehenhemmende Mittel oder Magnesium, Blutbild- und Gerinnungskontrolle, 2–3mal täglich CTG-Kontrolle, HbF-Kontrollen (Nachweis von fetalen Erythrozyten im mütterlichen Blut), Ultraschallkontrollen

- leichte Blutung, reifes Kind:
  vaginale Entbindung ist möglich (unter Operationsbereitschaft), wenn keine Placenta praevia totalis vorliegt.

- lebensbedrohliche Blutung:
  Kaiserschnitt aus mütterlicher Indikation ohne Rücksicht auf das Schwangerschaftsalter. Bei einer Placenta praevia totalis wird immer eine Sectio durchgeführt.

Vorzeitige Lösung der normal sitzenden Plazenta

Hier werden 2 Formen unterschieden:

1. *typische* Form der Plazentalösung
   - permanent kontrahierter Uterus (sehr hart)
   - keine kindliche Herzfrequenz ableitbar
   - keine bzw. geringe Blutung nach außen (durch zentrale Lösung der Plazenta, Entstehung eines retroplazentaren Hämatoms)
   - Dauerschmerz
2. *atypische* Form der Plazentalösung
   - Uterus nicht dauerhaft hart, es sind Wehen zu tasten

- kindliche Herzfrequenz ist vorhanden (pathologisches CTG mit Bradykardie bzw. Dezelerationen)
- Blutung nach außen (durch laterale Plazentalösung).

Für die Behandlung sind der unterschiedliche Schweregrad der Plazentalösung (durch Blutungsmenge und Ablösungsfläche der Plazenta definiert) und das Befinden von Mutter und Kind entscheidend. Je nach geburtshilflicher Situation wird ein Kaiserschnitt oder eine vaginal-operative Entbindung durchgeführt.

3.8.2 Vorzeitige Wehen

In jeder normalen Schwangerschaft sind Uterusaktivitäten vorhanden. Das Myometrium „trainiert" sich, die Kontraktionen nehmen mit fortschreitender Schwangerschaftsdauer zu (in der 30.–32. SSW 4 Kontraktionen pro Stunde). Die Schwangere empfindet diese Wehen nicht schmerzhaft, zum größten Teil werden sie gar nicht registriert. Die Abgrenzung zwischen normalen Wehen und vorzeitigen Wehen ist sehr schwierig. Hier sind Fragen an die Schwangere wegweisend, denn subjektive Angaben über Schmerzen könnten auf Wehen hinweisen. Umgekehrt zeigt die Erfahrung, daß Frauen vorzeitige Wehen haben, diese aber nicht spüren.

Die **Ursachen** vorzeitiger Wehen sind so vielfältig, daß hier nur ein Überblick gegeben werden kann:

- Infektionen (lokal oder systemisch)
- Myome
- Zervixinsuffizienz
- Mehrlingsschwangerschaften
- Alkohol-, Drogen- bzw. Nikotinmißbrauch
- psychosoziale Faktoren
- körperliche und seelische Belastungen.

Therapie
- körperliche Entlastung
- psychische Betreuung (Gespräche, Aufklärung usw.)

- evtl. stationäre Aufnahme
- medikamentöse Behandlung mit wehen-hemmenden Mitteln, z. B. β-Sympathomimetika (Partusisten®), Magnesium und Prostaglandinantagonisten.

Ausschlaggebend für die Art der Therapie ist das Schwangerschaftsalter und ein evtl. bestehender Blasensprung. Geht Fruchtwasser ab, ist die Wehenhemmung nicht induziert, da die Gefahr eines *Amnioninfektionssyndromes* zu groß ist.

3.8.3 Frühgeburt

Die Vermeidung einer Frühgeburt ist oberstes Ziel in der Schwangerenbetreuung. Alle Kinder, die vor der vollendeten 37/0 SSW geboren werden, sind Frühgeborene. Sie sind nicht nur durch ihr niedriges Geburtsgewicht, sondern hauptsächlich durch die Unreife der Organe gefährdet. Die Häufigkeit von Frühgeburten wird mit 5–10% angegeben. Etwa 1% der Kinder haben ein Geburtsgewicht < 1500 g. Der Auslöser einer Frühgeburt ist unklar. Den Hormonen Östrogen, Progesteron, Oxytocin und Prostaglandin wird eine wichtige Rolle zugeschrieben.

Ursachen, die zur Frühgeburt führen können, sind u. a.:
- Infektionen (v. a. Harnwegs- und Vaginalinfektionen)
- Blutungen
- Zervixinsuffizienz (mangelhafte Funktion des zervikalen Verschlußapparates, d. h. Zervixeröffnung ohne Wehentätigkeit).

Psychosoziale Faktoren (z. B. alleinstehende Frauen, schlechte sozio-ökonomische Bedingungen), mütterliche Erkrankungen (z. B. Diabetes mellitus) und krankhafter Schwangerschaftsverlauf (z. B. Schwangerschaftshypertonie) erhöhen die Frühgeburtsgefahr.

Die **Diagnose** wird durch folgende Untersuchungen gestellt:
- vaginale Untersuchung
- vaginale Ultraschalluntersuchung zur Messung der Zervixlänge (eine Messung ist objektiver als ein Tastbefund!)

- Kontrolle der Wehentätigkeit mit der extern abgeleiteten Tokometrie.

Die **Häufigkeit der Zervixinsuffizienz** wird in der Literatur mit 0,2–7% unterschiedlich angegeben. Ebenso schwierig ist die Beurteilung der normalen Zervixlänge in der jeweiligen SSW. Folgende Angaben sollen eine Einschätzung erlauben: Ist die Zervix > 50% verkürzt bzw. der innere Muttermund ca. 2 cm geöffnet spricht man von einer Zervixinsuffizienz.

Therapie
- Bettruhe
- evtl. medikamentöse Wehenhemmung mit Magnesium oral oder per Infusion
- evtl. Lungenreifeinduktion beim Feten
- evtl. Sedativa
- je nach Anamnese, Muttermundsbefund und Schwangerschaftsalter Cerclage (Umschlingung des Muttermundes) oder früher totaler Muttermundsverschluß (FTMV): der Muttermund wird zugenäht und in Terminnähe wieder eröffnet. Der FTMV ist hauptsächlich als Barriere gegen Infektionen gedacht.

Geburtsleitung einer Frühgeburt s. S. 89

3.8.4 Wachstumsretardierung

Neugeborene mit einem Geburtsgewicht unter der 10. Perzentile einer Standardkurve gelten als Mangelgeborene.

Perzentile: Häufigkeitsangabe bzgl. eines bestimmten Kollektives. Die Normwerte liegen um 50% = 50. Perzentile, Abweichungen liegen darunter oder darüber.

Schon in der Gravidität kann man mit der Symphysen-Fundus-Abstand-Messung und den Leopold-Handgriffen ein nicht der Schwangerschaftswoche entsprechendes geringeres Wachstum des Kindes feststellen. Mit der Sonographie läßt sich der Verdacht erhärten und objektivieren. Anhand von Wachstumskurven werden die Maße des Feten verglichen und klassifiziert.

Ursachen können sein:

- Plazentainsuffizienz (Beeinträchtigung des Stoffaustausches zwischen Mutter und Kind)
- mütterliche Erkrankungen, z. B. Hypertonie, Anämie
- Fehlbildungen bzw. Infektionen des Feten, z. B. Zytomegalie, Toxoplasmose, Listeriose, Röteln
- exogene Ursachen, z. B. Nikotin, Alkohol, Drogen, Medikamente.

Mangelgeborene sind stärker als zeitgerecht entwickelte Neugeborene unter der Geburt durch *Azidose* und *Hypoxie* gefährdet. Nach der Geburt haben sie vermehrt Anpassungsstörungen (Atmung, Kreislauf) und neigen zu Hyperbilirubinämie, Hypoglykämie und Blutungen.

Maßnahmen zur Verbesserung der Plazentafunktion

- Azetylsalizylsäure: 100 mg/Tag
- allgemeine Maßnahmen (z. B. Schonung)
- keine berufliche Überbelastung
- kein Nikotin und Alkohol.

Außerdem ist die exakte Bestimmung des Geburtstermins sinnvoll.

Kontrolle des Feten

- CTG
- Überprüfung der utero-feto-plazentaren Durchblutung
- evtl. Geburtseinleitung.

3.8.5 Infektionen

Eine Infektion kann zum Abort führen, Fehlbildungen verursachen, eine Wachstumsretardierung bzw. einen psychomotorischen Entwicklungsrückstand, Hörschäden oder Stoffwechselerkrankungen zur Folge haben. Der Schweregrad der kindlichen Erkrankung richtet sich nach dem Zeitpunkt der Infektion.

Mit dem Begriff **TORCH** werden die wichtigsten pränatalen Infektionskrankheiten beschrieben:

T: Toxoplasmose (Erreger: Protozoen)
O: Others, z. B. Syphilis, Listeriose (Bakterien)
R: Röteln (Virus)
C: Cytomegalie (Virus)
H: Herpes simplex, Hepatitis, HIV (Virus).

Harnwegsinfektion

Bei etwa 10% der Schwangeren tritt eine Harnwegsinfektion auf. Das Ausmaß variiert von der asymptomatischen *Bakteriurie* (Nachweis von Bakterien im Urin ohne Symptome) über die *Zystitis* (Blasenentzündung) bis zur akuten *Pyelitis gravidarum* (Nierenbeckenentzündung). Die durch die Schwangerschaft bedingten Veränderungen (z. B. Erweiterung von Nierenbecken und Harnleiter, geringe Rechtsdrehung der vergrößerten Gebärmutter und dadurch Druck auf den rechten Harnleiter), begünstigen eine Harnwegsinfektion. Infektionserreger sind meistens Escherichia coli, aber auch Enterokokken und Klebsiellen. Besondere Beachtung benötigt die asymptomatisch verlaufende Bakteriurie, die den Boden für eine Harnwegsinfektion bilden kann.

Komplikationen durch den Harnwegsinfekt:

- vorzeitige Wehen
- Gefahr der Frühgeburt durch Endotoxinschock
- Sepsisgefahr der Mutter
- chronisch rezidivierende Pyelonephritiden, evtl. mit Veränderungen des Nierenparenchyms.

Therapie

- stationärer Klinikaufenthalt
- Antibiotika
- längere Kontrollen des Urinbefundes nach Therapieende.

3.8.6 Gestationsdiabetes (GDM)

Der Gestationsdiabetes tritt nur in der Schwangerschaft auf und ist eine Kohlenhydratstoffwechselstörung mit relativem Insulinmangel. 3–5% aller Schwangeren entwickeln einen GDM. Eine Gestationsdiabetikerin wird als Risikoschwangere eingestuft. Für Mutter und Kind bestehen folgende Gefahren:

- Mutter
  - Verschlechterung der Stoffwechsellage
  - Neigung zur Azidose
  - Harnwegsinfekte durch verminderte Infektionsabwehr (4mal häufiger)
  - Schwangerschaftshypertension
  - geburtshilfliche Gefahren
  - Polyhydramnion (zuviel Fruchtwasser)
  - vorzeitiger Blasensprung
  - vorzeitige Wehen
  - Frühgeburt
  - Wehenschwäche
  - evtl. verstärkte Blutung in der Nachgeburtsperiode
  - erhöhte Sectiorate.

Prospektive Risiken: etwa ein Drittel der Frauen entwickelt nach 5 Jahren einen Diabetes mellitus.

- Gefahren für das Kind:
  - plazentare Gefäßveränderungen (Fetopathia diabetica vasalis)
  - Unreife von Leber und Lunge (postpartale Probleme bei der Adaptation)
  - Makrosomie (Gewicht > 4000 g)
  - Hypoglykämie post partum
  - intrauteriner Fruchttod.

Prospektive Risiken: nicht genetisch bedingte Weitergabe der Erkrankung. Die Kinder sind im Schulalter adipös, die Glukosetoleranz ist herabgesetzt.

Die Betreuung der Gestationsdiabetikerin sollte in Zusammenarbeit von Gynäkologen und Internisten erfolgen. Ziel ist es, die Stoffwechsellage der Mutter zu normalisieren und zu stabilisieren. Damit wird auch der Fetus behandelt, indem er kontinuierlich über die Plazenta versorgt wird. Außerdem sind die Ernährung (Diät) und der Umgang mit Insulin zu kontrollieren. Frauen mit einem oral behandelten Diabetes mellitus (Typ II),

müssen in der Schwangerschaft häufig auf Insulin umgestellt werden.

Therapie: Zur Einstellung des GDM ist eine Klinikeinweisung sinnvoll (s. S. 163). Körperliche Belastung (Sportprogramm) und Diät (35 kcal/kg Sollgewicht, je nach Energieverbrauch) müssen der Schwangeren angepaßt werden. Das „Hungern" der Frau ist nicht erwünscht (Urin soll glukose- und azetonfrei sein). Mehrere Stoffwechselkontrollen (Blutzuckertagesprofile) und die Überwachung des Feten (CTG, Flow-Messung, Fruchtwassermenge) sind ambulant nicht generell durchführbar.

Häufig reicht eine Diät- und Sporteinstellung als Therapie, manchmal ist Insulin erforderlich. Ist die Einstellung gelungen, kann die Schwangere nach Hause entlassen werden. Sie soll sich in der ersten Hälfte der Gravidität alle 2 Wochen und in der 2. Hälfte jede Woche erneut zur Stoffwechselkontrolle melden. CTG-Kontrollen müssen ab der 32/0 SSW mindestens 3mal pro Woche durchgeführt werden. Zeigt der Schwangerschaftsverlauf keine Besonderheiten, kann die Spontangeburt abgewartet werden, jedoch sollte eine Terminüberschreitung wegen einer möglichen Makrosomie (großes Kind und daraus folgende geburtshilfliche Probleme) verhindert werden.

Wird ein makrosomes Kind geboren, ohne daß in der Gravidität ein Diabetesverdacht vorlag, sollte dies Grund sein, die Mutter zu untersuchen (oraler Glukosetoleranztest).

3.8.7 Beckenendlagen

Bei 95% aller Geburten liegt der Kopf voraus, die Kinder werden aus einer Schädellage (SL) geboren. Bei 5% geht das Beckenende voraus, man spricht von der Beckenendlage (BEL). Es handelt sich um eine regelwidrige Poleinstellung, d. h. eine Längslage mit vorangehendem Steiß. In der Schwangerschaft bedeutet eine BEL kein Risiko. Die meisten

Kinder drehen sich spontan bis zur 37. SSW, manche auch noch später. Da aber die Geburt aus BEL ein höheres Risiko bedeutet, werden unterschiedliche Methoden angewandt, um das Kind zur Drehung zu bewegen. Bleibt eine BEL bestehen, muß mit der Schwangeren über den Geburtsmodus gesprochen werden (s. S. 83 ff).

3.8.8 Zwillingsschwangerschaft (Gemini)

Die Häufigkeit von Zwillingen wird mit 1 : 85 in Europa beschrieben. Hierzu zählen nicht die Schwangerschaften, die durch medikamentöse Ovulationsauslösung (Sterilitätsbehandlung) entstanden sind. Die Diagnose wird per Ultraschall in der Frühschwangerschaft gestellt. In der Spätschwangerschaft kann man mit folgenden Kriterien eine Geminigravidität feststellen:

- Leibesumfang ist größer als zu erwarten
- Uterusfundusstand ist höher, als es dem ET entspricht
- viele kleine Teile zu tasten (Leopold-Handgriff)
- 3 große Teile zu tasten (evtl. 2 Köpfe + 1 Steiß)
- Auskultation von zwei verschiedenen Herzfrequenzen.

Gemini zählen zu den *Risikoschwangerschaften*, die mehr Beschwerden verursachen als eine Einlingsgravidität. Hierzu gehören u. a.:

- Hyperemesis gravidarum
- Präeklampsie und Eklampsie
- Anämie
- Harnwegsinfekte
- starke Varikosis
- Beeinträchtigung durch Zwerchfellhochstand (Sodbrennen, Atemprobleme)
- vorzeitige Wehen
- primäre Wehenschwäche
- Nabelschnurkomplikationen
- intrauterine Wachstumsretardierung
- Fehlbildungen
- geringes Geburtsgewicht durch Frühgeburten.

Eine engmaschige ärztliche Schwangerschaftsüberwachung (ab der 30/0 SSW wöchentlich, vorher 14-täglich) ist notwendig und muß mit der Schwangeren besprochen werden. Die Hebamme kann Hausbesuche machen, Entspannungsübungen und Atemübungen durchführen und die psychische Betreuung übernehmen. Bei Beschwerden werden in Zusammenarbeit mit dem Gynäkologen die notwendigen Kontrollen solange wie möglich zu Hause durchgeführt. Die Schwangerschaft wird meist ab der 38/0 SSW beendet. Etwa die Hälfte aller Zwillingsgeburten verlaufen spontan und komplikationslos (s. S. 88).

3.9   Regelwidrige Entwicklung der Frucht

3.9.1 Extrauteringravidität

Darunter versteht man jede Schwangerschaft außerhalb des Uterus (Abb. 3-11). 99% aller ektopischen Schwangerschaften sind Eileiterschwangerschaften (*Tubargraviditäten*). Durch Störungen der Tubenperistal-tik und -durchgängigkeit hat das befruchtete Ei den Weg zum Uteruskavum nicht zeitgerecht geschafft und sich da eingenistet, wo es sich gerade befand, meist im ampullären Teil der Tube. Die Tubargravidität endet entweder im *Tubarabort* oder als *Tubenruptur*. Beides kann lebensbedrohlich für die Frau werden.

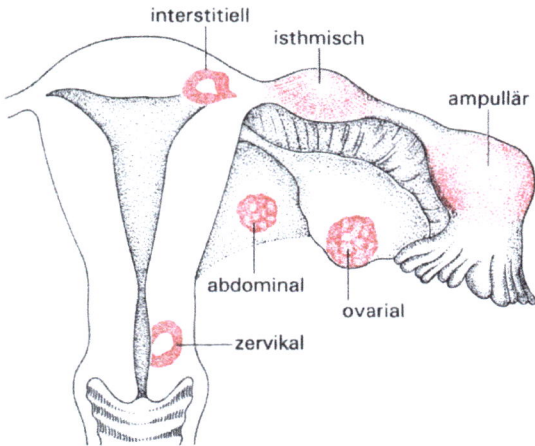

Abb. 3-11: Mögliche Lokalisationen einer Extrauteringravidität

Tubarabort

Die Fruchtanlage kann sich so weit ausdehnen, bis die Tubenwände erreicht werden und ein weiteres Wachstum nicht möglich ist. Durch Tubenkontraktionen gelangt das Ei zum Fimbrientrichter und in die Bauchhöhle. Das Ablösen des Eies verursacht eine Blutung und Schmerzen.

Symptome

- Schmierblutungen 6–8 Wochen p. m.
- kolikartige Unterbauchschmerzen mit Blutungen
- evtl. Kreislauflabilität
- subjektive Schwangerschaftszeichen

Diagnostik

- sorgfältige Anamneseerhebung (letzte Regel, Schmierblutungen)
- Ultraschall (Uteruskavum leer, evtl. freie Flüssigkeit im Douglas-Raum)
- vaginale Untersuchung (Uterus aufgelockert)
- HCG-Nachweis im Serum (geringer als der SSW entsprechend)
- Laparoskopie (Bauchspiegelung).

Therapie

- Operation (Ausräumung der Schwangerschaft unter Erhalt der Tube) bzw. Entfernung der blutenden Tube durch Laparotomie oder Laparoskopie.

Tubenruptur

Hat sich die Fruchtanlage im interstitiellen Teil (nahe am Uterusfundus) eingenistet, kommt es eher zur Tubenruptur. Das plötzliche Zerreißen der Tube geht mit heftigen Schmerzen und einer akuten Blutung in den Bauch einher. Die Frau ist in einer lebensbedrohlichen Situation und muß so schnell wie möglich operiert werden.

Symptome

- starke Unterbauchschmerzen
- Bild des akuten Bauches
- Schocksymptomatik
- evtl. Bewußtseinstörung.

Therapie

- sofortige Laparoskopie oder Laparotomie.

3.9.2 Trophoblasterkrankungen

Hier sind die Blasenmole und der Trophoblasttumor gemeint. Die Blasenmole ist eine gutartige (benigne) Erkrankung der Chorionzotten. Der Trophoblasttumor ist eine bösartige (maligne) Entartung der Chorionzotten.

Blasenmole

Wird auch Traubenmole genannt. Es handelt sich um degenerierte Chorionzotten der Plazenta, die traubenförmig aussehen (Bläschen mit heller Flüssigkeit gefüllt). Die Ursache ist unbekannt, wahrscheinlich kommt sie durch eine fehlerhafte Embryonalanlage zustande. Die Entwicklungsstörung beginnt ca. 4 Wochen p. c.

Symptome

- Uterus größer, als es der Zeit entspricht
- Blutung mit Abgang von Bläschen
- Emesis bzw. Hyperemesis gravidarum
- Zeichen einer Präeklampsie in der Frühgravidität.

Diagnose

- Fehlen der Fruchthöhle und der Frucht
- im Ultraschall kann man die Bläschenstruktur erkennen
- HCG im Serum stark erhöht
- Ovarien evtl. mit Luteinzysten.

Therapie: Möglichst Spontanausstoßung abwarten unter Gabe von Kontraktionsmitteln. Eine Kürettage ist wegen der dünnen Uteruswand (Perforationsgefahr) und der Blu-tungsgefahr besonders vorsichtig durchzuführen. Eine wöchentliche Überwachung der Frau und quantitative HCG-Bestimmung über 3 Monate (oder bis die Werte auf Null gesunken sind) sind notwendig, da sich aus einer Blasenmole ein Throphoblasttumor entwickeln kann.

Trophoblasttumor (Chorionepitheliom)

Tumorzellen wuchern über die Dezidua hinaus und werden hämatogen (über den Blutweg) verstreut. Sie können z. B. in der Lunge, Leber, Hirn und Vagina Metastasen bilden (s. S. 269).

3.10 Frühzeitig beendete Schwangerschaften

Definitionen (nach dem Personenstandsgesetz):
- *Abort* (Fehlgeburt): spontane Ausstoßung der Frucht, wenn diese < 500 g wiegt und keine Lebenszeichen hat
- *Totgeburt:* Kind > 500 g ohne Lebenszeichen. Ein totgeborenes Kind erhält einen Namen, wird ins Personenstandsregister eingetragen und muß beerdigt werden.

Wird ein Kind mit Lebenszeichen (Atmung, Bewegung, Herzschlag, Pulsieren der Nabelschnur) geboren, so ist es unabhängig vom Gewicht eine *Lebendgeburt* und muß im Personenstandsregister (Standesamt) aufgenommen werden.

Verschiedene Abortarten (Abb. 3-12):

- *Abortus imminens* (drohender Abort): leichte Blutung bei geschlossenem Zervixkanal. Gute Prognose, wenn die Blutung sistiert. *Therapie:* Bettruhe, evtl. Sedativa, Magnesium.
- *Abortus incipiens* (beginnender, unvermeidbarer Abort): Blutungen, Kontraktionen bei geöffnetem Zervikalkanal. *Therapie:* Kontraktionsmittel, Kürettage nach Ausstoßung.
- *Abortus progrediens* (in Gang befindlicher Abort): Der Zervixkanal ist geöffnet, die Ausstoßung ist in Gang und erfolgt bald.
- *Abortus completus* (vollständiger Abort): auch einzeitiger Abort genannt, d. h. die ganze Fruchtanlage wird ausgestoßen. *Therapie:* Nachkürettage.
- *Abortus incompletus* (unvollständiger Abort): auch zweizeitiger Abort genannt. Der Fetus wird geboren, Plazenta und Eihäute werden nicht ausgestoßen. *Therapie:* Nachkürettage.
- *Febriler Abort* (fieberhafter Abort): Abort mit Fieber > 38 °C, erhöhte CRP-Werte und Leukozytose als Entzündungsparameter. Deutliches Krankheitsgefühl, Kopfschmerzen, Schüttelfrost. *Therapie:* je nach Blutung konservativ mit Wehenmittel, Antibiotika, nach Fieberabfall, Kürettage oder Entleerung des

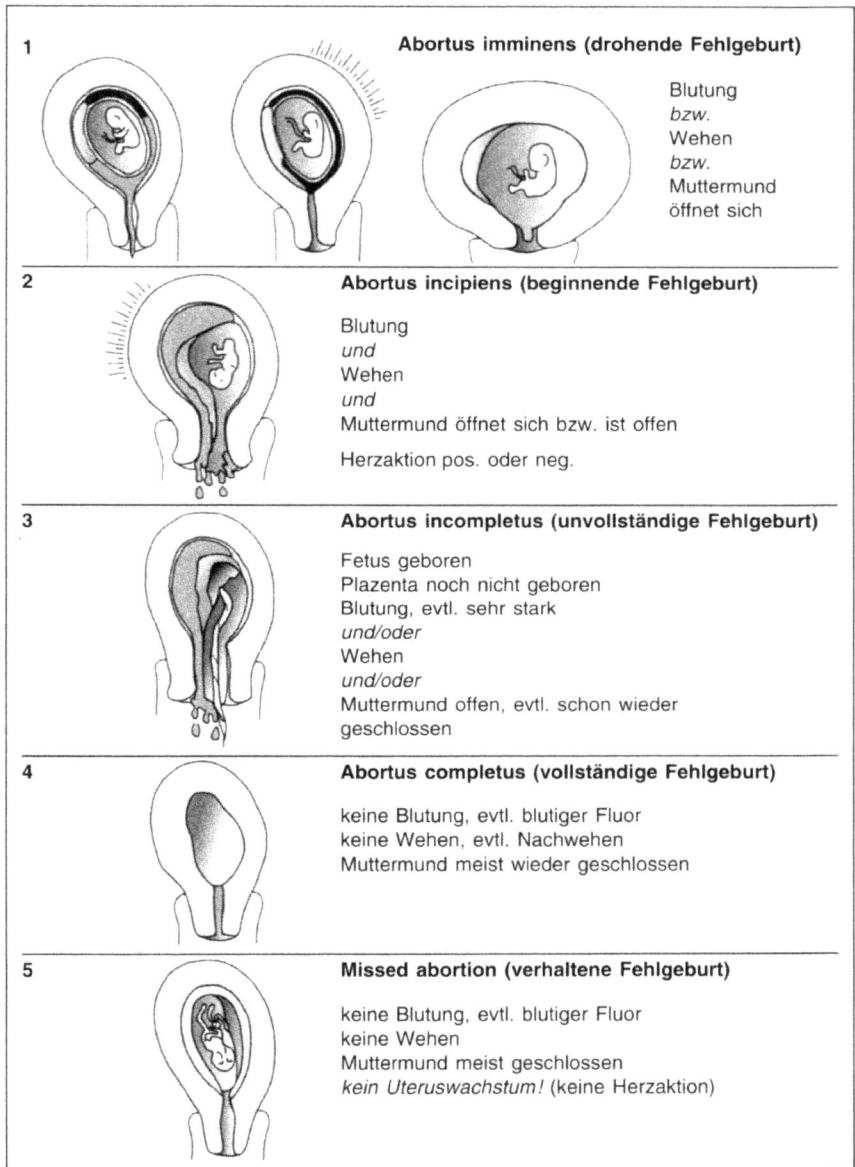

1 **Abortus imminens (drohende Fehlgeburt)**

Blutung
bzw.
Wehen
bzw.
Muttermund
öffnet sich

2 **Abortus incipiens (beginnende Fehlgeburt)**

Blutung
und
Wehen
und
Muttermund öffnet sich bzw. ist offen

Herzaktion pos. oder neg.

3 **Abortus incompletus (unvollständige Fehlgeburt)**

Fetus geboren
Plazenta noch nicht geboren
Blutung, evtl. sehr stark
und/oder
Wehen
und/oder
Muttermund offen, evtl. schon wieder geschlossen

4 **Abortus completus (vollständige Fehlgeburt)**

keine Blutung, evtl. blutiger Fluor
keine Wehen, evtl. Nachwehen
Muttermund meist wieder geschlossen

5 **Missed abortion (verhaltene Fehlgeburt)**

keine Blutung, evtl. blutiger Fluor
keine Wehen
Muttermund meist geschlossen
kein Uteruswachstum! (keine Herzaktion)

Abb. 3-12: Unterschiedliche Abortarten (modifiziert nach Brehm, H.)

Uterus mit Saugkürette unter Antibiotikaschutz.
• *Septischer Abort:* hochfieberhafter Abort mit Gefahr des Endotoxinschocks (z. B. durch Escherichia coli, Staphylokokken). Schockzeichen, Gerinnungsstörung, Nierenversagen, Oligurie, Anurie. Die Frau ist in Lebensgefahr. *Therapie:* symptomatisch:

Schockbehandlung, Heparinisierung, Antibiotika, Entleerung des Uterus durch Wehenmittelgabe. Kürettage nach Antibiotikatherapie, in Ausnahmefällen Hysterektomie (operative Entfernung der Gebärmutter).
• *Missed Abortion* (verhaltener Abort): der Embryo ist abgestorben, wird aber nicht ausgestoßen. Die Frucht kann über Wochen im

Uterus bleiben, wenn nicht behandelt wird.
Therapie: Zervixreifung mit Prostaglandinen,
dann Kürettage
- *Habitueller Abort:* mehr als 2 aufeinander folgende Aborte.
- *Frühabort:* Abort vor der 16/0 SSW, häufigster Abort. Die Ursachen sind meist embryonale Fehlbildungen, Gelbkörperinsuffizienz und Störungen der Immuntoleranz. *Therapie:* Bei embryonalen Fehlbildungen ist keine Behandlung möglich; ansonsten wird medikamentös behandelt, z. B. Venimmun®-Therapie oder Hormontherapie
- *Spätabort:* Abort nach der 16/0 SSW. *Prophylaxe:* Infektionsprophylaxe, evtl. früher totaler Muttermundsverschluß.

Die **psychische Betreuung** von Frauen, die einen Abort erleiden mußten, ist von besonderer Bedeutung. Ängste, Enttäuschung, Schuldgefühle und Trauer verdeutlichen die Situation der Frau. Hier muß die Krankenschwester und die Hebamme einfühlsam begleiten, zuhören und verstehen können. Die Einbindung des Partners ist besonders wichtig für die Frau.

3.10.1 Gesetzliche Regelungen

§ 218: Indikationen zum Schwangerschaftsabbruch:
1. Medizinische Indikation: der Abbruch kann ohne zeitliche Begrenzung durchgeführt werden, wenn die Gesundheit und das Leben der Schwangeren gefährdet ist.
2. Kriminologische Indikation: nach Sexualdelikten (Vergewaltigung) kann innerhalb von 12 Wochen die Schwangerschaft abgebrochen werden.
3. Abbruch nach der Beratungsregelung: innerhalb von 12 Wochen p. m.

Die **embryopathische Indikation** ist entfallen und wird in die medizinische Indikation integriert. Der Gesetzgeber spricht in seiner Begründung von

der Unzumutbarkeit für die Frau, ein Kind auszutragen, das nach ärztlicher Erkenntnis schwerwiegende gesundheitliche Schäden hat.

Nach § 218 Strafgesetzbuch (StGB) ist ein Schwangerschaftsabbruch grundsätzlich strafbar für die schwangere Frau, den Arzt oder sonstige Helfer. An dieser Aussage hat sich nichts geändert. Seit dem 1. 1. 1996 gelten jedoch folgende Ausnahmeregeln:

Der strafbare Tatbestand des Schwangerschaftsabbruchs ist nicht gegeben, wenn

1. das Leben der Mutter in Gefahr ist (medizinische Indikation). Fristen und Beratungspflicht fallen dann weg, die Frau muß jedoch ihre Einwilligung zum Abbruch geben.
2. der Abbruch innerhalb der ersten 12 Wochen nach der Empfängnis (= 14/0 SSW p. m.) durch einen Arzt erfolgt
3. die Schwangere den Abbruch verlangt
4. der durchführende Arzt eine Bescheinigung über die erfolgte Schwangerschaftskonfliktberatung nach § 219 erhält (sog. Beratungsregelung).

Die **Beratung** muß mindestens 3 Tage vor dem Eingriff erfolgt sein. Bei diesem Gespräch soll die Schwangere über finanzielle Hilfen unterrichtet und zum Austragen der Schwangerschaft ermutigt werden. Der beratende Arzt darf mit dem den Abbruch durchführenden Arzt nicht identisch sein. Beratungsstellen sind z. B. Familienberatungszentren, Sozialmedizinische Dienste und Pro Familia. Alle benötigen eine staatliche Anerkennung und Erlaubnis, um die Schwangerschaftskonfliktberatung durchführen zu dürfen.

Ein Arzt, der die Schwangerschaft unterbricht, muß folgende Pflichten erfüllen, um sich nicht strafbar zu machen:

- Die Schwangere muß Gelegenheit haben, ihre Gründe für den Abbruch darzulegen
- Aufklärung der Schwangeren über Risiken, Ablauf und Folgen des Abbruchs
- Korrekte Feststellung des Schwangerschaftsalters.

Die **Kosten** eines Abbruchs nach der medizinischen und kriminologischen Indikation bezahlt die Krankenkasse, einen Abbruch nach der Beratungsregelung bezahlt die Frau selbst. Bei schwieriger wirtschaftlicher Situation hat sie jedoch einen Leistungsanspruch nach dem „Gesetz zur Hilfe für Frauen bei Schwangerschaftsabbrüchen in besonderen Fällen".

Personenstandgesetz (PStG)
Nach dem PStG hat der Standesbeamte die Aufgabe, Geburten zu beurkunden. Jede Geburt ist innerhalb einer Woche anzeigepflichtig. § 17 PStG sagt hierzu:
„Zur Anzeige sind, und zwar in nachstehender Reihenfolge, verpflichtet:
1. der eheliche Vater
2. die Hebamme, die bei der Geburt zugegen war
3. der Arzt, der dabei zugegen war
4. jede andere Person, die dabei zugegen war oder von der Geburt aus eigener Wissenschaft unterrichtet ist
5. die Mutter, sobald sie dazu imstande ist."

Für **Geburten in Kliniken**, Praxen, Entbindungsheimen usw. ist laut § 18 der „Leiter der Anstalt" oder ein von der Behörde ermächtigter Mitarbeiter zur Meldung verpflichtet.

Literatur

1. Bilek K., Rothe K., Ruckhäberle K., Schlegel L.: Lehrbuch der Geburtshilfe für Hebammen, Johann Ambrosius Barth Verlag, Leipzig 1985
2. Dudenhausen J. W., Schneider H. P. G.: Frauenheilkunde und Geburtshilfe, de Gruyter Verlag Berlin, New York 1994
3. Geist C., Harder U., Stiefel, A.: Hebammenkunde, 2. Auflage de Gruyter Verlag, Berlin, New York, 1998
4. Goeschen, K.: Kardiotokographie – Praxis, Thieme Verlag, 5. Auflage, 1997
5. Hardinghaus W., Schneider H.: Gynäkologie und Geburtshilfe für die Praxis, Hippokrates Verlag, Stuttgart, 1989
6. Klinke R., Silbernagel S.: Lehrbuch der Physiologie, Thieme Verlag, Stuttgart, New York 1994
7. Kyank H., Beller F. K.: Erkrankungen während der Schwangerschaft, 4. Auflage, Thieme Verlag, 1983
8. Landesinstitut für Arbeitsmedizin, Mutterschutzgesetz Mutterschaftsrichtlinien, Stand 1. April 1996
9. Leidenberger F. A.,: Klinische Endokrinologie für Frauenärzte, Springer Verlag, Berlin, Heidelberg, 1992
10. Mändle C., Opitz-Kreuter, S.,Wehling, A.: Das Hebammenbuch, Schattauer Verlag, Stuttgart, New York, 1995
11. Personenstandgesetz
12. Presse- u. Informationsdienst der Bundesregierung, Schwangeren- und Familienhilfeänderungsgesetz, § 218 „Was ist neu?" 1995, 2. Auflage 1996
13. Pschyrembel, W., Dudenhausen, J. W.: Praktische Geburtshilfe, 18. Auflage, de Gruyter Verlag, Berlin, New York, 1994
14. Pschyrembel W., Strauss G., Petri E.: Praktische Gynäkologie, 5. Auflage, de Gruyter Verlag, Berlin, New York, 1991
15. Schubert E.: Medizinische Physiologie, de Gruyter Verlag, Berlin, New York, 1993

4 Geburt

Andrea Stiefel

Abgesehen von Notfällen sind zur Leistung von Geburtshilfe außer Ärztinnen und Ärzten nur Personen mit der Erlaubnis zur Führung der Berufsbezeichnung „Hebamme" oder „Entbindungspfleger" berechtigt (§ 4 Hebammengesetz). Die Ärztin ist verpflichtet, dafür Sorge zu tragen, daß bei einer Entbindung eine Hebamme zugezogen wird. Eine umgekehrte Verpflichtung besteht hingegen nicht, sofern es sich um einen normalen Geburtsverlauf handelt. Treten Komplikationen auf, hat auch die Hebamme einen Arzt hinzuzuziehen. Der Arzt leitet dann die Entbindung, die Hebamme ist seinen Weisungen unterworfen. Bei normalen Geburten stehen Arzt und Hebamme gleichberechtigt nebeneinander.

Die Geburtshilfe im Sinne des Gesetzgebers umfaßt:

- Überwachung des Geburtsvorgangs von Beginn der Wehen an
- Hilfe bei der Geburt und
- Überwachung des Wochenbettverlaufs.

Hinsichtlich der **Wahl einer Hebamme** ist die Schwangere, Gebärende oder Wöchnerin frei. Die sogenannte Hinzuziehungspflicht der Hebamme ist seit 1938 Bestandteil des Hebammengesetzes und wurde bei der Neufassung vom 4. Juni 1985 erfolgreich verteidigt. Seit 1996 ist sie auch im Österreichischen Hebammengesetz verankert.

4.1 Regelrechte Geburt

Die Geburt eines Kindes ist ein natürlicher Vorgang, bei dem viele Faktoren eine Rolle spielen:

- anatomische Gegebenheiten der Mutter
- physiologische Abläufe des Körpers (z. B. hormonelle Regelkreise)
- Größe des Kindes
- psychische und physische Konstitution der Mutter

Die Geburtsdauer ist individuell unterschiedlich. Durchschnittswerte: bei der Erstgebärenden 7 Std. und der Mehrgebärenden 4 Std.

Die Hebamme überwacht den Geburtsverlauf. Sie begleitet und unterstützt die Frau, ohne sie zu bevormunden. Sie soll den werdenden Eltern Sicherheit und Geborgenheit vermitteln und rechtzeitig Komplikationen feststellen, um Schäden für Mutter und Kind abzuwenden.

4.1.1 Wehenphysiologie

Die Muskulatur des Uterus ist zur autonomen Kontraktion fähig. Kontraktionen treten bereits im Laufe der Schwangerschaft auf und sind in begrenztem Maß physiologisch. Zu Beginn der Geburt (*Eröffnungsphase*) werden sie rhythmischer, häufiger und sind meist schmerzhaft. Die Wehen stellen für den Körper der Frau eine anstrengende Arbeit dar. In der englischen Sprache werden die Wehen deshalb auch als „labour" (= Arbeit) bezeichnet.

Wehenauslösung

Die Ursachen der Wehenauslösung sind vielfältig. Es spielen sowohl mütterliche, als auch kindliche Faktoren eine Rolle. Die wichtig-sten Faktoren sind:

1. *Mechanische Faktoren:* Die Wandspan-nung der Uterusmuskulatur nimmt zuerst zu und kurz vor der Geburt durch eine Verminderung der Fruchtwassermenge wieder ab. Diese Spannungsveränderung löst Kontraktionen aus.

2. *Psychische Faktoren:* Soziokulturelle Ein-flüsse, Ängste und Erwartungen der wer-denden Eltern können den Wehenbeginn unbewußt beeinflussen.

3. *Nervale Faktoren:* Druckrezeptoren in der Zervix reagieren mit einer Oxytocinaus-schüttung, wenn sie durch das Tiefertreten des kindlichen Kopfes oder durch Manipu-lation mit dem untersuchenden Finger („Stripping") gereizt werden. Dieser Vor-gang wird als *Ferguson-Reflex* bezeichnet (Abb. 4-1). Daneben wird die Gebärmut-ter durch den Parasympathikus beeinflußt, was den häufigen Beginn von Wehen in den Nacht- und Abendstunden erklärt.

4. *Hormonelle Faktoren:*
   - *Östrogene:* regen das Uteruswachstum an, speichern Energie im Myometrium, erhöhen durch Bildung von Oxytocin-rezeptoren die Kontraktionsbereitschaft des Uterus und steigern die Prostaglan-dinsynthese
   - *Progesteron* (Gelbkörperhormon): hemmt in der Schwangerschaft die We-hen durch den sogenannten „Progeste-ronblock". Progesteron geht direkt aus der Plazenta in die Uterusmuskulatur über. Mit dem Wachstum des Uterus wird die lokale Progesteroneinwirkung gerin-ger (Verhältnis Plazentagröße zu Uteru-sinnenfläche ändert sich), die wehenhem-mende Wirkung läßt nach. Progesteron stimuliert die Prostaglandinsynthese.
   - *Prostaglandine:* werden im letzten Schwangerschaftsdrittel und während der Geburt vermehrt gebildet (in Ute-rusmuskulatur und Plazenta). Sie sen-ken das Membranpotential und er-leichtern in den Zellen den Transport

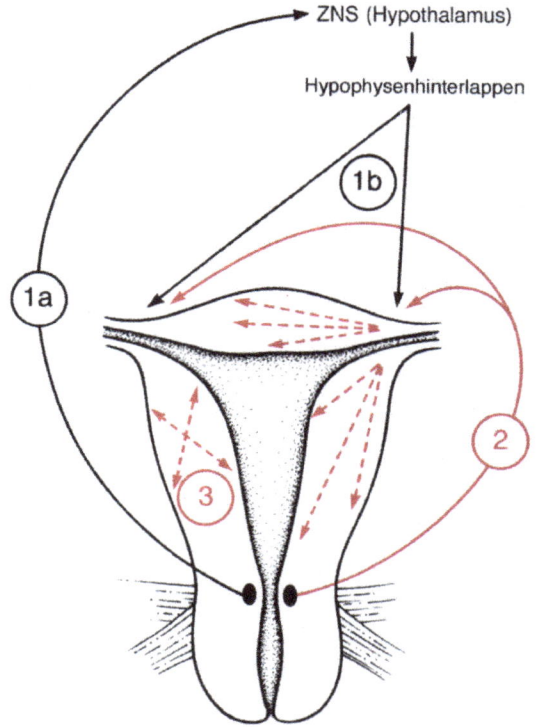

Abb. 4-1: Drei Möglichkeiten der Reizbildung am Uterus: 1 Neurohormonaler (Ferguson-) Reflex, bestehend aus a. neuralem afferenten Schenkel (zum ZNS, Hypothalamus hinführend) und b. neu-rohormonalem efferenten Schenkel (vom Hypo-physenhinterlappen kommend). 2 Nervaler Kon-traktionsreflex (rot). 3 Spontane Erregungsbildung im Myometrium (rot gestrichelt)

von Kalzium. Dadurch wird die Sensi-bilität der Uterusmuskulatur für Oxy-tocin gesteigert. Resultat ist ein „Rei-fen" und Weicherwerden der Zervix (sog. *Priming*) und eine Stimulation der Wehen.

Dieser Effekt wird auch zur **Einleitung der Ge-burt** (z. B. bei Terminüberschreitung) genutzt, in-dem prostaglandinhaltiges Gel an oder in die Zer-vix appliziert wird. Eine mehrfache Applikation kann notwendig sein, da nicht jede Frau sofort auf die Prostaglandingabe anspricht. Auf natürliche Art ist eine Weheneinleitung durch Geschlechtsverkehr möglich, da die Samenflüssigkeit Prostaglandine enthält. Diese natürliche Unterstützung wirkt erst, wenn der Reifungsprozeß der Zervix begonnen hat. Normalerweise besteht keine Gefahr, durch sexuellen Verkehr eine Frühgeburt auszulösen.

- *Oxytocin:* wird im Laufe der Schwangerschaft im Hypothalamus sezerniert und im Hypophysenhinterlappen gespeichert. Es erhöht die Erregbarkeit des Uterus, verstärkt die Wehen und stimuliert den Uterus zur Prostaglandinsynthese. Vorstufen des Oxytocins werden auch von der kindlichen Nebenniere produziert und ausgeschieden.

Funktionelles Verhalten des Uterus

Während einer Wehe laufen am geburtsbereiten Uterus vier Bewegungen in immer gleicher Reihenfolge ab:

- *Kontraktion*: Aktives Zusammenziehen der Muskulatur des Uteruskörpers, beginnend im Fundusbereich.
- *Retraktion:* Die Uteruswand zieht sich über den vorangehenden kindlichen Teil (meist Kopf) in Richtung Fundus zurück. Die In-

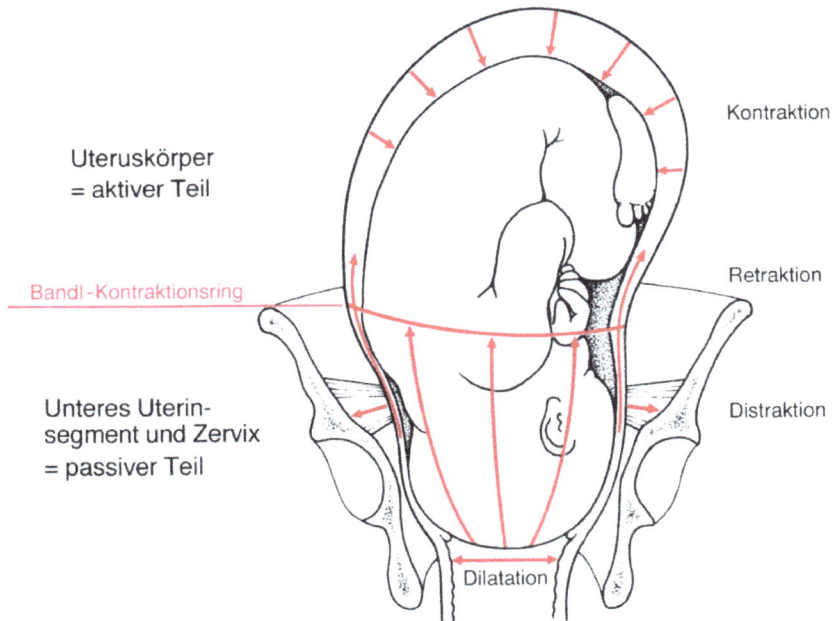

Abb. 4-2: Funktionelle Zweiteilung des Uterus während des Geburtsprozesses in oberen aktiven und unteren passiven Abschnitt. Grenze ist der Bandl-Kontraktionsring (rot). Seine Position steigt bei zunehmender Dehnung des weichen Geburtsweges nach oben.

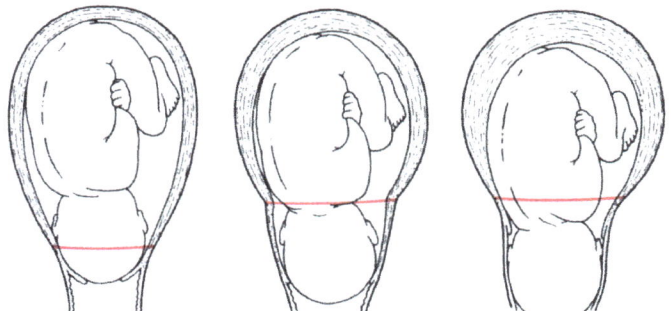

nenfläche der Gebärmutter wird verkleinert, die Wandstärke nimmt zu.

• *Distraktion:* Die Folge der vorangegangenen Retraktion ist eine Erweiterung des passiven unteren Uterinsegments und des Muttermundes. Das Gewebe wird durch den nach unten schiebenden Kopf nach oben zurückgezogen (ähnlich einem Rollkragenpullover, der über den Kopf gezogen wird).

• *Dilatation:* Passive Dehnung oder Eröffnung des Muttermundes als Folge der drei vorangegangenen Bewegungsabläufe (Abb. 4-2). Der obere aktive Uteruskörper und das untere passive Uterinsegment sind während der Geburt durch einen Kontraktionsring funktional zweigeteilt. Wird dieser Ring unter der Geburt tast- oder sichtbar, bezeichnet man ihn als *Bandl-Furche.*

Wehenphasen

Kontraktionen sollten unter der Geburt in einem physiologischen Verhältnis zu den Ruhephasen stehen. Günstig ist ein Verhältnis von einer Einheit Arbeit zu zwei Einheiten Ruhe (Abb. 4-3). Auch in der Wehenpause behält der Uterus eine Grundspannung von 12–15 mm Hg. Auf dem Höhepunkt der Kontraktion (sog. Akme oder Spitze) können

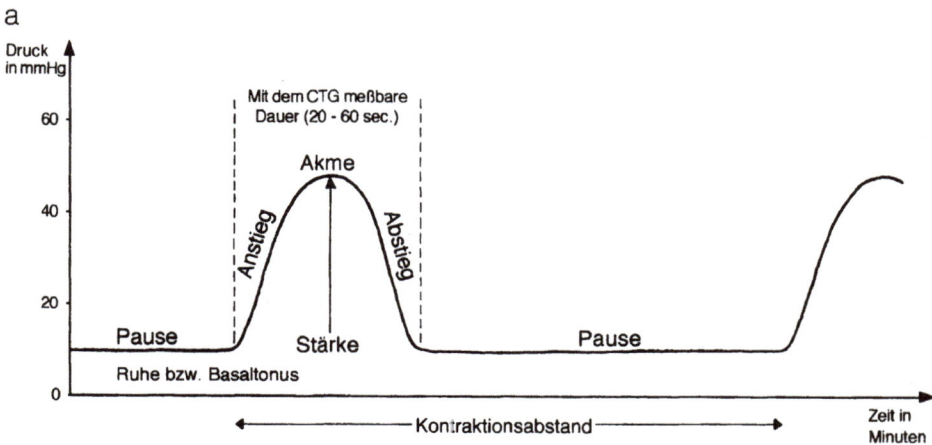

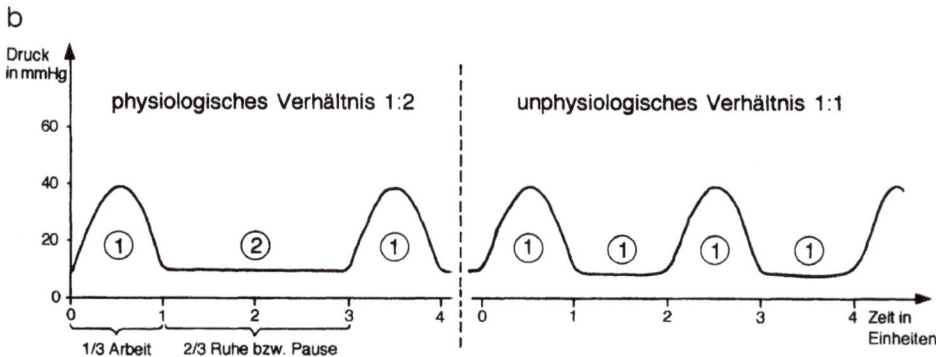

Abb. 4-3: a. Aufbau einer Kontraktion in ihrer Phase von Pause zu Pause, b. Verhältnis von Uteruskontraktionsarbeit und -entspannung. Ein physiologisches Verhältnis liegt vor, wenn auf 1 Einheit Arbeit 2 Einheiten Ruhe folgen.

Spitzenwerte über 100 mm Hg erreicht werden. Die Ableitung und Aufzeichnung der Kontraktionen erfolgt mittels **K**ardio**t**oko**g**raphie (Kardio = Herz, Toko = Wehe, Graphie = Aufzeichnung) über die Bauchdecke der Mutter oder selten intrauterin über eine vaginal eingeführte Druckmeßsonde.

Aufgezeichnet werden:

- Wehendauer
- Wehenhäufigkeit
- Wehenpausen

Eine exakte Aussage über die Wehenstärke ist nur bei intrauteriner Messung möglich. Durch Auflegen der flachen Hand im Fundusbereich kann die Hebamme zusätzlich Stärke und Dauer der Wehe ertasten (Herzfrequenzaufzeichnung s. S. 67).

Wehenarten

Die Wehen werden nach ihrem zeitlichen Auftreten, ihrer Art und Stärke unterschieden:

Schwangerschaftswehen: Sie sind unregelmäßig, nicht koordiniert und schmerzlos und stellen gewissermaßen ein „Training" des Uterus dar. Häufige Formen sind sog. *Alvarez-Wellen*, *Braxton-Hicks-Kontraktionen* (Abb. 4-4), Vor- oder Senkwehen.

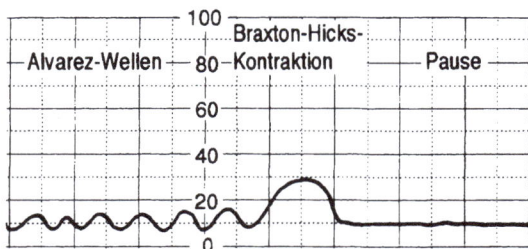

Abb. 4-4: Alvarez-Wellen sind lokal begrenzte, Braxton-Hicks-Kontraktionen ausgedehnte, über den Uterus ablaufende Kontraktionen

Geburtswehen

- *Eröffnungswehen:* eröffnen den Muttermund. Sie sind anfangs oft noch unregelmä-

ßig (2–3mal in 30 Min.) und werden zunehmend koordiniert, rhythmisch und schmerzhafter.

- *Austreibungswehen:* führen nach vollständiger Eröffnung des Muttermundes zur Geburt des Kindes. Sie sind kräftig und erreichen bis zu 100 mm Hg Druck.
- *Preßwehen:* Schmerz wird oft weniger stark empfunden, da Frauen in dieser Phase aktiv mitarbeiten können und die Wehenkraft durch Bauchpresse unterstützen. Bei mütterlichem Mitpressen erhöht sich der Druck auf bis zu 200 mm Hg.
- *Nachgeburtswehen:* beginnen nach der Geburt des Kindes und führen zur Ablösung bzw. Geburt der Plazenta.
- *Nachwehen:* führen zur Blutstillung im Bereich der Plazentahaftstelle und zur Rückbildung des Uterus (Uterusinvolution s. S. 98). Sie treten unregelmäßig auf. Während und nach dem Stillen sind sie durch die begleitende Oxytocinausschüttung verstärkt. Bei Erstgebärenden sind Nachwehen selten, bei Mehrgebärenden meist schmerzhaft.

4.1.2 Knöcherner und weicher Geburtsweg

Der Raum, der dem Kind bei der Passage der Geburtswege zur Verfügung steht, wird bestimmt durch die Form des knöchernen Beckens und die umgebenden Weichteile. Die Knochen des kleinen Beckens bilden verschieden geformte Räume, an die sich das Kind nach dem Gesetz des geringsten Widerstandes anzupassen versucht:

Beckeneingang: hat eine querovale Form, d. h. sein Querdurchmesser ist größer als sein Längsdurchmesser (Abb. 4-5). *Begrenzung:* Hinten vom Promontorium, vorne vom oberen Rand der Symphyse, seitlich durch die Terminallinie (Trennlinie zwischen großem und kleinem Becken).

Beckenhöhle: größter Raum des knöchernen Geburtsweges mit runder Form. Die Becken-

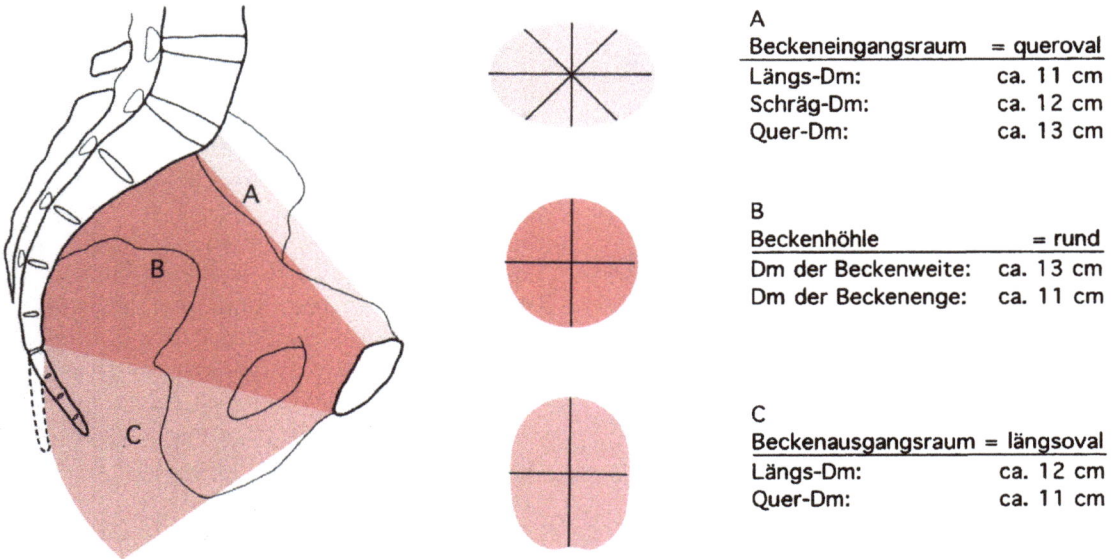

A	
Beckeneingangsraum	= queroval
Längs-Dm:	ca. 11 cm
Schräg-Dm:	ca. 12 cm
Quer-Dm:	ca. 13 cm

B	
Beckenhöhle	= rund
Dm der Beckenweite:	ca. 13 cm
Dm der Beckenenge:	ca. 11 cm

C	
Beckenausgangsraum	= längsoval
Längs-Dm:	ca. 12 cm
Quer-Dm:	ca. 11 cm

Abb. 4-5: Beckenräume mit ihren geburtshilflich relevanten Durchmessern (Dm).

höhle schließt an den Beckeneingang an. In ihr befindet sich die engste (Beckenenge) und die weiteste (Beckenweite) Stelle des Beckens.

Beckenausgang: hat eine längsovale Form und wird hinten durch das Steißbein, vorne durch den unteren Rand der Symphyse begrenzt. Er kann sich unter der Geburt um

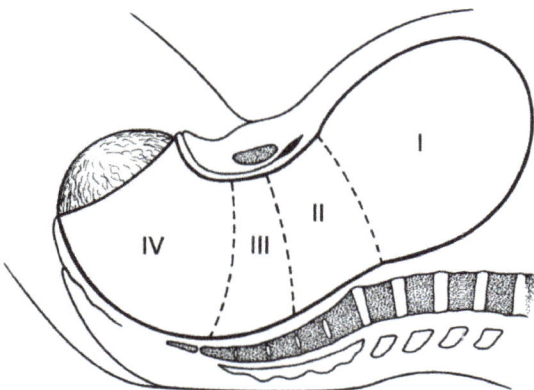

Abb. 4-6: Völlig gedehnter weicher Geburtsweg am Ende der Austreibungsperiode in Seitenansicht, I: kontraktiler Teil des Uterus (Corpus), II: unteres Uterinsegment (Isthmus), III: Zervix, IV: gedehnte und vorgeschobene Beckenbodenmuskulatur, Vagina und Vulva.

etwa 2 cm vergrößern, wenn der kindliche Kopf das bewegliche Steißbein nach hinten drückt (s. S. 13, Kap. Anatomie).

Weiche Geburtswege bestehen aus:
- unterem Teil des Uteruskörpers (unteres Uterinsegment oder Isthmus)
- Zervix
- Vagina und Vulva
- Beckenbodenmuskulatur

Die Dehnung der Weichteile erfolgt durch den vorangehenden Teil des Kindes (z. B. Kopf). Sie werden maximal gedehnt und nach vorne geschoben, wodurch sich der Geburtsweg verlängert (Abb. 4-6). Besteht eine Gefährdung des Kindes, kann durch eine Episiotomie (Dammschnitt) der Geburtsweg verkürzt werden.

4.1.3 Das Kind unter der Geburt

Kindlicher Kopf: Die Schädelknochen des Fetus und des Neugeborenen sind durch bindegewebige Nähte miteinander verbunden. Dies ermöglicht eine eingeschränkte Beweglichkeit der Knochen, die sich bei der Passage der Geburtswege leicht übereinander schieben können, um sich dem Geburtsweg anzupassen (sog. Konfiguration). An den Kreuzungsstellen der Schädelnähte finden sich Knochenlücken (*Fontanellen*), die als Orientierungspunkte bei der inneren Untersuchung unter der Geburt dienen können. Bei 95% aller Geburten ist der Kopf des Kindes der sog. „vorangehende Teil", man spricht auch von einer *Schädellage*. Für den Verlauf der Geburt ist die Größe des kindlichen Kopfes ein wichtiger Parameter. Er muß in einem physiologischen Verhältnis zum mütterlichen Becken stehen.

Nähte

- *Pfeilnaht:* längsverlaufende Naht zwischen den beiden Scheitelbeinen
- *Stirnnaht:* längsverlaufende Naht zwischen den beiden Stirnbeinen
- *Kranznaht:* querverlaufende Naht zwischen den Scheitel- und Stirnbeinen

- *Lambdanaht:* bogenförmige Naht zwischen Scheitelbeinen und Hinterhaupt

Fontanellen

- *Große Fontanelle:* Knochenlücke zwischen Stirn- und Scheitelbein in Form einer Raute
- *Kleine Fontanelle:* Dreieckige Knochenlücke zwischen den Scheitelbeinen und der Hinterhauptsschuppe.

Geburtshilflich wichtige Kopfmaße (Abb. 4-7):
1. Umfänge
    - *Circumferentia fronto-occipitalis:* gerader Umfang oder Hutmaß (ca. 35 cm)
    - *Circumferentia suboccipito-bregmatica:* kleiner schräger Umfang (ca. 33 cm)
    - *Circumferentia mento-occipitalis:* = großer schräger Umfang (ca. 39 cm)
2. Querdurchmesser
    - *Diameter biparietalis:* großer querer Durchmesser (ca. 10 cm)
    - *Diameter bitemporalis:* kleiner querer Durchmesser (ca. 9 cm)

Der **Schultergürtel** des Kindes hat einen Umfang von ca. 34–35 cm, ist nachgiebig und stellt normalerweise im Geburtsverlauf kein Hindernis dar.

4.1.4 Geburtsmechanismus

Unter der Geburt tritt das Kind mit dem mütterlichen Becken in eine mechanische Beziehung, d. h. es versucht sich durch Haltungsänderungen in allen Ebenen des Geburtskanals so einzustellen, daß es optimal durch das kleine Becken hindurch paßt. Um die Geburtsmechanik darzustellen, werden fünf Begriffe definiert:

Lage: bezeichnet die Beziehung der Längsachse des Kindes zur Längsachse der Gebärmutter. Unterschieden wird in:
- *Längslagen*, bei denen das Kind senkrecht im Uterus liegt (entweder mit Kopf oder Steiß voran)
- *Schräglagen*, bei denen das Kind diagonal in der Gebärmutter liegt und
- *Querlagen:* Hier liegt das Kind horizontal im Uterus.

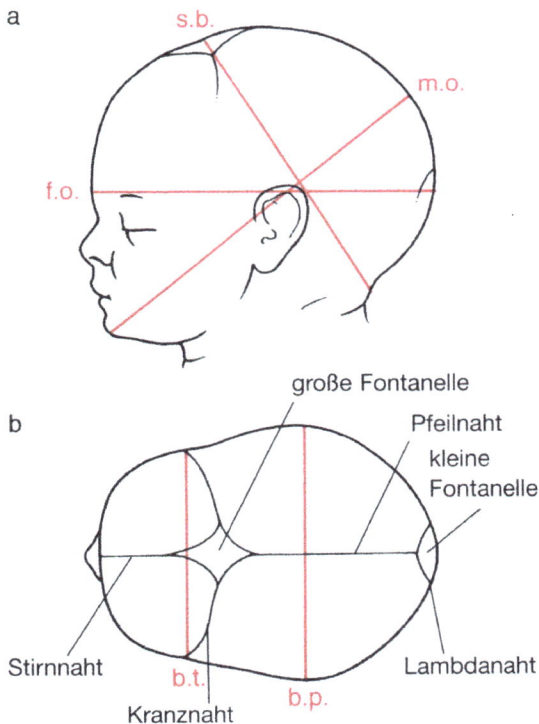

Abb. 4-7: a. 3 Umfänge (Circumferentiae) und 3 schräge Durchmesser (Diameter) des kindlichen Kopfes: s. b. = suboccipito-bregmatia, f. o. = fronto-occipitalis, m. o. = mentooccipitalis. b. Die 2 Querdurchmesser des kindlichen Kopfes: b. t. = diameter bitemporalis, b. p. = Diameter biparietalis

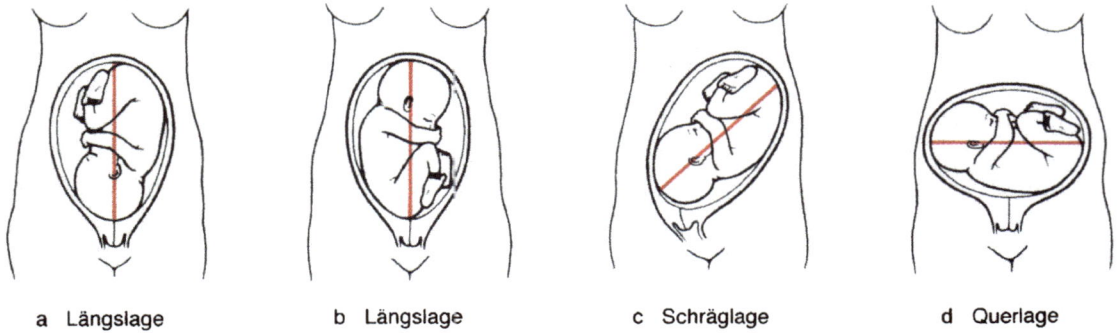

a Längslage   b Längslage   c Schräglage   d Querlage

Abb. 4-8: Möglichkeiten der kindlichen Lage und Poleinstellung im Uterus. a. Längslage, Poleinstellung Kopf (Schädellage), b. Längslage, Poleinstellung Steiß (Beckenendlage), c. Schräglage, keine Poleinstellung. d. Querlage, keine Poleinstellung

Poleinstellung: bezeichnet die Art des vorangehenden kindlichen Teils (Kopf oder Steiß (Abb. 4-8).

Stellung: bezeichnet die Beziehung des kindlichen Rückens zur Seite der Mutter.

I. Stellung: Rücken des Kindes auf der linken Seite des mütterlichen Bauches
II. Stellung: Rücken des Kindes auf der rechten Seite des mütterlichen Bauches

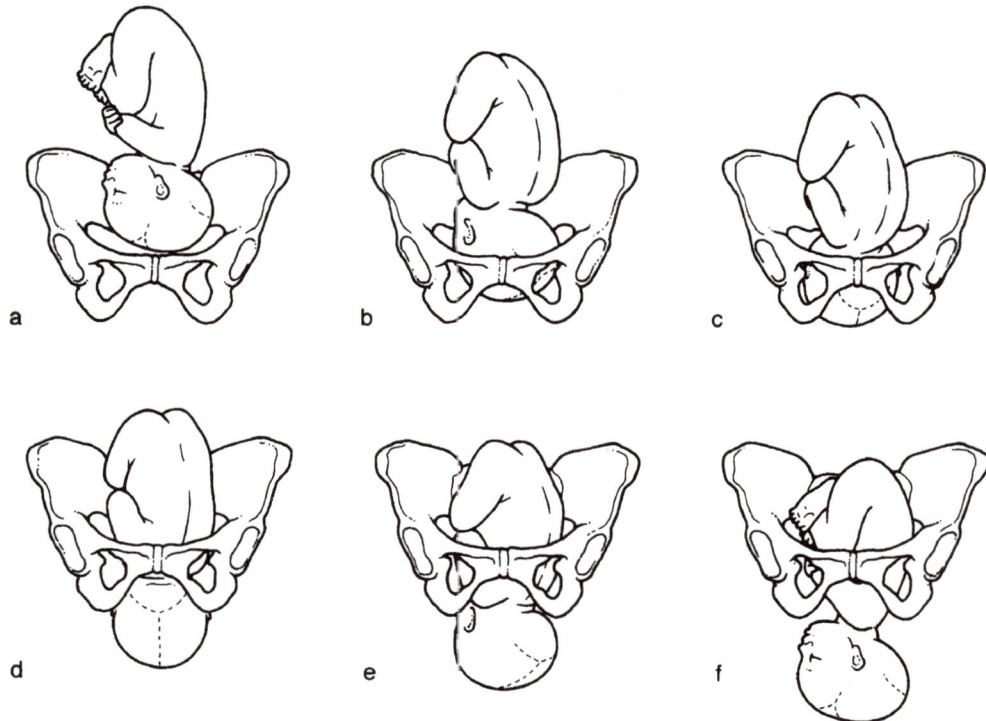

Abb. 4-9: Geburt aus erster Schädellage (Rücken links), das Kind wird mit erster vorderer Hinterhaupthaltung geboren, a. Eintritt des Kopfes in den Beckeneingang, b. Durchtritt des Kopfes durch die Beckenhöhle, c. Beginn des Kopfaustrittes aus der Vagina, d. vollendeter Kopfaustritt, e. Beginn der äußeren Kopfdrehung, f. vollendete äußere Kopfdrehung, Beginn der Schultergeburt.

Haltung: bezeichnet die Beziehung der kindlichen Teile zueinander. Der Kopf des Kindes nimmt im Beckeneingang eine indifferente Haltung ein (große und kleine Fontanelle sind auf gleicher Höhe), dann beginnt er sich tiefer zu bewegen, wobei er sich beugt und dreht.

Einstellung: bezeichnet die Beziehung des vorangehenden kindlichen Teils (z. B. Kopf) zum Geburtsweg. Eine normale Geburt erfolgt aus *vorderer Hinterhauptshaltung, d. h. das Hinterhaupt mit der kleinen Fontanelle ist im Geburtskanal führend (Abb. 4-9).*

4.2 Geburtsverlauf

4.2.1 Beginn der Geburt

Nur ca. 4% aller Kinder werden am errechneten Geburtstermin geboren, die anderen zwischen der vollendeten 37. Schwangerschaftswoche (37/0 SSW) und dem Ende der 42. Woche (41/6 SSW). Es gibt nach wie vor keine sichere Methode, den Geburtsbeginn exakt vorherzusagen. Terminüberschreitungen werden erst dann als Übertragung bezeichnet, wenn die 42. SSW vollendet ist.

Vorboten der Geburt: Viele Schwangere geben typische Symptome an, die den Beginn der Geburt ankündigen können:

• unregelmäßiges, leichtes, z. T. schmerzhaftes Ziehen im Rücken oder Unterbauch
• Appetitlosigkeit, Durchfall, Erbrechen, gelegentlich auch Heißhunger
• Unruhe, Unwohlsein, Hitzewallungen, Überempfindlichkeit
• verstärktes Druckgefühl auf Blase, Scheide und Rektum
• vermehrter Abgang von Zervikalschleim, meist als sog. „Schleimpfropf" etwa 1–4 Tage vor Geburtsbeginn. Leichte Blutbeimengungen sind dabei normal. Frische, hellrote und verstärkt auftretende Blutungen sind dagegen gefährlich. Die Blutungsquelle muß unverzüglich festgestellt werden.

Wahl des Entbindungsortes: Im Verlauf der Schwangerschaft haben sich die Frau oder das Paar bereits überlegt, wo sie ihr Kind zur Welt bringen möchten und sich mit Hebamme und Arzt beraten. Bei normal verlaufender Schwangerschaft können verschiedene Geburtsorte in Erwägung gezogen werden:

• Klinik mit angestellten Hebammen
• Belegklinik mit freiberuflichen Hebammen
• von Hebammen geleitetes Geburtshaus
• Hebammenpraxis oder Arzt/Hebammenpraxis mit Geburtshilfe
• Hausgeburt unter Begleitung von einer oder zwei Hebammen und evtl. einem Arzt.

Merke: Bei **Auftreten von Komplikationen** muß im Falle einer außerklinischen Geburt (kein Geburtsfortschritt, Verschlechterung der kindlichen Herzfrequenz etc.) die sofortige Verlegung in eine nahegelegene Klinik erfolgen.

4.2.2 Aufnahme in der Klinik

Häufig fragen Frauen, die sich für eine Entbindung in einem Krankenhaus entschieden haben, zu welchem Zeitpunkt sie die Klinik aufsuchen müssen. Eine Aufnahme ist notwendig bei:

• regelmäßigen, schmerzhaften Wehen, die alle 10 Minuten wiederkehren
• Abgang von Fruchtwasser
• vaginalen Blutungen

Berücksichtigt werden muß dabei auch,

• ob es sich um eine Erst- oder eine Mehrgebärende handelt

- wie der Verlauf vorausgegangener Geburten war (z. B. schnell, unkompliziert usw.)
- wie der Verlauf dieser Schwangerschaft war
- ob Unsicherheit oder Angst auf seiten der Schwangeren besteht.

Kommt die Frau zur Aufnahme, ist es Aufgabe der Hebamme, die Situation schnell einzuschätzen, adäquat zu handeln und ein Gefühl der Sicherheit zu vermitteln. Sie geht dabei wie folgt vor:

- Begrüßung und Vorstellung
- Befragung der Frau zum Aufnahmegrund
- Einsicht in Mutterpaß und Ambulanzbogen (falls die Patientin schon in der Schwangerenambulanz der Klinik war)
- Äußere Untersuchung auf der Liege (Lage des Kindes, Höhenstand der Gebärmutter)
- Herzfrequenz- und Wehenschreibung mittels CTG über 20–30 Min. in Seitenlage
- Vitalzeichenkontrolle (RR, Puls, Temperatur)
- Anamneseerhebung und Dokumentation
- Vaginale Untersuchung nach dem CTG (bei starken Wehen oder Mehrgebärenden erfolgt die Untersuchung davor)
- Urinkontrolle auf Eiweiß, Glukose.

In einigen Kliniken wird die Frau zur Klärung weiterer Maßnahmen noch einem Arzt vorgestellt und evtl. eine Amnioskopie durchgeführt. Meist entscheidet die Hebamme über das weitere Vorgehen nach Absprache mit der Gebärenden. Je nach Befinden der Frau, Stärke der Wehen und Weite des Muttermundes ergeben sich mehrere Möglichkeiten:

- Spaziergang
- Entspannungsbad
- Liegen und Ausruhen (Kräfte sparen) oder wenn die Wehen bereits kräftig sind:
  - Vorbereitung mit Rasur im Dammbereich, bei vollem Rektum Reinigungseinlauf und anschließend
- Dusche oder Wannenbad.

Blasensprung: Häufiger Grund für die Klinikaufnahme ist ein Blasensprung. Je nach Zeitpunkt des Auftretens wird unterschieden:

- *Vorzeitiger Blasensprung:* Fruchtwasserabgang vor Einsetzen von muttermundswirksamen Wehen. Bei längerer Dauer bis zum Geburtsbeginn besteht die Gefahr einer aufsteigenden Infektion (sog. Amnioninfektionssyndrom)
- *Frühzeitiger Blasensprung:* Im Verlauf der Eröffnungsphase springt die Fruchtblase. Dieses physiologische Geschehen führt oft zu stärkeren Wehen und einer Verkürzung der Eröffnungsperiode.
- *Rechtzeitiger Blasensprung:* Blasensprung bei vollständig eröffnetem Muttermund.
- *Hoher Blasensprung:* Eihäute zerreißen oberhalb des Muttermundsbereiches, so daß eine Vorblase erhalten bleibt, aber trotzdem Fruchtwasser abläuft.

4.2.3 Begleitung der Frau in den Geburtsphasen

Eröffnungsperiode

Nach der Vorbereitung wird die Frau je nach Wehenstärke und Muttermundsweite direkt in den Kreißsaal gebracht oder sie läuft noch herum bzw. hält sich im Vorwehenbereich (meist Räume vor dem Kreißsaal) auf. Die Hebamme hat in dieser Zeit folgende Aufgaben:

- *Vitalwerte* kontrollieren (alle 2 Stunden, bei Blasensprung häufiger. Zusätzlich Temperaturkontrolle wegen Infektionsgefahr)
- *Herzfrequenz* des Kindes kontinuierlich oder intervallartig ableiten (mittels CTG)
- *Ausscheidungskontrolle:* Spontanurin sollte alle 2–3 Std. erfolgen
- Beobachtung von *Fruchtwasserabgang* oder auftretenden Blutungen
- Flüssigkeitszufuhr (Getränke, Infusionen)
- Kontrolle des *Geburtsfortschritts:* vaginale Untersuchungen alle 2–3 Std. mit Überprüfung von Muttermundsweite, Höhenstand des

Kopfes und des geburtsmechanischen Verlaufs anhand der Fontanellen

• *psychische* und *physische Unterstützung* der werdenden Eltern durch Information, Anleitung zur Verarbeitung der Wehen, Körpermassage

• *Schmerzlinderung* durch Anwendung physikalischer Methoden

• *Dokumentation* aller erhobenen Befunde und Berichterstattung an den diensthabenden Arzt (v. a. bei auftretenden Komplikationen):

Meist wird in der Eröffnungsphase von Hebamme oder Ärztin ein i. v.-Zugang gelegt, um bei akuten Ereignissen (z. B. Herzfrequenzveränderungen, Kreislaufstörungen usw.) sofort medikamentös eingreifen zu können.

Überwachung des Kindes unter der Geburt

Sie obliegt Hebamme und Arzt und hat die Aufgabe, in jeder Geburtsphase Auskunft über den intrauterinen Zustand des Kindes zu geben. Es gibt verschiedene Methoden, eine Gefährdung zu erkennen und rechtzeitig abzuwenden:

Das **CTG (Kardiotokogramm)** zeichnet kontinuierlich die kindliche Herzfrequenz und mütterliche Wehentätigkeit auf und ist aus der heutigen Praxis nicht mehr wegzudenken. Die Ableitung der Herzfrequenz geschieht mittels Ultraschall, die Aufzeichnung erfolgt auf mit konstanter Geschwindigkeit (1 cm/min) laufendem Spezialpapier. Die Wehen werden durch einen Druckaufnehmer registriert und auf dem selben Papierstreifen ausgedruckt (Abb. 4-10). Um die Aufzeichnung interpretieren zu können, bedient man sich einer festgeschriebenen Einteilung und Nomenklatur. Herzfrequenzveränderungen werden in drei Gruppen eingeteilt:

• Langfristige FHF-Veränderungen (FHF = fetale Herzfrequenz):

– *Basalfrequenz:* Über einen längeren Zeitraum mit einem konstanten Mittelwert beobachtete FHF

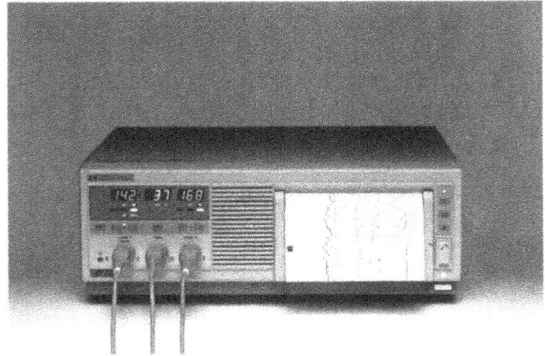
a

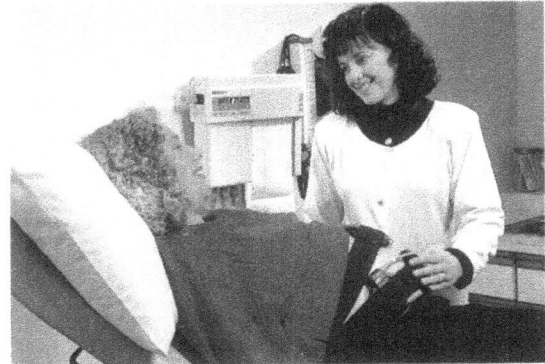
b

Abb. 4-10: a. Anlegen eines CTG-Gerätes bei einer Frau in Rückenlage. Bei fortgeschrittener Schwangerschaft ist die Seitenlagerung günstiger, um Kreislaufstörungen der Mutter zu vermeiden, b. Kardiotokograph zur Ableitung und Aufzeichnung von Wehen und Herzfrequenz. Das Gerät zeigt die Ableitung zweier Herzfrequenzmuster bei Zwillingen sowie links auf dem Papierstreifen die mütterliche Wehentätigkeit (beide Abb. mit freundlicher Genehmigung der Firma Hewlett Packard).

– *Normokardie:* Eine Basalfrequenz zwischen 110–150 Schlägen pro Minute (spm) wird als normokard bezeichnet

– *Tachykardie:* länger als 10 Min. dauernder Frequenzanstieg über 150 spm.

– *Bradykardie:* länger als 3 Min. anhaltender Frequenzabfall unter 110 spm (leicht) oder unter 90 spm (schwer)

• Mittelfristige FHF-Veränderungen: sind wie die langfristigen Veränderungen an einer Zu- oder Abnahme der Herzfrequenz zu erkennen.

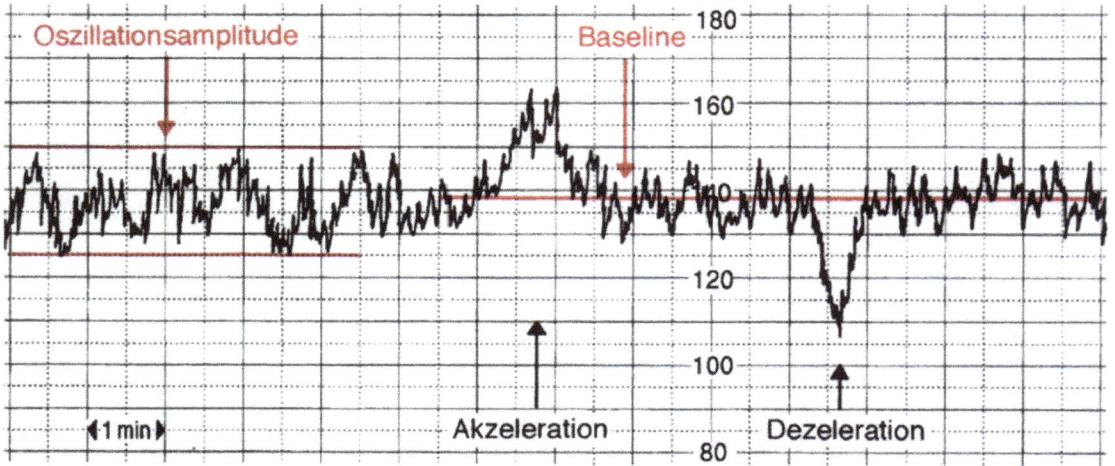

Abb. 4-11: Die Baseline (Basalfrequenz) bezeichnet den Mittelwert der FHF über einen längeren Zeitraum, hier bei etwa 138 spm. Die Oszillationsamplitude (Bandbreite) grenzt die Höhe der Oszillationsausschläge ein (hier 25 spm).

– *Akzeleration:* Beschleunigung der FHF über Niveau der Basalfrequenz bis zu 10 Min.
– *Dezeleration:* Verlangsamung der FHF unter Niveau der Basalfrequenz bis zu 3 Min.

Akzelerationen und Dezelerationen treten sowohl synchron zu Wehen auf, als auch zeitlich versetzt (Abb. 4-11).

• Kurzfristige FHF-Veränderungen: Die Länge des Intervalls zwischen zwei Herzschlägen wechselt unter physiologischen Bedingungen von Schlag zu Schlag. Mal nimmt das Intervall kontinuierlich zu, dann wieder ab. Diese feinen Variationen nennt man *Mikrofluktuation*. Wären alle Herzschläge des Feten gleich lang, entstünde ein gerades, gleichförmiges Herzfrequenzmuster. Die Fluktuation der FHF um einen Mittelwert bezeichnet man als *Oszillation*, die wiederum nach zwei Kriterien beurteilt wird:
– *Oszillationsfrequenz* oder *Makrofluktuation:* pro Minute finden sich physiologischerweise mehr als 6 Umkehrpunkte von schneller zu langsam werdender Herzfrequenz.
– *Oszillationsamplitude* oder *Bandbreite:* beschreibt die durchschnittliche Höhe der

Oszillationsausschläge und wird in vier Typen der Bandbreite unterteilt.

Verschiedene **Veränderungen der FHF** können auf eine intrauterine Gefährdung des Kindes hindeuten und machen weitere diagnostische Schritte nötig:
• anhaltende Tachykardie
• wehensynchron und nach Abklingen der Wehe auftretende Dezelerationen
• anhaltende Bradykardie
• Einschränkung der Oszillationsamplitude unter 10 spm über längere Phasen

Das Abhören der kindlichen Herzfrequenz mit einem **Holzhörrohr** war lange Zeit die einzige Methode für Hebammen, Herztöne des Kindes unter der Geburt zu überwachen. Sie sollte auch heute noch von jeder Hebamme beherrscht werden.

Fetalblutanalyse: Treten oben genannte Veränderungen im Herzfrequenzmuster auf, kann aus der Kopfhaut des Kindes Blut entnommen werden, um den pH-Wert zu ermitteln. Dieser zeigt die aktuelle Situation des kindlichen Säure-Basen-Haushaltes. Die Untersuchung muß in jedem Falle mehrmals gemacht werden, um eine Tendenz zur Besserung oder Verschlechterung zu erkennen.

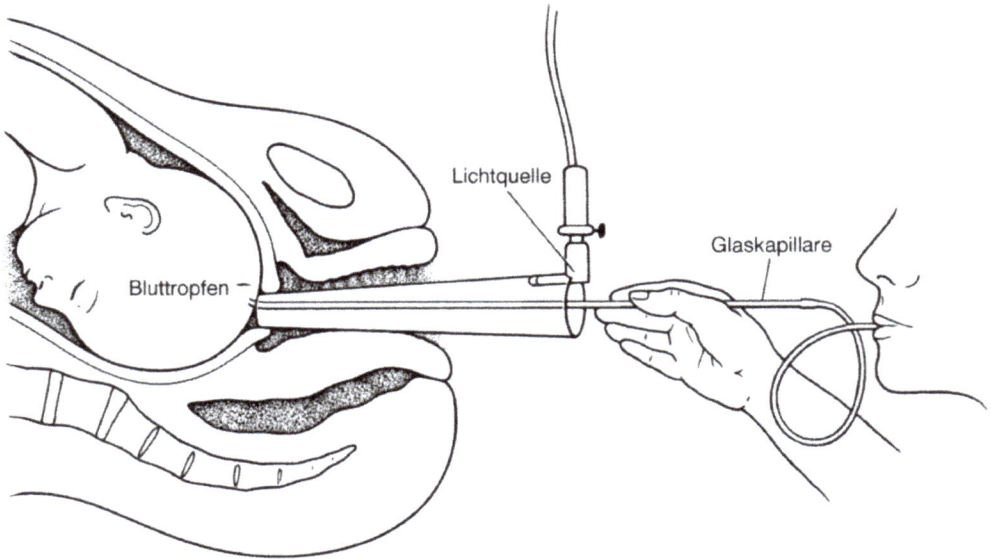

Abb. 4-12: Fetalblutentnahme aus dem kindlichen Kopf

Liegt der pH-Wert über 7,25, droht dem Kind momentan keine akute Gefahr. Die Fetalblutanalyse (Abb. 4-12) wird vom Arzt durchgeführt, die Hebamme bereitet alles notwendige vor und assistiert.

- Position des Kindes im Geburtskanal: Art des vorangehenden Teils, Höhenstand des Kopfes oder Steißes, Haltung, Einstellung anhand der Fontanellen und der Pfeilnaht
- Geburtswege: Auffälligkeiten, Dehnbarkeit

Kontrolle des Geburtsfortschrittes

Neben der äußerlichen Untersuchung mit den Leopold-Handgriffen überprüft die Hebamme den Geburtsfortschritt durch genaue *Beobachtung* der Frau (gesteigerte Unruhe, Verhaltensänderung, Schmerzäußerungen) und regelmäßige *vaginale Untersuchung* (alle 2–3 Std. in der Eröffnungsphase). Die vaginale Untersuchung erfolgt unter Beachtung aseptischer Bedingungen. Die Frau wird informiert, bequem gelagert und möglichst in der Pause zwischen den Wehen untersucht, um nicht unnötig Schmerzen hervorzurufen. Von der untersuchenden Hand führt die Hebamme sanft unter Zuhilfenahme eines sterilen Gleitmittels ein oder zwei Finger in die Scheide ein (Abb. 4-13). Überprüft werden:

- Portio bzw. Muttermund: Position, Länge, Weite, Konsistenz

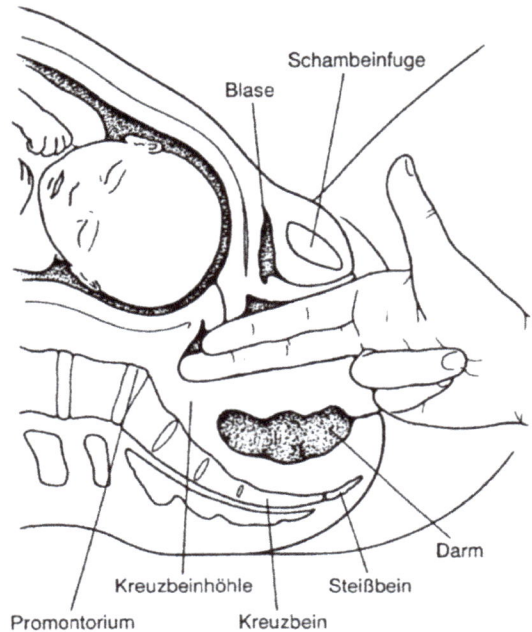

Abb. 4-13: Vaginale Untersuchung mit Austastung des Beckens

• Fruchtblase bzw. Fruchtwasser: Zustand der Fruchtblase (erhalten oder gesprungen), Konsistenz; Farbe und Menge des ablaufenden Fruchtwassers

Alle erhobenen Befunde und Beobachtungen werden sorgfältig dokumentiert.

Unterstützung der werdenden Eltern: Um der Frau und ihrem Partner Ängste und das Gefühl der Hilflosigkeit zu nehmen, welches viele Paare in der fremden Klinikatmosphäre empfinden, können Hebamme und Arzt viel beitragen:

• ständige Anwesenheit und Ansprechbarkeit

• Einigkeit im geburtshilflichen Vorgehen vermittelt Sicherheit und Fachkompetenz
• Anbieten verschiedener Möglichkeiten zur Verarbeitung der Wehen und Ermutigung, diese auszuprobieren
• Wünsche und Vorstellungen des Paares respektieren
• Maßnahmen unbedingt erklären und mit den Eltern absprechen

Zusätzlich tragen verschiedene Körperhaltungen (Abb. 4-14), Bewegung während der Wehen und eine bequeme Lagerung in einer ansprechenden Atmosphäre zum Wohlbefinden bei und reduzieren den Gebrauch von

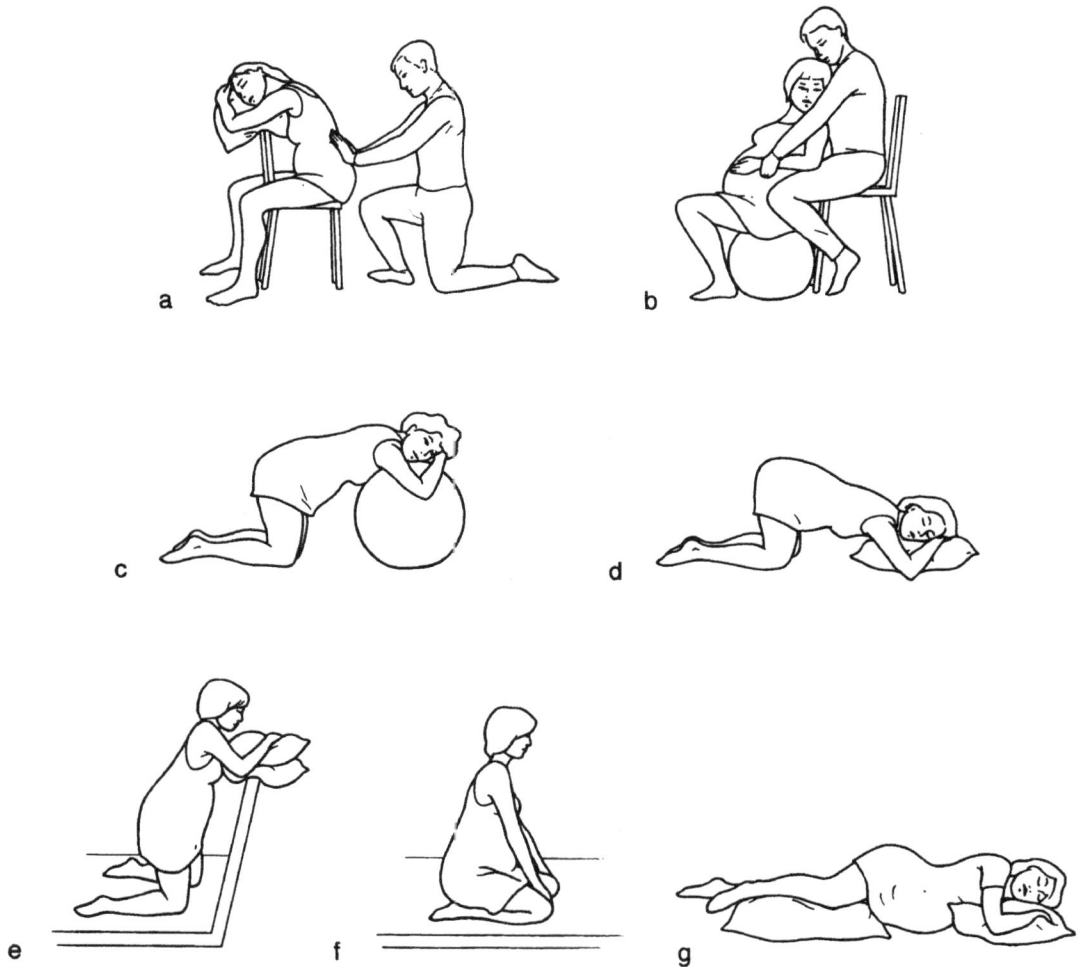

Abb. 4-14: Mögliche Körperhaltungen (a–g) während der Geburtswehen im oder außerhalb des Entbindungsbettes.

Schmerzmitteln unter der Geburt. Weitere Möglichkeiten sind:

- warmes Entspannungsbad
- Massagen (z. B. Rücken, Lendenwirbelsäule)
- Anwendung ätherischer Öle (Geburtsöl) und homöopathischer Arzneien
- Akupunktur, Shiatsu

- mentale Entspannungstherapien (Yoga, autogenes Training), angenehme Musik
- Atemtechniken.

Medikamentöse Schmerztherapie: Manchmal helfen trotz guter Betreuung und Anleitung keine der genannten Methoden zur Schmerzerleichterung. Vielleicht verlangt auch die Patientin nach Linderung ihrer Schmerzen.

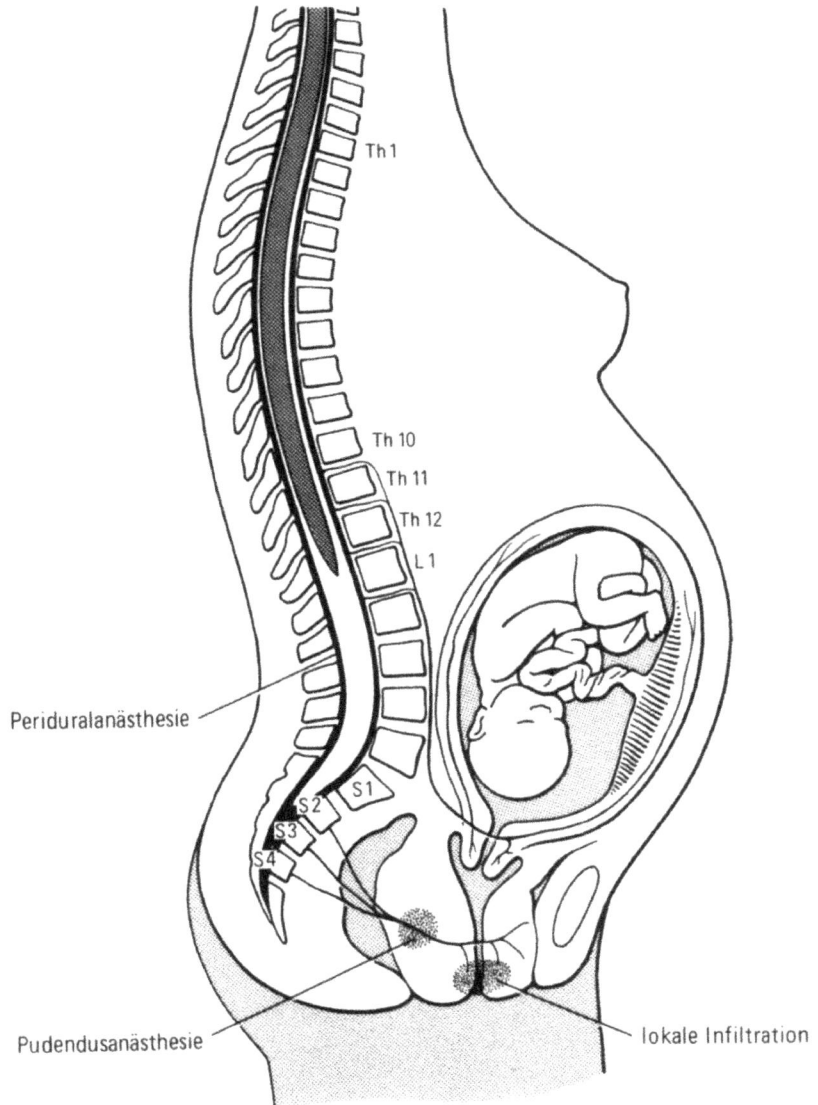

Abb. 4-15: Verlauf der schmerzleitenden Nervenbahnen sowie die gebräuchlichsten Schmerzleitungsblockierungen (modifiziert nach Baumann und Huch).

Folgende Möglichkeiten der medikamentösen Schmerztherapie kommen in Betracht:

- *Spasmolytika* (z. B. Buscopan®): ihnen wird ein krampflösender Effekt auf den Muttermund zugeschrieben. Sie haben oft jedoch nur wenig lindernde Wirkung
- *Analgetika* (z. B. Dolantin®, Tramal®): bewirken eine Schmerzlinderung, können aber den Kreislauf der Mutter beeinflussen und eine Atemdepression beim Kind nach der Geburt zur Folge haben (bei Gabe weniger als zwei Stunden vor der Geburt)
- Inhalation von *Lachgas* (N_2O): ab Beginn der Wehe atmet die Frau über eine Maske, die an ein Inhalationsgerät angeschlossen ist, ein Lachgas/Sauerstoffgemisch ein (Verhältnis: 1 Teil Sauerstoff auf 2 Teile Lachgas). Die Wirkung ist unterschiedlich stark, aber bei richtiger Anwendung für Mutter und Kind ungefährlich.
- *Periduralanästhesie* (PDA): meist wird vollständige Schmerzfreiheit erreicht, es kann sogar ein Kaiserschnitt in PDA durchgeführt werden. Der Peri- bzw. Epiduralraum wird zwischen den Lendenwirbelkörpern L3 und L4 (L2 und L3) punktiert (Abb. 4-15). Durch die Punktionskanüle wird ein Katheter geschoben, über den ein Lokalanästhetikum verabreicht wird (z. B. Carbostesin®). Das Medikament kann über den liegenden Katheter bei Bedarf nachgespritzt werden. Das Kind wird durch diese Schmerzbetäubung nicht betroffen. Die Beweglichkeit der Mutter ist je nach Dosierung und angewandtem Medikament eingeschränkt, dies kann sich bisweilen negativ auf die aktive Mitarbeit der Frau in der Preßperiode auswirken.
- *Pudendusanästhesie:* lokale Anästhesie des Beckenbodens. Der Nervus pudendus wird bei vollständig eröffnetem Muttermund beidseitig mit Lokalanästhetikum betäubt. Voraussetzung ist, daß der kindliche Kopf noch nicht zu tief steht, so daß der Nerv noch erreicht werden kann (Abb. 4-15).
- *Damminfiltration:* Hat die Patientin keine Anästhesie erhalten und ein Dammschnitt wird notwendig, kann die Stelle, an der geschnitten werden soll, kurz vorher mit einem Lokalanästhetikum unterspritzt werden (Abb. 4-15).

Austreibungs- und Preßperiode

Die Periode der Austreibung beginnt mit der vollständigen Eröffnung des Muttermundes, die Eröffnungsphase ist abgeschlossen. Oft hat die Frau in dieser Phase schon mehr oder weniger starken Drang mitzupressen. Hier muß die Hebamme entscheiden, ob der Kopf des Kindes schon tief genug steht (auf Beckenboden), um die Mutter aktiv mitarbeiten zu lassen. Geduld in dieser Phase schont die Kräfte von Mutter und Kind, für die der anstrengendste Teil der Geburt jetzt bevorsteht. Verschiedene Vorbereitungen werden von der Hebamme getroffen, bevor die Frau aktiv mitpreßt:

- Wärmelampe einschalten
- angewärmte Tücher für das Neugeborene bereitlegen
- Reanimationseinheit nochmals überprüfen
- Geburtsset bereitlegen (Klemmen, Nabelschere, Episiotomieschere, Tücher, Tupfer, Absauger)
- Lösung zum Abwaschen der Genitalien bereitstellen oder erneuern (Wasser bzw. Desinfektionslösung)
- Beruhigung der Frau und des Partners. Ermutigung und Zuspruch sind jetzt besonders wichtig. Die Frau sollte ihre Gebärposition so bequem wie möglich wählen, um keine Kraft zu vergeuden (Abb. 4-16)
- Informieren des Arztes.

Geburt des kindlichen Kopfes: Der Kopf füllt die Beckenhöhle ganz aus und drückt gegen den Beckenboden. Die Beckenbodenmuskulatur wird nach außen und zur Seite geschoben. Der Damm wölbt sich vor, der Anus klafft etwas und die Frau fühlt einen intensiven Stuhldrang. In der Wehe ist das Hinterhaupt im Scheideneingang sichtbar. Durch

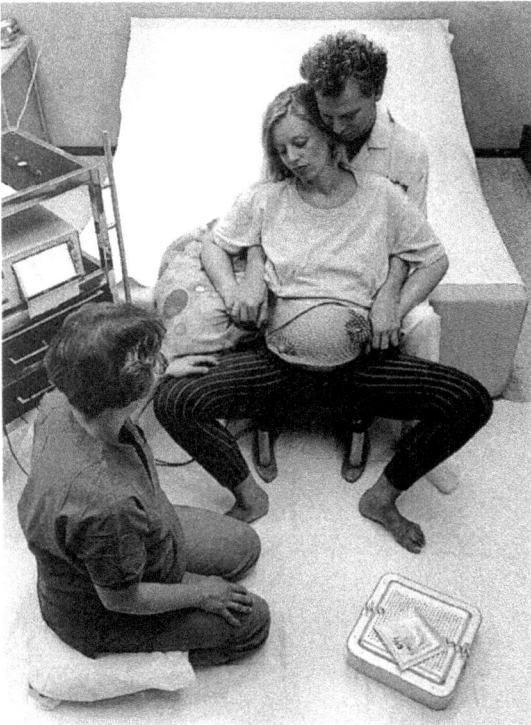
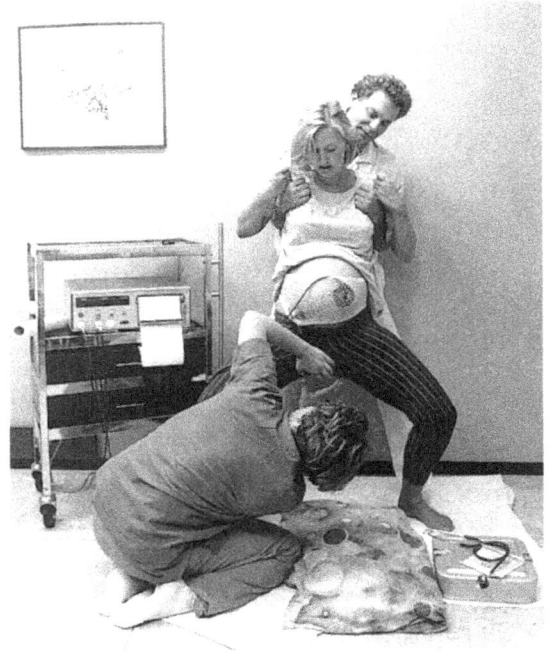
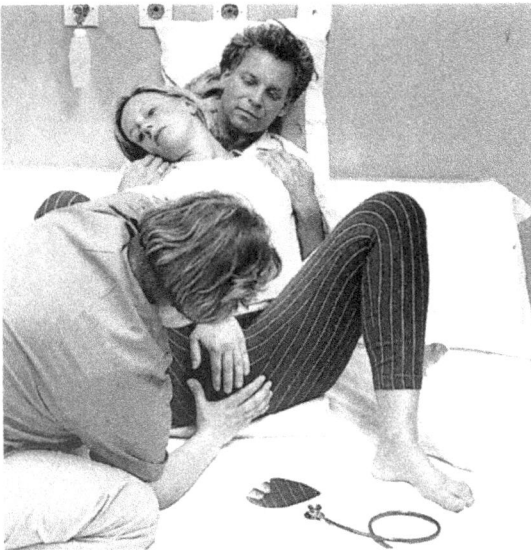
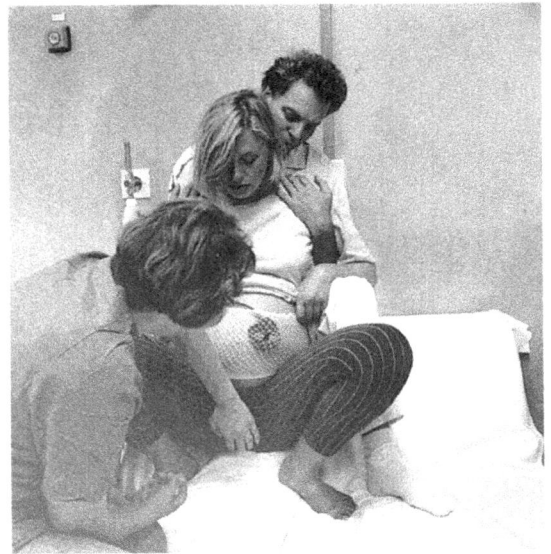

Abb. 4-16: a. Hockergeburt. Der Partner sitzt hinter der Frau, b. hohe, abgestützte Hocke. Beschleunigt die Geburt sehr stark, z. B. bei schlechten Herztönen, c. Position zweier Schlittenfahrer. Der Mann hat die gleiche Perspektive wie seine Frau, d. tiefe, abgestützte Hocke auf dem Gebärbett. Wird ein Spiegel benutzt, können Mann und Frau die Geburt des Kopfes verfolgen (Fotos: K. Sternbek).

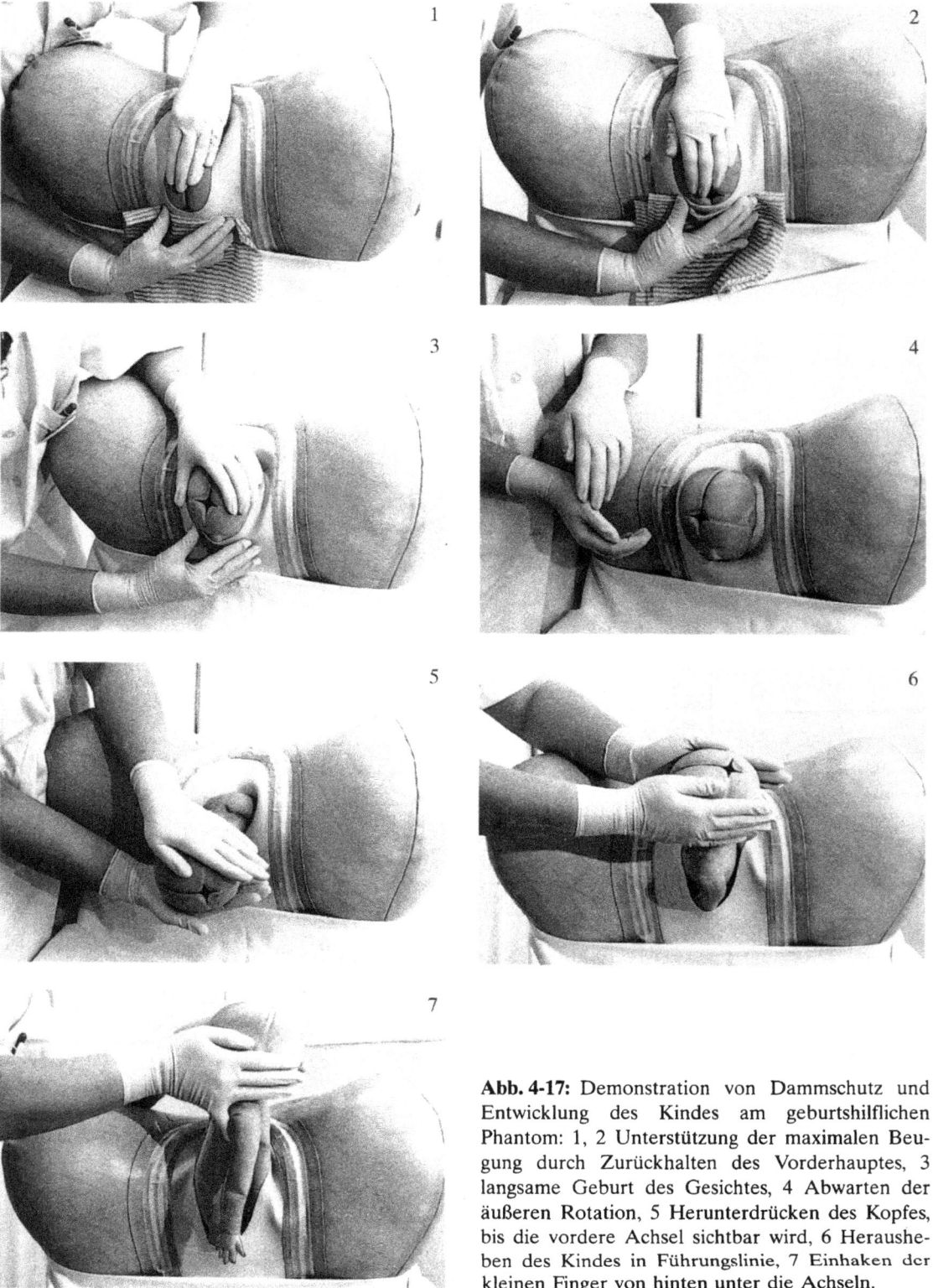

Abb. 4-17: Demonstration von Dammschutz und Entwicklung des Kindes am geburtshilflichen Phantom: 1, 2 Unterstützung der maximalen Beugung durch Zurückhalten des Vorderhauptes, 3 langsame Geburt des Gesichtes, 4 Abwarten der äußeren Rotation, 5 Herunterdrücken des Kopfes, bis die vordere Achsel sichtbar wird, 6 Herausheben des Kindes in Führungslinie, 7 Einhaken der kleinen Finger von hinten unter die Achseln.

den Druck der Wehen und das Mitpressen der Frau in der Wehe tritt der Kopf langsam tiefer. Bei Mehrgebärenden wird er mit wenigen Wehen tiefer geschoben, bei Erstgebärenden kann sich die Preßphase länger hinziehen.

Dammschutz und Entwicklung des Kindes: Der sogenannte „Dammschutz" beginnt bei Austritt des Kopfes. Ziele sind:

- *Temporegulierung:*
- zur Vermeidung von Damm-, Labien- und Scheidenrissen
- zum Vorbeugen intrakranieller Blutungen (Blutungen im Gehirn) bei zu schnellem Kopfaustritt.
- *Unterstützung der maximalen Beugung des Kopfes* (Abb. 4-17).

Nachgeburtsperiode

Die Nachgeburts- oder Plazentarperiode beginnt nach der Geburt des Kindes und endet mit der Geburt der vollständigen Plazenta samt Eihäuten. Sie dauert zwischen 5–20 Minuten. Treten keine Blutungen auf, kann auch bis zu 45 Min. auf eine spontane Lösung gewartet werden. Zur Verkürzung der Nachgeburtsperiode und Vermeidung stärkerer Blutungen wird in vielen Kliniken direkt nach Geburt des Kindes Oxytocin i. v. injiziert (3 I.E.) oder per Infusion (6 I.E/500 ml) verabreicht. Stillen des Kindes direkt p. p. (post partal. nach der Geburt) fördert eine natürliche Ausschüttung von Oxytocin im Gehirn und beschleunigt die Plazentalösung. Diese Methode findet oft in der Hausgeburtshilfe Anwendung. Eine gelöste Plazenta erkennt die Hebamme an verschiedenen Zeichen (sog. *Lösungszeichen*):

- Uterus ist schmal und steht seitlich etwa 2–3 Querfinger über dem Nabel. Er fühlt sich kantig an
- beim Eindrücken der Bauchdecke zwischen Nabel und Symphyse der Frau zieht sich die Nabelschnur nicht mehr zurück (Abb. 4-18)

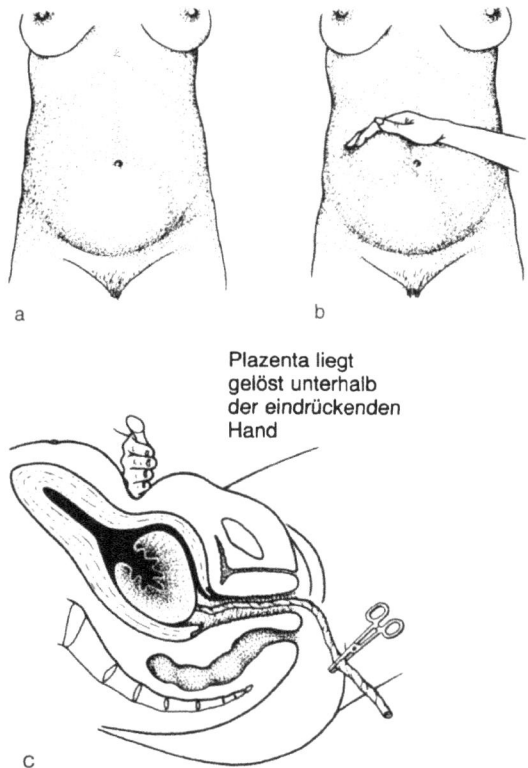

Plazenta liegt gelöst unterhalb der eindrückenden Hand

Abb. 4-18: Uteruskantungszeichen: a. Plazenta noch nicht gelöst, Uterusfundus ist mittig als breite, halbfeste Kugel zu tasten. b. Plazenta liegt gelöst im unteren Uterinsegment, der Uterus ist seitlich als kleine harte Kugel zu tasten. c. Nabelschnurzeichen: Beim Eindrücken der Bauchdecke zwischen Nabel und Symphyse zieht sich die Nabelschnur bei gelöster Plazenta nicht mehr zurück

- die vorher prall mit Blut gefüllte Nabelschnur erschlafft.

Sind ein oder mehrere Lösungszeichen positiv, wird die Patientin gebeten nochmals mitzupressen. Die Hebamme wickelt die Nabelschnur einmal um die Hand und unterstützt die Plazentageburt mit vorsichtigem Zug an der Nabelschnur. Die andere Hand liegt flach auf dem Bauch der Frau und hält mit leichtem Druck den Uterus in Position. Die Lösung beginnt entweder in der Mitte der Plazenta oder an ihrem Rand.

Die **Art der Lösung** erkennt man nach dem Herausgleiten aus der Scheide und benennt sie entsprechend (Abb. 4-19).

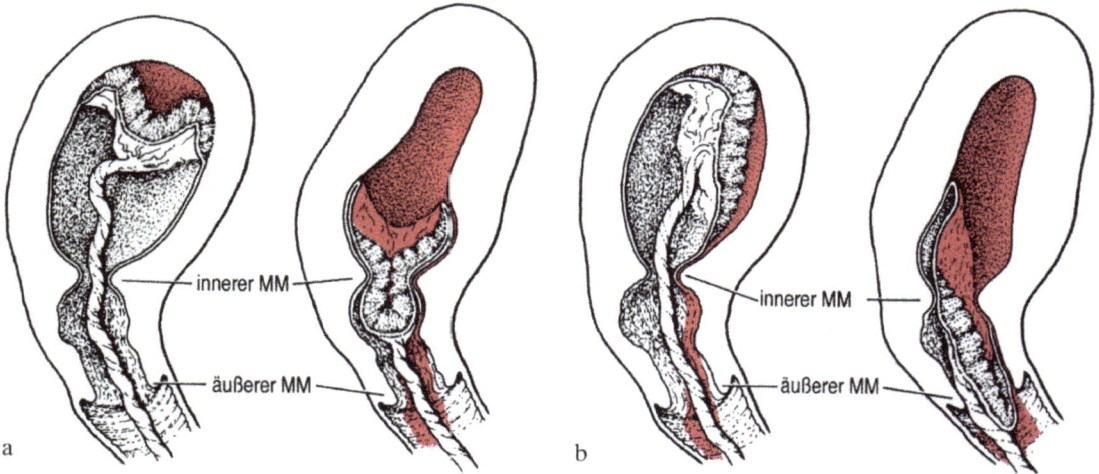

Abb. 4-19: a. Zentrale Plazentalösung: Ablösung beginnt in der Mitte (Modus Schultze). b. laterale Plazentalösung: Ablösung beginnt am Rand (Modus Duncan)

Blutstillung: Bei der Ablösung der Plazenta werden Gefäße aufgerissen. Ein Teil des Blutes fließt aus der Vagina, der Rest haftet in Form von Koageln (verklumptes Blut) an der mütterlichen Plazentaseite. Eine physiologische Lösungsblutung umfaßt ca. 200–400 ml Blut. Nach Gewinnung der Nachgeburt müssen Hebamme und Arzt umgehend überprüfen, ob Eihäute und Plazenta vollständig sind. Bleiben Reste der Plazenta im Uterus zurück (etwa bohnengroß), müssen sie manuell oder instrumentell entfernt werden, um folgende Risiken zu vermeiden:

- starke Blutung direkt p. p. (bei Atonie)
- Blutung im Wochenbett
- Infektion im Wochenbett

Die Gefäße der Nabelschnur werden gezählt und überprüft, ob zwei Arterien und eine Vene vorhanden sind. Eine fehlende Arterie kann auf eine Organmißbildung (z. B. der Niere) hindeuten. Danach wird die Plazenta meist noch gewogen. Normalgewicht 500–600 g oder 1/6 des kindlichen Geburtsgewichtes. An der Haftstelle der Plazenta wirken nach der Plazentageburt zwei Faktoren zusammen, die eine Blutstillung gewährleisten:

- Durch Kontraktionen der Uterusmuskulatur ziehen sich schlingenförmig um die Blutgefäße angeordnete Muskelfasern zusammen und wirken wie eine Gefäßunterbindung („*lebende Ligatur*")
- Bildung von Gefäßthromben im Bereich der Haftstelle, die die Gefäßöffnungen verschließen.

Merke: In dieser Phase können leicht Störungen auftreten (Uterus kontrahiert sich ungenügend), die massive Blutungen zur Folge haben. Eine intensive Überwachung der Frau ist deshalb obligat.

4.2.4 Erstversorgung des Neugeborenen

Hat die Hebamme das Kind vollständig „entwickelt", beginnt die Erstversorgung. Sie beinhaltet alle Maßnahmen die unmittelbar nach der Geburt des Kindes durchgeführt werden. Reihenfolge und Durchführung orientieren sich am Zustand des Kindes und variieren je nach Arbeitsweise von Hebamme oder Klinik. Bei einem gesunden, reifen Neugeborenen erfolgt:

- Feststellen der Geburtszeit (Zeitpunkt des vollständigen Austritts aus dem Mutterleib)

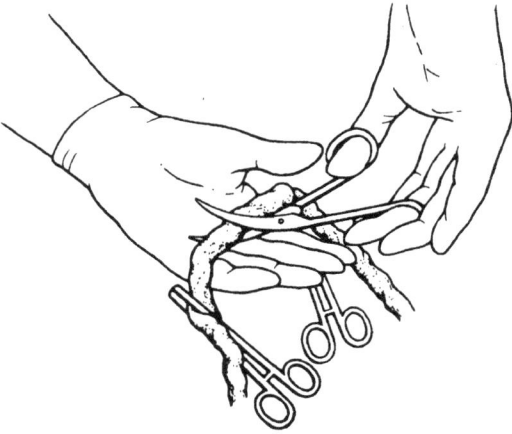

Abb. 4-20: Durchschneiden der Nabelschnur im Schutze der Hand.

- Abtrocknen des Kindes
- ggf. Absaugen mit Einmalabsaugkatheter (obere Luftwege). Bei grünlich verfärbtem Fruchtwasser wird immer abgesaugt.
- Abnabeln (Abb. 4-20, 21)
- Entnahme von Arterien- und Venenblut aus den Nabelgefäßen zur pH-Bestimmung und ggf. Durchführung anderer Untersuchungen
- Beobachtung des Vitalitätszustandes des Neugeborenen während aller Maßnahmen
- Umbinden des Namensbändchens.

Das Neugeborene kann bereits während dieser Zeit auf den Bauch der Mutter gelegt werden, oder auch danach, je nach Wunsch der Frau. Es muß in jedem Fall warm gehalten werden, da es seine Temperatur noch

nicht ausreichend regulieren kann (vorgewärmte Tücher, Haut-zu-Haut-Kontakt).

Vitalitätszustand: Nach einer, fünf und zehn Minuten p. p. werden fünf bestimmte Kriterien begutachtet, die Auskunft über den Zustand des Kindes geben. Sie sind im sogenannten APGAR-Schema (Tab. 4-1) zusammengefaßt (benannt nach Dr. Virginia Apgar, einer amerikanischen Ärztin).

Zusätzlich spiegelt der pH-Wert aus den Nabelschnurgefäßen den Säure-Basen-Haushalt des Neugeborenen wider und ergänzt die Einschätzung des Vitalitätszustandes (Tab. 4-2).

Weitere Versorgung des Neugeborenen: Ist das Kind unauffällig (gute APGAR- und pH-Werte), bleibt es bei der Mutter und kann sobald wie möglich von ihr gestillt werden. Der Saugreflex ist ca. 30–60 Min. nach der Geburt am stärksten ausgeprägt. Das Neugeborene beginnt suchende, schmatzende Bewegungen mit dem Mund auszuführen und bewegt den Kopf in Richtung Brustwarze. Zum Stillen und um erste Kontakte aufzubauen, sollten Mutter und Kind ausreichend Ruhe und Zeit bekommen. Nach dem Stillen wird das Neugeborene an einem vorgewärmten Bade- bzw. Wickelplatz, der frei von Zugluft sein sollte versorgt:

- *Wiegen:* Das Kind wird nackt gewogen. Ein reifes gesundes Neugeborenes wiegt normalerweise zwischen 3000–3500 g
- *Messen:*
- Länge: Gemessen wird mit einem Maßband von der Ferse bis zum Scheitel (ge-

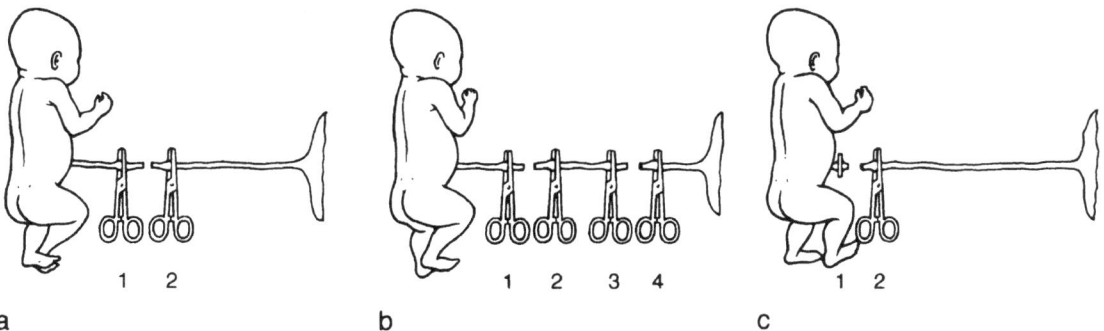

Abb. 4-21: Möglichkeiten der Abnabelung: a. Vorläufiges langes Abnabeln mit 2 stumpfen Klemmen, b. Abnabelung mit 4 stumpfen Klemmen (Mittelstück wird für die pH-Bestimmung genutzt), c. Sofortiges, endgültiges Abnabeln mit Einmalklemme.

Tab. 4-1: APGAR Schema, Parameter und Bewertung

Kriterien	0 Punkte	1 Punkt	2 Punkte	1 min	5 min	10 min
Herzfrequenz	nicht hörbar	< 100 spm	> 100 spm			
Atmung	keine	unregelmäßig, flach, langsam	regelmäßig, schreiend			
Muskeltonus	schlaff	träge, wenig Bewegungen	aktiv, voller Beugetonus			
Reflexerregung z. B. Absaugen	keine Reaktion	vermind. Reaktion, Grimasse	Schrei, Abwehr			
Hautfarbe	zyanotisch oder blaß	Körper rosig, Extremitäten blau	rosig			
Gesamtpunkte:						

Bewertung:	**APGAR**	**Bezeichnung des klinischen Zustandes**
	9–10	optimal lebensfrisch
	7– 8	noch lebensfrisch
	5– 6	leichter Depressionszustand
	3– 4	mittelgradiger Depressionszustand
	0– 2	schwerer Depressionszustand

streckte Beine) oder in einer Meßmulde, in die das Kind gelegt wird. Normallänge: 50–52 cm.
– Kopfumfang: Mit dem Maßband wird der große Umfang oder das Hutmaß ermittelt (Abb. 4-22).

> Gewicht, Länge und Kopfumfang sind **dokumentationspflichtig** und sollten innerhalb der ersten Lebensstunde erhoben werden, bevor der physiologische Gewichtsverlust beginnt (nach WHO-Definition).

Tab. 4-2: pH-Werte und Säure-Basen-Haushalt bei Neugeborenen

pH	Bezeichnung der Azidität
≥7,30	Normalazidität
7,29–7,20	gering bis mittelgradig erhöhte Azidität
7,19–7,10	leichte bis mittelgradige Azidose
7,09–7,00	fortgeschrittene Azidose
<7,00	schwere Azidose

Reife des Neugeborenen: Das Kind wird nach Größe und Gewicht und anhand von leicht zugänglichen Körpermerkmalen (Ohrmuschelbeschaffenheit, Hautfarbe etc.) bzw. von Tonus- und Reflexverhalten den entsprechenden Entwicklungswochen zugeordnet. Diese Reifebestimmung wird mit Hilfe bestimmter Schemata erhoben (z. B. Farr- oder Petrussaschema) und hilft, Störungen der Entwicklung zu erkennen.

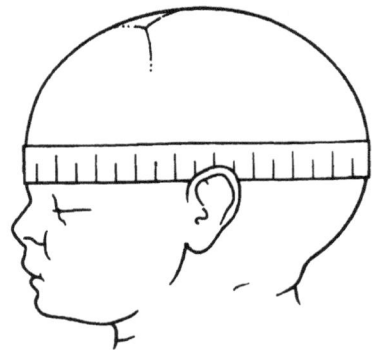

Abb. 4-22: Circumferentia fronto-occipitalis = Hutmaß (großer Kopfumfang).

Erstuntersuchung (U 1): Nach Wiegen und Messen des Kindes und der Reifebestimmung untersuchen Hebamme oder Arzt das Kind von Kopf bis Fuß, um eventuelle Fehlbildungen oder Auffälligkeiten im Reflexverhalten erkennen zu können. Diese Untersuchung wird im gelben Kinderuntersuchungsheft dokumentiert.

Prophylaxen

• *Blutungsprophylaxe:* Nach einer unkomplizierten Geburt erhält das Neugeborene von der Hebamme 2 mg Vitamin K (Konakion®) oral zur Verminderung des Blutungsrisikos. Bei vaginal-operativen Geburten (Zange, Saugglocke) wird eine i. m.-Gabe empfohlen, da die Gefahr einer Gehirnblutung im Vergleich zur Spontangeburt größer ist.

• *Gonoblennorrhoe-Prophylaxe* oder *Credé-Prophylaxe*: Zur Vermeidung einer Augenentzündung durch Gonokokken (Erblindungsgefahr!) wird in jedes Auge 1 Tropfen Silbernitrat (1%) gegeben. Der Nutzen dieser Maßnahme wird kontrovers diskutiert, sie wird nicht mehr in allen Kliniken routinemäßig angewandt.

Waschen, Baden, Anziehen: Je nach hausüblichem Schema wird das Neugeborene nach der Erstversorgung gebadet oder es wird nur der Kopf gewaschen. Auf Wunsch kann der Vater unter Anleitung der Hebamme das Baden übernehmen. Es dient mehr dem Wohlbefinden des Kindes als der Reinigung, Badezusätze werden daher nicht verwendet. Nach dem Bad wird das Kind gut abgetrocknet, in vorgewärmte Wäsche gekleidet und der Mutter wieder in den Arm gelegt.

Überwachung der Mutter nach der Geburt: In den ersten zwei Std. p. p. wird die Frau von der Hebamme im Kreißsaal weiter betreut und überwacht. Die Betreuung orientiert sich an den aktuellen Bedürfnissen der Frau (z. B. Ruhe, Durst usw.), ist aber auch abhängig von der Arbeitssituation in der Klinik. Die Eltern sollten Gelegenheit haben,

ihr Kind in Ruhe zu genießen, um die Mutter-Kind-Beziehung zu festigen und den Vater von Anfang an miteinzubeziehen. Überwacht werden folgende Parameter:

• *Fundusstand:* Der Uterus muß fest kontrahiert sein, der Fundus steht 1–2 Querfinger unter dem Nabel (bei Mehrgebärenden, Mehrlingsgeburten oder großen Kindern auch etwas höher). Kontrolliert wird bei normalem Kontraktionszustand alle 20–30 Minuten.

• *Blutung:* Beobachtung der abgehenden Blutung, Betrachtung der Blutmenge auf den Vorlagen.

> **Bei verstärkter Blutung:**
> – sofortiges Informieren des Arztes
> – Halten des Uterus
> – Entleerung der Harnblase, ggf. mit Katheter
> – Verabreichung von Kontraktionsmitteln i. v.
> – Auflegen einer Eispackung auf den Uterus

• *Episiotomie* und *Rißverletzungen:* Die Naht wird nach der Blutungskontrolle betrachtet. Bei Schmerzen, Entwicklung eines Hämatoms oder bei Schwellungen muß gekühlt werden.

• *Ausscheidung:* Eine gefüllte Harnblase behindert die Kontraktionsfähigkeit des Uterus und begünstigt dadurch Blutungen. Die Frauen verspüren häufig nach der Geburt keinen Harndrang oder haben Angst vor Schmerzen (Brennen) beim Wasserlassen, wenn sie einen Dammschnitt erhalten haben. Bei normalen Vitalwerten kann die Patientin so bald es geht (1–1,5 Std. p. p.) zur Toilette gehen.

• *Vitalzeichen:* Kontrolle erfolgt spätestens vor dem ersten Aufstehen oder direkt p. p. bei besonderen Auffälligkeiten (Schwindelgefühl, verstärkte Blutungen, erhöhte Temperatur oder veränderter Blutdruck unter der Geburt usw.). Vor Verlegung auf die Station oder Entlassung nach Hause ist eine Kontrolle aller Vitalwerte obligat.

• *Nahrungsaufnahme:* Bei gutem Allgemeinzustand und normaler Blutung kann die Frau meist eine Stunde p. p. trinken und leichte Kost zu sich nehmen.

Verlegung auf die Station: Sind Mutter und Kind unauffällig, können sie frühestens nach zwei Stunden auf die Wöchnerinnenabteilung verlegt werden. Vorher kann die Frau duschen, erhält frische Kleidung, Vorlagen und einen Einmalslip. Blutungsstärke, Fundusstand, Vitalzeichen und Ausscheidung wer-

den in der Kurve dokumentiert. Bei Übergabe an das Stationspersonal berichtet die Hebamme über:

• Schwangerschaftsverlauf
• Geburtsverlauf und Nachgeburtsperiode
• erhaltene Medikation
• Besonderheiten
• Angaben zum Kind: Länge, Gewicht, Geschlecht, Nahrung (gestillt bzw. Glukose erhalten), Blutentnahmen, derzeitiger Status
• aktuelle Vitalzeichen.

4.3 Hausgeburt

Noch vor ein bis zwei Generationen war die Geburt zu Hause mit einer Hebamme Normalität, nur in besonderen Fällen wurde eine Klinik aufgesucht. Heute ist eine Hausgeburt eher Rarität, wenn auch die Anzahl außerklinischer Geburten in Deutschland wieder ansteigt (2–4% je nach Region). Frauen, die sich für eine Hausgeburt entscheiden, sehen sich häufig mit Vorurteilen seitens ihres betreuenden Arztes und ihres sozialen Umfeldes konfrontiert. Die Diskussion über die Sicherheit von Mutter und Kind wird auch in medizinischen Fachkreisen nach wie vor sehr emotional und leider wenig sachlich geführt.

4.3.1 Vor- und Nachteile

Vorteile
• kontinuierliche Hebammenbetreuung und Aufbau eines stabilen Vertrauensverhältnisses während der Schwangerschaft
• Begleitung und Betreuung der Familie über längere Zeit vermittelt Sicherheit für Geburt und Wochenbett
• Vermeidung eines Wechsels in der Betreuung (kommt in Kliniken durch Schichtwechsel häufig vor)
• geringeres Infektionsrisiko für Mutter und Kind (keine „Fremdkeime" wie im Krankenhaus)

• ungestörter Aufbau der familiären Beziehungen (Geschwisterkinder, Familienangehörige) und der Stillbeziehung zwischen Mutter und Kind
• geringere Anzahl an Geburtsverletzungen
• es werden kaum Schmerzmittel benötigt.

Nachteile
• nur für Frauen geeignet, die keine Risiken im Verlauf der derzeitigen bzw. bei vorausgegangenen Schwangerschaften und Geburten aufweisen
• Zeitverlust bei gefährlichen Zwischenfällen durch den Transport in die Klinik (z. B. bei Blutungen oder schlechter kindlicher Herzfrequenz)
• eingeschränkte Möglichkeiten medikamentöser Therapien (Schmerzmittel, Wehenmittel)
• hohe psychische und physische Belastung der betreuenden Hebamme (lange Geburtsdauer, Rufbereitschaft, hohe Verantwortung).

4.3.2 Voraussetzungen

Voraussetzung für eine Hausgeburt ist neben hoher Motivation und Übernahme von Eigenverantwortung durch die Eltern eine normal verlaufende Schwangerschaft. Frauen, die eine Hausgeburt anstreben, sind meist gut informiert und sehr gesundheitsbewußt. Notwendige Vorbereitungen:

• Kontaktaufnahme mit der betreuenden Hebamme so früh wie möglich
• intensive Geburtsvorbereitung (Atemarbeit, körperliche Vorbereitung, Entspannung, Umgang mit Schmerzen)
• parallel Anmeldung in einer Klinik der Wahl (falls die Hausgeburt abgebrochen werden muß).

Häusliche Voraussetzungen: Anfahrtsweg gut zu finden, Hausnummer erkennbar und Klingel mit Namen versehen (für Arzt bzw. Rettungswagen im Notfall)

• kann eine Trage oder ein Inkubator durch das Treppenhaus getragen werden?
• Telefon vorhanden?
• Heizung und Licht ausreichend?
• reichlich Bettwäsche und Handtücher
• dünne Plasikfolie für Bett und Matratze
• Abwurfeimer, Waschbecken oder -schüssel
• kleiner Hocker zum Nähen und zusätzliche Lampe
• Kühlelemente, Vlieswindeln, Vorlagen.

> **Merke:** Instrumente, Geburtspackung (Set mit Einmalartikeln: Handschuhe, Unterlagen, Spritzen, Tupfer, Desinfektionsmittel usw.) und Medikamente bringt die Hebamme zur Geburt mit.

4.3.3 Abgebrochene Hausgeburt

Im Verlauf der Schwangerschaft klärt die Hebamme die Eltern über eventuell auftretende Risiken auf und bespricht, wann eine Verlegung in die Klinik notwendig wird. Im Interesse von Mutter und Kind sollte bei erkennbaren Risiken eine frühzeitige Verlegung angestrebt werden. Festgelegte Kriterienkataloge erleichtern die Entscheidung und vermeiden unnötige Diskussionen im Ernstfall. Sie dienen auch der Qualitätssicherung in der Hausgeburtshilfe. Haben die Frau und ihr Partner vorher eine Klinik ausgewählt und sich dort vorgestellt, ist die Enttäuschung darüber, daß das Kind nicht zu Hause geboren werden kann, oft nicht so groß und erleichtert eine vertrauensvolle Zusammenarbeit mit der Klinikhebamme.

4.4 Regelwidrige Geburt

4.4.1 Einleitung der Geburt

Vor Erreichen des errechneten Entbindungstermins oder bei Überschreitung kann es aus verschiedenen Gründen notwendig werden, den Geburtsvorgang durch künstlich induzierte Wehen einzuleiten. *Indikationen* sind:

• Erkrankungen der Mutter (Diabetes, Präeklampsie)
• vorzeitiger Blasensprung und beginnende Infektion (Amnioninfektiossyndrom)
• grünes Fruchtwasser

• Auffälligkeiten der kindlichen Herzfrequenz
• Erkrankungen des Kindes.

Methoden: Unterschieden werden muß, ob die Zervix bereits geburtsreif ist oder nicht. Häufig bedingt ein ungünstiger Zervixbefund mehrere Versuche, die Geburt einzuleiten:

• *Einleitung bei reifer Zervix:*
– Eröffnung der Fruchtblase (Amniotomie)
– Oxytocingabe (sog. „Wehentropf") als Dauertropfinfusion
• *Einleitung bei unreifer Zervix:*
– intrazervikale Gabe von Prostaglandingel oder Prostaglandin-Vaginaltablette.

Merke: Während der Geburtseinleitung werden kontinuierlich oder intermittierend die kindliche Herzfrequenz und mütterliche Wehentätigkeit mittels CTG aufgezeichnet.

4.4.2 Regelwidrige Geburtsdauer

Zwei mögliche Abweichungen von der normalen Geburtsdauer sind definiert:

• protrahierter (verzögerter) Geburtsverlauf
• überstürzter Geburtsverlauf.

Protrahierter Verlauf der Geburt: kann durch verschiedene Störungen verursacht werden. Für das Kind besteht bei zu langer Geburtsdauer die Gefahr einer Sauerstoffminderversorgung und einer aufsteigenden Infektion über die offene Fruchtblase. Die häufigsten Ursachen sind:

• *Wehenanomalien:*
– Wehenschwäche
– hyperaktive Wehentätigkeit
– unkoordinierte Wehen
• *Funktionelle Störungen der weichen Geburtswege:*
– Mangelnde Dehnungsfähigkeit des Muttermundes durch Vernarbungen oder starke Verspannung der Frau
– verminderte Dehnbarkeit der Beckenbodenmuskulatur
• *Anomalien des knöchernen Geburtsweges:*
– Beckenformanomalien (verengtes oder plattes Becken)
– Mißverhältnis zwischen kindlichem Kopf und mütterlichem Becken.

Von einem **Kopf-Becken-Mißverhältnis** wird gesprochen, wenn trotz guter Wehentätigkeit der kindliche Kopf nicht in das Becken eintreten oder nicht tiefer treten kann. Ursachen können z. B. sein:

• großer kindlicher Kopf
• mangelnde Dehnbarkeit der weichen Geburtswege
• Beckenanomalien.

• *Haltungs-* und *Einstellungsanomalien:* Physiologisch verändert sich im Laufe der Geburt die Haltung des kindlichen Kopfes und seine Beziehung zum Geburtsweg. Dieser normale Mechanismus kann gestört werden, wenn sich der kindliche Kopf z. B. streckt (*deflektiert*) statt sich zu beugen und somit mehr Platz beansprucht.

1. *Haltungsanomalien* (Abb. 4-23):
   – Vorderhauptshaltung
   – Stirnhaltung
   – Gesichtshaltung
2. *Einstellungsanomalien:* Der Kopf hat sich durch fehlende oder fehlerhafte Drehung nicht der Form des Geburtskanals angepaßt. Einstellungsanomalien sind z. B.:
   – Hintere Hinterhauptshaltung (in vielen Lehrbüchern noch als Hinterhauptslage bezeichnet)
   – hoher Geradstand (Kopf trifft mit gerader Pfeilnaht auf den querovalen Beckeneingang und paßt somit nicht ins Becken)
   – tiefer Querstand (Kopf dreht sich nicht im Verlauf durch das Becken und trifft quer auf den längsovalen Beckenausgang).

• *Fehlerhafte Schultereinstellung, erschwerte Schultergeburt:* Für das Kind kann eine lebensbedrohliche Situation entstehen, wenn sich nach Geburt des Kopfes die Schulter nicht richtig in das Becken hinein dreht und an der Symphyse „hängen" bleibt. Die Sauerstoffversorgung ist während dieser Phase nicht optimal gewährleistet. Deshalb muß zügig und effizient gehandelt und umgehend ein Facharzt zugezogen werden. Typisch ist häufig, daß der Kopf des Kindes in die Vulva zurückgezogen scheint, da sein Tiefertreten behindert wird (Abb. 4-24). Hebamme und Ärztin versuchen die Schultern so schnell wie möglich zu befreien (weiterführende Literatur s. Lit. Verz. S. 94).

Überstürzter Verlauf der Geburt: Die Definition einer überstürzten Geburt wird in der Literatur unterschiedlich mit 1–3 Std. ange-

Vorderhauptshaltung   Stirnhaltung   Gesichtshaltung

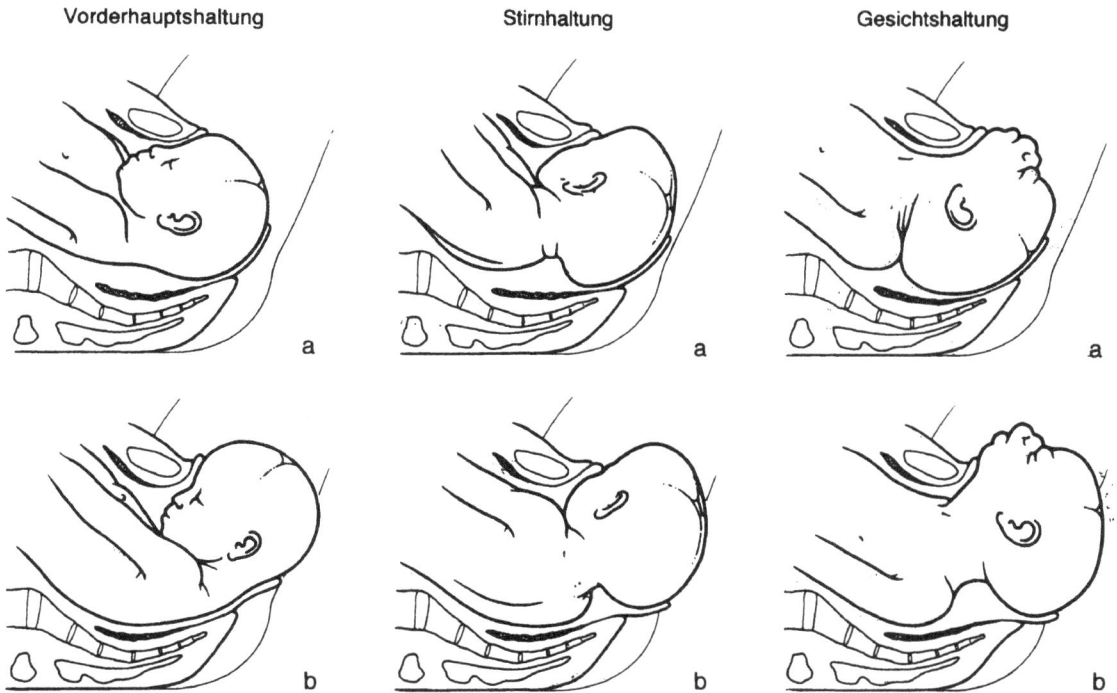

Abb. 4-23: Austrittsbewegungen des kindlichen Kopfes bei Deflexionshaltungen.

geben. Ein ungewöhnlich schneller Verlauf tritt häufig bei Viel- oder Mehrgebärenden auf, gelegentlich aber auch bei Frauen, die ihr erstes Kind gebären.

• *Sturzgeburt:* Von einer Sturzgeburt wird gesprochen, wenn das Kind aus dem Ge-burtskanal zur Erde oder in die Toilette fällt. Dies kann geschehen, wenn die Frau von der Geburt überrascht wird und sich nicht mehr rechtzeitig hinlegen kann. Die Gefahr liegt darin, daß das Kind durch den Fall verletzt wird oder die Nabelschnur abreißt.

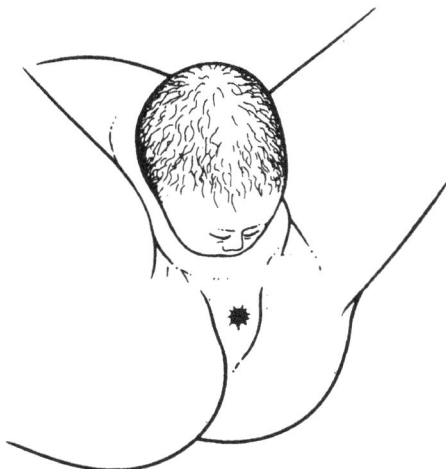

Abb. 4-24: Bei hohem Schultergeradstand er-scheint der Kopf „in die Vulva zurückgezogen", der Hals kommt nicht frei.

4.4.3 Poleinstellungsanomalien

Beckenendlage (BEL): Häufigkeit: etwa 5% aller Kinder werden aus BEL geboren. Bei Frühgeborenen liegt der Anteil etwas höher, da zwischen 20.–30. SSW ca. jedes 3. Kind in BEL liegt. Ursachen lassen sich in 80% der Fälle nicht finden.

Einteilung: Je nachdem wie das Kind liegt, bzw. welche Haltung es einnimmt, werden die BEL in Steißlagen, Fußlagen oder Steiß-Fußlagen eingeteilt (Abb. 4-25). Eine genaue Zuordnung ist oft nur mittels Ultraschallun-tersuchung möglich.

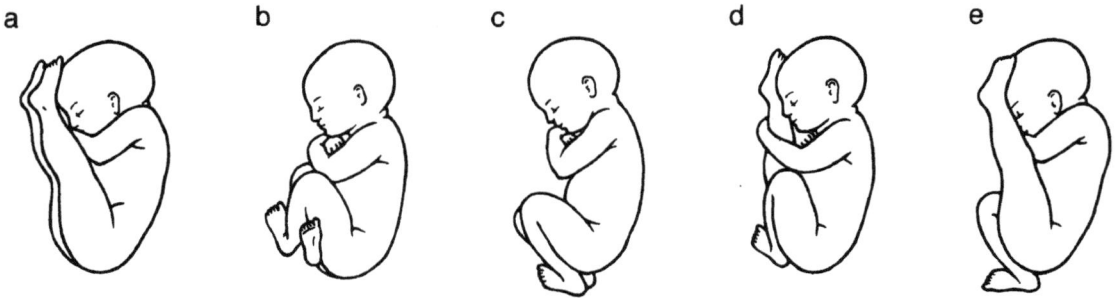

Abb. 4-25: Einteilung der Beckenendlagen: a. reine oder einfache Steißlage, beide Beine sind an der Bauchseite des Kindes hochgeschlagen (extended legs). b. vollkommene Steiß-Fußlage, die Knie sind gebeugt, neben dem Steiß auf gleicher Höhe zwei Füße zu tasten. c. vollkommene Fußlage, zuerst sind zwei Füße zu tasten, der Steiß liegt höher. d. unvollkommene Steiß-Fußlage, ein Fuß liegt auf gleicher Höhe neben dem Steiß. e. unvollkommene Fußlage, vorangehender Teil ist ein Fuß.

Beratung bei BEL: Wird eine BEL diagnostiziert, stehen verschiedene Wege offen, wie das Kind geboren werden kann. Die Eltern sollten ausführlich von Hebamme und Arzt über diese Möglichkeiten beraten werden:

• *Äußere Wendung:* Ab ca. 37/0 SSW kann das Kind vorsichtig von außen in die Schädellage gewendet werden. Dies geht aber nur unter bestimmten Voraussetzungen:
– Kind nicht über 3500 g
– Plazentasitz und Nabelschnur gut zu lokalisieren, es darf kein tiefer Plazentasitz vorliegen
– normale Beckenmaße der Frau
– genügend Fruchtwasser
– keine Zusatzrisiken.

Wendungen werden nicht an allen Kliniken durchgeführt. Die Geburtshelfer müssen über viel Erfahrung mit dieser Methode verfügen.

• *Stimulation zur spontanen Wendung:*
– Indische Brücke: Diese Übung kann mit oder ohne Partner durchgeführt werden (Abb. 4-26). Sie soll das Kind zur spontanen Drehung anregen. Die ersten Übungen sollten unbedingt unter Anleitung der Hebamme durchgeführt werden.
– Homöopathie, Akupunktur und Moxibustion (chinesische Medizin) und Reflexzonenmassage werden eingesetzt, um die Gebärmutter zu entspannen und das Kind zu mehr Bewegung und damit zur Drehung zu motivieren.

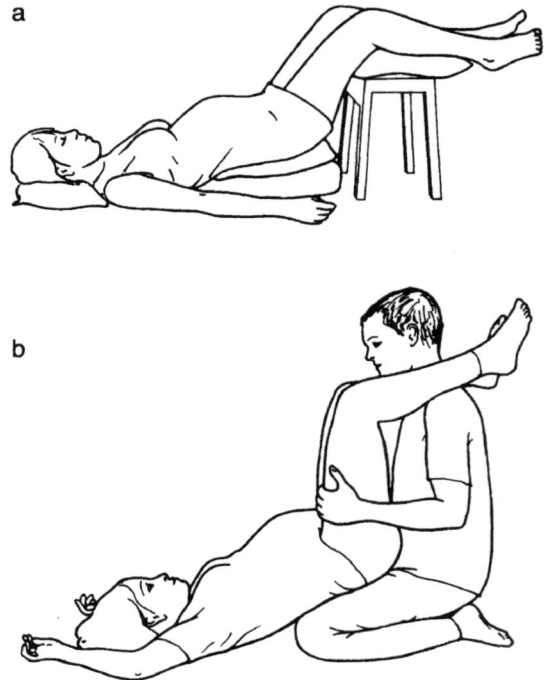

Abb. 4-26: Indische Brücke: Alleine (a) oder mit Partner (b) lagert die Schwangere ihr Becken täglich 1–2 mal für 15–20 Minuten hoch. Schulter, Becken und Knie sollten eine Linie bilden (kein Hohlkreuz!). In entspannter Lage atmet die Frau ruhig in den Bauch. Die Übung sollte nicht nach dem Essen ausgeführt werden! Anschließend einige Minuten umherlaufen.

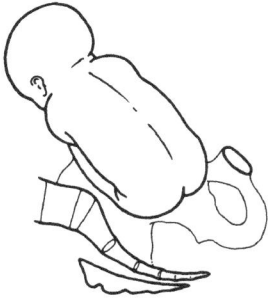

Eintritt des Steißes in
den BE-Raum, Hüftbrei-
te leicht schräg, Analfalte
im 2. schrägen Dm

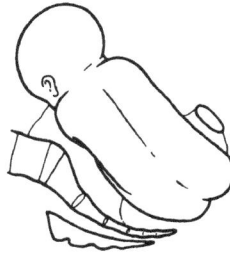

Erst auf BB stellt sich
die Hüftbreite gerade,
die Analfalte steht
quer

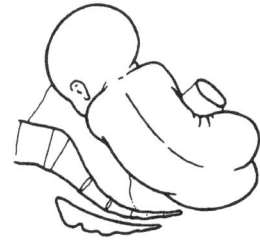

Vordere Gesäßbacke ist
sichtbar, vordere Hüfte stemmt
sich am Schambogen an, Lateralflexion der Lendenwirbel

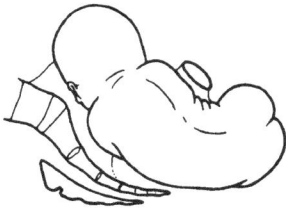

Der Steiß ist ganz ge-
boren, Lateralflexion der
Wirbelsäule nach vorne
in Führungslinie

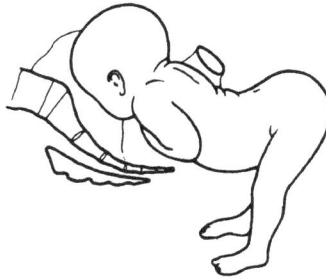

Rücken dreht sich nach
vorn, Beine fallen heraus.
Schultern gehen quer durch
den BE (der untere Rand
des Schulterblattes ist
fast sichtbar)

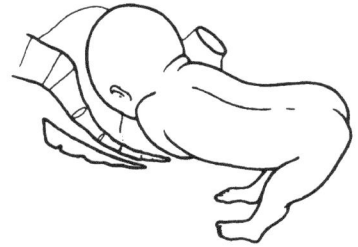

Kopf tritt quer durch den BE.
Die Schultern können geboren
werden, die Arme fallen
heraus.

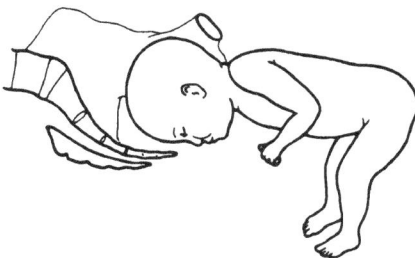

Pfeilnaht steht gerade, Stemmpunkt
ist der Nackenhaaransatz. Durch Anheben
des Kindes kann der Kopf mit günstigerem
funktionalen Umfang austreten.

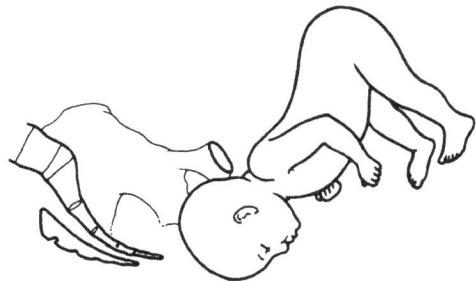

Kind wird nach vorn hochgehoben, nacheinander werden Kinn, Nase, Vorder- und
Hinterhaupt über den Damm geboren.

Abb. 4-27: Geburtsablauf (Geburtsmechanik) der BEL am Beispiel einer reinen Steißlage.

Vaginale Geburt aus BEL: Wird von den Eltern eine vaginale Geburt angestrebt, müssen
verschiedene Vorbedingungen gegeben sein:

• das Kind darf nicht zu groß sein
• Kooperation der Mutter bzw. Eltern
• keine Fußlage

• keine zusätzlichen mütterlichen oder kindlichen Risiken.

Bei ungünstiger Ausgangssituation (z. B.
großes Kind, enges mütterliches Becken
usw.) oder bei Erstgebärenden mit BEL wird
in vielen Kliniken häufig von vorne herein
ein Kaiserschnitt (Sectio caesarea) durchgeführt, ebenso wenn bei angestrebter vaginaler Entbindung unter der Geburt Risiken
auftreten.

Gefahren bei BEL-Geburt

• *Protrahierter Verlauf:* der weiche kindliche
Steiß dehnt den Muttermund langsamer als
das härtere Köpfchen
• *Nabelschnurvorfall:* bei einem Blasensprung besteht die Gefahr, daß die Nabelschnur mit dem Fruchtwasser in die Vagina
gespült wird, da der Steiß nicht so gut „abdichtet" wie ein Kopf.
• *Akuter Sauerstoffmangel:*
– nach Nabelschnurvorfall
– nach Geburt des Steißes und Teilen des
  Rumpfes kann die neben dem Kopf verlaufende Nabelschnur abgeklemmt werden
– die Gebärmutter zieht sich über dem kindlichen Kopf zusammen, wenn dieser nicht
  nach Steiß und Rumpf unmittelbar geboren wird
• *Erschwerte Arm- und Kopfentwicklung*
• *Nervenverletzungen* (z. B. am Oberarm
nach unsachgemäßer Armlösung)
• *Hirnblutungen.*

Geburtsmechanik bei BEL: Der Weg des
Kindes durch das mütterliche Becken wird in
Abb. 4-27 gezeigt. Die Hebamme untersucht
während des Geburtsverlaufes regelmäßig
vaginal um den Geburtsfortschritt zu beurteilen.

Geburtsleitung: Folgende Maßnahmen sind
in vielen Kliniken bei BEL-Geburten üblich
und sollten den Eltern vorher in Ruhe erklärt werden:

• venöser Zugang, Anästhesieteam zur Geburt in Bereitschaft

• gute Analgesie, möglichst Periduralanästhesie zur optimalen Entspannung des Bek-
kenbodens

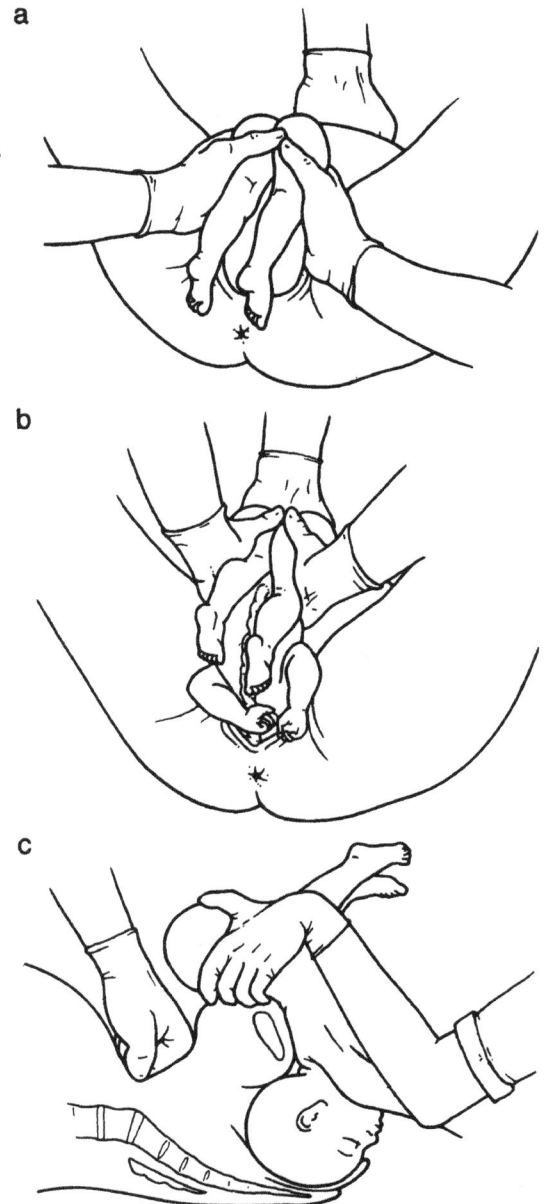

Abb. 4-28: Bracht-Handgriff zur Entwicklung von
Armen, Schultern und Kopf in einem Bewegungs-
ablauf bei BEL. Voraussetzung ist ein angepaßt
kräftiger Druck von oben über die Bauchdecke,
a. Gürtelförmiges Umfassen des Steißes mit beiden
Händen, b. Rotation um die Symphyse, c. Bremsen
des Kopfaustrittes mit den Unterarmen

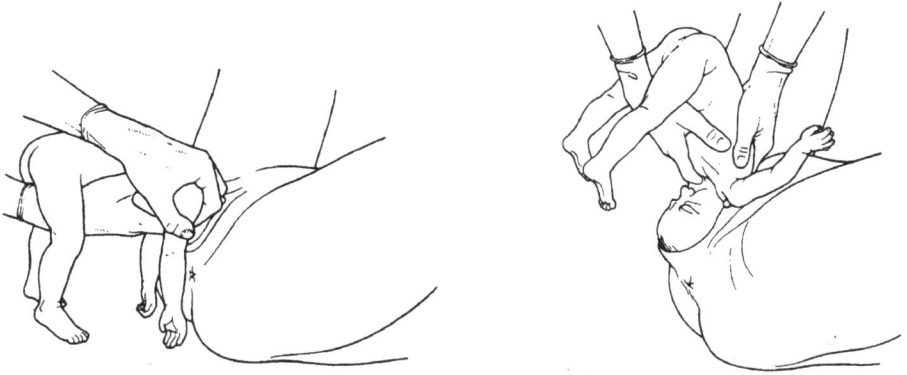

Abb. 4-29: Veit-Smellie-Handgriff zur Kopfentwicklung bei BEL.

• regelmäßige Entleerung der Harnblase beachten (der Steiß kann bei voller Harnblase
nicht tiefer rutschen)
• großzügiger Entschluß zu einem Dammschnitt
• zur Geburt Lagerung im Querbett (wie gynäkologischer Stuhl).

Entwicklung des Kindes: Sie ist fast ausschließlich ärztliche Tätigkeit, muß aber auch
von jeder Hebamme beherrscht werden. Für
die vaginale Entwicklung stehen den Ge-
burtshelfern verschiedene Handgriffe zur
Verfügung, die eine zügige Entwicklung des
Kindes ermöglichen (Abb. 4-28, 29).

4.4.4 Lageanomalien

Querlage: Bei 0,5–1% aller Geburten liegt
das Kind quer im Uterus. In dieser Lage ist
eine Geburt unmöglich. Ursachen:
• Schlaffe, nachgiebige Uteruswand und
Bauchdecken bei Mehr- und Vielgebärenden
• Frühgeburten (kleines Kind, viel Fruchtwasser)
• Uterusfehlbildungen oder Myome
• übermäßig viel Fruchtwasser (Polyhydramnion).

Gefahren bei Querlage: Solange die Fruchtblase intakt ist, besteht noch keine Gefahr

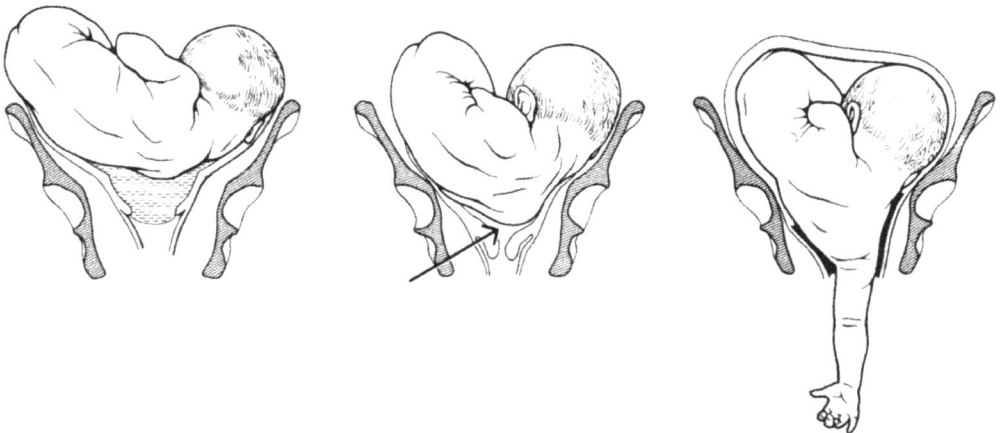

Abb. 4-30: Gefahren der Querlage: a. Fruchtblase steht, noch keine akute Gefahr, b. Fruchtblase gesprungen, Gefahr der Schultereinkeilung (Pfeil), Nabelschnurvorfall, Uterusruptur,
c. Verschleppte Querlage mit Armvorfall, eingekeilter Schulter, hier akute Gefahr der Ruptur
und Hypoxie.

für Mutter und Kind. Nach einem Blasensprung treten jedoch akute Probleme auf (Abb. 4-30).

Geburtsleitung:

• *Äußere Wendung:* Vor Wehenbeginn kann ähnlich wie bei einer BEL eine äußere Wendung versucht werden. Je nach Ursache dreht sich das Kind eventuell wieder zurück.

• *Sectio caesarea:* In fast allen Fällen ist eine Entbindung per Kaiserschnitt indiziert, da sonst auf Grund des unüberwindbaren Hindernisses eine Uterusruptur (Zerreißen des Uterus) meist im unteren Uterinsegment droht.

4.4.5 Mehrlingsgeburt

Bei Mehrlingsschwangerschaften mit mehr als zwei Kindern wird fast ausschließlich eine Schnittentbindung vorgenommen. Zwillinge (Gemini) können je nach Situation auch spontan geboren werden. Dies geschieht in ca. 50% aller Fälle. Die Lage der Kinder zueinander variiert und ist ausschlaggebend dafür, ob eine vaginale Entbindung angestrebt wird (Abb. 4-31). Ebenso wichtig sind folgende Kriterien:

• Gewichte der Kinder
• die Gewichtsdifferenz zwischen beiden Kindern darf nicht größer als 500 g sein

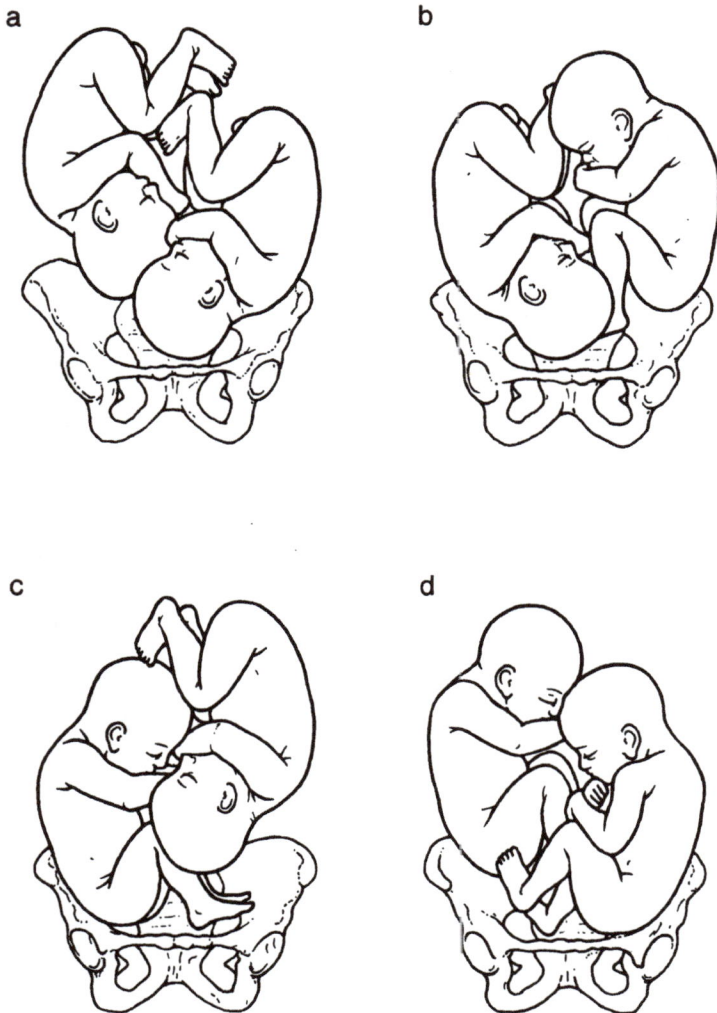

Abb. 4-31: Mögliche Lagen der Zwillinge zueinander und Häufigkeit ihres Auftretens: a. Beide Schädellage (ca. 45%) b, c. Schädellage und Beckenendlage (ca. 35%) d. beide in Beckenendlage (ca. 10%). Selten sind Querlagen eines oder beider Zwillinge.

- Gestationsalter über 32/0 SSW
- keine Zusatzrisiken

Gefahren bei Zwillingsgeburten

- *Vorzeitiger Blasensprung:* 35% aller Zwillingsgeburten beginnen mit einem Blasensprung. Die Nabelschnur oder ein Körperteil (Arm, Bein) des ersten Kindes können dabei vorfallen.
- *Wehenschwäche:* Durch Überdehnung des Uterus kann während und nach der Geburt eine Wehenschwäche auftreten. In der Nachgeburtsperiode beobachtet man daher gehäuft stärkere Blutungen.
- *Lange Geburtsdauer,* Erschöpfung der Mutter
- *Regelwidrige Haltung* und *Einstellung* des Kopfes durch geringes Platzangebot
- *Hypoxische Gefährdung* der Kinder wegen Plazentainsuffizienz oder Ablösung der Plazenta des zweiten Zwillings unmittelbar nach Geburt des ersten Kindes (Verkleinerung der Uterusinnenfläche)

Geburtsleitung

Im Entbindungsraum muß vorher sichergestellt sein, daß alle benötigten Geräte und Instrumente in doppelter Anzahl vorhanden sind:

- 2 Geburtensets mit ausreichend Metall- und Plastiknabelklemmen zur Unterscheidung der Kinder, der Nabelschnüre und Plazenten
- spezielles CTG-Gerät zur Geminiüberwachung oder zwei einzelne Geräte
- 2 Absauggeräte mit Absaugkathetern
- Vakuumgerät und Zangen bereitlegen
- Instrument zum Eröffnen der Fruchtblase beim zweiten Zwilling
- 2 Reanimationsplätze vorbereiten, wo die Kinder bei Bedarf mit Sauerstoff versorgt, abgesaugt und warmgehalten werden können.

Zum geburtshilflichen Team gehören im Idealfall zwei Hebammen, zwei Ärzte und ein Pädiater. Das Anästhesieteam sollte in Bereitschaft sein. Zur Geburt wird die Frau im Querbett gelagert, um zeitraubendes Umlagern beim zweiten Zwilling zu vermeiden. Nach Geburt und Abnabelung des ersten Zwillings wird die Mutter sofort vaginal untersucht um zu überprüfen, ob der Kopf oder Steiß des zweiten Kindes in das Becken eingetreten ist. Bei fest im Becken stehenden vorangehenden Teil eröffnet der Arzt die zweite Fruchtblase und das zweite Kind kann geboren werden. Idealer Zeitabstand zwischen Zwillingen sind 5 bis maximal 20 Minuten. Die Plazenta löst sich im Regelfall nach der Geburt des zweiten Zwillings. Die Ablösung ist häufig durch Überdehnung und Ermüdung des Uterus verzögert, die Gefahr starker Nachblutungen entsprechend groß.

4.4.6 Frühgeburt

Definition: Geburt vor der vollendeten 37/0 SSW.

Ursachen: meist unklar, oft nach vaginaler Infektion mit verschiedenen Erregern (z. B. Chlamydien, Streptokokken).

Gefahren für das Kind: Die Unreife des Kindes äußert sich vorwiegend in einer mangelnden Leistungsfähigkeit seiner Organe, insbesondere bei sehr kleinen Frühgeborenen. Die kritischen Organe sind Lunge, Gehirn, Darm, Leber. Sauerstoffmangel und Infektionen gefährden das Frühgeborene und können Spätschäden nach sich ziehen. Bei drohender Frühgeburt sollte die Mutter eine Klinik mit Neugeborenenintensivstation aufsuchen, um dem Kind nach der Geburt den sehr belastenden Transport zu ersparen.

Geburtsleitung

- intensive Überwachung der kindlichen Herzfrequenz mittels CTG
- Fruchtblase so lange wie möglich erhalten, da der Druck auf den Kopf gemindert wird

- gute Analgesie zur optimalen Entspannung der Geburtswege
- frühzeitiges Anlegen eines Dammschnittes zur Erweiterung der weichen Geburtswege (Druckentlastung des Kopfes mindert die Gefahr einer Hirnblutung)
- großzügiger Entschluß zur operativen Geburtsbeendigung bei auftretenden Risiken
- rechtzeitig Pädiater informieren und Vorbereitungen zur Reanimation treffen
- genaue Information der Eltern und so bald wie möglich intensiven Kontakt zum Kind ermöglichen.

4.4.7 Vaginal-operative Entbindung

Definition: Hierzu zählen Entbindungen mittels Zange (Forzeps) oder Vakuumextraktor (auch Saugglocke genannt; Abb. 4-32).

Indikation: Es gibt Indikationsstellungen von mütterlicher wie auch von kindlicher Seite:
- *kindlich:* drohende Hypoxie, pathologisches Herzfrequenzmuster, verlängerte Austreibungsphase
- *mütterlich:* Erschöpfung nach langem Geburtsverlauf, Erkrankungen (z. B. Herzfehler), Blutungen usw.

Voraussetzungen: Um eine vaginal-operative Entbindung durchführen zu können, müssen bestimmte Bedingungen gegeben sein:
- Muttermund vollständig eröffnet
- Fruchtblase eröffnet
- Kopf auf Beckenboden oder 1–2 Querfinger darüber
- Kopf muß so liegen, daß er mit der Zange oder dem Vakuumextraktor gut erreichbar ist.

Hebamme und Arzt arbeiten eng zusammen. Nach Aufklärung und Lagerung der Patientin im Querbett bereitet die Hebamme das Instrumentarium vor, überprüft es und reicht es an und leitet die Patientin zum Pressen an. Bei operativer Entbindung ist fast

a

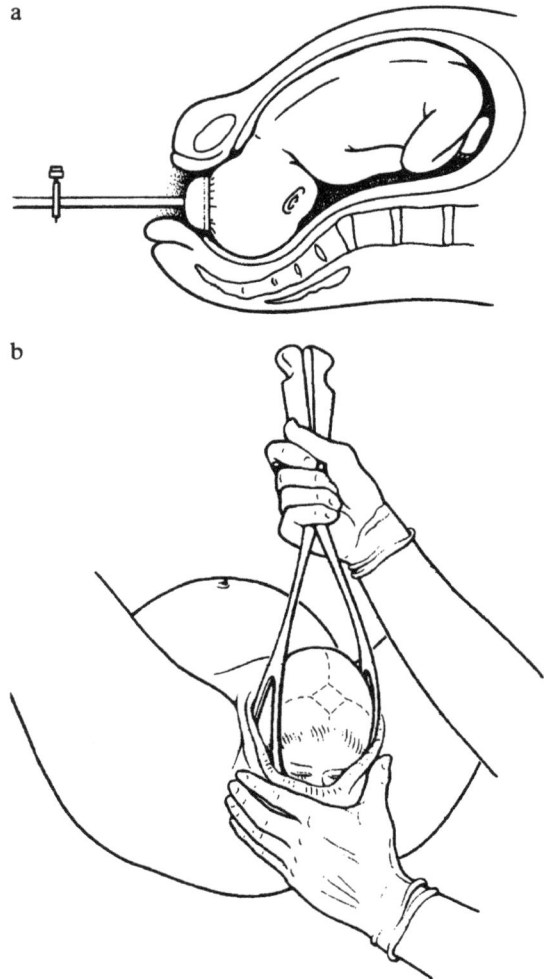

b

Abb. 4-32: a. Vakuumextraktion oder Saugglockengeburt. b. Zangenentbindung: Heben der Zangengriffe und Dammschutz.

immer ein Dammschnitt nötig. Nach der Geburt muß eine genaue Inspektion auf Damm-, Scheiden- oder Zervixrisse erfolgen, da die Geburtswege leichter verletzt werden können.

4.4.8 Sectio caesarea

Definition: Abdominale Schnittentbindung, auch Kaiserschnitt genannt.
- *primäre Sektio:* Die primäre Schnittentbindung ist ein geplanter Eingriff, der Zeit-

punkt der Operation wird vor dem Geburtsbeginn festgelegt.

• *sekundäre Sektio:* operative Beendigung einer begonnenen Geburt nach Einsetzen muttermundswirksamer Wehen (z. B. bei Geburtsstillstand, pathologischem CTG, Kopf-Becken-Mißverhältnis usw).

• *Notsektio:* Durchführung einer Sektio innerhalb weniger Minuten aufgrund akuter lebensbedrohlicher Situation für Mutter bzw. Kind (z. B. durch massive Blutungen oder Nabelschnurvorfall)

Bei primärer Sektio hat die Patientin die Wahl zwischen Intubationsnarkose oder Periduralanästhesie, bei sekundärer Sektio oder in Notfällen wird generell intubiert.

4.4.9 Regelwidrigkeiten der Nachgeburtsperiode

Nach der Geburt des Kindes ist die Mutter vor allem durch Blutungen gefährdet, die vor oder nach der Geburt der Plazenta auftreten können.

• *Verzögerte Plazentalösung:* z. B. durch Wehenschwäche oder volle Harnblase. Wird mit Wehenmittel und Blasenentleerung therapiert.

• *Unvollständige Plazentalösung:* Teile der Nachgeburt bleiben in utero und bewirken unmittelbar eine stärkere Blutung oder führen im Wochenbett zu Blutungen und Infektionen. Bei fraglich oder eindeutig unvollständiger Plazenta muß der Uterus direkt manuell ausgetastet werden, um die Reste zu entfernen (Abb. 4-33).

• *Atonische Nachblutung:* Als Folge einer Kontraktionsschwäche des Uterus (lange Geburtsdauer, Überdehnung) kommt es auch bei völlig entleerter Gebärmutter zu sehr starken Blutungen. Der Uterus erschlafft immer wieder und blutet z. T. kontinuierlich vor sich hin, was in der Gefährlichkeit oft unterschätzt wird.

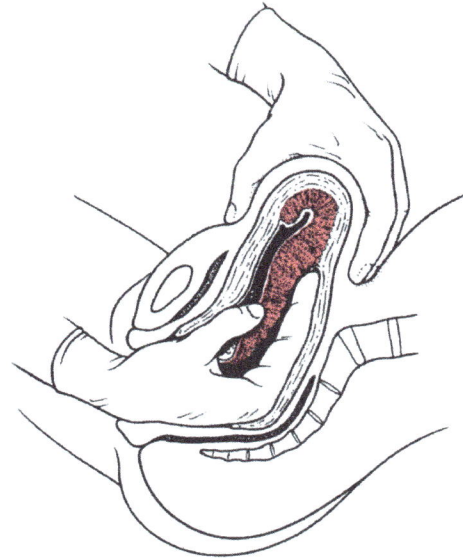

Abb. 4-33: Manuelle Lösung der Plazenta

Behandlung:
– Gabe von Kontraktionsmitteln
– Ausdrücken und Halten des Uterus mit der Hand
– Entleerung der Harnblase
– Auflegen einer Eisblase auf den Uterusfundus
– Volumenmangel ersetzen (Infusionen)
– Gerinnungswerte und Hb kontrollieren.

• *Gerinnungsstörung:* In der Nachgeburtsperiode kann z. B. nach einer Atonie ein erhöhter Verbrauch von Gerinnungsfaktoren zu einer Verbrauchskoagulopathie führen, d. h. das Blut gerinnt nicht mehr. Zur Behandlung wird FFP (fresh frozen plasma) oder Vollblut verwendet. Kommt die Blutung nicht zum Stillstand, muß im Notfall möglicherweise der Uterus entfernt werden.

4.4.10 Geburtsverletzungen der Frau

Durch starke Spannung der Muskulatur und Haut an Damm und Vulva während der Geburt des Kopfes können Verletzungen auftreten, die je nach Schweregrad genäht werden müssen oder auch spontan verheilen.

• *Verletzungen der Vulva und Vagina:* Hierzu gehören Verletzungen (Risse) an den Innenseiten der Schamlippen, der Klitoris und der Scheide.

• *Verletzungen des Dammes:*

– *Dammschnitt* (Episiotomie): Besteht die Gefahr eines Dammrisses oder ist das Kind gefährdet, wird eine Episiotomie von Hebamme oder Arzt vorgenommen (Abb. 4-34).

– *Dammriß:* Es erfolgt eine Unterteilung in 4 Schweregrade (Abb. 4-35). Ein Dammriß DR III° oder DR IV° muß von einem Facharzt versorgt werden.

• *Zervixrisse:* Nach vaginal-operativer Geburt, aber auch nach Manipulation (Dehnen) am Muttermund, entstehen vereinzelt Einrisse, die stark bluten können. Die Zervix wird mittels Spekulum eingestellt und der Riß zügig genäht.

• *Hämatome:* An Verletzungen der Geburtswege bilden sich häufiger Hämatome, wenn einzelne Blutgefäße nicht richtig unterbunden wurden. Hämatome sind als schmerzhafte, blaurote Anschwellung zu erkennen. Gibt die Frau starke Schmerzen in der Schei-

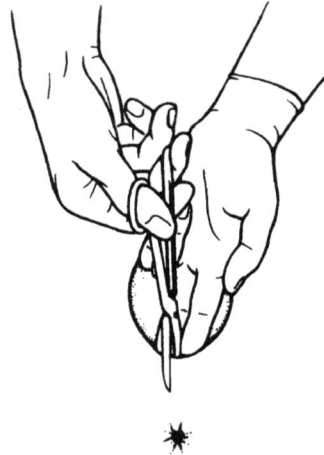

Abb. 4-34: Schneiden einer medianen Episiotomie im Schutze der linken Hand.

de oder Druck zum After an, muß vaginal untersucht werden. Hämatome können einen hohen Blutverlust zur Folge haben und einen Schock auslösen. Schmerzäußerungen auf der Wöchnerinnenstation müssen deshalb immer ernst genommen werden, da sich ein Hämatom oft erst nach der Verlegung auf die Station voll ausprägt.

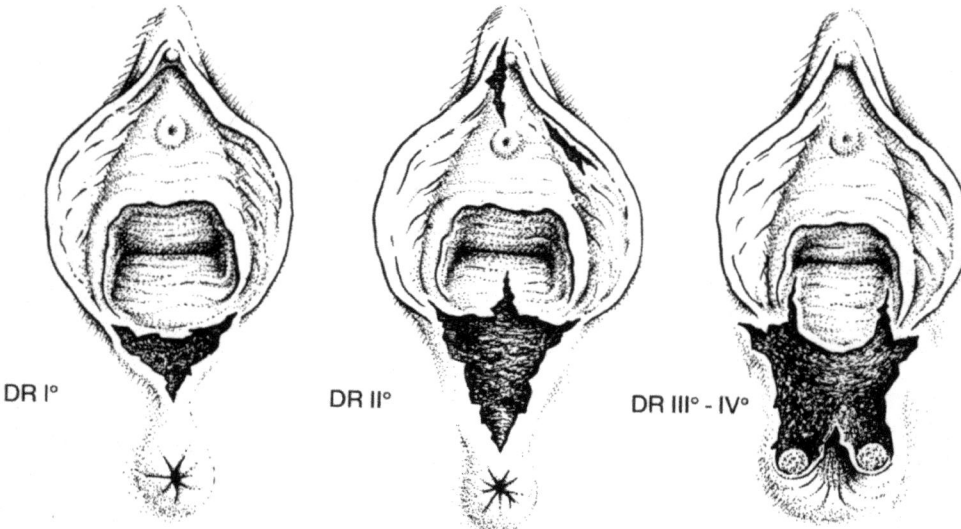

DR I°   DR II°   DR III° - IV°

Abb. 4-35: Einteilung der Dammrisse nach Schweregraden. DR I°: Einriß der Haut ohne Verletzung der Damm- und Scheidenmuskulatur. DR II°: Einriß aller Schichten der Dammmuskulatur, meist mit Scheidenriß (hier zusätzlich zwei Labienrisse dargestellt). DR III° und IV°: Einriß des gesamten Dammes mit M. sphincter ani. Einige Autoren bezeichnen den DR III° als DR IV°, wenn die Rektumvorderwand eingerissen ist

4.5 Geburtshilfliche Notfälle

4.5.1 Nabelschnurvorfall

Sitzt bei vorzeitigem Blasensprung der kindliche Kopf (oder Steiß) hoch über dem Bekken, kann eine Nabelschnurschlinge vorfallen und vom tiefertretenden Kopf abgedrückt werden (Abb. 4-36). Dies führt zu einem akuten Sauerstoffmangel des Kindes.

Maßnahmen
- Arzt informieren
- sofortiges Hochlagern des Beckens der Frau
- Hochschieben des kindlichen Kopfes mit der Hand zur Entlastung der Nabelschnur
- sofortige Notsektio.

4.5.2 Schwere kindliche Bradykardie

Verschiedene Ursachen können zu einem länger als drei Minuten andauernden Herzfrequenzabfall unter 90 Schläge pro Minute (Definition der fetalen Bradykardie) führen:
- Nabelschnurvorfall
- Nabelschnurkompression
- Durchblutungsstörungen der Plazenta
- mütterlicher Blutdruckabfall

- fetale Blutungen aus angerissenen Gefäßen der Nabelschnur oder Plazenta.

Die Hebamme erkennt den Herzfrequenzabfall auf dem CTG-Streifen und leitet unverzüglich Maßnahmen ein:
- Arzt informieren
- Seitenlagerung bzw. wechselnde Seitenlagerung der Frau
- i. v.- Zugang legen
- Wehentropf ausschalten
- Notfallmedikament zum Wehenstop verabreichen (Partusisten® i. v., aber nicht bei vorzeitiger Plazentalösung!).

Normalisiert sich die Herzfrequenz, sollte eine baldige Entbindung angestrebt, oder zunächst eine Fetalblutanalyse (s. S. 68) durchgeführt werden. Bei anhaltender, schwerer Bradykardie wird eine Notsektio durchgeführt.

4.5.3 Akute starke Blutungen

Starke Blutungen in der Schwangerschaft und unter der Geburt gefährden in kürzester Zeit das Leben von Mutter und Kind. Ursachen:
- Vorzeitige Plazentalösung (Abruptio placentae)

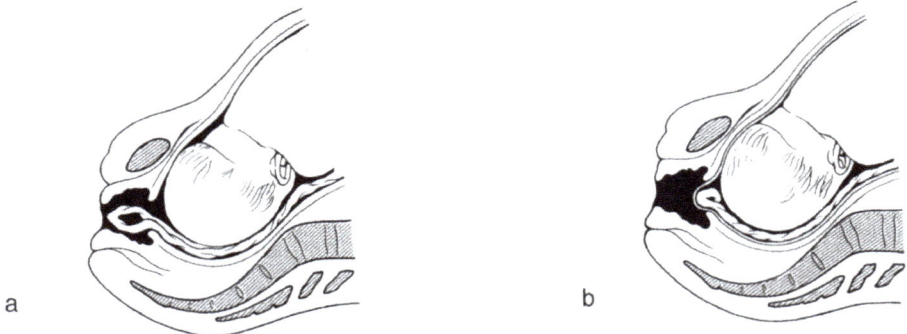

Abb. 4-36: a. Nabelschnurvorfall bei gesprungener Fruchtblase, b. Vorliegen der Nabelschnur bei intakter Fruchtblase

- tiefsitzende oder vor dem Muttermund sitzende Plazenta (Placenta praevia)
- Nabelschnurgefäßriß.

Maßnahmen: Bei starken Blutungen muß sofort eine Notsektio durchgeführt werden, da ein Volumenmangelschock infolge des Blutverlustes zu befürchten ist. Bei fetalen Blutungen (z. B. bei Vasa praevia) verblutet das Kind binnen Minuten. Ein Neugeborenes hat ca. 300 ml Blut. Dies entspricht 1/10 seines Körpergewichts.

4.5.4 Hämorrhagischer Schock

Akute Blutungen vor oder nach der Geburt (z. B. bei Atonie) verbunden mit hohem Blutverlust führen zum Blutvolumenmangelschock. Symptome:

- Hypotonie
- Tachykardie
- blaßkalte, feuchte Haut
- Zyanose der Lippen, Nägel
- Unruhe, Angst, Bewußtseinseintrübung

Maßnahmen

- Schocklagerung
- Freimachen der Atemwege
- Blutungsursache beheben
- Volumenersatz (HAES, Ringerlaktat, Plasma)
- Blutentnahme für Blutbild, Gerinnung, Kreuzblut, Blutkonserven.

4.5.5 Uterusruptur

Definition: Zerreißen der Gebärmutterwand meist im unteren, vorderen Abschnitt.

Ursachen

- Narben vorausgegangener Uterusoperationen
- Überdosierung von Wehenmitteln
- langer, protrahierter Verlauf der Geburt
- Mißverhältnis von Kopf und Becken.

Symptome

- plötzlicher Wehenstop nach vorausgegangenen heftigen, langen Wehen
- heftiger Schmerz an der Rupturstelle, Druckempfindlichkeit
- Angstzustände
- Schocksymptomatik der Mutter
- schwere fetale Bradykardie
- gelegentlich Blutung nach außen.

Maßnahmen

- Arzt informieren
- Schockbekämpfung
- Notsektio
- Reanimation des Kindes vorbereiten.

Nach Entwicklung des Kindes kann die Ruptur in den meisten Fällen genäht werden. Ansonsten ist eine Hysterektomie notwendig.

Literatur

1. Benett Ruth: Textbook for Midwifes, 11th Edition, Churchill Livingston, Edinburgh 1990.
2. Cunningham et al.: Williams obstetrics, 18th Edition, Predice Hall, London 1989.
3. Geist Ch., Harder U., Stiefel A. (Hrsg): Hebammenkunde, 2. Aufl., de Gruyter Verlag, Berlin 1998.
4. Goeschen K.: Kardiotokographie-Praxis, 5. Aufl., Thieme-Verlag, Stuttgart 1997.
5. Lippens F.: Hausgeburten – Eine Arbeitshilfe, E. Staude Verlag, Hannover 1994.
6. Martius G., Heidenreich W.: Hebammenlehrbuch, 6. Aufl., Thieme-Verlag, Stuttgart 1995.
7. Pschyrembel W., Dudenhausen J. W.: Praktische Geburtshilfe, 18. Aufl., de Gruyter Verlag, Berlin 1994.
8. Stadelmann I.: Die Hebammensprechstunde, Ingeborg Stadelmann Eigenverlag, Ermengerst.
9. Sweet, Betty: Mayes' Midwifery, 11th Edition, Bailliere Tindall, London 1988.

5 Wochenbett

Sigrun Kahf

Als Wochenbett (Puerperium) wird die Zeit nach der Geburt bezeichnet. Es beginnt mit der Geburt der vollständigen Plazenta und dauert etwa 6–8 Wochen. In dieser Zeit bilden sich die schwangerschafts- und geburtsbedingten Veränderungen wieder zurück, die Laktation setzt ein und es findet eine Hormonumstellung statt. Das Wochenbett ist durch fünf gleichzeitig laufende Vorgänge gekennzeichnet:

- Aufbau einer Mutter-Kind-Beziehung
- Rückbildungsvorgänge
- Wundheilungsvorgänge
- Beginn und Aufrechterhaltung der Laktation
- endokrine Umstellung

Als Zeit der Ruhe, Erholung und Schonzeit für Mutter und Kind ist das Wochenbett in der heutigen schnellebigen Zeit nahezu „wegrationalisiert" worden.

5.1 Ganzheitliche Wochenbettbetreuung

Viele Wochenbettstationen arbeiten heute nach dem Rooming-in Prinzip. Es zielt auf die Förderung der Mutter-Kind-Beziehung (sog. bonding) ab durch

- Vermeidung der räumlichen Trennung von Mutter und Neugeborenen
- Stärkung der Sicherheit im Umgang mit dem Kind, geduldige Anleitung und Beratung. Die Mutter versorgt ihr Kind weitgehend selbst. Dadurch bleiben auch Infektionen begrenzt, da nicht mehr so viele Personen das Kind versorgen.
- Enge Zusammenarbeit verschiedener Berufsgruppen, um eine fachlich qualifizierte Gruppenpflege anzubieten: Kranken- und Kinderkrankenschwestern, Hebammen, Ärzte und Ärztinnen, Krankengymnasten und Sozialarbeiter

- Unterstützung der eigenen Fähigkeiten und Ressourcen. Alle auf den Stationen tätigen Berufsgruppen orientieren sich an den Bedürfnissen der gesunden Wöchnerin und des gesunden Kindes.

Hebammenhilfe: Jeder Frau steht Hebammenhilfe zu. Sie erstreckt sich im Wochenbett auf einen Besuch täglich, bei Bedarf auch 2mal pro Tag für die ersten 10 Tage und weitere 8 Besuche bis zur 9. Lebenswoche des Kindes. Bei länger andauernden Problemen bedarf es einer zusätzlichen ärztlichen Anordnung. Hat die Frau weder von ihrem Arzt noch von der Krankenkasse Kenntnis hiervon erhalten, kann das Pflegepersonal entsprechende Aufklärung leisten.

5.2 Wundheilung

Nach der Geburt ist das gesamte Uteruskavum (Gebärmutterhöhle) eine große Wundfläche. Diese kommt durch das Ablösen der

Eihäute von der Uterusinnenwand unter Mitnahme großer Teile der Dezidua zustande. Besonders die Ablösung der Plazenta von ihrer Haftstelle verursacht eine etwa 7 × 10 cm große, tiefere Wunde. Die Ansammlung von Leukozyten an der Grenze zwischen Myometrium und Endometrium ist ein wirksamer Schutz gegen das Vordringen von Bakterien in die basalen Endometriumschichten. Die Heilung der Uteruswunde beginnt, nachdem die Reste der Dezidua durch enzymatische Prozesse abgebaut und ausgestoßen wurden. Unter dem Einfluß der nun wieder in Gang kommenden Östrogenproduktion im Eierstock erfolgt – ausgehend von den Resten der Schleimhautdrüsen – die Epithelialisierung, bis die ganze Uterushöhle wieder mit Endometrium ausgekleidet ist. Dieser Vorgang dauert 4–6 Wochen.

5.2.1 Lochien

Während der Rückbildungsvorgänge kommt es zu Wundabsonderungen, die als Lochien (gr. Lochios, zur Geburt gehörend) oder Wochenfluß bezeichnet werden. Bestandteile der Lochien sind:

• Blut
• nekrotisiertes Deziduagewebe
• Lymphe
• Zervixschleim
• abgestoßenes Vaginalepithel
• Bakterien.

Das Uteruskavum ist normalerweise keimfrei und die Lochien keimarm. Sie bieten allerdings einen guten Nährboden für alle Bakterien. Deshalb ist die Beachtung einer grundlegenden Hygiene besonders wichtig:

• täglich einmal duschen
• Benutzung eines Bidets nach jedem Toilettengang (täglich mindestens 6mal)
• Wechsel der Vorlagen

Menge und Zusammensetzung der Lochien ändern sich im Verlauf des Wochenbettes und können bei jeder Wöchnerin individuell verschieden sein (Tab. 5-1). Bei der

Tab. 5-1: Veränderungen von Uterus, Lochien, Uteruswunde

Zeit	Gewicht des Uterus	Lochien Aussehen	Menge	Zusammen-setzung	Uteruswunde
1.–3. Tg.	1000 g	Lochia rubra rein blutig	1. Tg. reichlich ca. 300 ml 2.–3. Tg. weniger	Blut, Blutgerinnsel Lymphe	Blutstillung noch unvollkommen. Aufbau des Wundschutzwall
4.–8. Tg.	500 g	Lochia fusca rot, bräunlich dünnflüssiger	rasch weniger gesamt ca. 100 ml	wenig Erythrozyten, viele Leukozyten, Lymphe. Gewebsreste, viel Deziduazellen, Bakterien	Blutstillung, da Gefäßverschluß durch Thromben u. Dauerkontraktion
9.–15. Tg.	350 g	Lochia flava gelblich, weiß	spärlich ca. 50 ml	reichlich verflüssigte Dezidualreste, Lymphe, Leukozyten	Abstoßung nekrotischer u. verflüssigter Zellen
16.–21. Tg.	250 g	Lochia alba weiß, klar	ausflußartig	Leukozyten, Zervixschleim	zunehmende Epithelisierung
4–6 Wo.	70–90 g				abgeschlossene Wundheilung Endometrium ist aufgebaut

Beurteilung der Lochien sind neben Menge, Geruch, Farbe und Konsistenz auch folgende Kriterien zu beurteilen:

- Uterushöhenstand
- die Dauer der Geburt (eventuell aufgetretene Wehenschwäche, eine eventuell aufgetretene Infektion z. B. durch vorzeitigen Blasensprung)
- Überdehnung des Uterus durch Mehrlinge
- Polyhydramnion
- Makrosomie des Kindes (sehr großes Kind).

Die durchschnittliche Menge des Lochialsekrets kann bis zu 250 ml täglich im Frühwochenbett betragen. Je nach Literaturangabe wird von einer Gesamtmenge von 400–1000 ml ausgegangen.

5.2.2 Verletzungen der Geburtswege

Bei der Aufnahme einer Wöchnerin auf die Station wird sich die Schwester über den Geburtsverlauf, den Blutverlust und eventuell entstandene Geburtsverletzungen informieren. Die vorhandenen Wunden sind genäht und bedürfen jetzt der Beobachtung und der Pflege. Täglich werden die äußeren Wunden inspiziert und eventuell dem Arzt vorgestellt. Es empfiehlt sich, der Frau mit Hilfe eines Spiegels die Geburtsverletzungen zu zeigen. Oft kann das Schmerzempfinden dadurch schon reduziert werden. Die Frau kann die weitere Pflege weitgehend selbst durchführen:

- Vorlagenwechsel alle 2–3 Stunden
- Spülen der Vulva (äußeres Genitale) mit lauwarmem oder kaltem Wasser auf dem Bidet oder mit einer Spülkanne auf der Toilette
- sorgfältiges Abtrocknen.

Rißwunden:

- *Labienrisse:* an den Innenseiten der kleinen Labien ein- oder beidseitig;
- *Labienschürfungen:* werden oft nicht genäht, brennen aber beim Wasserlassen. Die

Wöchnerin muß hierüber aufgeklärt werden. *Ratschlag:* Wasserlassen auf dem Bidet, unter Bespülen der Vulva mit warmen Wasser oder mit einer Spülkanne (um den Urin zu verdünnen). Aus dem gleichen Grund viel trinken.

- *Klitorisrisse:* sind selten. Oft wird für die Nahtversorgung ein Katheter gelegt. Dieser dient einerseits dazu, daß die Harnröhre bei der Nahtversorgung nicht mit erfaßt wird. Zum anderen soll vorgebeugt werden, daß es durch die Schwellung im Rißbereich zum Zuschwellen und folglich zur Harnverhaltung bei der Frau kommt. Der Katheter bleibt deshalb 12–24 Std. liegen (Arztrücksprache!). Für die lokale Pflege gilt der gleiche Rat wie oben.
- *Scheidenrisse:* entstehen in unterschiedlicher Länge und Tiefe unmittelbar hinter dem Introitus (Scheideneingang).
- *Zervixrisse:* Einrisse am Muttermund, können durch Vakuumextraktion oder Zangenentbindung entstehen, sie entstehen sehr selten bei einer Spontangeburt. Ein Zervixriß wird nur genäht, wenn es blutet oder der Riß sehr ausgeprägt ist.
- *Dammrisse* (DR): Reißt das Gewebe am Damm, gibt es selten eine größere Blutung, da an dieser Stelle keine größeren Gefäße verlaufen. Dammrisse werden in 4 Grade eingeteilt (Abb. 4-35) und sind grundsätzlich zu nähen. Die Frau erhält auf der Wochenstation Vollkost und vom ersten Tag an täglich ein Abführmittel (z. B. Magnesium oder Agarol). Die Dosierung des Abführmittels richtet sich nach dessen Wirkung. Eine Obstipation sollte unbedingt vermieden werden. Außerdem ist auf ausreichende Flüssigkeitsaufnahme zu achten (2–3 l/Tag). Zur Nahtpflege werden keine Salben, Puder oder Sprays angewandt. Die Frau sollte das Bidet umgekehrt benutzen, damit die Beine nicht so weit gespreizt sind und dadurch der Damm belastet wird. Bei der Entlassung ist die Wöchnerin zur abschließenden Prüfung der Sphinkterfunktion dem Oberarzt vorzustellen.

Beckenbodenübungen in den ersten 5–6 Tagen sind zu unterlassen. Ist die Naht schmerzhaft bzw. stark geschwollen, wird lokal gekühlt. Schmerzmittel mit gleichzeitig abschwellender Wirkung sollten großzügig angewendet werden.

Episiotomie (Scheidendammschnitt): Die *mediane Episiotomie* verläuft von der Mitte der hinteren Kommissur in Richtung Anus. *Vorteil:* sie verursacht weniger Schmerzen, heilt gut und ist häufig kaum zu erkennen. Die *mediolaterale Episiotomie* verläuft von der Mitte der hinteren Kommissur in einem Winkel von ca. 45° nach lateral. Diese Schnittführung verursacht der Frau oft mehr Schmerzen. *Vorteil:* der Sphincter ani ist weniger gefährdet.

Bei der *täglichen Inspektion* der Geburtswunden achtet die Pflegeperson auf:

- eine Schwellung des Gewebes
- eine Entzündung des Narbengebietes und Unterminierung desselben
- das Vorhandensein von Hämatomen.

5.3 Rückbildungsvorgänge

Zur Förderung der Rückbildung hat sich die *Frühmobilisation* als sehr günstig erwiesen. Spätestens 6 Stunden nach der Entbindung steht die Frau auf, sie geht zur Toilette und kann duschen. Die frühe Mobilisation bildet eine natürliche Prophylaxe gegen das Entstehen einer Thrombose oder Embolie. Die Rückbildungsvorgänge werden beschleunigt, Kreislauf, Stoffwechsel und Darmtätigkeit werden angeregt. Lochialstauungen sind seltener und das Wasserlassen geht leichter. Gleichzeitig wird die psychische Stabilität gefördert und gestärkt.

5.3.1 Genitale Rückbildungsvorgänge

Uterus: wiegt nach der Geburt etwa 1000 g und wird sich in ca. 6–8 Wochen wieder bis auf ein Gewicht von etwa 70 g zurück gebildet haben. Die Schwester oder die Hebamme kontrolliert die regelrechte Uterusinvolution (Rückbildung), indem sie durch die Bauchdecken der Frau den Höhenstand der Gebärmutter tastet. Bei der Verlegung der Frau vom Kreißsaal steht der Uterus normalerweise 2–3 Querfinger (QF) unter dem Nabel. Innerhalb der ersten 24 Std. steigt der Uterusfundus noch einmal bis Nabelhöhe, um anschließend täglich etwa 1 QF tiefer zu treten. Nach 10–12 Tagen wird er über der Symphyse nicht mehr zu tasten sein (Abb. 5-1).

3 Arten von **Wochenbettwehen** bewirken hauptsächlich die Rückbildung des Uterus.

1. *Dauerkontraktion:* beginnt mit der Geburt der Plazenta und dauert etwa 4–5 Tage an
2. *Nachwehen:* beginnen 2–3 Std. p. p. und sind der Dauerkontraktion „aufgesetzt". Sie dauern etwa 2–3 Tage an. Bei Mehrgebärenden können sie sehr schmerzhaft sein.
3. *Reiz-* oder *Stillwehen:* entstehen durch Reize am Uterus. Der häufigste Reiz ist das Stillen, aber auch Massage am Uterus oder die Gabe von Kontraktionsmitteln können der Reizauslöser sein.

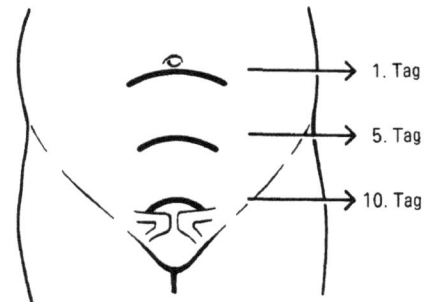

Abb. 5-1: Stand des Uterus in der ersten Wochenbetttagen.

Der gesamte Bandapparat des Uterus ist durch die Schwangerschaft und die Geburtsarbeit überdehnt. Dadurch kann es zu einer retroflektierten Lage des Uterus und dadurch zu einer Abflußbehinderung des Wochenflusses kommen. Dies tritt häufig etwa am 3.–4. Tag auf. Das Einnehmen der Bauchlage kann hier Abhilfe schaffen. Die Zervix formiert sich sehr schnell. Schon nach

8–10 Tagen ist der innere Muttermund nur noch so weit geöffnet, daß die Lochien (Wochenfluß) abfließen können.

Vulva: nach der Geburt sind die Labien noch geöffnet. Aber schon nach 1 Tag schließt sich der Scheidenvorhof durch eine Tonisierung der Muskulatur, und die Labien liegen wieder aneinander.

5.4 Extragenitale Rückbildung

Der Gewichtsverlust im Wochenbett von der Geburt des Kindes bis zum Ende des Wochenbettes beträgt ca. 6–8 kg (Tab. 5-2).

Tab. 5-2: Gewichtsverlust im Wochenbett

Bei der Geburt	
Kind	3000–3500 g
Plazenta	500–800 g
Fruchtwasser	800–1000 g
Blut + Schweiß	500 g
im Wochenbett	
Wochenfluß	400–1000 g
Uterus	1000 g
insgesamt	6200–7300 g

5.4.1 Bauchdecken und Bauchmuskulatur

Die gedehnten und erschlafften Bauchdecken erlangen den normalen Tonus und ihre ehemalige Straffheit nur allmählich und manchmal unvollkommen wieder. Konstitutionelle Faktoren und extreme Gewichtszunahme, aber auch eine übermäßige Dehnung (z. B. bei Mehrlingsschwangerschaften), verhindern bei manchen Frauen eine vollständi-

ge Rückbildung. Entsprechende und frühzeitig einsetzende Wochenbettgymnastik hilft, um den ursprünglichen Zustand wieder zu erreichen. Schon in der Schwangerschaft sind oft die beiden geraden Bauchmuskeln in der Mitte auseinander gewichen. Es entsteht die sog. *Rektusdiastase* (rectus lat.: gerade, Diastase gr.: Auseinanderstehen). Diese kann abhängig von Konstitution und Parität 1 bis 4 Querfinger breit sein. Die Rückbildung kann bis zu 6 Monate dauern. Hier sind spezielle Übungen, insbesondere für die schräge Bauchmuskulatur angezeigt.

5.4.2 Beckenbodenmuskulatur

Der Beckenboden wird durch die vaginale Geburt in vielfältiger Weise belastet. Es gibt verschiedene Faktoren, die unter der Geburt auf ihn einwirken, z. B. Gewicht und Kopfeinstellung des Kindes. Die Wehentätigkeit, der Preßdrang, der Zustand des Beckenbodens (Narben, Varizen) sowie die Art eines Dammrisses oder -schnittes kann die Beckenbodenmuskulatur beeinträchtigen. Bereits im Frühwochenbett sollte mit speziellen Übungen zur Straffung der Beckenbodenmuskulatur zur Wiedererlangung seiner Funktion begonnen werden, um der Gefahr einer späteren Harninkontinenz vorzubeugen.

5.4.3 Körpertemperatur

Die Körpertemperatur ist im Wochenbett normalerweise nicht erhöht, kann aber am Tage des Milcheinschusses (ca. 3–4 Tage p. p.) ansteigen. Für die Zeit des Wochenbettes ist jeder Temperaturanstieg über 37 °C wegen der Gefahr einer Infektion kritisch zu bewerten und zu überwachen.

5.4.4 Atmung

Durch den Rückgang des Zwerchfellhochstandes wird die während der Schwangerschaft vorhandene Brustatmung wieder zur kombinierten Bauch- und Brustatmung.

5.4.5 Blut und Kreislaufsystem

Der durch die Schwangerschaft physiologisch bedingte erhöhte Wassergehalt des Blutes normalisiert sich erst nach 2–3 Wochen. Während der ersten Tage des Wochenbettes kommt es durch den Einstrom von Gewebeflüssigkeit zunächst zu einer weiteren Zunahme des Blutvolumens. Diese Blutverdünnung macht sich bemerkbar durch ein Absinken des Hämatokrits (z. B. von 40 Vol.% bei der Geburt auf 37 Vol.% im Wochenbett). Der Anteil der Blutzellen bleibt fast konstant, es verändert sich nur die Menge des Plasmas. Diese Zunahme des Blutvolumens löst die für das Frühwochenbett typische *erhöhte Diurese* aus. Die physiologische Vermehrung der Leukozyten während der Schwangerschaft auf 12–20000/mm^3 bildet sich nach ca. 2 Wochen wieder auf Normalwerte zurück ca. (4–7000/mm^3).

Der **Blutdruck** verändert sich im Wochenbett kaum, er wird meist niedriger als in der Schwangerschaft sein, die Pulsfrequenz beträgt 60–80 spm.

5.4.6 Ausscheidungsorgane

Harnblase: Häufig kommt es im Wochenbett zu Entleerungsstörungen (*Miktionsstörungen*) der Harnblase. Die Ursachen sind verschieden. Der herabgesetzte Tonus der Blasenmuskulatur erhöht die Blasenkapazität und vermindert den Miktionsdrang. Außerdem können Ödeme und Quetschungen im Bereich des Blasenhalses und der Harnröhre sowie Einrisse und Schnitte im Bereich des äußeren Genitale den Miktionsreflex hemmen. Auch eine Periduralanästhesie kann die Ursache für eine vorübergehende Entleerungsstörung sein. Wird die Harnverhaltung nicht bemerkt, kann es zu einer *Überlaufblase* kommen: die Harnblase ist überfüllt, der Tonus herabgesetzt und die Blase kann sich nicht mehr vollständig entleeren. Die Wöchnerin läßt häufig und oft unter Schmerzen nur wenige Tropfen Urin. Bei der Pflege muß darauf geachtet werden, daß die Wöchnerin bei ihren Toilettengängen ausreichend Urin läßt. Im Zweifelsfall sind der Uterusstand zu kontrollieren und eine Ultraschalluntersuchung der Harnblase zu veranlassen.

Niere: Die glomeruläre Filtrationsrate der Niere ist in der Schwangerschaft erhöht und beträgt 145 ml/min (normalerweise ca. 100 ml/min). Dieser Zustand bleibt in der ersten Woche p. p. bestehen. Dadurch kommt es zu einer täglichen Urinausscheidung von bis zu 3000 ml. Nach 3–4 Wochen hat sich die Nierenfunktion wieder normalisiert.

Darm: Durch das Hormon Progesteron kommt es schon in der Schwangerschaft zu einer Tonusabnahme der Darmmuskulatur und damit auch zu einer verminderten Motorik. Abwechslungsreiche und ballaststoffhaltige Ernährung kann hier in Verbindung mit ausreichender Flüssigkeitsaufnahme (2–3 l/Tag) Abhilfe schaffen. Der erste Stuhlgang findet meist am 2.–3. Tag p. p. statt. Nach 3 bis 4 Wochen stellt sich wieder eine normale Darmperistaltik ein.

5.4.7 Haut

Pigmentierungen und Schwangerschaftsstreifen: Die schwangerschaftsbedingten Veränderungen bilden sich zurück oder ändern ihr Aussehen. Die Pigmentierungen im Gesicht (Chloasma uterinum = schmetterlingsförmige Braunfärbung), an der Vulva, an Brustwarzen und Warzenhöfen sowie an der Linea fusca (Mittellinie von Symphyse bis Rippenbogen) verblassen allmählich. Aus den bläulich-roten Schwangerschaftsstreifen werden schmale, weißlich-silberne narbige Streifen.

Varizen: Durch den verringerten Tonus der Venen in den Beinen, im Becken und im Anogenitalbereich haben sich oftmals schon in der Schwangerschaft Varizen und Hämorrhoiden gebildet. Die durch die Tonusverminderung auftretende Verlangsamung des Blutflusses begünstigt das Entstehen einer

Thrombose. Ein einfaches und wirksames Gegenmittel ist die Frühmobilisation. Hierdurch wird die Muskelpumpe in den Beinen aktiviert. Einfache Übungen können den venösen Rückfluß fördern (Abb. 5-2). Varizen bilden sich nicht wieder vollständig zurück. Besonders beim Eintreten weiterer Schwangerschaften wird das Tragen von Kompressionsstrümpfen empfohlen.

Hämorrhoiden: Bereits bestehende Hämorrhoiden werden sich in der Schwangerschaft durch den Druck des größer werdenden Uterus sowie durch den Druck des Kopfes unter der Geburt oft vergrößern. Damit keine Entzündung auftritt, ist der Anus nach jedem Stuhlgang mit warmen Wasser und milder Seife zu reinigen. Zusätzlich kann gekühlt werden (z. B. mit „Eisfingern": mit gefrorenem Wasser gefüllte Fingerlinge. Diese haben die richtige Größe und passen genau in die Analfalte auf die schmerzende Hämorrhoide).

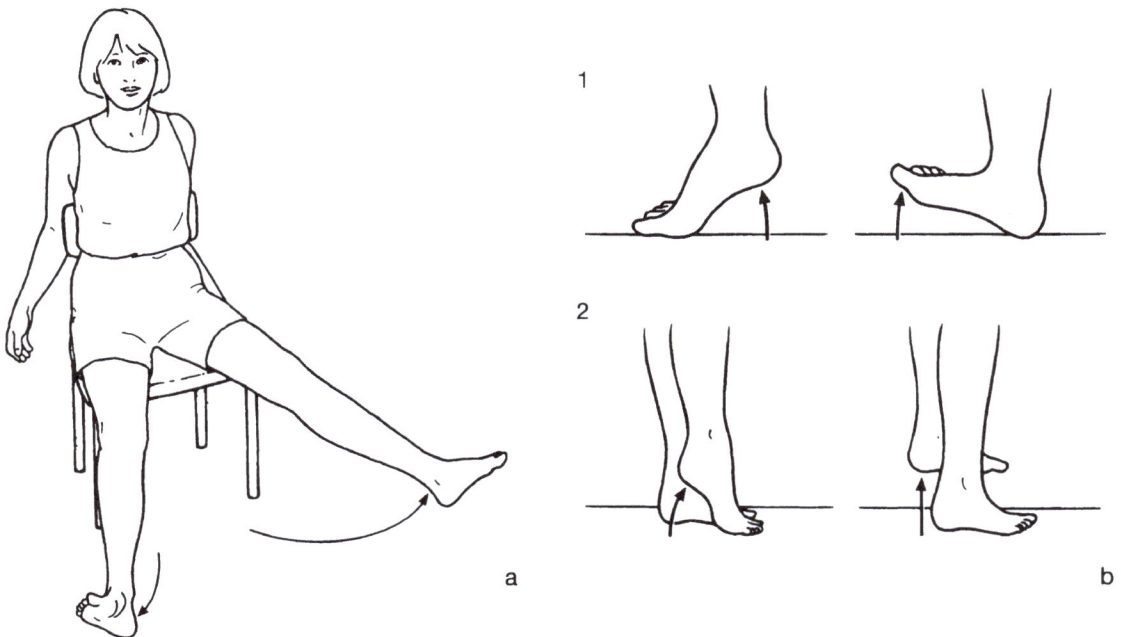

Abb. 5-2: a. Einfache Übungen zur Betätigung der Muskelpumpe. Im Sitzen: Kreislauf und Wadenmuskulatur anregen. In schnellem Wechsel Beine weit ausstrecken und angewinkelt zusammenstellen. b. im Stehen: Wadenmuskulatur anregen und venösen Rückfluß fördern. In Schrittstellung die Hände in Schulterhöhe an der Wand abstützen, 1. abwechselnd 20mal in den Zehen- und Hackenstand (Zehen nach oben gezogen) gehen, 2. auf der Stelle wandern: Die Fersen auf der Stelle im schnellen Wechsel anheben und abstellen.

5.5 Laktation

5.5.1 Anatomie und Physiologie der Brustdrüse

Die Brust liegt auf dem großen Brustmuskel (M. pectoralis major) zwischen der 3. und 7. Rippe, seitlich zwischen dem Sternum (Brustbein) und der Axilla (Achselhöhle). Eine Brust wiegt ca. 100–300 g. Die Brustdrüse ist ein hormonabhängiges Organ. Ihre Aufgabe ist die Laktation. Die Hauptbestandteile der Brust sind

- Drüsengewebe
- Fettgewebe
- Bindegewebe.

Größe und Form der Brust sind genetisch festgelegt, sie werden von der Menge des Fett- und Bindegewebes bestimmt. Die Größe der Brust hat keinen Einfluß auf die Stillfähigkeit.

Mit der Entwicklung der weiblichen Brustdrüse (*Thelarche*) beginnt die Pubertät (9 bis 13 Jahre). Mit dem Einsetzen der Menarche kommt es unter dem Einfluß von Progesteron zum Wachstum der Drüsensegmente. Nach 1½–2 Jahren sind die Gewebedifferenzierung und das Wachstum der Brustdrüse vorerst ab-

geschlossen. Die Wachstumsvorgänge ruhen bis zur 1. Schwangerschaft, allerdings unterliegt die Brustdrüse den hormonellen Einflüssen des Menstruationszyklus. Ebenso in der Schwangerschaft und den verschiedenen Lebensphasen einer Frau kommt es zu Form-Gewichts- und Gewebsveränderungen der Brust. In der Gravidität weist sie einen größeren Anteil von Parenchym und weniger Fett- und Bindegewebe auf. Im Klimakterium tritt das Parenchym zugunsten des Fett- und Bindegewebes in den Hintergrund (Abb. 5-3).

Aufbau: In jeder Brust gibt es 15–20 Drüsensegmente. Jedes Segment enthält:

- *Alveolen* zur Milchbildung,
- *Milchsammelkanälchen*, die sich zum Hauptmilchgang vereinigen. Dieser erweitert sich zum
- *Milchsee* und mündet mit dem Ausführungsgang in der Mamille.

In der Mamille (Brustwarze, Papilla mammaria) gibt es 15–20 Ausführungsgänge (Abb. 5-4). Sie liegt in der Mitte des Warzenhofes (Areola mammaria). Die Areola hat einen Durchmesser von ca. 2–5 cm, ist leicht erhaben und wie die Mamille braun pigmentiert.

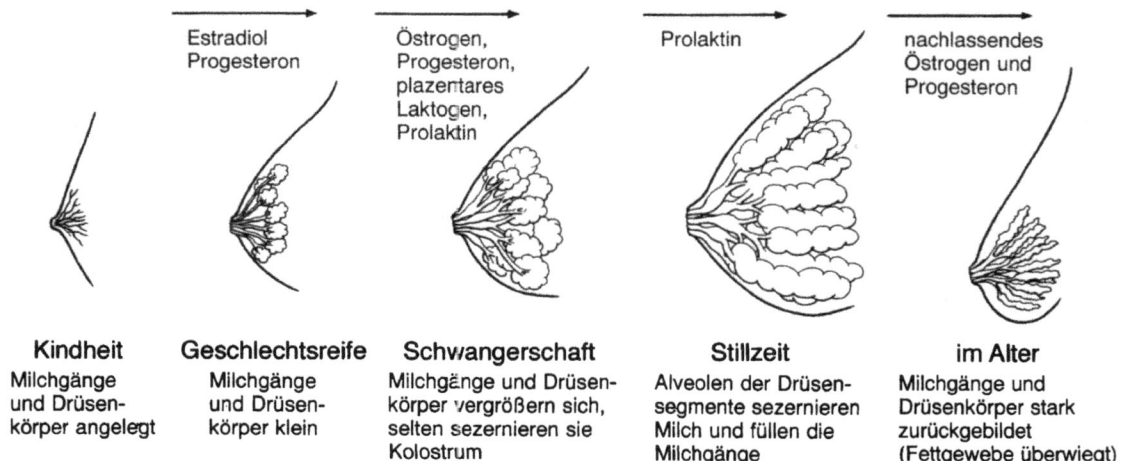

Estradiol Progesteron	Östrogen, Progesteron, plazentares Laktogen, Prolaktin	Prolaktin	nachlassendes Östrogen und Progesteron
Kindheit	**Geschlechtsreife**	**Schwangerschaft**	**Stillzeit**	**im Alter**
Milchgänge und Drüsenkörper angelegt	Milchgänge und Drüsenkörper klein	Milchgänge und Drüsenkörper vergrößern sich, selten sezernieren sie Kolostrum	Alveolen der Drüsensegmente sezernieren Milch und füllen die Milchgänge	Milchgänge und Drüsenkörper stark zurückgebildet (Fettgewebe überwiegt)

Abb. 5-3: Struktur der weiblichen Brust in unterschiedlichen Lebensphasen.

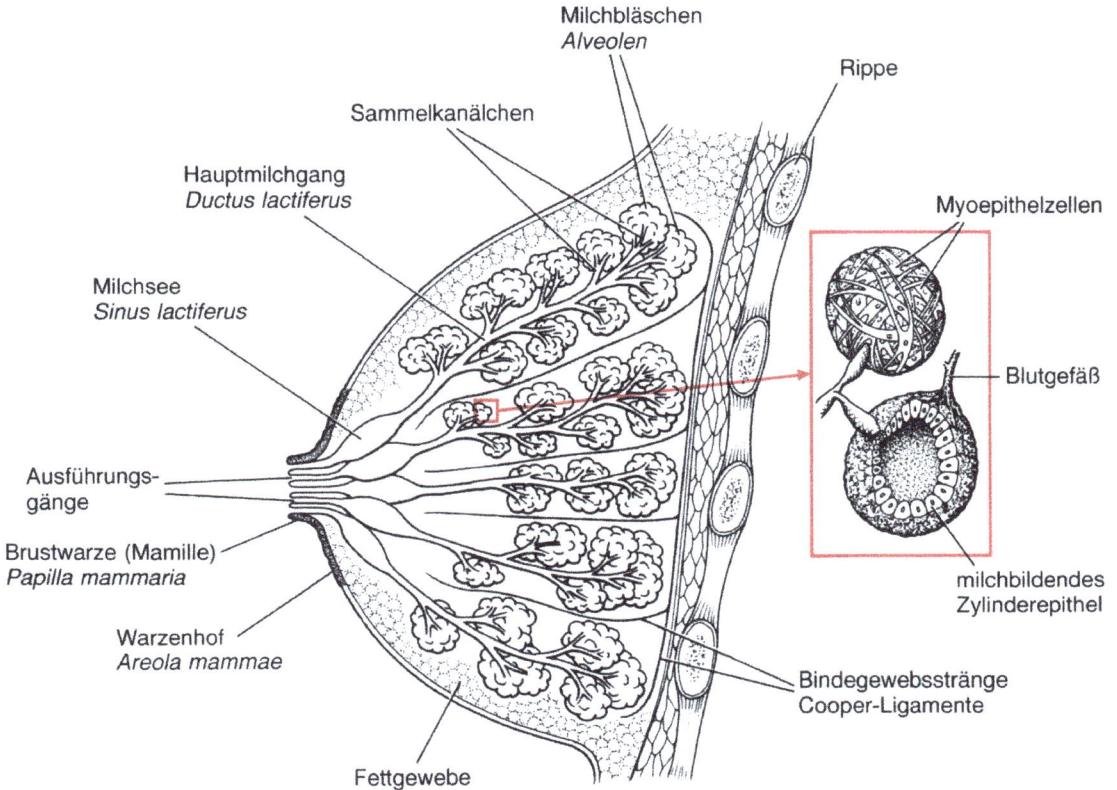

Milchbläschen
Alveolen

Rippe

Sammelkanälchen

Hauptmilchgang
Ductus lactiferus

Myoepithelzellen

Milchsee
Sinus lactiferus

Blutgefäß

Ausführungs-
gänge

Brustwarze (Mamille)
Papilla mammaria

milchbildendes
Zylinderepithel

Warzenhof
Areola mammae

Bindegewebsstränge
Cooper-Ligamente

Fettgewebe

Abb. 5-4: Längsschnitt durch die weibliche Brustdrüse mit 2 vergrößerten Alveolen aus einem Drüsensegment.

Blutversorgung: erfolgt hauptsächlich über den absteigenden Ast der Brustaorta, der Arterien unter dem Schlüsselbein und in der Achselhöhle. Die Gefäße bilden untereinander ein Netz.

Nervenversorgung: In die Mamille führen viele sensible Nervenendigungen, die bei Berührung zusammen mit den Muskeln zur Erektion der Mamille führen. Dies ist ein besonders für das Stillen wichtiger Effekt.

Lymphsystem: In der Brustdrüse befindet sich ein weit verzweigtes Lymphgefäßnetz. Die Lymphe wird hauptsächlich über die Lymphknoten der Achselhöhlen abgeleitet.

Bei der **embryonalen Entwicklung** der Brustdrüsen kann es zu einer unvollständigen Rückbildung der überschüssigen Milchdrüsenanlagen entlang der Milchleiste kommen (Abb. 5-5). Es zeigen sich

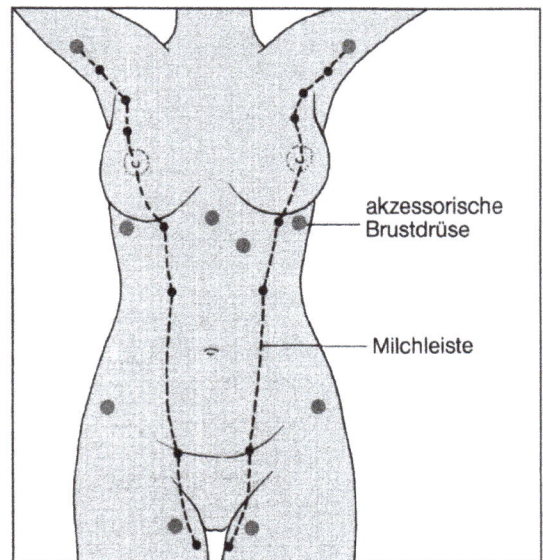

akzessorische
Brustdrüse

Milchleiste

Abb. 5-5: Milchleiste und akzessorische Brustdrüsen

überzählige Brustwarzen (*Polythelie*) oder Drüsen-
anlagen (*Polymastie*). Während die Polythelie
keine Beschwerden bereitet, kann es bei der Polymastie mit Beginn der Stillzeit zu erheblichen Problemen kommen. Die überzähligen Drüsen sind
ebenso fähig, Milch zu bilden. Da sie keinen Abfluß haben, kann es zu einem sehr schmerzhaften
Milchstau kommen. Daher sollten bei der täglichen Abtastung und Betrachtung der Brust im
Wochenbett immer die Achselhöhlen der Frau ausgetastet werden, um evtl. überzählige gestaute
Milchdrüsensegmente zu entdecken. Linderung
bringt **nur** die dauerhafte Kühlung der Drüsen.

5.5.2 Hormonelle Veränderungen und Einflüsse

Neben den Hormonen Östrogen und Progesteron wirken auch das HPL (humanes Plazentalaktogen) und Prolaktin auf die Brustdrüse. Nach Wegfall der Plazentahormone
HPL und HCG sowie der Verminderung von
Östrogen und Progesteron kann das Prolaktin voll wirksam werden. Der Beginn und die
Aufrechterhaltung der Laktation sind sehr
komplexe und störanfällige Vorgänge. Man
unterscheidet 5 Phasen:

*   *Mammogenese:* Entwicklung und Aufbau
    der Brust zum Milch spendenden Organ
*   *Laktogenese:* Vorbereitung der Brust zur
    Milchabgabe
*   *Galaktogenese:* Auslösung der Milchbil-
    dung nach Geburt der Plazenta
*   *Galaktopoese:* Aufrechterhaltung der be-
    stehenden Laktation
*   *Galaktokinese* (auch: *Laktokinese*) Entlee-
    rung der Milch.

Von entscheidender Bedeutung für die
Aufrechterhaltung der Milchbildung und -ab-
gabe sind der Saugreiz des Kindes und die
Entleerung der Brust.

5.5.3 Muttermilch

Muttermilch ist die artgerechte optimale Ernährung für das Kind. Sie enthält genau die

Tab. 5.3: Zusammensetzung der Muttermilch im Vergleich zur Kuhmilch. EW = Eiweiß, F = Fett, KH = Kohlenhydrate, Min. = Mineralien

in 100 ml	EW g	F g	KH g	Min. g	kcal
Vormilch	2,7	1,9	5,3	0,33	65
Übergangsmilch	1,6	2,8	6,5	0,24	70
reife Frauenmilch	1,2	3,5	7,0	0,21	70
Kuhmilch	3,3	3,5	4,8	0,72	66

richtige Zusammensetzung entsprechend des
Wachstums und dem Nahrungsbedarf des
Kindes. In den ersten Wochen verändert sie
ihre Zusammensetzung und wird unterschiedlich benannt (Tab. 5-3):

*   *Kolostrum:* sog. Vormilch, 1.–5. Tag p. p.
*   *transitorische Milch:* sog. Übergangsmilch;
    6.–14. Tag p. p.
*   *reife Frauenmilch:* ab 15. Tag p. p.; sieht
    bläulich aus (fast wie Magermilch).

Die **Zusammensetzung der Frauenmilch**
(FM) kann durch die Ernährung nur wenig
beeinflußt werden. Sie besteht zu 87% aus
Wasser, in dem alle vorhandenen Stoffe gelöst sind:

*   *Eiweiß:* in der reifen FM ist etwa 1,2% Ei-
    weiß enthalten, es wird gut resorbiert.

Das gesunde, reife Neugeborene kann in den
ersten Lebenstagen ganze Eiweißmoleküle durch
die Dünndarmschleimhaut aufnehmen. Diese Fähigkeit geht später verloren. Durch Zufüttern von
Kuhmilch besteht die Gefahr der Sensibilisierung
auf Fremdeiweiß. Heute werden dem jungen Säugling bei Bedarf *Hydrolysate* zugefüttert. Dies sind
in einem besonderen Verfahren industriell hergestellte Säuglingsnahrungen aus Kuhmilch.

*   *Fett:* die Resorption beträgt 90%, da das
    Fett der FM überwiegend aus ungesättigten
    Fettsäuren besteht. Außerdem enthält die
    FM eine hohe Konzentration von Fett spal-
    tenden Enzymen bzw. Lipasen. Der Energie-
    bedarf eines Neugeborenen wird zu 50%
    vom Fett in der FM gedeckt.
*   *Kohlenhydrate:* Laktose (Milchzucker) ist
    das wichtigste Kohlenhydrat in der Mutter-

milch. Es fördert das physiologische Wachstum von Laktobazillen im Dickdarm des Kindes. Diese verhindern die Ansiedlung pathogener Keime. Dies ist ein wesentlicher Grund, weshalb mit Muttermilch ernährte Kinder weniger häufig an *Dyspepsie* (schwerer Durchfall) erkranken.

• *Vitamine*, *Mineralien* und *Spurenelemente:* sind in der notwendigen Konzentration enthalten und werden optimal vom Kind aufgenommen. Nur die Vitamine D und K sind nicht in ausreichender Menge vorhanden und sollten dem Kind zugegeben werden.

Schutzfaktoren

• *IgA* (Immunglobulin der Gruppe A): wirkt hauptsächlich als sekretorisches IgA in Sekreten des Intestinaltraktes (Darmtrakt), im Tracheobronchialtrakt (Atemtrakt) und ist in Nasensekret und Tränenflüssigkeit vorhanden. IgA wird vom Kind durch die FM aufgenommen und ist deshalb nur im Stuhl gestillter Kinder nachweisbar.

• *IgD:* ist in der Muttermilch enthalten, aber seine Bedeutung ist noch unbekannt.

• *IgE:* kommt im Serum und in Sekreten vor. Untersuchungen haben gezeigt, daß bei einem erhöhten IgE-Titer im Nabelschnurblut wahrscheinlich eine erhöhte Allergiedisposition beim Neugeborenen besteht.

• *IgG:* ist das einzige plazentagängige Immunglobulin. Somit hat ein reifes Neugeborenes bei der Geburt den gleichen IgG-Titer wie seine Mutter (*Nestschutz*). Es ist nur in geringer Konzentration vorhanden und wirkt im Darm lokal infektionsverhütend.

• *IgM:* wird vom Feten selbst gebildet und wirkt systemisch.

IgM wird als **frühestes Immunglobulin** bei Infektionen gebildet. Ein erhöhter Titer wird als Hinweis für eine uterine oder perinatal erworbene Infektion gewertet. Mit der Muttermilch gelangen nur geringe Mengen in den kindlichen Darm. Hier wirken sie wie das IgG als lokaler Schutz.

• *Leukozyten:* bilden einen wirksamen Schutz gegen das Eindringen von Fremdkörpern (z. B. Bakterien) in die Schleimhäute.

Sie sind in der Muttermilch in großer Anzahl vorhanden.

• *Lysozym:* ist ein biologisch hochaktives Protein, das zusammen mit IgA Bakterien abtötet. Es gehört zu den unspezifischen Abwehrstoffen.

• *Laktoferrin:* hat einen bakteriostatischen Effekt (vor allem gegen Staphylokokken und Escherichia coli). Es entzieht den Bakterien Eisen für deren Stoffwechsel. Seine Wirksamkeit ist abhängig von der Eisensättigung im Blut. Mit zunehmender Eisenzufuhr geht der bakteriostatische Effekt verloren. Deshalb sollen gesunde voll gestillte Kinder in den ersten 4–6 Lebensmonaten kein Eisen in Form von Obst, Gemüse oder Medikamenten zugeführt bekommen.

• *Lactobacillus bifidus:* physiologischer Keim, der bei gestillten Kindern in der Darmflora dominiert. Durch Produktion großer Mengen von Essig- und Milchsäure sorgt er für ein saures Milieu im Darm (ca. pH 5; bei Ernährung mit Kuhmilch und sonstiger Ernährung liegt der pH-Wert im Darm bei ca. 6–8). Durch dieses saure Milieu wird das Wachstum von E. coli, Pseudomonas, Klebsiella und anderen Keimen unterdrückt.

5.5.4 Bedeutung des Stillens

Stillen ist natürlich und ganz einfach, wenn alle Beteiligten wissen, wie es geht.

Es erfordert einige mütterliche Fertigkeiten beim Anlegen des Kindes und das Fachwissen des Pflegepersonals. Für das Neugeborene – aber auch für die Wöchnerin – hat das Stillen unbestrittene Vorteile:

• die Rückbildungsvorgänge werden gefördert

• der nahe Kontakt fördert die enge psychische Bindung von Mutter und Kind

• Muttermilch ist immer frisch, richtig temperiert, keimarm, immunologisch wirksam und jederzeit verfügbar

• Muttermilch ist Allergieprophylaxe
• sie paßt sich in Zusammensetzung und Menge dem Alter und dem Bedarf des Säuglings an
• Zubereitungsfehler fallen weg
• gestillte Kinder erkranken weniger häufig an Ernährungsstörungen
• Stillen fördert die Zahn- und Kieferbildung
• Stillen braucht weder Kosten für aufwendige Fertigung, noch für Verpackung, Lagerung, Transport und Werbung.

Gestillt wird nach Bedarf des Kindes (*ad libitum*). Bis zum sog. Milcheinschuß (2.–3. Tag p. p.) sollte das Kind alle 2–3 Std. angelegt werden. Erst nach etwa 4–12 Wochen stellt sich ein regelmäßiger Rhythmus ein. In den ersten Tagen und Nächten kann das Kind unruhig sein. Es muß sich an das Leben in der neuen Umgebung gewöhnen.

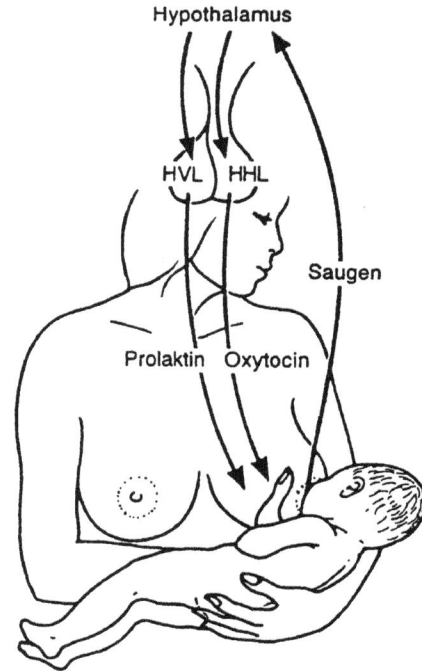

Abb. 5-6: Hormonale Reflexe durch den Saugreiz

Stillreflexe

Kindliche Reflexe:

• *Suchreflex:* das Kind dreht seinen Kopf suchend von einer Seite zur anderen
• *Saugreflex:* durch Berührung der Lippen oder der Zunge fängt das Neugeborene an, Saugbewegungen zu machen. Dieser Reflex ist am stärksten 30–60 Min. p. p., deshalb werden gesunde Kinder schon im Kreißsaal das erste Mal angelegt.
• *Schluckreflex:* wird gleichzeitig mit dem Saugreflex ausgelöst

Mütterliche Reflexe:

• *Warzenerektionsreflex:* durch die Berührung und das Saugen an den Brustwarzen kontrahieren sich deren Muskeln und die Brustwarzen richten sich auf. Den gleichen Effekt erreicht man durch Kälte (Eiswürfel) oder Reiben an der Brustwarze. Das Kind kann die aufgerichtete Warzen besser fassen und somit leichter trinken.
• *Prolaktinreflex:* der afferente (zuführende) Schenkel dieses Reflexes verläuft von der Ma-

mille über Spinalnerven zum Hypothalamus. Von hier wird durch ein Freisetzungshormon (sog. Releasing-Hormon) der Hypophysenvorderlappen zur Ausschüttung von Prolaktin angeregt. Über die Blutbahn wird das Prolaktin an die Alveolen der Brustdrüse herangebracht in denen die Milch produziert wird (Abb. 5-6).

Diesen Reflex kann man steigern, indem das gesunde Kind bei jeder Mahlzeit an beiden Brüsten trinkt. Außerdem ist es für die Aufrechterhaltung dieses Reflexes von besonderer Wichtigkeit, daß das Kind in den ersten Tagen so oft wie möglich (8–10mal täglich) angelegt wird und keine Zufütterung erfolgt. Denn auch hier gilt: *Die Nachfrage regelt das Angebot!*

Milchflußreflex (MFR): *Synonyme:* Milk let down effect; Let-down-reflex; Milk-ejection-reflex; Oxytocinreflex; Milchspendereflex. Dieser Reflex ist vor allem vom Saugen des Kindes und in hohem Maße von der seelischen Verfassung der Mutter abhängig (Abb. 5-7). Wie beim Prolaktinreflex wird der Hypothalamus durch das Saugen stimuliert und regt den HHL zur Oxytocinausschüttung an.

1. Prolaktinreflex

| Nähe des Kindes
Saugreiz an der Mamille |

↓

Prolaktinausschüttung

↓

Milchbildung in den Alveolen

2. Milchflußreflex

| Saugreiz an der Mamille
Ausgeglichenheit der Mutter |

↓

Oxytocinausschüttung

↓

Milchtransport in die Milchgänge

| Hemmung durch
Angst, Schmerzen, Ärger,
Unruhe, Streß |

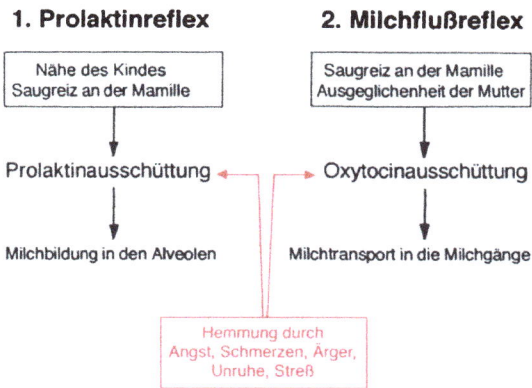

Abb. 5-7: Stillreflexe: fördernde und hemmende Faktoren bei der Laktation

Das Oxytocin bewirkt, daß sich die Myoepithelien im Brustdrüsengewebe kontrahieren und die Milch in Richtung Brustwarze transportiert wird. Das Kind trinkt zuerst die Milchseen leer. Hier befindet sich „dünne" Milch, die den Durst des Kindes löscht. Gleichzeitig wird Oxytocin ausgeschüttet und die Milch, die sich noch in den Sammelkanälchen und Alveolen befindet, in Richtung Brustausgang transportiert. *Diese Milch ist besonders reich an Nährstoffen.* Deshalb ist es wichtig, das Kind mindestens 10, später 20–25 Min. an jeder Brust saugen zu lassen, damit es richtig satt wird. Wird das Kind nur kurzzeitig an beiden Brüsten gestillt, wird es unruhig sein und viel zu kurze Schlafpausen haben.

Der **Milchspendereflex** kann schon ausgelöst werden, wenn die Frau ihr Kind sieht, hört oder es berührt. Dieses zu wissen ist besonders wichtig, wenn das Kind von der Mutter getrennt ist. In diesem Fall kann der Frau geraten werden, in der Nähe ihres Kindes die Milch abzupumpen. MFR und Prolaktinreflex sind äußerst störanfällige Reflexe. Streß, Ärger, Ängste, Unsicherheit sowie Trauer (z. B. ein kleines oder krankes Kind) können die Auslösung dieser Reflexe erheblich behindern.

5.5.5 Stillpositionen

Einfache, korrekte und für die Frau leicht erlernbare Stilltechniken sind neben der richti-

gen Saugtechnik des Kindes die wesentliche Voraussetzung, um das Stillen erfolgreich zu beginnen und aufrechtzuerhalten. Um dies zu erreichen, ist es hilfreich, das Vertrauen der Frau in die eigenen Fähigkeiten zu fördern. Grundsätzlich sollte für eine entspannte und bequeme Haltung der Mutter und für eine ruhige Atmosphäre gesorgt werden. Hier bieten sich Stillzimmer auf den Stationen an.

Größe und Form der Brust sind nicht ausschlaggebend für den Stillerfolg. Das Kind sollte die Brustwarze und den größten Teil des Warzenhofes in den Mund saugen, die Zunge sollte über dem Unterkiefer liegen und die Lippen die Warze fest umschließen. Immer wird das Kind zur Brust gebracht und nicht die Brust zum Kind. Der Körper des Kindes liegt Bauch an Bauch mit der Mutter (Abb. 5-8). Ohr, Schulter und Hüfte bilden eine Linie. Ein zur Seite gedrehter Kopf oder ein abgewinkelter Hals erschweren das Saugen und Schlucken. Sitzt die Frau bequem und liegt das Kind richtig (z. B. auf einem Stillkissen), hat die Mutter beide Hände frei. Es sollte darauf geachtet werden, daß nicht beide an der Brustwarze ziehen und jeder in eine andere Richtung.

Beim Saugen entsteht ein Vakuum. Soll das Kind von der Brust genommen werden, geschieht dies am besten mit Hilfe eines Fingers, der vorsichtig in den Mund des Kindes eingeführt wird und so das Vakuum löst.

5.5.6 Probleme und Stillhindernisse

Der **Milcheinschuß** ist ein physiologischer Vorgang. Man kann an der Brust folgende Veränderungen beobachten:

• *Erwärmung:* eine gesteigerte Durchblutung der Brust sorgt dafür, daß das milchbildende Hormon Prolaktin zu den Alveolen gelangt.

• *Vergrößerung:* im Brustgewebe befindet sich besonders viel Lymphflüssigkeit (Ödematisierung)

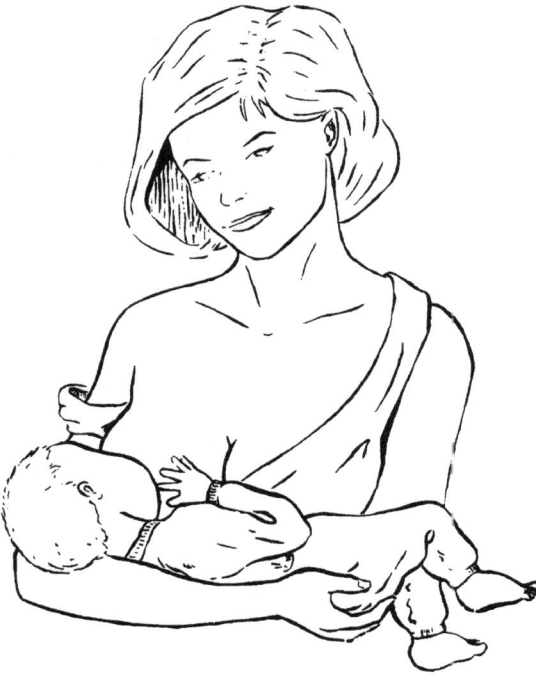

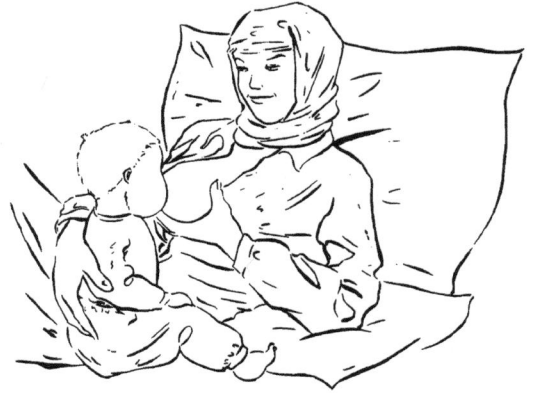

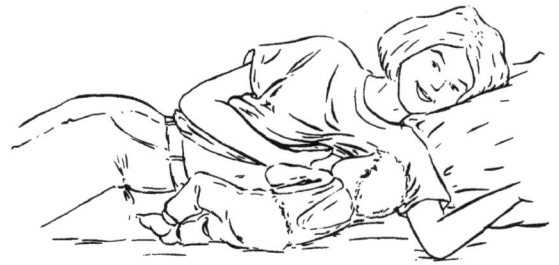

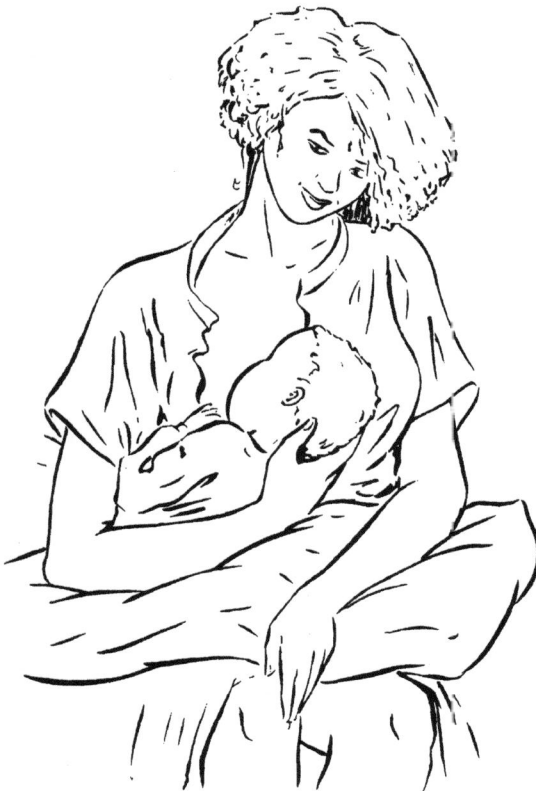

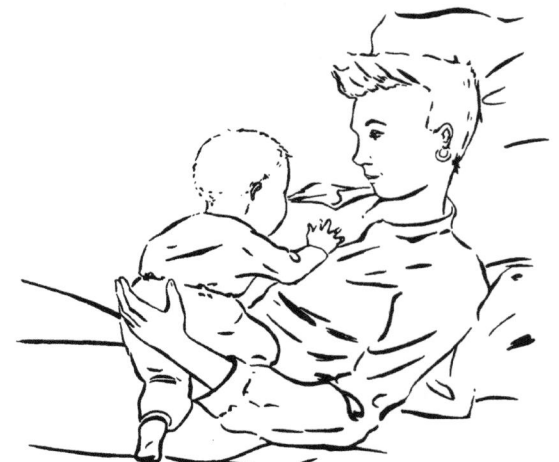

Abb. 5-8: Stillpositionen

• *vermehrter Milchfluß:* durch taktilen Reiz und erhöhte Prolaktinausschüttung wird die Milchproduktion gesteigert.

Jetzt braucht die Frau Ruhe und die Brust Kühlung und Entleerung (am besten nur durch das Kind). Die schmerzhaft gespannte Brust sollte nicht noch zusätzlich gereizt werden. Das Abpumpen der Milch mit einer Handpumpe oder elektrischen Pumpe sollte daher nur in Ausnahmefällen erfolgen. Nach dem Stillen werden die Brüste am besten mit feuchten Wickeln (Verdunstungskälte) gekühlt. Die Beschwerden durch die heiße, gespannte und schmerzende Brust dauern in der Regel 1 Tag. Dann wird die Brust normalerweise wieder weich und schmerzt auch nicht mehr. Diese Vorgänge müssen den Frauen mitgeteilt werden, insbesondere auch, daß nun nicht weniger Milch kommt, sondern in der Regel genau das Gegenteil eintritt. Denn die Milchbildung ist nun in vollem Gang, das Ödem zurückgegangen und die Blutversorgung hat sich wieder normalisiert.

Wunde Brustwarzen: Die wichtigste Maßnahme zur Vermeidung wunder Brustwarzen ist eine richtige Anlegetechnik. Bei wunden, d. h. leicht geröteten Brustwarzen entstehen Rhagaden (oberflächliche Einrisse), die als Eintrittspforte für Keime mit der Folge einer Infektion dienen können. Auf eine konsequente Hygiene ist nun streng zu achten. Die Brust sollte stets trocken gehalten werden:

• Wechsel der Stilleinlagen
• kindlichen Speichel und Milchreste antrocknen lassen (beides wirkt entzündungshemmend)
• Anwendung von Traubenzucker
• Anwendung von Johanniskrautöl (sollte vor dem nächsten Anlegen des Kindes abgewaschen werden, da es den Kindern oft nicht schmeckt und die Folge eine Verweigerung der Brust sein könnte)

Stillhütchen sollten nur im Notfall und auch nur vorübergehend Verwendung finden. Etwa 10–20% der Neugeborenen neigen zu einer Saugverwir-

rung, wenn sie neben der Brust noch Beruhigungssauger, Stillhütchen oder Flaschennahrung erhalten.

Stillhindernisse auf seiten der Mutter

• *Flach-* oder *Hohlwarzen* stellen eine Stillschwierigkeit dar. Um eine Flach- von einer Hohlwarze zu unterscheiden, drückt man mit Daumen und Zeigefinger ca. 1–2 cm von der Brustwarze entfernt die Areola zusammen. Stellt sich die Brustwarze auf, handelt es sich um eine Flachwarze, bleibt die Brustwarze im Niveau, um eine Hohlwarze (Abb. 5-9). Solche Veränderungen der Brustwarze sollten schon während der Schwangerschaft erkannt und die Brustwarze evtl. durch vorsichtiges Reiben prominenter gemacht werden. Kältereiz (z. B. Eiswürfel) oder Anpumpen mit einer Handpumpe vor dem Anlegen erleichtern dem Kind das Erfassen der Brustwarze.

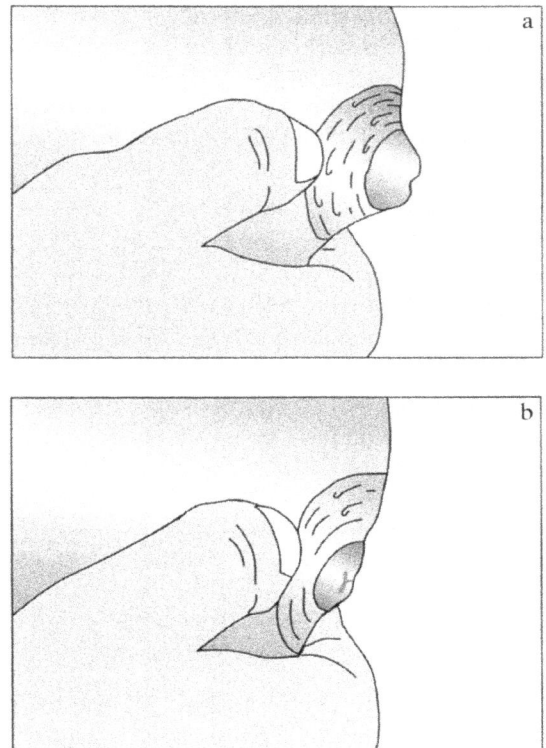

Abb. 5-9: a. Flachwarze tritt auf Druck hervor, b. Hohlwarze tritt auf Druck nicht hervor

• *Echte (absolute) Stillhindernisse* sind selten. Sie treten auf bei schweren Wochenbettpsychosen, Infektionskrankheiten wie AIDS, Hepatitis B, Tuberkulose, bei bestimmten Medikamenten (z. B. Zytostatikatherapie), bei Drogenabhängigkeit oder schweren Wochenbettkomplikationen. Bei Operationen an der Brust muß der Arzt entscheiden, ob Stillfähigkeit gegeben ist.

Stillhindernisse auf seiten des Kindes

Auch hier sind echte Stillhindernisse die Ausnahme, z. B. bei Galaktosämie (seltene Stoffwechselstörung mit Milchunverträglichkeit).

• *Frühgeborene* sind häufig am Anfang zu schwach, um an der Brust zu saugen. Wenn die Frau ihr Kind beim Abpumpen sehen kann, wird ihr die Milch reichlicher fließen und die Milchbildung schneller in Gang kommen. Frühgeborene, kranke und behinderte Kinder können häufig gestillt werden. Sie profitieren in besonderem Maße von der leichten Verdaulichkeit und den immunologischen Schutzstoffen der Muttermilch. Außerdem ist es gerade für diese Mütter besonders wichtig, ihr Kind mit ihrer Milch ernähren zu können, um so evtl. Versagensängste besser abzubauen.

• *Mehrlinge:* Da Zwillinge oder Drillinge häufig Frühgeburten sind und die Geburt durch Kaiserschnitt beendet wurde, ist die Mutter besonders auf Hilfe angewiesen. Beim Kaiserschnitt ist in den ersten Tagen besondere Aufmerksamkeit durch Hilfe beim Lagern von Mutter und Kind gefordert. Zwillinge können, wenn sie kräftig sind, nacheinander oder besser beide gleichzeitig gestillt werden.

• *Lippen-Kiefer-Gaumenspalten:* Die isolierte Lippen-Kieferspalte stellt heute kein absolutes Stillhindernis mehr dar. Bei Vorliegen einer Gaumenspalte wird dem Kind vor der ersten Trinkmahlzeit eine Gaumenplatte angepaßt (Beiziehung des Kieferorthopäden).

• *Down-Syndrom:* Diese Kinder sind durch ihren schlechten Muskeltonus oft trinkschwach, hier ist besonders geschultes Personal gefordert. Es gibt bestimmte Handgriffe und Techniken, die Mütter und Kinder von Fachleuten erlernen können.

5.5.7 Ernährung

Grundsätzlich kann die stillende Wöchnerin alles essen und trinken, worauf sie Appetit hat. Sie soll sich vitamin-, nährstoff- und ballaststoffreich ernähren. Regelmäßige kleinere Mahlzeiten sind zu empfehlen. Auf keinen Fall soll sie eine Diät zur Gewichtsreduktion machen. Schlackenstoffe, die im Fettgewebe gelagert werden, gelangen beim Fettabbau vermehrt in die Muttermilch. Eine stillende Frau benötigt zusätzliche Kalorien.

Faustregel: Die Menge Milch (in ml), die abgegeben wird, sollte durch das gleiche Kalorienangebot (in kcal) ersetzt werden. **Beispiel:** eine tägliche Stilleistung von 500 ml erfordert 500 kcal zusätzliche Nährstoffe. Bei einem täglichen Nährstoffbedarf von 2100 kcal wächst dieser also auf 2600 kcal an.

Die Trinkmenge sollte 2–3 l/Tag betragen, wobei „stilles Wasser" oder Kräutertees Fruchtsaftgetränken vorzuziehen sind. Alkohol und Wirkstoffe von Kaffee, schwarzem Tee und Nikotin gelangen sofort in die Muttermilch und sollten vermieden werden. Wenn die Frau nicht auf sie verzichten kann, sollen sie direkt nach dem Stillen genossen werden. Sie sind dann bis zur nächsten Stillmahlzeit weitgehend abgebaut. Medikamente dürfen nie ohne ärztlichen Rat eingenommen werden. Jede stillende Frau sollte es ihrem behandelnden Arzt mitteilen, wenn sie stillt.

5.6   Endokrine Umstellung

Mit dem Wegfall der Plazentahormone erlischt die Hemmwirkung auf die gonadotrope Funktion des Hypophysenvorderlappens (HVL), die während der Schwangerschaft bestand. Die gonadotropen Hormone werden wieder gebildet. Etwa 4–6 Wochen nach der Geburt kommt die Ovarialtätigkeit wieder in Gang, so daß nach ca. 6 Wochen ein Eisprung möglich ist. Der erste Ovarialzyklus ist abhängig vom Beginn der Wechselbeziehung zwischen HVL und den Ovarien sowie dem Stillverhalten der Frau (Tab. 5-4). Die erste Blutung p. p. ist meist eine anovulatorische (ohne Eisprung). Durch den relativen Östrogenmangel kommt es zu einer Abbruchblutung des aufgebauten Endometrium (Gebärmutterschleimhaut). Ein Eisprung kann grundsätzlich bereits vor der ersten Blutung stattfinden. Deshalb sollte immer betont werden, daß Stillen allein kein sicherer Verhütungsschutz ist.

Von einer **Laktationsamenorrhoe** spricht man, wenn während der ganzen Stillzeit keine Blutung auftritt. Die Ursache hierfür ist die Hyperprolaktinämie (vermehrte Prolaktinbildung), die durch das Stillen hervorgerufen wird.

Tab. 5-4: Vorhandensein von Menstruation und Ovulation nach der Geburt (modifiziert nach P. Wagenbichler)

Stillende Mütter:	Nichtstillende Mütter:
nach 6 Wochen bei 15% aller Frauen nach 12 Wochen bei 45% aller Frauen nach 24 Wochen bei 85% aller Frauen	nach 6 Wochen bei 40% aller Frauen nach 12 Wochen bei 65% aller Frauen nach 24 Wochen bei 90% aller Frauen
Ca. 20% der stillenden Frauen haben einen Eisprung vor der ersten Blutung.	Ca. 50% der nichtstillenden Frauen haben einen Eisprung vor der ersten Blutung.

5.7   Abweichungen vom normalen Wochenbett

5.7.1 Blutungen

Bei anhaltenden Blutungen im Wochenbett wird grundsätzlich der Arzt benachrichtigt. Folgende Maßnahmen sind bei starken Blutungen zu ergreifen:

• Uterus ausdrücken und halten
• Harnblase entleeren (Katheter)
• Vitalfunktionen überwachen
• Vorlagen und Wäsche vorläufig aufbewahren, um später den Blutverlust möglichst genau beurteilen zu können.

Auch bei regelstarken Blutungen in der 2. Woche p. p., die länger als 1 Tag anhalten, sollte die Wöchnerin ihren Frauenarzt aufsuchen. Die Ursache kann in einer Funktionsstörung der Gebärmutterschleimhaut, einer Infektion, einem zurückgebliebenem Plazentarest oder einer unerkannten Rißverletzung liegen.

5.7.2 Fieber und Infektionen

Fieber: Fieber ist das häufigste pathologische Symptom im Wochenbett.

Jeder Temperaturanstieg im Wochenbett über 37,0 °C ist kontrollbedürftig.

Bei Temperaturen von 38 °C und darüber spricht man von Fieber. Je nach Ursache unterscheidet man:

• *Fieber im Wochenbett:* extragenitale Infektion
• *Wochenbettfieber:* von den Genitalien beziehungsweise von den Geburtswunden ausgehende Infektion (Tab. 5-5).

Tab. 5-5: Fieber im Wochenbett

Extragenitale Infektionen = Fieber im Wochenbett	Genitale Infektionen = Puerperale Infektionen, Wochenbettfieber
Ursachen	Ursachen
Mastitis puerperalis	Lochialstau
Thrombophlebitis	Endometritis puerperalis
Pyelonephritis	Endomyometritis puerperalis
grippale Infekte	Adnexitis
Angina	Parametritis
Pneumonie	Pelveoperitonitis
	Puerperalsepsis

Neben den Blutungen sind Infektionen die **häufigste Todesursache** im Wochenbett. Die Angaben über die Häufigkeit aller Infektionen im Wochenbett schwanken zwischen 2–20%.

5.7.3 Mastitis puerperalis

Die Brustdrüsenentzündung (*Mastitis puerperalis*) tritt meist zwischen dem 8. und 16. oder um den 28. Tag p. p. auf. Erstgebärende sind häufiger von diesem Geschehen betroffen als Mehrgebärende. In über 90% der Fälle wird die Mastistis puerperalis durch Staphylococcus aureus haemolyticus hervorgerufen. Streptokokken, E. coli, Pneumokokken und Klebsiellen, ebenso die sog. Schmierinfektion durch die Lochien sind von untergeordneter Bedeutung. Die Hauptübertragungswege sind vom Nasen-Rachen-Raum des Pflegepersonals, der Mutter und

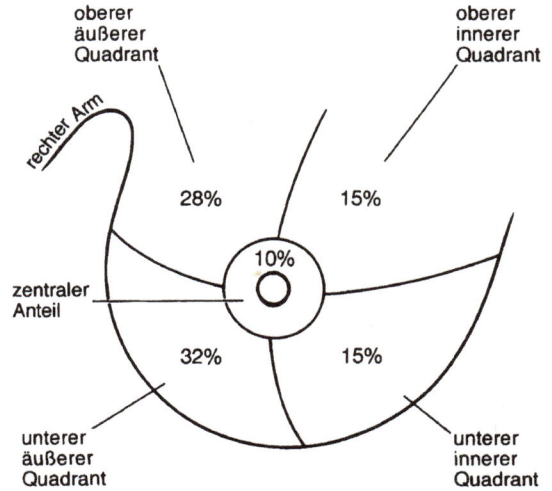

Abb. 5-10: Lokalisation der Mastitis nach der Häufigkeit (in Prozent).

des Kindes auf die mütterliche Brustwarze. Die Entzündung beginnt häufig einseitig und bevorzugt in einem der äußeren Quadranten der Brust (Abb. 5-10).

Mastitisformen (Abb. 5-11): Unabhängig von der Form der Mastitis sind die Symptome gleichartig: Rötung, Schwellung, Fieber, Schmerzen. Meist erkrankt nur eine Brust, es können aber auch beide betroffen sein.

• *interstitielle Mastitis:* entsteht durch Rhagaden an der Mamille oder der Areola. Sie sind die Eintrittspforte für die Keime, welche sich über die Lymphbahnen flächenhaft ausbreiten. Bleiben die Keime dicht unter der Areola, kann sich ein subareolärer Abszeß bilden. Breitet sich die Infektion bis zur Pektoralisfaszie (kollagene Umhüllung des Brustmuskels) aus, kann ein retromammärer Abszeß entstehen.

• *parenchymatöse Mastitis:* hier sind die offenen Milchgänge Eintrittspforte für die Keime. Es kommt zu einer Infektion der Milchgänge (Galaktophoritis) und im weiteren Verlauf zur Infektion des ganzen Drüsengewebes. Schreitet die Erkrankung weiter fort, kann sich ein intramammärer Abszeß bilden.

• *Stauungsmastitis:* häufigste Form der Mastitis. Die Frauen kommen meist mit Schmer-

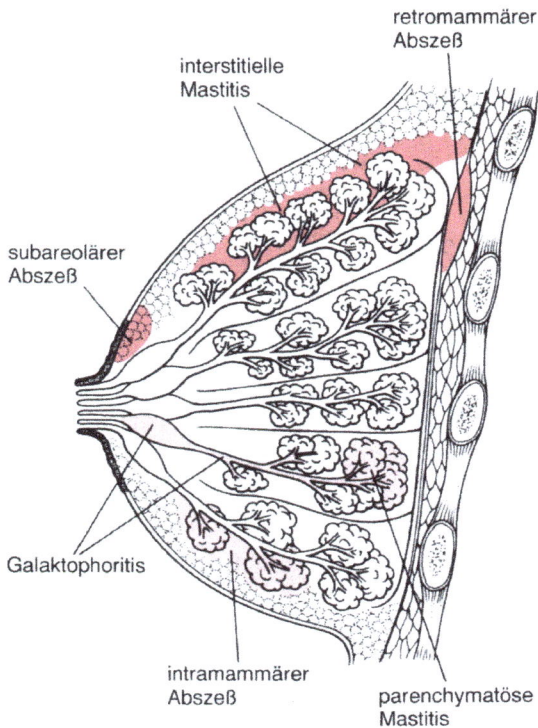

Abb. 5-11: Interstitielle (rot) und parenchymatöse (rosa) Mastitisformen.

zen, Fieber, Schwellung und Rötung der erkrankten Brust in die Klinik. Die Ursache ist in den meisten Fällen eine ungenügende Entleerung der Brust, abgeknickte Milchgänge durch das Tragen eines zu engen Büstenhalters, eine zu schwere Brust oder wunde Brustwarzen. Ein unbehandelter Milchstau kann sich schnell in eine Mastitis verwandeln.

Bei der **Therapie** jeder Mastitis unterscheiden wir das Früh- und das Spätstadium.

• *Therapie im Frühstadium:*
– Entleeren der Brust (am besten durch das Kind)
– Kühlen der Brust nach der Entleerung (am besten mit feuchter Kälte; z. B. Quarkwickel)
– warme Wickel vor dem Anlegen oder dem Entleeren der Brust
– Bettruhe
– regelmäßige Temperatur- und Pulskontrolle
– das Kind soll weiterhin angelegt werden.

Führt diese Therapie innerhalb von 12 bis 24 Std. zu keiner Besserung, ist ein Arzt hinzuzuziehen. Je nach Befund wird unter Fortführung der physikalischen Maßnahmen mit einer hochdosierten antibiotischen Behandlung und der Gabe von Prolaktinhemmern zur Einschränkung der Laktation begonnen.

• *Therapie im Spätstadium:* hat sich ein Infiltrat in der Brust gebildet, so versucht man dieses einzuschmelzen (d. h. das gesunde Gewebe von dem erkrankten abzugrenzen). Dieses geschieht mit Hilfe von Wärme (z. B. warme Wickel), Rotlicht oder Kurzwellenbestrahlung. Es bildet sich ein Abszeß, der chirurgisch behandelt wird.

5.7.4 Infektionen der Geburtsverletzungen

Rötung, Schwellung, Schmerz und Erwärmung sind die klassischen Infektionszeichen und sollten behandelt werden. Sitzbäder (z. B. mit Kamille) können 3–4mal täglich für 5–10 Minuten durchgeführt werden und tragen zur Heilung bei. Bei starken Schmerzen können Schmerzmittel gegeben werden. Geht die Rötung nicht zurück und bildet sich ein grünlich-schmutzig-grauer Belag auf der Wunde, so sprechen wir von einer „belegten" Naht. Geht die Naht nicht von alleine auf, müssen die Fäden gelöst werden, damit das Sekret abfließen kann. Nach Reinigung der Wunde wird mit granulationsfördernden Maßnahmen (z. B. Salben) eine Sekundärheilung abgewartet. Ist die Wunde zu groß bzw. heilt sie nicht von alleine, folgt eine Sekundärnaht.

5.7.5 Infektion der Uterushöhle (Endometritis puerperalis)

Die Endometritis puerperalis ist die weitaus häufigste Infektion im Wochenbett.

Symptome

- subfebrile Temperaturen
- übelriechende Lochien, oft im Zusammenhang mit einem Lochialstau
- wenig bis kein Wochenfluß oder vermehrter Ausfluß, oft auch wieder blutig. Auftreten meist zwischen dem 4. und 7. Wochenbettag.
- Lochialstauung (Lochiometra)
- Kantenschmerz (druckschmerzhafter Uterus)
- Subinvolutio uteri (großer, weicher Uterus)
- „grippiges" Gefühl
- Stirnkopfschmerz.

Ursachen

Lochialstau: Abflußbehinderung durch
- Blutkoagel
- Eihautreste
- volle Harnblase
- gefülltes Rektum
- Retroflexio uteri (nach hinten abgeknickter Uterus).

Therapie: sofern keine erhöhte Temperatur vorhanden ist:
- Frau mobilisieren
- Harnblase entleeren
- für Stuhlgang sorgen
- 2–3mal täglich Bauchlagerung für 15 bis 20 Min., dadurch besserer Abfluß der Lochien durch Korrektur des retroflektierten Uterus
- Kind häufig anlegen (zur Förderung der Uteruskontraktion)
- Spiegeleinstellung, um eventuelle Eihautreste oder Blutkoagel aus dem Zervikalkanal zu entfernen
- Ultraschalluntersuchung zur Klärung, ob Sekret in der Gebärmutterhöhle gestaut ist
- bei Bedarf Kontraktionsmittel.

5.7.6 Puerperalsepsis

Ignaz Philip Semmelweis (1818–1865) lehrte und bewies als erster, daß die Puerperalsepsis (Kindbettfieber) durch Infektion übertragen wird. Die Schwere der Erkrankung ist abhängig von:

- der *Virulenz* (Angriffskraft) der Bakterien
- der *allgemeinen Abwehrkraft* des befallenen Organismus.
- dem *Zeitpunkt der Infektion.* Kommt es zu einer Aszension von pathogenen Keimen in die Geburtswunden, so dauert es etwa 3 Tage bis zum Ausbruch der Krankheit.
- vom *Erreger:* Bei den puerperalen Infektionen handelt es sich meistens um Mischinfektionen. Wir unterscheiden zwischen exogener und endogener Infektion.
- *exogene Infektion* (Fremdinfektion): Bei der vaginalen Untersuchung unter der Geburt oder im Wochenbett sowie bei allen Eingriffen mit Instrumenten oder bei einer Sectio können Keime in die Geburtswege der Frau gebracht werden.
- *endogene Infektion:* durch Keime, die in Vulva, Scheide oder anderen Teilen vorhanden sind.

Anämien in der Schwangerschaft, hohe Blutverluste unter der Geburt, ein protrahierter oder operativer Geburtsverlauf, ein vorzeitiger Blasensprung sowie ein Amnioninfektionssyndrom können eine Herabsetzung der allgemeinen Abwehrkraft zur Folge haben.

Die puerperale Infektion kann sich auf 3 Wegen ausbreiten:
1. *Schleimhautweg:* Die Infektion breitet sich über das Endometrium auf die Adnexe und das Bauchfell aus.
2. *Lymphweg:* Gelingt es den Keimen, den Schutzwall des Endometriums zu durchbrechen und in die reich verzweigten Lymphgefäße der Muskelschicht und des Parametriums einzudringen, entsteht die *Myometritis puerperalis* oder die *Parametritis puerperalis*.
3. *Blutweg:* Kommt es über die Blutbahn zu einer breiten Streuung der Bakterien und ihrer Gifte, so kommt es zu einer *Puerperalsepsis*, der schwersten Form des Wochenbettfiebers (Tab. 5-6).

Tab. 5-6: Drei Wege der puerperalen Infektion:

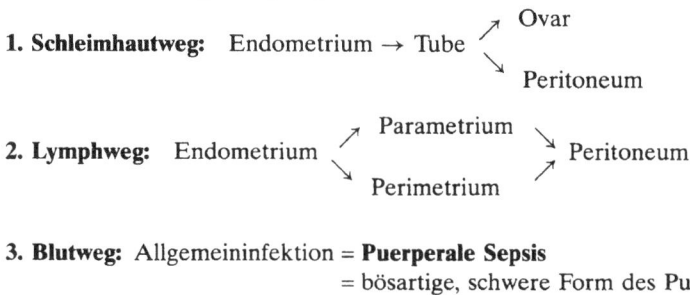

1. Schleimhautweg: Endometrium → Tube
↗ Ovar
↘ Peritoneum

2. Lymphweg: Endometrium
↗ Parametrium
↘ Perimetrium
↘ ↗ Peritoneum

3. Blutweg: Allgemeininfektion = **Puerperale Sepsis**
= bösartige, schwere Form des Puerperalfiebers.

Pathogenese: Aus einem Bakterienherd werden konstant oder kurzfristig periodisch pathogene Keime in den Blutkreislauf eingeschwemmt. Durch Absiedlung von Keimen oder deren toxische Wirkung kommt es zu Krankheitsbildern, die nicht an den Ort des Herdes gebunden sind. *Erreger:* Staphylokokken, Streptokokken, Meningokokken, Pneumokokken, Kolibakterien, Proteus und Pseudomonas.

• *Eintrittspforte:* kann jede Geburtswunde sein (am häufigsten Plazentahaftstelle)
• *primärer Sepsisherd:* bei einer Endo- oder Myometritis durch hochvirulente Keime dringen diese in die Thromben ein, es entsteht eine Thrombophlebitis. Bekommt das infizierte Gefäß Anschluß an die Blutbahn, können die Keime oder deren Toxine eine Sepsis hervorrufen
• *sekundärer Sepsisherd:* die Keimausschwemmung erfolgt aus einem sekundären Herd, z. B. aus einem Lungenabszeß
• *metastatische Keimabsiedelungen:* aus Bakterienherden in den Lungen, des Herzens, der Eingeweide, im Knochenmark, des Nervensystems, des Auges und der Haut gelangen Bakterien dauernd oder schubweise in die Blutbahn.

Symptome: hohes Fieber (über 39 °C) mit Schüttelfrost, häufig auch remittierend (d. h. zeitweilig zurückgehend), Pulsbeschleunigung über 130 spm, trockene Zunge, starke Unruhe, beschleunigte Atmung. Die Frauen sehen schwerkrank aus, in schweren Fällen wechseln Benommenheit und Delirien mit euphorischen Zuständen ab.

Therapie
1. *Intensivmedizinische Maßnahmen:* Intensivüberwachung mit regelmäßiger Kontrolle von Temperatur, Puls, Blutdruck, Atmung, Urinausscheidung, Laboruntersuchungen (Blutbild, Blutgase, Kreatinin, Harnstoff, Thrombozyten, Fibrinogen, Blutgerinnung)
2. Legen eines *zentralen Katheters* zur Infusionstherapie und zur Messung des zentralen Venendruckes (ZVD)
3. *Antibiotikatherapie* mit breitem Wirkungsspektrum, da häufig eine Mischinfektion vorliegt
4. *chirurgische Therapie:* Hysterektomie zur Entfernung des Gefahrenherdes, wenn der Uterus als Quelle der Infektion in Frage kommt. Bei jungen Wöchnerinnen ist dies ein schwerwiegender Entschluß. Die Indikation für diesen Eingriff ergibt sich aus dem klinischen Verlauf, der interdisziplinären Beratung und der Erfahrung der behandelnden Geburtshelfer.
5. *Heparinisierung:* Infusion mit einer Heparinlösung 10 000 IE/24 h.

5.7.7 Thrombophlebitis

Symptome: die betroffene Vene ist strangförmig verdickt, derb und druckdolent (d. h. auf Druck schmerzempfindlich). Die umgebende Haut ist gerötet, eventuell tritt Temperaturerhöhung auf.

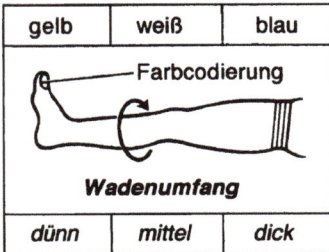

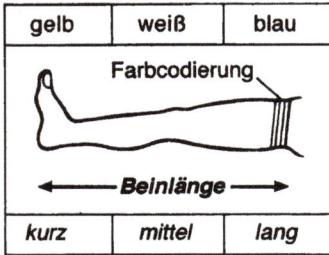

Abb. 5-12: Anpassung von industriell hergestellten Anti-Emboliestrümpfen: Mit speziellem, farbkodiertem Maßband werden Wadenumfang und Beinlänge gemessen. Die dabei festgestellte Farbe für den Wadenumfang muß der Farbe am Zehenfenster, die für die Beinlänge der Farbe am Strumpfabschluß entsprechen.

Therapie: grundsätzlich gilt:

- konsequentes Kühlen der betroffenen Stelle (Alkoholumschläge)
- Gabe von Antiphlogistika
- Mobilisierung mit Antiemboliestrümpfen oder elastischem Kompressionsverband (Abb. 5-12)

5.7.8 Thrombose

Für die Wöchnerin stellen Komplikationen von seiten des Venensystems eine besonders große Gefährdung dar. Für die Entstehung einer Thrombose haben drei Faktoren grundlegende Bedeutung (sog. *Virchow-Trias*):

1. *gesteigerte Gerinnbarkeit* des Blutes durch Einschwemmung thromboplastischer Substanzen
2. *Schädigung der Gefäßwand:* durch die Geburt kann es zur Traumatisierung der Gefäßwände kommen

3. *Verlangsamung des Blutstromes:* hervorgerufen durch hormonell bedingte Weitstellung venöser Gefäße. Werden die Venenklappen bis zur Schließunfähigkeit gedehnt, entstehen Varizen.

Therapie: Die Behandlung bleibt einem Gefäßchirurgen oder einem mit der Lysetherapie erfahrenen Arzt vorbehalten.

Thromboseprophylaxe: Durch Venentraining (z. B. Fußwechselbäder, Wassergüsse oder Wassertreten) und durch das Tragen von angepaßten Stützstrümpfen kann der Entstehung von Varizen schon während der Schwangerschaft vorgebeugt werden. Außerdem helfen geeignete Gymnastik und das Hochlagern der Beine mehrmals am Tage und auch in der Nacht. Nach der Entbindung ist die Frühmobilisation die beste Prophylaxe.

5.7.9 Steißbeinverletzung

Bei der Entbindung kann ein in den Beckenausgangsraum einspringendes Steißbein verstaucht, angebrochen oder gebrochen werden. Die Frau hat starke Schmerzen, der Heilungsprozeß dauert lange. Durch eine Schonhaltung kommt es häufig zusätzlich zu Rückenschmerzen, die krankengymnastisch behandelt werden können (z. B. mit Massagen).

5.7.10 Symphysenauflockerung

Die Symphyse und das Iliosakralgelenk stellen als Verbindungen des Beckenringes eine funktionelle Einheit dar. Schon in der Schwangerschaft erfahren sie unter dem Einfluß von Östrogen eine Veränderung. Es kommt zur Auflockerung des Knorpels, zum Aufquellen des Bindegewebes und zu einer vermehrten Durchblutung des Bandappara-

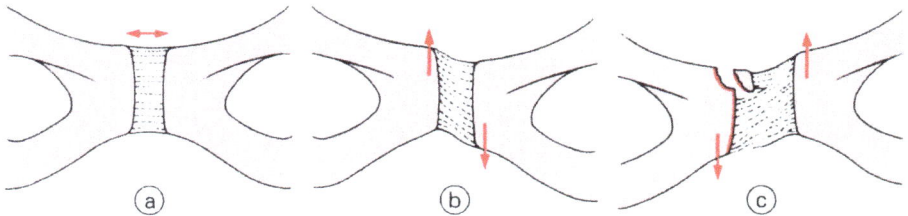

Abb. 5-13: Symphysenschäden: a. Symphysendehnung über 6 mm weit (Pfeil), b. Symphysendehnung. Stufenbildung bei asymmetrischer Belastung (Pfeile), c. Symphysenruptur. Stufenbildung und Knochenfragment als Zeichen der Ruptur (Pfeile)

tes. Unter der Geburt kann es durch Läsionen dieser Verbindungen zum Symphysenschaden kommen (Abb. 5-13).

Symptome: auffallende Schmerzhaftigkeit der Symphysengegend. Es kommt zu einer schmerzbedingten Bewegungseinschränkung der Beine, besonders beim Treppensteigen bis hin zum sog. *Watschelgang* oder zur völligen Gehunfähigkeit. Das Einnehmen der Seitenlage ist wegen starker Schmerzen oft nicht möglich.

Therapie: körperliche Schonung, bei Bedarf schmerzstillende Medikamente, bei starken Beschwerden eine feste Leibbinde.

5.7.11 Pflege nach Kaiserschnitt

Postoperative Überwachung und Betreuung: Bei der Übernahme aus dem Operationssaal muß die Frau ansprechbar sein. Vom OP-Team werden erfragt:

- Narkose- und Operationsverlauf
- Blutverlust
- Vitalwerte
- Verbleib des Kindes.

Zur **Förderung des Wohlbefindens** der Frau gehören allgemeine postoperative Maßnahmen:

- Mundpflege
- Lagerungshilfen wie Knierolle oder eine Rolle im Rücken
- Hilfe bei Lagewechsel
- Bettbügel mit Haltegriff.

Das Kind sollte so bald als möglich zu der Mutter gebracht werden, damit sie es sehen kann. Frauen mit einem Kaiserschnitt leiden häufig neben dem Wundschmerz und den Nachwehen unter Versagensängsten. Sie haben das Gefühl, die Geburt nicht aus eigener Kraft zu Ende gebracht zu haben. Die heutigen Anästhesieverfahren erlauben in der Regel ein sofortiges Anlegen, ohne daß Nebenwirkungen für das Kind zu befürchten wären. Ist das Kind in der Kinderklinik, kann mit dem Abpumpen der Milch begonnen werden, bis es aus eigener Kraft an der Brust trinken kann.

Ernährung:

- sofort: Tee und stilles Wasser, keine Obstsäfte!
- 4 Stunden postoperativ: nach Wunsch der Frau. Sie kann essen, worauf sie Appetit hat, mit Ausnahme stark blähender oder reizender Speisen (z. B. verschiedene Kohlsorten, fetter Braten und rohe Zwiebeln)
- auf die Wiederaufnahme der Darmtätigkeit muß geachtet werden.

5.8 Psychische Erkrankungen im Wochenbett

5.8.1 Baby-Blues oder „Heultag"

Die psychische Situation der Wöchnerin ist durch erhebliche Stimmungsschwankungen charakterisiert. In den ersten Stunden und Tagen nach der Geburt steht Euphorie im Vordergrund. Etwa zwischen dem 3. und 15. Wochenbettag tritt ein zeitweiliger Verstimmungszustand mit Ängsten, Unruhe, vielem Weinen, Verletzlichkeit, Reizbarkeit und auch vorübergehenden Schlafstörungen auf. Etwa 80% der Wöchnerinnen leiden unter diesem relativ harmlosen und kurzlebigen Syndrom, das wenige Stunden bis Tage anhält.

Ursachen: hormonelle und körperliche Umstellungen sowie soziale Faktoren.

Therapie: Der Baby-Blues ist nicht therapiebedürftig. Den betroffenen Frauen sollte rücksichtsvoll, einfühlsam und verständnisvoll begegnet werden. Außerdem sollte der Partner über dieses bald vorübergehende Phänomen aufgeklärt werden.

5.8.2 Wochenbettdepression

Die postnatale Depression ist das, was zwischen dem Extrem der schweren Wochenbettpsychose mit dem Risiko des Selbst- oder Kindesmordes und der trivialen Weinerlichkeit des Baby-Blues liegt. Sie kommt häufig vor (7–30% der Mütter), verläuft sehr viel weniger dramatisch als die Psychose, aber viel schwerer als der Baby-Blues.

Symptome: langsamer und schleichender Beginn zwischen dem 20.–40. Tag p. p. mit Energieverlust, unbegründeter Traurigkeit, Versagensängsten, vielfältigen körperlichen Beschwerden ohne organischen Befund bis hin zu schweren Angstattacken. Man beob-

achtet außerdem einen Interessenverlust an bisher ausgeübten Aktivitäten und Hobbys. Die betroffene Frau konzentriert sich auf das Gefühl, eine schlechte Mutter zu sein, die ihr Kind nicht oder nicht genug lieben kann. Folgen sind u. a. starke Schuldgefühle, wenn die Mutter Verletzungsideen für sich oder ihr Kind entwickelt.

Ursachen sind u. a. körperliche, psychische und soziale Faktoren, die plötzlich einschneidende hormonelle Veränderung, die Erwartungen der Frau und ihrer Umgebung an die Mutterrolle sowie das individuelle Geburtserlebnis.

Therapie: bei leichten bis mäßigen Symptomen können Gespräche mit der Frau und ihrer Familie helfen, ebenso eine Entlastung bei der Kinderpflege und Versorgung des Haushaltes. Bei anhaltenden und schweren Beschwerden sollte unbedingt ein Psychiater oder Psychotherapeut mit der entsprechenden Erfahrung hinzugezogen werden. In einigen Fällen ist eine Klinikeinweisung nötig. Dann sollten Mutter und Kind zusammen aufgenommen werden.

5.8.3 Wochenbettpsychose

Die Wochenbettpsychose beginnt oft mit einem plötzlichen und dramatischen Geschehen, meist zwischen dem 4. und 10. Tag nach der Geburt. Es treten starke innere und äußere Unruhe sowie ausgeprägte Schlaflosigkeit, plötzliche Umtriebigkeit, Verwirrtheit, scheinbare Abstumpfung und psychomotorische Erstarrung auf. Oft haben die Frauen die Wochenstationen zu diesem Zeitpunkt schon verlassen.

Psychosen zeichnen sich dadurch aus, daß die Beeinträchtigungen der psychischen Funktionen ein so großes Ausmaß erreicht haben, daß die betroffene Person nicht mehr in der Lage ist, die normalen Lebensanforderungen alleine zu bewältigen.

Therapie: stationäre Betreuung in einer psychiatrischen Fachklinik (nach Möglichkeit gemeinsam mit dem Kind).

• *Medikamentöse Therapie:* richtet sich nach den auftretenden Symptomen
• *Psychotherapie:* Behandlung der aktuellen Konflikte und Belastungen unter Einbezug der Familie (nach Abklingen des akuten Krankheitszustandes).

In fast allen Fällen erholen sich die Frauen innerhalb einiger Monate und haben dann auch gute Beziehungen zu ihren Kindern. Allerdings erkranken 50–60% der Frauen später erneut. Bei weiteren Geburten erkranken etwa 25% wieder und weitere 25% in den Wechseljahren.

Literatur

1. Arbeitsgemeinschaft freier Stillgruppen AFS, Stillen und Stillprobleme. 1. Aufl., Enke Verlag, Stuttgart, 1993.
2. Bilek, Rothe, Ruckhäberle, Schlegel: Lehrbuch der Geburtshilfe für Hebammen, 1. Aufl., J. A. Barth Verlag, Leipzig.
3. Bundesministerium für Gesundheit: Stillen und Muttermilchernährung, Bonn, 1992.
4. Geist Ch., Harder U., Stiefel A., Hebammenkunde: 2. Auflage, de Gruyter Verlag, Berlin, 1998.
5. Klaus, Marshall, H. und Kennel, J. H.: Mutter-Kind-Bindung. Über die Folgen einer frühen Trennung, Kösel-Verlag, München, 1983.
6. Kyank, H., Schwarz, R., Frenzel, J.: Geburtshilfe. 5. Aufl., Thieme Verlag, Leipzig, 1987.
7. Mändle, Opitz-Kreuter, Wehling: Das Hebammenbuch. 1. Aufl., Schattauer Verlag, Stuttgart, 1995.
8. Martius G.: Hebammenlehrbuch, 6. Aufl., Thieme Verlag, Stuttgart, 1994
9. Pschyrembel W., Dudenhausen J. W.: Praktische Geburtshilfe. 18. Aufl., de Gruyter Verlag, Berlin, 1994.
10. Romito P.: Unhappiness after Childbirth. In: Chalmers I., Enkin M., Keirse M.: Effective care in Pregnancy and Childbirth, Oxford University Press, Oxford, New York, Toronto, 1989.

6 Das Neugeborene

Sigrun Kahf

6.1 Definitionen

Pränatalzeit: von der Befruchtung bis zur vollendeten 40. Schwangerschaftswoche (SSW)

Perinatalzeit: von der vollendeten 28. SSW bis einschließlich des 7. Lebenstages

Neonatalzeit: vom 1. bis einschließlich 28. Lebenstag. Die Neonatalzeit wird unterteilt in:

- *frühe* Neugeborenenperiode: 1.–7. Lebenstag
- *späte* Neugeborenenperiode: 8.–28. Lebenstag.

Geburt:

- nach dem *Personenstandsgesetz:* Zeitpunkt der Scheidung des Kindes vom Mutterleib, unabhängig vom Zeitpunkt der Durchtrennung der Nabelschnur.
- nach *WHO:* die komplette Ausstoßung oder Extraktion eines 500 g oder mehr wiegenden Feten ohne Berücksichtigung des Gestationsalters (Schwangerschaftsdauer), unabhängig davon, ob die Nabelschnur abgetrennt oder die Plazenta dabei ist. Wird das Gewicht von 500 g nicht erreicht, so gelten 25 cm Länge als gleichwertig. Liegt weder das Geburtsgewicht noch die Länge vor, so gilt ein Gestationsalter von 22 Wochen als gleichwertig mit 500 g.

6.1.1 Klassifikation des Neugeborenen

Neugeborene werden je nach Tragzeit und Reife unterschiedlich benannt:

- nach dem Gestationsalter:
- vor dem Termin geboren (pre term): Gestationsdauer weniger als 259 Tage bzw. weniger als 37 vollendete SSW
- zum Termin (term) geboren: Gestationsdauer 259–293 Tage bzw. 37 vollendete bis 41/6 SSW
- nach dem Termin (post term) geboren: Gestationsdauer 294 oder mehr Tage bzw. 42 vollendete SSW oder mehr.
- nach dem Geburtsgewicht (wobei das Gewicht allein keine Auskunft über Tragzeit und Reife des Kindes gibt):
- untergewichtige Neugeborene: Geburtsgewicht weniger als 2500 g
- normalgewichtige Neugeborene: Geburtsgewicht 2500–4500 g
- übergewichtige Neugeborene: Geburtsgewicht mehr als 4500 g

6.2 Erstversorgung des Neugeborenen

Die Erstversorgung des Neugeborenen erfolgt durch die Hebamme. Je nach Reifegrad und Zustand des Kindes werden unterschiedliche Maßnahmen durchgeführt. Ein gesundes reifes Neugeborenes wird direkt nach der Geburt wie folgt versorgt (je nach Geburtsumständen und Zustand des Kindes kann die Reihenfolge variieren):

- Freimachen der Atemwege
- Abnabelung

Tab. 6-1: Sichtbare Reifezeichen des Neugeborenen nach Finnström.

Klinisches Kriterium	1 Punkt	2 Punkte	3 Punkte	4 Punkte
Hautdurch-sichtigkeit	zahlreiche Venen , Verzweigungen und Venulae klar erkenn-bar, besonders über Abdomen	Venen und Verzweigungen erkennbar	wenige große Gefäße klar über Abdomen erkennbar	wenige große Gefäße undeutlich erkennbar oder keine Gefäße sichtbar
Ohrmuschel-knorpel	im Antitragus nicht fühlbar	im Antitragus fühlbar	im Anthelix vorhanden	im Helix vollständig vorhanden
plantare Hautfältelung	keine Hautfältelung	nur vordere transverse Hautfalte	einige Falten über den vorderen zwei Dritteln	gesamte Sohle mit Hautfalten bedeckt, einschließlich Ferse
Brustdrüsen-gewebe (Durchmesser)	<5 mm	5–10 mm	>10 mm	
Brustwarzen-bildung	Mamille kaum erkennbar, kein Warzenhof	Mamille gut erkennbar, Warzenhof vorhanden, nicht erhaben	Mamille gut erkennbar, Rand des Warzenhofs über Hautniveau	
Fingernägel	Fingerkuppen noch nicht erreicht	Fingerkuppen erreicht	Fingerkuppen erreicht bzw. überragt, distaler Nagelrand deutlich ausgebildet	
Kopfhaar	zart, wollen, flaumig, einzelne Haare nicht zu unterscheiden	kräftig, seidig, jedes einzelne Haar erkennbar		

Gesamtpunktzahl (7 Kriterien)	Schwangerschaftsdauer Tage	Wochen/Tage
7	191	27 + 2
8	198	28 + 2
9	204	29 + 1
10	211	30 + 1
11	217	31
12	224	32
13	230	32 + 6
14	237	33 + 6
15	243	34 + 5
16	250	35 + 5
17	256	36 + 4
18	263	37 + 4
19	269	38 + 3
20	276	39 + 3
21	282	40 + 2
22	289	41 + 2
23	295	42 + 1

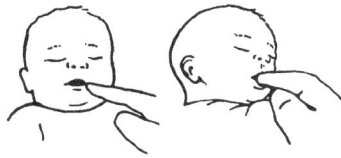	**Suchreflex** verschwindet im 1. Monat	Auf Bestreichen der Wange wird der Mund verzogen, der Kopf zum Reiz hingewendet **Saug**reflex durch Berühren der Lippen auslösbar **Schluck**reflex beim Füttern feststellbar
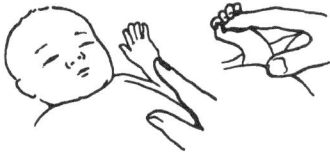	**Greifreflex** verschwindet bis zum 6. Monat	Nach Bestreichen der Hand-Innenfläche werden die Finger gebeugt und kräftig zur Faust geschlossen. Bei Zug Verstärkung des Reflexes
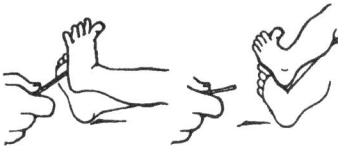	**Fluchtreflex** verschwindet bis zum 12. Monat	Nach leichtem Bestreichen der Fußsohle wird das Bein angezogen. Die Extension der Großzehe (Babinski-Phänomen) ist ein Teil der Fluchtreaktion
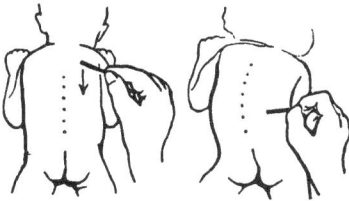	**Rückgratreflex (Galant)** verschwindet bis zum 6. Monat	Beim Bestreichen des Rückens seitlich der Wirbelsäule in Längsrichtung biegt sich die Wirbelsäule: Die Konkavität ist der gereizten Seite zugewendet
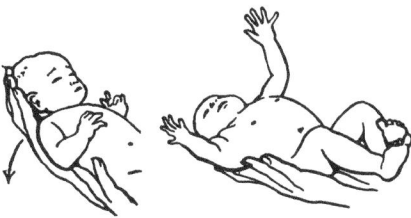	**Umklammerungsreflex (Moro)** verschwindet bis zum 6. Monat	Beim plötzlichen Senken des in Rückenlage gehaltenen Kindes (oder bei Erschütterung der Unterlage) fahren die Arme auseinander, die Finger spreizen sich (I). Anschließend werden die Arme etwas langsamer über der Brust wieder zusammengeführt (II)
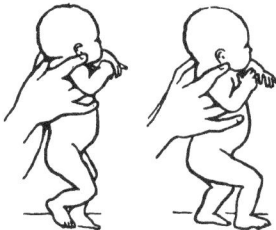	**Schreitphänomen** verschwindet im 1. Monat	In senkrechter Haltung werden bei Berühren der Unterlage mit den Füßen Schreitbewegungen gemacht (Marche automatique)

Abb. 6-1: Physiologische Neugeborenenreflexe (mod. Nach Harnack, G.)

- Zustandsdiagnostik
- Wärmeschutz
- Mutter-Kind-Kontakt.

6.2.1 Vitalitätsbeurteilung und Zustandsdiagnostik

Ein gesundes Neugeborenes atmet allein, sieht rosig aus und bewegt sich spontan. Der Gesundheits- und Vitalitätszustand jedes Neugeborenen wird nach der 1., 5. und 10. Lebensminute mit dem APGAR-Schema (Tab. 4-1) bewertet. Als objektives Kriterium der Zustandsdiagnostik gilt außerdem der pH-Wert des Nabelschnurblutes.

6.2.2 Wärmeschutz

Das Kind wird sofort nach der Geburt mit vorgewärmten Tüchern abgetrocknet, in warme Tücher gewickelt und der Mutter auf den Bauch gelegt, damit Augenkontakt zwischen beiden besteht. Es kann auch dem Vater in den Arm gegeben werden. Das Neugeborene wird in der Regel nicht unmittelbar nach der Geburt gebadet, da hierdurch zuviel Körper-

wärme verloren geht. Außerdem stellt es eine unnötige Belastung für das Kind dar. Unter einer Wärmelampe in einem warmen Raum wird das Kind im Beisein der Mutter bzw. des Vaters genau angesehen und gemessen. Man unterscheidet dabei die meßbaren und die sichtbaren Reifezeichen.

- *Meßbare Reifezeichen* sind:
- Körpergewicht
- Körperlänge
- Kopfumfang
- biparietaler Kopfdurchmesser (Abstand der Scheitelbeinhöcker)
- Leibesumfang
- *Sichtbare Reifezeichen* (nach Finnström): siehe Tab. 6-1.

6.2.3 Frühkindliche Reflexe

Folgende Reflexe sollten bei der Erstuntersuchung des Neugeborenen ausgelöst werden und vorhanden sein (Abb. 6-1):

Das Vorhandensein dieser Primärreflexe läßt auf eine normale motorische Entwicklung des Kindes schließen. Sie verschwinden im Laufe des 1. Lebensjahres. Als Zeichen der weiteren Hirnentwicklung werden sie überflüssig, es bilden sich neue Reflexe aus.

6.3   Physiologische Umstellungsvorgänge

Adaptation bedeutet Anpassung an das Leben außerhalb des Mutterleibes. Beim reifen Neugeborenen sind bis zur Geburt alle Organe voll ausgebildet, so daß sie im Moment der Geburt voll funktionsfähig sind.

6.3.1 Herz-Kreislauf-System

Mit der Durchtrennung der Nabelschnur muß die Eigenversorgung einsetzen. Die Verbindung zur Plazenta wird unterbunden,

die Kurzschlüsse (Shunts) des fetalen Kreislaufs schließen sich. Diese sind (Abb. 6-2):

- *Foramen ovale:* Öffnung in der Vorhofscheidewand des Herzens
- *Ductus venosus* (Arantii): Umgehung des Pfortader- bzw. Leberkreislaufes
- *Ductus arteriosus* (Botalli): Umgehung des Lungenkreislaufes.

Das Herz des Neugeborenen schlägt mit etwa 110–140 spm, der Blutdruck liegt systolisch zwischen 60–80 mm Hg und diastolisch bei etwa 35 mm Hg. Das Hämoglobin (Hb)

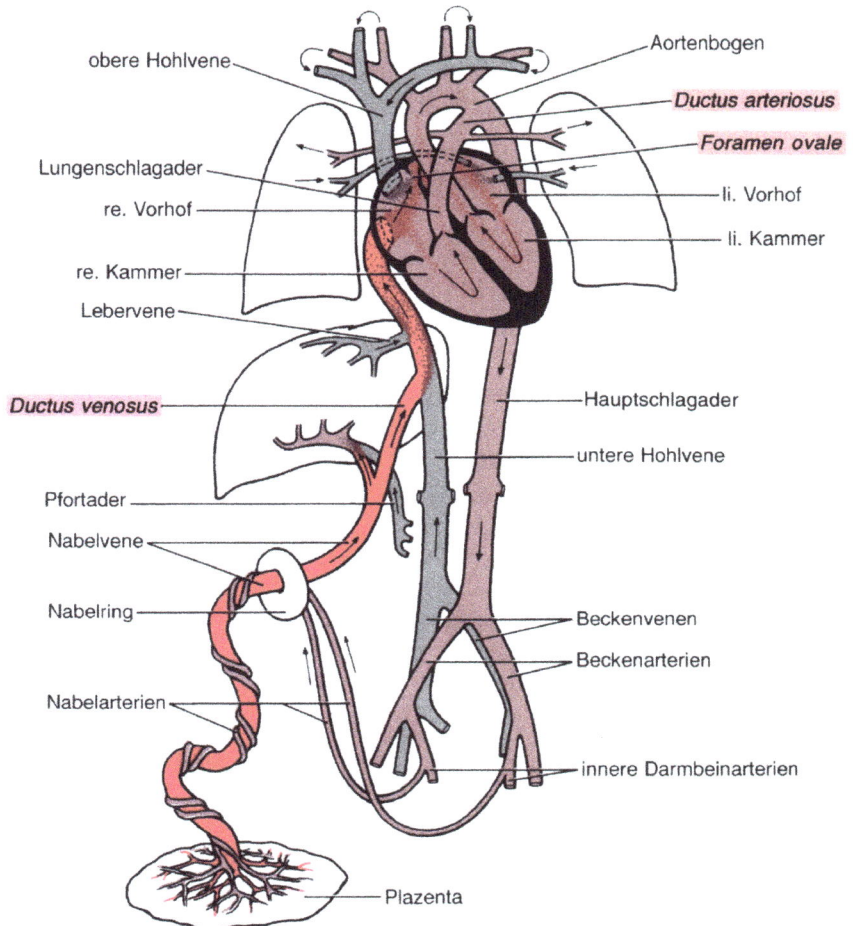

Abb. 6-2: Fetaler Kreislauf: sauerstoffreiches Blut (rot), sauerstoffarmes Blut (grau), Mischblut (rot/grau). Der Pfeil gibt die Fließrichtung des Blutes an.

des Neugeborenen besteht zu 82% aus HbF (F = fetales Hb), und zu 18% aus HbA (A = adultes Hb). HbF zeichnet sich durch eine erhöhte Sauerstoffaffinität aus, d. h., das fetale Hb kann mehr Sauerstoff aufnehmen. Nach der Geburt sinkt die Anzahl der zunächst vermehrten fetalen Erythrozyten (5 bis 7 Mio./mm^3) wieder ab, sie werden um- und abgebaut, das HbF normalisiert sich.

6.3.2 Atmung

Die anatomische Entwicklung der Lunge ist intrauterin in der 28. SSW abgeschlossen.

Damit sie ihre Funktion aufnehmen kann, muß sie sich jedoch erst entfalten können. Außerdem muß in den Lungenbläschen (*Alveolen*) die Oberflächenspannung herabgesetzt werden. Diese Funktion erfüllt der sog. *Surfactant*, der erst ab der 32.–34. SSW vom Kind selbst gebildet wird.

Surfactant ist ein Gemisch aus Phosphorlipiden und hauptsächlich Lezithinen. Er ermöglicht, daß sich die Alveolen beim ersten Atemzug mit Luft füllen können und beim Ausatmen nicht wieder zusammenfallen.

Intrauterin sind die Alveolen mit Fruchtwasser gefüllt und auch maßgeblich an der Produktion desselben beteiligt. Unter der

Geburt wird durch Druck auf den Thorax das in den Lungen und Bronchien befindliche Fruchtwasser ausgepreßt. Die Atemfrequenz beim Neugeborenen beträgt etwa 40 Atemzüge pro Minute.

6.3.3 Magen-Darm-Trakt

Saugen, schlucken und atmen müssen aufeinander abgestimmt werden. Magen und Darm haben bisher nur Fruchtwasser aufgenommen und verdaut, die Verarbeitung der jetzt notwendigen Nahrung (Muttermilch und Säuglingsnahrung) muß langsam erlernt werden. Am Anfang sind Nahrungsaufnahme und -verarbeitung nur in geringen Mengen möglich. Einem gestilltem Kind sollte nichts zugefüttert werden. Bei Säuglingsnahrung wird in den ersten beiden Tagen 10–20 ml pro Mahlzeit gefüttert (s. S. 132).

Stuhl des Neugeborenen

• *Mekonium:* besteht aus abgeschilferten Epithelzellen, eingedicktem Gallensaft, Lanugohaaren, Vernix caseosa (Käseschmiere) und Mukopolysacchariden sowie aus verschlucktem und verdauten Fruchtwasser. Es hat eine schwarz-grüne Farbe, ist von zähklebriger Konsistenz und wird meist innerhalb des ersten Lebenstages abgesetzt. Es wird auch als *Kindspech* bezeichnet. Da Mekonium wasserlöslich ist, läßt es sich am besten mit warmen Wasser entfernen.
• *Übergangsstuhl:* Mischstuhl aus Mekoniumresten und der inzwischen aufgenommenen Milchnahrung. Er ist gelblich-grün, kann sehr dünn sein und wird ab dem 2.–4. Lebenstag abgesetzt.
• *Muttermilchstuhl:* zeichnet sich durch gold- bis grün-gelbe Farbe und einen säuerlich-aromatischen Geruch aus (pH 4,5–6). Die Konsistenz kann sehr unterschiedlich sein (von dünn spritzend bis geformt). Muttermilchstuhl kann von mehrmals täglich bis zu 1–3 mal pro Woche abgesetzt werden, ohne daß eine Störung vorliegen muß.

• *Kunstmilchstuhl:* ist hellgelb bis lehmbraun, pastenartig oder schon geformt und riecht leicht fäkal. Kunstmilchstuhl sollte 1mal täglich abgesetzt werden. Alle Abweichungen von Konsistenz, Aussehen und Häufigkeit sind kritisch zu bewerten. Grüne, dünne Stühle mit Schleimbeimengungen, knollenartige feste Stühle oder eine Obstipation können ein Zeichen für eine behandlungsbedürftige Darmstörung sein.

6.3.4 Leber

Die Leber des Neugeborenen ist relativ groß (4–5% des Körpergewichtes), und nach der Geburt normalerweise 2 Querfinger breit unter dem rechten Rippenbogen zu tasten. Sie ist zuständig für verschiedene Funktionen des Stoffwechsels, z. B. die Verarbeitung von Kohlenhydraten, Fetten und Eiweißen. Außerdem sorgt sie für die Bildung und Ausscheidung der Gallenflüssigkeit und die Entgiftung bzw. Ausscheidung toxischer Stoffwechselprodukte.

Physiologische Hyperbilirubinämie
Nach der Geburt werden die überzähligen Erythrozyten abgebaut. Bestandteile des Hämoglobins werden dabei zu freiem Bilirubin, das sich mit Eiweißen zu fettlöslichem indirekten Bilirubin verbindet. In der Leber wird dieses mit Hilfe des Enzyms Glukuronyltransferase zu wasserlöslichem direkten Bilirubin umgewandelt (*konjugiert*). Direktes Bilirubin wird zum Gallenfarbstoff Urobilinogen verstoffwechselt und über den Darm ausgeschieden. Fällt mehr Bilirubin an, als die Leber verarbeiten kann, erhöht sich die Konzentration im Blut. Aufgrund seiner fettlöslichen Eigenschaft lagert sich das indirekte Bilirubin im Unterhautfettgewebe an, es kommt zu einer Gelbfärbung der Haut (sog. *Ikterus*). Dieser physiologische Ikterus beginnt am 2.–4. Lebenstag, erreicht am 5.–6. Tag seinen Höhepunkt und klingt um den 7.–10. Tag wieder ab. Die Überprüfung der Gelbfär-

bung der Haut geschieht mittels transkutaner Messung mit einem Bilimeter (unblutig durch die Haut) an drei Stellen:

- Glabella (Nasenwurzel)
- Jochbein
- Sternum (Brustbein)
- Wird bei der transkutanen Messung ein bestimmter Wert erreicht, muß Fersenblut abgenommen werden, um den korrekten Bilirubingehalt zu ermitteln.

6.3.5 Niere

Nierendurchblutung, Filtrationsleistung und die Fähigkeit zur Harnkonzentration sind beim Neugeborenen noch erheblich vermindert, es läßt in 24 Stunden ca. 10–20mal Urin. Die erste Harnentleerung sollte innerhalb der ersten 24 Std. erfolgen und muß dokumentiert werden. Während der ersten Lebenstage findet sich in der feuchten Windel häufig ein orangeroter Fleck. Es handelt sich um das sog. *Ziegelmehlsediment*, das durch oxidativen Abbau des Hämoglobins in der Niere entsteht und ausgeschieden wird. Dies ist ein harmloses Phänomen, das den Eltern erklärt werden sollte.

6.3.6 Säure-Basen-Haushalt

Aus den Nabelschnurgefäßen (2 Arterien und 1 Vene) wird nach der Geburt Blut entnommen und auf den Säuregehalt (pH-Wert) untersucht. Die Ergebnisse erlauben einen Rückschluß auf den Zustand des Kindes unter der Geburt. Bei einem lebensfrischen Neugeborenen sollte der pH-Wert des Nabelarterienblutes über 7,25 und des Nabelvenenblutes über 7,30 liegen.

6.3.7 Energiehaushalt und Thermoregulation

Neugeborene können ihren Temperaturhaushalt nur in sehr engen Grenzen regulieren. Ihre normale Körpertemperatur beträgt 36,5–37,5 °C.

Das **Temperaturzentrum** liegt im Hirnstamm. Dort werden Wärmeproduktion und -abgabe reguliert. Zum Zeitpunkt der Geburt ist das Temperaturzentrum noch nicht ausgereift, weshalb Neugeborene ungeschützt schnell Wärme abgeben und ebenso schnell Wärme aufnehmen. Folge ist, daß sie auskühlen bzw. überhitzt werden können, wenn sie zu wenig oder zuviel Kleidung tragen bzw. unsachgemäß zugedeckt sind. Auch Flüssigkeitsmangel kann eine Temperaturerhöhung (*Durstfieber*) hervorrufen. Die Wärmeregulation durch Muskelzittern oder Verschluß der Hautporen (wie beim Erwachsenen) ist dem Neugeborenen nicht möglich.

Um das Neugeborene vor Unterkühlung und Überwärmung zu schützen muß es in einer ausreichend warmen Umgebungstemperatur (20 °C) und nach dem Baden möglichst unter einem Wärmestrahler (28 °C) versorgt werden. Ist das Neugeborene unterkühlt, muß es mit Körperwärme (z. B. der Mutter oder des Vaters), einer Wärmflasche oder im Wärmebett erwärmt werden. In den ersten Lebenstagen sind regelmäßige Temperaturkontrollen sinnvoll, um Temperaturschwankungen und eventuelle Infektionsanzeichen zu erkennen.

Folgen und Gefahren der Hypothermie (Unterkühlung): Ein unterkühltes Kind verbraucht mehr Energie und dadurch Glukose. Eine Hypoglykämie (Unterzuckerung) kann die Folge sein. Ebenso ist der Sauerstoffverbrauch erhöht. Beide Probleme führen zu einer Sauerstoffmangelversorgung. Besonders gefährdet sind Früh- und Mangelgeborene und von der Geburt stark beeinträchtigte Kinder. Bei einer Unterzuckerung besteht die Gefahr der Unterversorgung der Gehirnzellen.

6.4   Wachstum und Entwicklung

Der Säugling durchläuft in seinem ersten Lebensjahr grundlegende Wachstums- und Entwicklungsphasen, die sein späteres Leben entscheidend prägen.

6.4.1 Knochen und Skelett

Neugeborene haben einen relativ großen Kopf, er macht 1/4 seiner Körpergröße aus (1/8 beim Erwachsenen). Sie haben einen langen Rumpf und verhältnismäßig kurze Beine. In den ersten Lebensjahren wachsen Arme und Beine schneller als Kopf und Rumpf. Die Skelettreifung erfolgt durch Ossifikation (Verknöcherung). Sie erfolgt in den verschiedenen Knochen unterschiedlich schnell, so daß beim kindlichen Skelett noch knorpelige Verbindungen zwischen einzelnen Knochen bestehen, die erst später verknöchern. Der Schädel des Neugeborenen weist einige Besonderheiten auf. So sind bei der Geburt die einzelnen Schädelknochen noch nicht knöchern verwachsen. Die Schädeldecke weist Nähte und Fontanellen (Knochenlücken) auf. Die endgültige Verknöcherung des Schädels findet erst im 40. Lebensjahr statt (s. Abb. 4-7).

6.4.2 Gewicht und Länge

Für das Körpergewicht und -wachstum gelten folgende Faustregeln:
• *Gewicht:* nach ca. 10 Tagen hat das Neugeborene sein Geburtsgewicht wieder erreicht, mit ca. 6 Monaten hat es sein Gewicht verdoppelt, mit 1 Jahr verdreifacht (z. B. Gewicht bei Geburt 3 kg, mit 6 Monaten ca. 6 kg, mit 1 Jahr ca. 9 kg)
• *Körperlänge:* nach 1 Jahr ist der Säugling um die Hälfte der Körperlänge bei der Geburt gewachsen mit ca. 4 Jahren hat es die Körperlänge verdoppelt (z. B. Länge bei der Geburt 50 cm, nach 1 Jahr ca. 75 cm, mit 4 Jahren ca. 100 cm)

6.4.3 Zahnentwicklung (Dentition)

Der Zahndurchbruch beginnt meist im 6.–8. Lebensmonat und verläuft bei einem gesunden Kind in fast konstanter Reihenfolge. Die Milchzähne sind in einem Alter von etwa zweieinhalb Jahren alle aus dem Kiefer herausgewachsen. Ab etwa dem 6. Lebensjahr werden die Milchzähne durch das bleibende Gebiß ersetzt.

6.4.4 Psychomotorische Entwicklung im 1. Lebensjahr

In der Neugeborenenperiode sind alle Bewegungen noch reflektorisch unwillkürlich. Das Neugeborene fixiert kurzfristig das Gesicht der Mutter oder dargebotene Gegenstände und es reagiert auf Stimmen. Der Kopf wird in Rückenlage meist zur Seite gedreht, in Bauchlage für Sekunden von der Unterlage gehoben und wieder zur Seite gedreht. Im Alter von 8 Wochen lächelt das Kind zurück, es folgt bewegten Dingen mit den Augen bis zur Mittellinie. Mit 16–20 Wochen greift der Säugling mit beiden Händen nach dargebotenen Gegenständen und bringt sie zu seinem Mund. Im Alter von 6 Monaten drehen sich einige Kinder spontan vom Rücken in die Bauchlage, sie greifen hingehaltene Gegenstände im Scherengriff. Mit 15 Monaten können 75% der Kinder frei gehen, sie können Mama oder Papa sagen. Das Kind verfügt über weitere Worte, die es eindeutig Personen, Tieren oder Dingen zuordnen kann. Es zeigt ein gutes Sprachverständnis, befolgt einfache Aufforderungen und nimmt nur noch selten Dinge zum Mund.

6.5 Besonderheiten der Neugeborenenperiode

6.5.1 Hautveränderungen

- *Milien:* zeigen sich als kleine weiße Pünktchen im Gesicht, hauptsächlich auf Nase und Wangen. Sie verschwinden von selbst, wenn sich die verstopften Hautporen öffnen.
- *Mongolenfleck:* bläuliche bis blaue, meistens über der Steißregion gelegene Verfärbung der Haut; hauptsächlich rassisch (Asiaten) bedingt.
- *Storchenbiß* (Naevus Unna-Politzer): kleines rotes Muttermal (Hautgefäßfehlbildung) über der Nasenwurzel und im Nacken, verblaßt mit der Zeit.
- *Fingernägel:* sind oft recht lang und das Kind kann sich verletzen. Trotzdem sollten sie die ersten 3–4 Wochen nicht geschnitten werden. Die Nagelhaut ist noch mit dem Nagel verwachsen. Deshalb kann es bei Verletzungen zu Nagelbettentzündungen mit Verlust des Fingernagels kommen. Kratzt sich das Kind häufig, können ihm kleine Baumwollfäustlinge angezogen werden (oder die Ärmel des Jäckchens werden über die Händchen gezogen).
- *Lanugobehaarung:* oft befinden sich noch Reste an Stirn, Ohren, Schultern und Oberarmen. Sie fallen bis zum Ende der Neugeborenenperiode aus.
- *Abschuppung* der Haut: kann bei allen, besonders aber bei übertragenen Kindern auftreten. Hier ist für ausreichende Flüssigkeitszufuhr zu sorgen. Bäder mit rückfettenden Zusätzen können alle 2 Tage durchgeführt werden. Die sich schuppende Haut juckt und die Kinder fühlen sich nach einem Bad wohler. Die Haut sollte mehrmals täglich mit einer nicht reizenden Fettcreme gepflegt werden.
- *Neugeborenenexanthem:* rote, unregelmäßig erhabene Flecken, oft mit zentralem Bläschen sterilen Inhalts. Es tritt in unterschiedlicher Ausdehnung in den ersten Tagen im Gesicht und am Körper auf und wechselt oft

innerhalb verschiedener Hautregionen. Es verschwindet meist ohne Behandlung nach wenigen Tagen.
- *Petechien:* kleine Hautblutungen, die durch den starken Druck bei der Geburt entstanden sind. Sie werden innerhalb weniger Tage resorbiert.
- *Ödeme:* Wassereinlagerungen im Gewebe, an den Augenlidern, Genitalien, sowie am Hand- und Fußrücken. Sie werden in der Regel bei zunehmender Stabilisierung des Stoffwechsels nach einigen Tagen ausgeschwemmt.

6.5.2 Hormonelle Einflüsse

Brustdrüsenschwellung: kann bei Jungen und Mädchen auftreten. Sie entsteht durch ein intrauterines Hormonüberangebot (Östrogen). Das Kind bildet schon Hormone und erhält sie zusätzlich über die Plazenta von der Mutter. *Therapie:* Abwarten, bei starker Schwellung mit Watte polstern. Nicht drücken, es könnte zu Infektionen kommen! Gelegentlich wird eine kolostumähnliche weiße Flüssigkeit, die sog. *Hexenmilch* abgesondert, was ohne Bedeutung ist.

Vaginale Schleimabsonderung/Blutung: ist häufig bei Mädchen zu beobachten, auch hier ist die Ursache ein Überangebot von Hormonen (Östrogen).

6.5.3 Nabelheilung

Die Nabelversorgung erfolgt heute offen und trocken, d. h. es werden keine sterilen Mulltupfer, Nabelbinden, Puder und Salben benutzt. Die Einmalnabelklemme kann nach 24 (–48) Stunden entfernt werden. Durch den

Verschluß der Shunts kann keine Blutung mehr aus den Nabelgefäßen erfolgen. Der Nabelschnurrest wird einmal täglich mit 80%igem Alkohol abgetupft und gereinigt. Der mumifizierte Nabelschnurrest fällt meist zwischen dem 5.–10. Lebenstag ab. Das Überhäuten des Nabelgrundes dauert etwa 3–5 Tage, solange muß dieser noch täglich gereinigt werden. Treten Rötungen oder Schwellungen im Bereich des Hautnabels, des Nabelgrundes oder im Bereich der Bauchhaut auf, ist das Kind dem Kinderarzt vorzustellen. Ebenso bedarf ein schmieriger oder foetide (faulig) riechender Nabelschnurrest einer besonderen Behandlung, um eine Infektion zu vermeiden.

6.6   Umgang mit Neugeborenen und Säuglingen

Das körperliche und seelische Grundbedürfnis des Säuglings ist sein Wohlbefinden. Dieses wird meist durch einen sachgerechten und liebevollen Umgang erreicht.

6.6.1 Körperpflege

Vollbad: grundsätzlich kann jedes Neugeborene täglich gebadet werden, allerdings sind ein paar Besonderheiten zu beachten:

• *Vorbereitung:* Fenster schließen, Raumtemperatur ca. 28 °C ist ideal. Wärmelampe über dem Wickeltisch anschalten, Pflegeutensilien und Kleidung bereitlegen.

Das Kind niemals unbeaufsichtigt allein auf dem Wickeltisch liegen lassen!

   Die Wassertemperatur des Bades sollte 37 °C betragen. Kind entkleiden, Verunreinigungen durch Urin und Stuhl entfernen. Das Kind wiegen, Gesicht waschen und langsam in die Wanne heben.

• *Baden:* vorsichtig die Haare waschen. Das Kind von oben bis unten waschen. Während des Badens soll die Mutter mit dem Kind sprechen, dies wirkt beruhigend und schult das Sprachverständnis. Das Kind aus der Wanne heben und mit vorgewärmtem Badetuch gründlich abtrocknen (besonders in den Hautfalten).

Augenpflege: gesunde Neugeborene benötigen keine spezielle Augenpflege. Das Reinigen der Augen während des Bades oder der Ganzkörperwäsche reicht völlig aus.

Nasenpflege: auch hier ist bei einem gesunden Kind keine spezielle Pflege nötig. Sind Borken oder Milchreste in der Nase, werden sie mit einem gedrehten Zellstoff oder Wattetupfer unter drehenden Bewegungen entfernt.

Ohrenpflege: bei der täglichen Ohrreinigung ist die Inspektion der Hautstellen hinter beiden Ohrmuscheln besonders wichtig. Hier sammeln sich häufig Nahrungsreste an, die zu Entzündungen führen können.

Genitalbereich: wird das Neugeborene nicht gebadet, so muß 1mal täglich der Genitalbereich mit warmen Wasser und rückfettender Seife gereinigt werden. Bei Mädchen wird immer von vorn (Scheide) nach hinten (After) gewischt. Alle eventuell vorhandenen Creme-, Stuhl- und Urinreste müssen entfernt werden, besonders zwischen den Schamlippen. Bei Unsauberkeit kann es leicht zu *Synechien* (Verwachsungen) der kleinen Labien kommen. Bei Jungen ist besonders der Bereich unter dem Skrotum (Hodensack) sorgfältig zu reinigen.

Finger- und Zehennägel: nach dem Baden kontrollieren. Kann man sie schon schneiden, werden sie mit einer abgerundeten Nagelschere (speziell für Säuglinge) geschnitten.

Haarpflege: Die Haare und auch die Kopfhaut werden mit einer Haarbürste aus weichen Naturborsten gebürstet, dieses fördert
die Durchblutung der Kopfhaut.

6.6.2 Wickeln

Es gibt verschiedene Wickeltechniken und
Materialien. Die meisten Eltern haben sich
vor der Geburt ihres Kindes für eine bestimmte Technik und auch die Materialien
entschieden. Es gibt für jeden Geldbeutel
und jede Lebenseinstellung die entsprechenden Utensilien. Windeln sollen Urin und
Stuhl aufnehmen, und einen Nässe- und
Wärmeschutz bieten. Sie sollen leicht zu
handhaben, umweltfreundlich zu entsorgen
und zu reinigen sein. Die Windeln werden
5–7mal täglich gewechselt (bei jeder Mahlzeit). Bei einem Säugling, der nicht wund ist,
muß nachts nicht extra gewickelt werden.

6.6.3 Lagerung, Handling, Kleidung

Lagerstätte: Das Neugeborene kann in einem
Korb, einer Wiege oder einem Bett schlafen.
Alle Lagerstätten sollten mit einer festen Matratze aus Stroh, Roßhaar oder Seegras ausgestattet sein. Zum Zudecken eignet sich eine
leichte Wolldecke oder ein Daunenfederkis-
sen. Bei allergiegefährdeten Kindern sollten
obengenannte Materialien nicht verwendet
werden. Hier helfen spezielle Matratzen z. B.
aus Latex, Decken und Kissen aus Synthetik.
Kopfkissen gehören im 1. Lebensjahr nicht ins
Kinderbett. Bei einer Fahrt mit dem Auto
sollte der Säugling in einer sicheren Baby-
schale mitgenommen werden.

Lagerung: In den ersten Lebenstagen empfiehlt sich eine leichte Hochlagerung von ca.
30°. Diese erreicht man, indem ein zusam-
mengefaltetes Badetuch oder ein festes kleines Kissen unter die Matratze gelegt wird.
So kann einer Aspiration vorgebeugt wer-

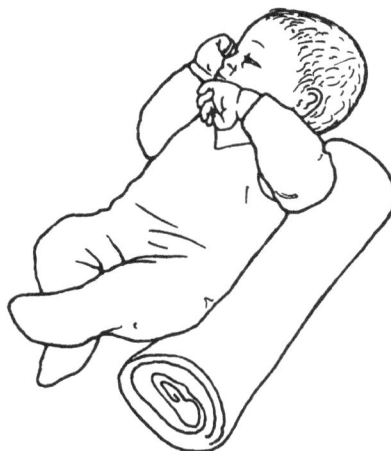

Abb. 6-3: Unterstützte seitliche Lagerung

den, da Neugeborene in den ersten 2–3 Lebenstagen häufig spucken. Später ist die unterstützte Seitenlagerung im Wechsel zu
empfehlen (Abb. 6-3).

Handling: Neugeborene werden gerne fest
angefaßt und gehalten, da sie dadurch ein
Gefühl von Sicherheit vermittelt bekommen.
Der Oberkörper des Kindes wird mit beiden
Händen umfaßt, es wird leicht zur Seite ge-
rollt und aufgehoben. Auf diese Weise kann
es seinen Kopf selbst halten, die Nacken-
und Schultermuskulatur wird gestärkt.

> **Merke:** Ein Neugeborenes darf niemals nur
> an einem Arm oder Bein hochgehoben
> werden.

Kleidung: Alle für den Säugling benötigten
Kleidungsstücke sollten aus Naturfasern wie
Wolle, Seide oder Baumwolle bestehen. Diese
sollten leicht zu öffnen und zu schließen sein
und dürfen nicht zu eng anliegen. Mehrere
dünne Schichten übereinander wärmer besser.
So kann dem Kind in einem wärmeren Raum
auch schnell ein Kleidungsstück ausgezogen
werden, ohne daß es dann friert. In den ersten
Lebenswochen sollte das Kind stets ein dün-
nes Seiden- oder Baumwollmützchen tragen,
denn der anfangs oft spärlich behaarte und
unbedeckte Kopf gibt viel Wärme ab.

6.7 Ernährung des Neugeborenen und Säuglings

Das Neugeborene verliert in den ersten Lebenstagen durchschnittlich 6% seines Geburtsgewichts, das am 10.–14. Lebenstag wieder erreicht sein sollte. Die Hauptursache dafür ist das Absetzen von Stuhl und Urin bei nur geringer Nahrungsaufnahme.

6.7.1 Ernährung mit Muttermilch

Will eine Frau ihr Kind stillen, wird es ihr schon in der ersten Lebensstunde an die Brust gelegt. Durch das Saugen des Kindes an der Brust werden die Milchbildungs- und Milchspendemechanismen in Gang gesetzt. Das Kind wird dann etwa alle 3 Std. (d. h. 8–10 mal am Tag) gestillt und zwar an beiden Seiten. Nach etwa 3–4 Tagen wird genügend Milch vorhanden sein, die Pausen zwischen den Mahlzeiten verlängern sich. Dennoch sollte es spätestens nach 4 Std. Schlaf geweckt und an die Brust gelegt werden. Dies schadet dem Kind nicht, es fördert aber die Milchbildung. Einen regelmäßigen Trinkrhythmus findet der Säugling in der Regel im Alter von 4–8 Wochen. Abgepumpte Muttermilch kann bis zu 12 Std. bei 5 °C im Kühlschrank aufbewahrt werden, im Tiefkühlfach bis zu 6 Monaten.

6.7.2 Ernährung mit Säuglings- nahrung

Erhält das Kind Säuglingsmilchnahrung, gilt in den ersten 8–10 Lebenstagen folgende Nahrungsregel:

> Trinkmenge in 24 Std. = 20 ml × kg Körpergewicht × Lebensalter in Tagen
> Beispiel: Gewicht des Kindes 3000 g:

> 1. Tag: 60 ml
> 2. Tag: 120 ml
> 3. Tag: 180 ml
> usw. bis 1/6 des Körpergewichtes erreicht ist. Im weiteren Verlauf sollte die Menge der Milchnahrung nicht mehr als 1000 ml täglich, d. h. bei 5 Mahlzeiten 200 ml pro Mahlzeit betragen.

Die **Gewichtszunahme** des Neugeborenen sollte im I. Quartal 25–30 g täglich oder 200–250 g wöchentlich betragen, ab dem II. Quartal dann 20 g täglich oder 150 g wöchentlich, am Ende des 1. Lebensjahres 10 g täglich oder 80–100 g wöchentlich.

Beikost: Beginn in der Regel im 5.–6. Lebensmonat. Nach einer Gewöhnungszeit von 1–2 Wochen wird eine Brust- bzw. Flaschenmahlzeit durch eine Breimahlzeit ersetzt. Man beginnt mit einem Gemüsebrei, später folgt z. B. ein Obst-Zwiebackbrei bzw. ein Getreidemilchbrei (Abb. 6-4).

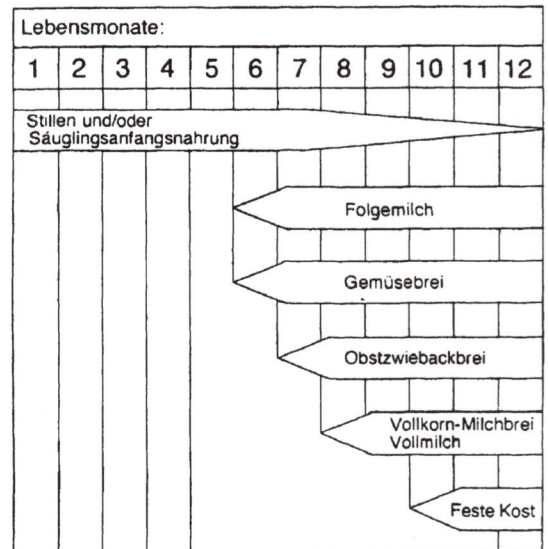

Abb. 6-4: Empfehlenswerter Beikostaufbau. Säuglingsanfangsnahrung und Beikostbeginn

Hypoallergene Nahrung kann wie die Pre-Nahrungen von Beginn an nach Bedarf gefüttert werden, ist aber etwas teurer als diese. Ihre Anwendung empfiehlt sich vor allem zur Prävention bei Kindern aus Atopikerfamilien (z. B. bei familiärem Auftreten von Asthma, Ekzemen und Kuhmilchallergien).

6.8 Vorsorgeuntersuchung, Impfungen und Prophylaxen

Ziel der Vorsorgeuntersuchungen ist die Früherkennung von Risiken oder Krankheiten, welche die körperliche oder geistige Entwicklung der Kinder gefährden können. Eine Früherkennung ist die Voraussetzung für eine erfolgreiche Behandlung. Alle Eltern bekommen bei der Geburt ihres Kindes ein gelbes Vorsorgeuntersuchungsheft ausgehändigt, das ihr Kind bis zum 5. Lebensjahr begleitet. Es enthält Vordrucke für 9 Vorsorgeuntersuchungen (U1–U9) sowie Kurven zum Eintragen von Gewicht, Körperlänge und Kopfumfang.

Bei den sog. **Screening-Untersuchungen** werden Stoffwechselerkrankungen (z. B. Hypothyreose, Galaktosämie, Phenylketonurie, Adrenogenitales Syndrom, Biotinidiasemangel erfaßt). Hierzu wird dem Kind aus der Ferse Blut entnommen, das auf eine besonders präparierte Karte aufgetropft und in ein Screeninglabor eingeschickt wird. In manchen Bundesländern wird auch der Urin untersucht. Heutige Testverfahren ermöglichen das Blut- und Urinscreening bereits ab dem 3. Lebenstag.

Screening-Untersuchungen sind prinzipiell sinnvoll, wenn:
* die vermuteten Erkrankungen schwerwiegend sind und relativ häufig vorkommen
* seltene schwere Krankheiten mit geringem Aufwand aufgespürt werden können
* die Erkrankungen behandelbar sind und es ein entsprechendes Therapieangebot gibt
* ein früher Therapiebeginn von entscheidender Bedeutung ist
* das Testverfahren ein hohes Maß an Genauigkeit beim Erkennen oder Ausschließen einer Krankheit bietet.

Der **Coombs-Test** (Antiglobulintest) sowie die Blutgruppenbestimmung aus dem Nabelschnurblut gehört bei Kindern von Rh-negativen Müttern zur Routineuntersuchung.

Ultraschalluntersuchungen der Hüfte werden in den meisten Kliniken routinemäßig durchgeführt, während Kopf, Bauch und Niere nur nach entsprechender Indikation untersucht werden.

Impfungen: zum Infektionsschutz für Säuglinge, Kinder und Jugendliche werden von der ständigen Impfkommission (*Stiko*) Impfempfehlungen herausgegeben (Tab. 6-2).

* *Hepatitis B:* Hat die Mutter im letzten Trimenon der Schwangerschaft eine aktive Hepatitis B Infektion durchgemacht, oder ist sie chronische HbsAg-Trägerin (HbsAg pos.), dann sollte das Neugeborene gleich nach der Geburt bis maximal 12 Stunden p. p. passiv und aktiv geimpft werden:
  – *passiv:* 1 ml Hepatitis-Immunglobulin Behring®
  – *aktiv:* 0,5 ml Gen H-B Vax® K (Wiederholungen nach 1 und 6 Monaten)
* *BCG-Impfung* (Bacille-Calmette-Guerin): Tuberkuloseschutzimpfung, die durchgeführt wird, wenn das Kind durch nahestehende erkrankte Personen ansteckungsgefährdet ist.

Prophylaxen

Blutungsprophylaxe: Vitamin K ist ein Faktor, der bei der Blutgerinnung benötigt wird. Da es nur in sehr geringen Mengen in der Muttermilch enthalten ist, kann eine Blutung wegen eines Vit.-K-Mangels entstehen. Diese Blutungen zeigen sich bevorzugt im Darm oder Gehirn des Neugeborenen. Deshalb be-

Tab. 6-2: Impfempfehlungen der Ständigen Impfkommission (Oktober 1995)
Impfkalender für Säuglinge, Kinder und Jugendliche.

Empfohlenes Impfalter*		Impfung	Anmerkungen
ab Beginn 3. Monat		1. Diphtherie-Pertussis-Tetanus-Haemophilus influenzae Typ b (DPTHib)**	
	und	1. Hepatitis-B-Impfung (HB)	
	und	1. trivalente Poliomyelitis-Schluckimpfung (OPV)***	
		oder	
		1. Diphtherie-Pertussis-Tetanus (DPT)	
	und	1. Haemophilus influenzae Typ b (Hib)	
	und	1. Hepatitis-B-Impfung (HB)	
	und	1. trivalente Poliomyelitis-Schluckimpfung (OPV)	
ab Beginn 4. Monat		2. Diphtherie-Pertussis-Tetanus-Haemophilus influenzae Typ b (DPTHib)	
		oder	
		2. Diphtherie-Pertussis-Tetanus (DPT)	
ab Beginn 5. Monat		3. Diphtherie-Pertussis-Tetanus-haemophilus influenzae Typ b (DPTHib)	
	und	2. Hepatitis-B-Impfung (HB)	
	und	2. trivalente Poliomyelitis-Schluckimpfung (OPV)	
		oder	
		3. Diphtherie-Pertussis-Tetanus (DPT)	
	und	2. Haemophilus influenzae Typ b (Hib)	
	und	2. Hepatitis-B-Impfung (HB)	
	und	2. trivalente Poliomyelitis-Schluckimpfung (OPV)	
ab Beginn 13. Monat		4. Diphtherie-Pertussis-Tetanus-Haemophilus influenzae Typ b (DPTHib)	
	und	3. Hepatitis-B-Impfung (HB)	
	und	3. trivalente Poliomyelitis-Schluckimpfung (OPV)	
		oder	Abschluß der
		4. Diphtherie-Pertussis-Tetanus (DPT)	Grundimmunisierung
	und	3. Haemophilus influenzae Typ b (Hib)	
	und	3. Hepatitis-B-Impfung (HB)	
	und	3. trivalente Poliomyelitis-Schluckimpfung (OPV)	
ab Beginn 15. Monat		1. Masern-Mumps-Röteln (MMR)	
ab Beginn 6. Jahr		Tetanus-Diphtherie (Td-Impfstoff: mit reduziertem Diphtherie-toxoid-Gehalt)	1. Auffrischimpfung
		2. Masern-Mumps-Röteln (MMR)	
ab Beginn 10. Jahr		trivalente Poliomyelitis-Schluckimpfung (OPV)	
11.–15. Jahr		Tetanus-Diphtherie (Td)	2. Auffrischimpfung
		Hepatitis-B-Impfung	Auffrischimpfung
		Röteln (alle Mädchen, auch wenn bereits gegen Röteln geimpft)	
ab Beginn 13. Jahr		Hepatitis-B-Impfung für ungeimpfte Jugendliche (Grundimmunisierung)	Impfstoff für Erwachsene Impfschema: laut Hersteller

* Abweichungen von den vorgeschlagenen Terminen sind möglich und unter Umständen notwendig. Ziel muß es sein, unter Beachtung der Mindestabstände zwischen den Impfungen (Beipackzettel beachten) **möglichst frühzeitig** einen vollständigen Impfschutz zu erreichen.

** Die Abkürzung „P" steht sowohl für Ganzkeim- als auch für azellulären Pertussis-Impfstoff.

*** Da Personen mit Immundefekten durch Infektionen – auch mit abgeschwächten Impfviren – besonders gefährdet sind, müssen sie statt der Poliomyelitis-Schluckimpfung eine Impfung mit inaktiviertem Polio-Impfstoff erhalten. Das gilt auch für Säuglinge, Kinder und Jugendliche, die in einer Wohngemeinschaft mit Personen leben, die einen Immundefekt haben.

Quelle: Sozialpäd. u. KiPra 18. Jg. (1996) Nr. 2

kommen die Kinder z. Zt. bei den Versorgungsuntersuchungen U1, U2 und U3 je 2 Tropfen Konakion (= 2 mg) oral verabreicht. Nach vaginaloperativen Entbindungen erhalten die Neugeborenen 0,5 ml (= 1 mg) Konakion i. m. bei der U1. Weitere Gaben sind dann nicht mehr erforderlich.

In der industriell hergestellten Säuglingsnahrung ist Vitamin K zugesetzt.

Rachitisprophylaxe: Vitamin D wird zur Festigung der Knochen benötigt. Ein Mangel führt zu Knochenverformungen am Thorax, Becken, Beinen und Armen. Diese Verformung wird Rachitis genannt.

Vitamin D wird ab dem 5.–10. Lebenstag in einer Dosierung von 500 IE/Tag verabreicht. Die Tablette löst sich problemlos in Wasser oder Tee auf und kann dem Kind vor der Mahlzeit gefüttert werden. Vit. D soll 1 Jahr lang verabreicht werden. Bei im Winter geborenen Kindern wird über das erste Lebensjahr hinaus durch das folgende Frühjahr Vitamin D gegeben.

Kariesprophylaxe: Sie kann mit der Vit. D-Prophylaxe kombiniert sein (zusätzlich Fluorid 0,25 mg). Während Vit. D maximal 1 1/2 Jahre eingenommen wird, sollte Fluorid bis ins Vorschulalter verabreicht werden. Die Fluorgabe wird kontrovers diskutiert.

Gonoblenorrhoeprophylaxe: nach Credé (K. Credé, Gynäkologe, Leipzig 1819–1892). Die Gonoblenorrhoe ist eine eitrige Augenbindehautentzündung, hervorgerufen durch Neisseria gonorrhoae, die unbehandelt zur Erblindung führen kann. Zur Prophylaxe werden möglichst sofort nach der Geburt 1–2 Tropfen einer 1%igen Silbernitratlösung in jedes Auge geträufelt. Die Prophylaxe wird heute in manchen Kliniken nicht mehr routinemäßig durchgeführt.

6.9 Das kranke Neugeborene

6.9.1 Risikofaktoren

Die Wahrscheinlichkeit, daß ein Kind vor, während oder nach der Geburt erkrankt oder stirbt, erhöht sich mit dem Auftreten von Risikofaktoren zu diesen Zeitpunkten. Risikofaktoren ergeben sich aus:

* der Anamnese der Mutter (inkl. Schwangerschaftsanamnese)
* Komplikationen während der Schwangerschaft und unter der Geburt
* gefährdete bzw. kranke Neugeborene lassen sich in 3 Schweregrade unterteilen (nach Dudenhausen):
1. *überwachungsbedürftige* gefährdete Kinder
2. *behandlungsbedürftige* gefährdete oder kranke Kinder
3. *intensivbetreuungsbedürftige* schwerkranke oder vital bedrohte Kinder.

6.9.2 Geburtstraumen

Caput succedaneum (Geburtsgeschwulst): durch die Wehenkraft wird der kindliche Kopf gegen das mütterliche knöcherne Becken gedrückt und es kann eine Geburtsgeschwulst entstehen. Blut und Lymphe stauen sich zwischen Haut und Knochenhaut. Charakteristischerweise überschreitet sie die Grenzen der Schädelnähte und bildet sich innerhalb der nächsten 2–3 Tage ohne besondere Therapie zurück (Abb. 6-5).

Kephalhämatom: entsteht unter der Geburt durch Abscherung des Periost (Knochenhaut) vom Knochen. Es kommt zu einer Blutung zwischen Knochen und Periost mit Ausbildung eines prallelastischen Blutergusses. Im Gegensatz zum Caput succedaneum ist das Kephalhämatom durch die Schädelnähte

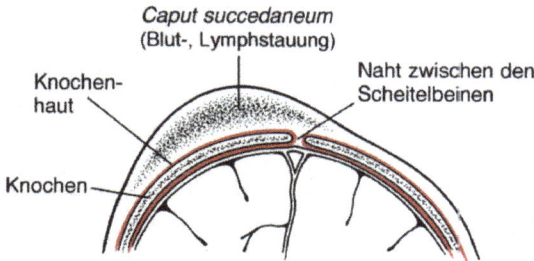

Abb. 6-5: Caput succedaneum

begrenzt. Auch hier ist keine Therapie erforderlich. Es sollte aber genau beobachtet werden, ob eventuell eine Nachblutung mit Vergrößerung des Hämatoms erfolgt. Das Kephalhämatom wird innerhalb von 6–8 Wochen resorbiert (Abb. 6-6).

Klavikulafraktur (Schlüsselbeinbruch): tritt nach schwerer Schulterentwicklung, aber auch spontan auf. Beim Abtasten gibt das gebrochene Schlüsselbein nach („knisterndes Gefühl"). Zur Ruhigstellung des Armes wird dieser locker an den Thorax angewinkelt. Das Kind sollte auf der gesunden Seite gelagert werden. Die Fraktur heilt spontan nach 1–2 Wochen.

Faszialisparese (Gesichtsnervenlähmung): entsteht durch starken Druck auf periphere Nervenenden im Bereich des Ohres. Auffallend sind eine Gesichtsasymmetrie beim Schreien und der fehlende Lidschluß auf der betroffenen Seite. Durch Salbenbehandlung muß die Austrocknung der Hornhaut vermieden werden. Meist kommt es zur Spontanheilung innerhalb 4–6 Wochen.

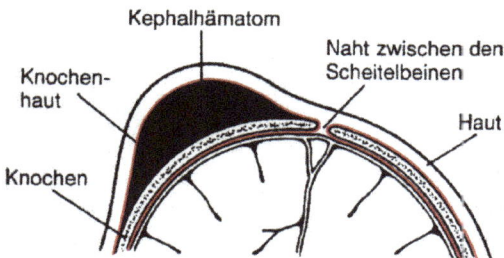

Abb. 6-6: Kephalhämatom

Plexusparesen: Lähmungen der Nervengeflechte als Folge einer exzessiven Traktion bei gleichzeitiger Flexion des Halses (z. B. nach Armlösung bei Beckenendlagen oder Lösung der Schulter bei Schulterdystokie)

• *obere Plexuslähmung* (nach Erb-Duchenne): betroffen sind die Nervenausgänge C5–C6. Der Arm hängt schlaff herab, der Oberarm ist in Adduktion und Innenrotation, der Unterarm steht in Streckung und Pronation. Die Finger können bewegt werden. *Therapie:* der Arm wird durch einen Schienenverband in starker Abduktion und Außenrotation bei gebeugtem Unterarm fixiert. Dadurch wird der Plexus entlastet. Sobald Schmerzfreiheit eintritt, wird mit Massage und passiven Bewegungsübungen begonnen.

• *untere Plexuslähmung* (nach Klumpke): betroffen sind die Nervenausgänge C7–C8. Nahezu alle Hand- und Fingermuskeln sind betroffen. Die Ursachen sind die gleichen wie bei der oberen Plexuslähmung. Charakteristisch ist eine Pfötchenstellung, die Finger können nicht bewegt werden. Im Gegensatz zur oberen Plexuslähmung kann aber die Schulter bewegt werden. *Therapie:* lockere Fixation des betroffenen Armes über dem Oberbauch. Vom 7. Lebenstag an kann mit Krankengymnastik begonnen werden. Die Prognose ist vom Ausmaß und Lokalisation der Zerrung abhängig, sie ist ungünstiger als bei der oberen Plexuslähmung.

Epiphysenlösung bzw. Diaphysenfraktur des Oberarmknochens: Diese charakteristischen Verletzungen nach schwerer Entwicklung der Schultern führen zu einer Scheinlähmung des Armes. Die Symptomatik ähnelt der oberen Plexuslähmung. Die Diagnose kann nur röntgenologisch gestellt werden. Die Heilung erfolgt entweder vollständig oder unter Beeinträchtigung des Knochenwachstums.

Punktionsverletzungen: sind intrauterin entstanden (z. B. durch das Legen einer Kopfschwartenelektrode zur Herzfrequenzableitung oder bei einer Mikroblutentnahme).

Gelegentlich können diese Inzisionsstellen nachbluten oder sich entzünden. Selten hinterlassen diese Einstichstellen Narben.

Weitere Geburtstraumen: Bei einer Zangengeburt können durch Druck der Zangenlöffel Markierungen entstehen. Bei Geburt durch eine Vakuumextraktion kann durch das Anlegen der Saugglocke (Unterdruck) eine Kopfgeschwulst oder selten ein Kephalhämatom entstehen. Außerdem kann die Kopfhaut aufgeschürft sein. Dann werden die offenen Stellen vorsichtig mit Desinfektionslösung betupft.

> **Merke:** Mit diesen Kindern ist behutsam umzugehen, sie haben ganz sicher starke Kopfschmerzen.

Verletzungen nach Kaiserschnitt: Selten werden Kinder durch das Skalpell des Operateurs während der Operation verletzt. Oberflächliche Schnittwunden bedürfen häufig keiner besonderen Behandlung, bei tieferen Schnitten muß gegebenenfalls genäht werden.

6.9.3 Hyperbilirubinämie

Übersteigt der Anfall von Bilirubin aus dem Abbau von Erythrozyten die hepatozelluläre Konjugations- und Transportkapazität, kommt es zu einer erhöhten Bilirubinkonzentration im Blut. Eine Hyperbilirubinämie liegt vor bei einer Konzentration von:

- über 15 mg/dl (256 nmol/l) bei reifen Kindern
- über 10 mg/dl (171 nmol/l) bei Frühgeborenen

> **Definitionen**
> - *Ikterus praecox:* verfrühter Ikterus mit sichtbarer Gelbfärbung der Haut innerhalb der ersten 24 Lebensstunden
> - *Ikterus gravis:* verstärkter Ikterus
> - *Ikterus prolongatus:* über den 14. Lebenstag hinaus andauernder Ikterus

Phototherapie: Übersteigt die Bilirubinkonzentration im Serum die zulässigen Werte, wird das Kind mit Blaulicht (Phototherapie) bestrahlt: blaues Licht (optimaler Wellenbereich 425–475 nm) führt durch Umwandlung des im Unterhautfettgewebe eingelagerten Bilirubins in nichttoxisches, wasserlösliches Bilirubin zur Ausscheidung desselben. Die Kinder liegen mit einer kleinen Windel bekleidet und mit abgedeckten Augen (schwarze Augenbinde) im Inkubator unter der Phototherapielampe. Sie benötigen zusätzlich Flüssigkeit, da viel wässriger Stuhl abgeht. Regelmäßige Temperaturkontrollen sind notwendig, um ein evtl. Durstfieber zu erkennen. Die Kinder bleiben mindestens 8 Std. unter der Lampe, sie werden 2stündlich gedreht, da das Licht nur die oberste Hautschicht durchdringt. Nach 8 Std. wird eine erneute Serumkontrolle durchgeführt. Je nach Ergebnis können die Kinder aus dem Inkubator genommen werden oder die Bestrahlungsdauer verlängert sich. Die Kinder können zwischendurch gestillt werden, die Dauer der Bestrahlung verlängert sich dann entsprechend.

6.9.4 Fehlbildungen

Fehlbildungen der Extremitäten in Abhängigkeit ihres Ausmaßes können oftmals chirurgisch korrigiert werden. Generell gilt: je peripherer der Defekt ist, um so besser ist die Prognose:

- *Polydaktylie:* überzählige Finger oder Zehen
- *Syndaktylie:* zusammengewachsene Finger oder Zehen
- fehlende Ohrmuschel
  Ist die Fehlbildung ausgeprägter, verschlechtert sich auch die Prognose:
- *Amelie:* Fehlen von Gliedmaßen
- *Amniotische Ab- bzw. Einschnürungen* an Händen, Füßen und Unterschenkeln

Kongenitaler Klumpfuß: tritt ein- oder beidseitig auf, Jungen sind häufiger betroffen als Mädchen. Nach der Geburt ist eine sofortige orthopädische Behandlung erforderlich. Es erfolgt ein schrittweises *Redressieren* mit Gipsverbänden, später eventuell operative Korrektur. Die Prognose nach frühzeitigem Beginn der Behandlung ist gut.

Sichelfuß und Hackenfuß: sind keine echten Fehlbildungen. Sie bilden sich unter fachgerechter Massage meist zurück. In seltenen Fällen erfolgt die Behandlung mit redressierenden Maßnahmen wie Kunststoffschienen oder Gipsverbänden.

Kongenitale Hüftluxation: erkennbar an einer Gesäßfaltenasymmetrie sowie einer Pseudoverkürzung und Abduktionshemmung des betroffenen Beines. Die Verdachtsdiagnose wird mit einer Ultraschalluntersuchung der Hüfte bestätigt. Als Prophylaxe bietet sich die *Breitwickelmethode* an. Sie eignet sich aber nicht zur Behandlung einer Luxation. Hier müssen die Beine mit Hilfe einer Spreizhose vollständig abgespreizt werden, zur Therapiekontrolle sind wiederholte Ultraschalluntersuchungen erforderlich.

Omphalozele (Nabelschnurbruch): Bauchwanddefekt mit Ausstülpung eines Bruchsackes, der mit Darmschlingen gefüllt sein kann und von Amnionhaut überzogen ist. Der Bruchsack wird steril und feucht abgedeckt, das Kind in Seitenlagerung und mit offener Magensonde in eine Kinderklinik verlegt. Der Defekt wird chirurgisch versorgt, die Prognose ist gut.

Laparozele und Gastroschisis: die Prognose ist ungünstiger, da oft gleichzeitig weitere Darmfehlbildungen vorliegen. *Komplikationen:* Infektion, Sepsis, Ileus. Bei ungestörtem postoperativen Verlauf bestehen später keine Probleme mehr.

6.9.5 Spaltbildungen und Atresien

Angeborene Spaltbildungen oder Atresien (Verschluß eines Hohlorgans) sind Hemmungsmißbildungen. Sie werden z. B. hervorgerufen durch:

- Erbfaktoren
- Sauerstoffmangel
- Virusinfektionen
- Strahlenschäden.

Häufig ist die Ursache dieser Fehlbildungen jedoch unbekannt.

Lippenkiefergaumenspalten   (LKG-Spalte): Nach dem Schweregrad der Ausprägung lassen sich folgende Formen unterscheiden:

- Einkerbungen des Lippenrots
- einseitige teilweise oder totale Spaltung der Lippe
- beidseitige teilweise oder totale Spaltung der Lippe
- Lippenkieferspalte, die meist beidseitig auftritt
- Lippenkiefergaumenspalte (sog. *Wolfsrachen*): tritt überwiegend einseitig auf
- Spaltung des weichen und des harten Gaumen
- Velumspalte: hierbei handelt es sich um eine partielle oder totale Spaltung des weichen Gaumens.

Neben der schon äußerlich erkennbaren Deformation kann und muß das Ausmaß der Fehlbildung durch Inspektion und Austasten der Mundhöhle bestimmt werden. Da bei der LKG-Spalte eine Verbindung zwischen Nasen- und Rachenraum besteht, ergeben sich Schwierigkeiten bei der Nahrungsaufnahme. Das Kind kann meist nicht saugen oder schlucken, die Nahrung fließt aus der Nase, Hustenanfälle während des Fütterns sind häufig.

Therapie: Bei dieser Fehlbildung muß besonders darauf geachtet werden daß die Atemwege frei liegen. Das Kind wird auf den Bauch gelagert oder in stabiler Seitenlagerung, damit die Zunge nicht in die vorlie-

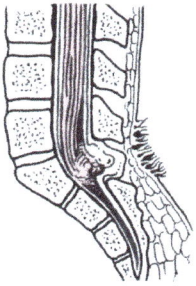

Spina bifida occulta (unter behaarter Stelle)	Meningozele (liquorgefüllter Bruchsack)	Meningomyelozele (Rückenmark im Bruchsack)	Meningomyelozele (offenliegendes Rückenmark)

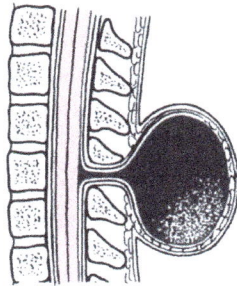

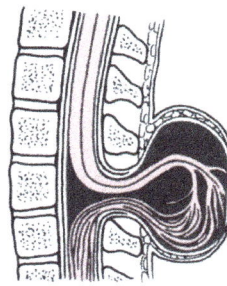

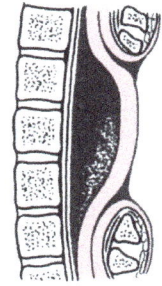

Abb. 6-7: Formen der Spina bifida (sog. Spaltwirbel).

gende Spalte nach hinten fällt und das Kind erstickt. Der Kieferorthopäde ist sofort nach der Geburt beizuziehen. Er beginnt mit der kieferorthopädischen Vorbehandlung, dem Einpassen einer Gaumenplatte und entscheidet über den weiteren Verlauf der Behandlung. Nach Anpassen der Gaumenplatte können die Kinder meist gestillt werden. In einigen Fällen werden zum Stillen und Füttern mit der Flasche Spezialsauger verwendet. Die Prognose nach frühzeitigem Therapiebeginn ist sehr gut.

Eine LKG-Spalte stellt für die Eltern eine **schwere Belastung** dar, da ihr sonst gesundes Kind sichtbar entstellt ist. Die Aufgabe aller Betreuenden sollte es sein, geduldig und mit großer Aufmerksamkeit den Eltern zur Seite zu stehen, außerdem den Kontakt zu Selbsthilfegruppen herzustellen. Die Telefonnummern dieser Gruppen sollten auf den Wochenstationen bekannt sein.

Spina bifida (Wirbelsäulenspaltbildung):

• *Spina bifida occulta:* offener Wirbelbogen (Spaltwirbel) unter der Haut, meist im Bereich der Lendenwirbelsäule. Ohne klinische Relevanz, oft als Zufallsbefund im Röntgenbild.
• *Meningozele:* Ausstülpung der Hirnhäute durch Wirbelbogenspalt, Rückenmark intakt.
• *Myelozele* und *Meningomyelozele:* Spaltbildungen des Wirbels mit Austritt von Rückenmark und Hirnhäuten. Es gibt zwei Formen:
– *geschlossen:* das Rückenmark befindet sich in einem Bruchsack

– *offen:* das Rückenmark liegt offen und Liquor fließt ab
Therapie: steril und feucht abdecken, je nach Ausmaß der Spaltbildung erfolgt sofort oder später die operative Versorgung. *Spätfolgen:* Hydrozephalus (Wasserkopf), Lähmung der Beine, Lähmung von Blasen- und Rektummuskulatur (Abb. 6-7).

Ösophagusatresie: Verschluß der Speiseröhre mit und ohne Verbindung zur Luftröhre (*Fistelbildung*). Das Neugeborene zeigt vermehrten Speichelfluß, es würgt und hustet beim Trinken, zudem Erbrechen und Zyanose. Erbrochenes oder Speichel gelangen in die Luftröhre und werden aspiriert. Bei Verdacht auf eine Ösophagusatresie immer mittels Magensonde sondieren. Stößt man auf einen Widerstand oder wird das Kind zyanotisch, ist es sofort unter kinderärztlicher Aufsicht in eine chirurgische Kinderklinik zu verlegen. Das Kind wird in Seitenlagerung mit erhöhtem Oberkörper und unter ständigem Absaugen des Speichels transportiert. Die Operation sollte vor der ersten Nahrungsaufnahme erfolgen, ansonsten besteht die Gefahr einer Aspirationspneumonie.

Duodenal atresie: Verschluß des Zwölffingerdarms mit galligem Erbrechen in den ersten Lebenstagen. Geblähtes Abdomen, Ileuszeichen, wenig oder kein Abgang von Mekonium. Im Röntgenbild abnorme Luftverteilung im Darm. *Therapie:* Magensonde einlegen und operative Versorgung.

Analatresie: fehlende Afteröffnung, evtl. Fistelbildung zur Scheide. Ein Hinweis auf einen höher liegenden Verschluß kann das Fehlen der Analrosette oder ein spürbarer Widerstand beim Einführen eines Fieberthermometers sein. *Symptome:* kein Mekoniumabgang, später Erbrechen. *Therapie:* chirurgische Korrektur, die Prognose ist gut.

6.9.6 Atemnotsyndrom

Das Atemnotsyndrom (ANS oder RDS: *Respiratory Distress Syndrome*; syn. *Hyalines Membranensyndrom*) ist häufig eine Folge intrauteriner bzw. postnataler Hypoxie (Sauerstoffmangel). Die Hauptursache ist der Mangel an Surfactant. Eine ausreichende Surfactantsynthese besteht in der Regel von der 35. SSW an. Droht eine Frühgeburt vor diesem Zeitpunkt, ist eine Lungenreifung mittels Glukokortikoidgabe induzierbar (die Surfactantbildung wird angeregt). Auch Kinder von Müttern mit Diabetes, bei Plazenta praevia, nach Sectio und Kinder mit Schockzuständen unmittelbar nach der Geburt zeigen oft einen Mangel an Surfactant.

Symptome: die klinischen Zeichen des ANS treten sofort p. p. oder in den ersten 3–4 Lebensstunden auf:

• Tachypnoe >60/min
• Nasenflügeln
• exspiratorisches Stöhnen
• sternale und interkostale Einziehungen
• Temperaturinstabilität
• abgeschwächtes Atemgeräusch
• Mikrozirkulationsstörungen (blaßgraue Hautfarbe)
• Zyanose

Therapie: richtet sich nach der Schwere der Erkrankung. *Surfactantgabe:* bei intrabronchialer Verabreichung von natürlichem Surfactant (gewonnen aus Rinder- oder Schweinelungen bzw. aus menschlichem Fruchtwasser) bessert sich der Zustand oft-

mals schnell (Verbesserung des Gasaustausches und der Oxygenierung). Leider ist das schwere Atemnotsyndrom mit dieser Therapie nicht unmittelbar zu heilen.

6.9.7 Infektionen

Ein Neugeborenes ist sehr anfällig für Infektionen, da seine immunologische Abwehr eingeschränkt ist. Zudem stellt die Nabelwunde eine Eintrittspforte für Keime aller Art dar. Von den Schutzstoffen ist nur das IgG plazentagängig und schützt ca. 3 Monate vor Infektionen.

Erreger: Infektionen können durch Bakterien, Viren und Pilze ausgelöst werden, z. B: Röteln, Zytomegalie-Virus, Toxoplasmen, Herpes simplex genitalis, Hepatitis B-Virus usw.

Begünstigende Faktoren einer Neugeboreneninfektion sind:

• niedriges Gestationsalter und Geburtsgewicht
• gestörte Adaptation (Anpassung)
• niedriger APGAR
• mekoniumhaltiges Fruchtwasser
• Aspiration
• Reanimationsmaßnahmen

Symptome: Trinkschwäche, „dem Kind geht es nicht gut!" instabile Körpertemperatur (selten Fieber), Muskelhypotonie, schwaches Schreien, blasse oder marmorierte Haut, Ödeme, Petechien, geröteter Nabel, Schläfrigkeit, Krämpfe, Berührungsempfindlichkeit, Zyanose, Tachycardie.

Diagnose: Blutkultur, wiederholte Blutbilder, Urincult, Nasen-Rachen-Ohrabstrich, Trachealsekret, Magensaft, Liquor untersuchen, zusätzlich:

• Bilirubinbestimmung
• Blutgasanalyse
• Blutzuckerbestimmung
• Gerinnungsstatus

Therapie: Der unberechenbare, anfangs oft stumme, aber dann unerwartet schnell und bedrohlich werdende Krankheitsverlauf zwingt zur sofortigen Behandlung. Eine Antibiotikatherapie wird schon angefangen, bevor der Erreger bekannt ist. Um ein breites Bakterienspektrum abdecken zu können, wird meistens eine Kombination von Antibiotika verwendet.

6.9.8 Krampfanfälle

Krampfanfälle sind Ausdruck einer Störung des zentralen Nervensystems (ZNS), hervorgerufen durch lokale oder allgemeine Ursachen. Aufgrund der vielfältigen, zum Teil sekundären Störungen treten sie bei Frühgeborenen häufiger auf als bei reifen Kindern. Für die Prognose der erkrankten Kinder ist es von großer Bedeutung, daß Krampfanfälle schnell erfaßt, die Ursache abgeklärt und eine adäquate Behandlung eingeleitet wird.

Die **Ursachen** für Krämpfe sind vielfältig, z. B. intrakranielle Blutung, peripartale Hypoxie, Hypoglykämie, Hypokalzämie, Hyperbilirubinämie, Störungen im Aminosäurestoffwechsel (Ahornsiruperkrankung), Phenylketonurie (PKU), Infektionen, zerebrale Dysgenesien (Fehlentwicklung des ZNS), genetisch bedingte zerebrale Anfallsleiden.

Die **typischen Krampfanfälle** des Neugeborenen und des jungen Säuglings sind BNS-Krämpfe (Blitz-Nick-Salaam-Krämpfe). Sie äußern sich in:

- tonisch horizontalen Bewegungen
- Zuckungen der Augen
- Blinzeln oder Lidflattern
- Mund- und Wangenbewegungen inklusive Gähnen
- Schmatzen und Speichelfluß
- Apnoe

Bei Neugeborenen ist es häufig schwierig, einen Krampfanfall von einem *Tremor* (Zittrigkeit) abzugrenzen. Bei einem Tremor findet sich im Gegensatz zu einem Krampfanfall keine Mitbeteiligung der Augenmotorik.

Entzugserscheinungen: Durch Abusus (Mißbrauch) von Alkohol, Nikotin und Drogen der Mutter kommt es nach der Geburt zu Entzugserscheinungen beim Neugeborenen. Die klinische Symptomatik des Entzugssyndroms ist unspezifisch und abhängig von der Art und Menge des von der Mutter eingenommenen Suchtmittels. *Symptome:* Tremor, häufiges Niesen und Gähnen, Hypertonie, Hyperreflexie, langandauerndes hochfrequentes (schrilles) Schreien, Trinkschwäche mit Würgen, Durchfall, Fieber, generalisierte Krämpfe.

6.10 Das Frühgeborene

Sehr kleine Frühgeborene sind Kinder mit einem Gewicht von 500–1500 g. Die Überlebenschance der Frühgeborenen mit einem Gewicht unter 1500 g ist im vergangenen Jahrzehnt aufgrund der Verbesserung der Betreuung, des perinatalen Managements, sowie der Fortschritte der neonatalen Intensivmedizin wesentlich gestiegen. Frühgeborene sollten in besonderen, geburtshilflich kompetent ausgerüsteten Zentren auf die Welt kommen, damit eine sofortige Verlegung auf die Intensivstation möglich ist. Die Lebensfähigkeit eines Frühgeborenen hängt weitgehend von der Reife und Funktionsbereitschaft der Lungen ab. Die Unreife von Organsystemen und -funktionen kann nach der Geburt zu einer Reihe akuter Erkrankungen und zu chronischen pulmonalen und neurologischen Folgeschäden führen, z. B.:

- Atemnotsyndrom
- Hyperbilirubinämie
- nekrotisierende Enterokolitis

- Frühgeborenenretinopathie (Schädigung der Netzhaut durch toxische Wirkung des Sauerstoffs, kann zu Erblindung führen)
- körperliche und geistige Retardierung
- Taubheit

Tab. 6-3: Beispiele chromosomaler Störungen.

Erkrankung	Merkmale	Prognose
Trisomie 21 (Down-Syndrom; Mongolismus)	• Epikanthus • Makroglossie (große Zunge) • kurzer Hals mit schlaffer Haut • relativer Kleinwuchs • plumpe Hand mit Vierfingerfurche • Sandalenlücke • geistige Retardierung • Herzfehler • erhöhte Bereitschaft zu Infektionen der Luftwege • Lidachse	Abhängig von der Ausprägung des Herzfehlers und dem Umfeld (Elternhaus und Förderung), männliche Symptomträger sind unfruchtbar
Trisomie 13, (Patau-Syndrom)	• Mikrozephalie • Mikrophthalmie • LKG-Spalte • Vierfingerfurche • mongolische Lidachsenstellung • Krämpfe • Omphalozele • persistierender Ductus arteriosus • polyzystische Niere	fast alle Kinder sterben im 1. Lebensjahr
Trisomie 18 (Edward-Syndrom)	• charakteristisches Gesicht mit vorgewölbter Stirn und fliehendem Kinn • ausgeprägter prä- und postnataler Minderwuchs • Nabel- und Leistenhernie • Polydaktylie • Nierenanomalien	fast alle Kinder sterben im 1. Lebensjahr
Turner-Syndrom (45, X0)	• Phänotypisch weiblich • Lymphödeme an Hand- und Fußrücken • tiefer Haaransatz • übermäßig weite Mamillenabstände • geringes Geburtsgewicht • Pterygium colli (Hautfalte am Hals, von Schulterhöhe bis Warzenfortsatz verlaufend)	Kinder müssen in der Pubertät hormonell behandelt werden, – bleiben steril
Klinefelter Syndrom (47, XXY)	• Sterilität • Körperliche Veränderungen treten erst zum Zeitpunkt der Pubertät auf. • Kontaktarmut • Ängstlichkeit • Antriebsarmut	

6.11   Chromosomale und genetische Störungen

Chromosomenstörungen zeigen sich beim Neugeborenen oft schon gleich nach der Geburt durch Auffälligkeiten im Aussehen und/oder im Verhalten. Die Zeichen können aber auch so diskret sein, daß der Verdacht erst im Laufe der weiteren Entwicklung entsteht. Am bekanntesten ist die Trisomie 21 (Down-Syndrom), bei der das 21. Chromosom dreifach vorhanden ist.

Die Diagnose wird durch Chromosomenanalyse in Blut- oder Schleimhautzellen gesichert (Tab. 6-3).

Genetisch bedingte Störungen sind Erkrankungen, die meist den Stoffwechsel betreffen. In der Regel sind sie dem Neugeborenen äußerlich nicht anzusehen. Sie können in den ersten Lebenstagen und -wochen bereits zu Symptomen führen (z. B. Ahornsirupkrankheit), manchmal dauert es Jahre (z. B. Muskeldystrophie). Viele dieser Erkrankungen können heute bereits durch Genanalyse festgestellt werden, andere werden anhand der veränderten Stoffwechselprodukte identifiziert.

Literatur

1. Amato M.: Manual der Neonatologie, Thieme, Stuttgart 1992
2. Gahr M.: Pädiatrie, de Gruyter, Berlin 1994
3. Geist Ch., Harder U., Stiefel A.: Hebammenkunde, 2. Aufl., de Gruyter, Berlin 1998
4. von Harnack: Kinderheilkunde, Springer-Verlag, Berlin 1984
5. Niessen K.-H.: Pädiatrie, Edition Medizin, VCH 1989
6. Pschyrembel W, Dudenhausen J. W.: Praktische Geburtshilfe, 18. Aufl., de Gruyter, Berlin 1994
7. Sozialpädiatrie und Kinderärztliche Praxis (Zeitschrift), 2/96, Verlag: Kirchheim und Co. GmbH, Mainz
8. Wegmann H.: Die professionelle Pflege des kranken Kindes, Urban & Schwarzenberg 1997
9. Wichmann V.: Kinderkrankenpflege, Thieme, Stuttgart 1991

7 Familienplanung

Hildegard Hofmann

7.1 Empfängnisverhütung (Kontrazeption)

Fortpflanzung ist eines der Kennzeichen alles Lebendigen. Diese Fähigkeit bewußt und willentlich zu beeinflussen, ist nur dem Menschen möglich und erfordert stets einen gewissen Aufwand an Information und Organisation, an Disziplin und Verzicht.

7.1.1 Methoden

Prinzipiell gibt es vier Ansatzpunkte zur Verhütung ungewollter Schwangerschaften, die auch miteinander kombiniert werden können:

- Zyklusbeobachtung und Enthaltsamkeit an den vermutlich empfänglichen Tagen
- Verhinderung des Zusammentreffens von Eizelle und Samenzellen
- Unterbrechung des natürlichen Zyklus durch Hemmung des Eisprungs
- Verhinderung der Einnistung einer befruchteten Eizelle in der Gebärmutter.

Zyklusbeobachtung

Frauen können lernen, anhand der körperlichen Veränderungen ihre hormonelle Situation zu beurteilen und den Zeitpunkt des Eisprungs im voraus zu erkennen. Geeignete Methoden sind die Messung der Basaltemperatur und die Begutachtung des Zervixschleims.

Messung der Basaltemperatur: Als Basaltemperatur ist die Körpertemperatur definiert, die unter den folgenden Kriterien gemessen wird:

- täglich immer zur gleichen Zeit (am besten morgens)
- nach mindestens sechs Stunden Schlaf
- im Liegen ohne vorhergehende Aktivitäten (Suche nach dem Thermometer, Gang zur Toilette, sexueller Verkehr usw.)
- Messung stets am selben Ort (am besten rektal, aber auch vaginal oder oral)

Nach dem Eisprung steigt die Körpertemperatur um 0,5–1 °C an. Die Temperatur muß täglich gemessen und notiert werden. Erst nach mehreren Monaten ist ersichtlich, ob Zyklus und Temperaturkurve die für eine Vorausbestimmung des Eisprungs notwendige Regelmäßigkeit erkennen lassen. Erlauben die Kurven schließlich eine hinreichend sichere Beurteilung des Zyklus, wird die Verhütung zukünftig so praktiziert, daß sechs Tage vor dem zu erwartenden Eisprung bis zwei Tage nach der gemessenen Temperaturerhöhung kein sexueller Verkehr stattfindet bzw. in dieser Zeit zusätzliche Verhütungsmittel angewandt werden.

Die **Eizelle** selbst ist wahrscheinlich nur wenige Stunden befruchtbar; die Samenzellen können aber mehrere Tage in den Eileitern überleben und dort „auf die Eizelle warten". Deshalb ist ein relativ langer Zeitraum vor dem Eisprung bereits zu den „fruchtbaren Tagen" zu rechnen.

Hinweis: Nicht geeignet ist diese Methode für Frauen mit sehr unruhiger Lebensweise (häufige Nachtaktivitäten, Schichtarbeit usw.) oder mit ständigen Schwankungen der Körpertemperatur, die eine ovulationsbedingte Erhöhung nicht sicher erkennen lassen.

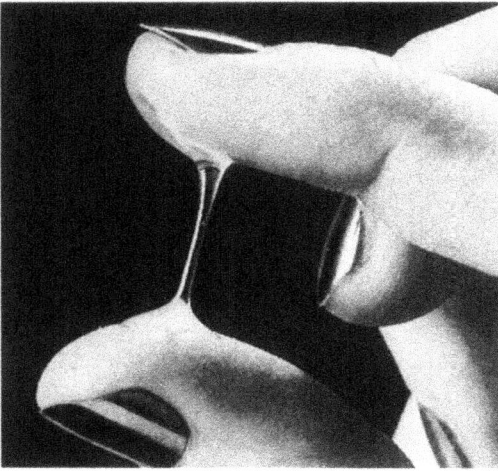

a

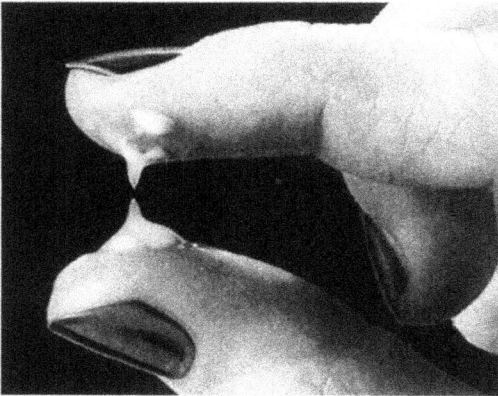

b

Abb. 7-1: Veränderung von Farbe und Konsistenz des Zervixschleims in Abhängigkeit von der Zyklusphase, a. durchsichtig-flüssiger Zervixschleim, der sich zwischen den Fingern zu einem längeren Faden ausziehen läßt: der Eisprung steht unmittelbar bevor, b. milchig-cremiger Zervixschleim, der sich zwischen den Fingern nicht zu einem Faden ausspinnen läßt: in diesem Fall ist eine Befruchtung unwahrscheinlich.

Begutachtung des Zervixschleims: Zur Erkennung des Eisprungs eignet sich die Prüfung der *Spinnbarkeit* des Zervikalsekretes (Abb. 7-1) und das Auftreten des sog. *Farnkrautphänomens.*

Farnkrautphänomen: Etwas Zervixsekret wird auf ein Glasplättchen gestrichen, kurz getrocknet und unter dem Mikroskop betrachtet. In der Zeit um den Eisprung herum bilden sich dichte, farnartige Strukturen heraus, ansonsten zeigen sich nur dünne Schlieren. In Apotheken sind kleine Minimikroskope (z. B. in Puderdosenform) erhältlich, die eine solche Beobachtung auf einfache Weise ermöglichen.

Werden Basaltemperaturmessung und Schleimbegutachtung als sog. *symptothermale Methode* kombiniert und sorgfältig gehandhabt, sind sie zuverlässig und sicher. Die Methode greift nicht in die körperlichen Funktionen ein. Darüber hinaus lernen Frauen sich selbst und ihren Körper besser kennen. Die Methode erfordert aber ein gutes Gefühl zum eigenen Körper und ein großes Maß an Disziplin. Die Verwendung von Temperaturkurvenvordrucken (Abb. 7-2) erleichtert die Handhabung dieser Methode.

Verhinderung des Zusammentreffens von Eizelle und Samenzellen

Dazu geeignete Maßnahmen sind die Verwendung mechanischer Barrieren (z. B. Kondom, Diaphragma oder Portiokappe), die Benutzung chemischer Mittel zur Abtötung der Samenzellen (lokale Spermizide), die Minipille und die Sterilisation.

Mechanische Methoden: Das *Kondom* wird über den Penis gestreift (Abb. 7-3) und fängt den Samen auf. Es ermöglicht auch Männern eine selbstbestimmte Verhütung und entlastet die Frauen. *Diaphragma* oder *Portiokappe* werden vor den Muttermund gelegt und verhindern das Eindringen von Spermien in die Gebärmutter (Abb. 7-4, 5). Auf das Diaphragma bzw. die Portiokappe wird außerdem noch ein *spermizides Gel* aufgetragen, um die Samenzellen abzutöten. Alle drei werden erst kurz vor Eindringen des Penis in die Scheide auf- bzw. eingesetzt. Das Kondom wird nach dem Verkehr sofort entfernt, Diaphragma bzw. Portiokappe müssen noch mindestens sechs Stunden liegen bleiben.

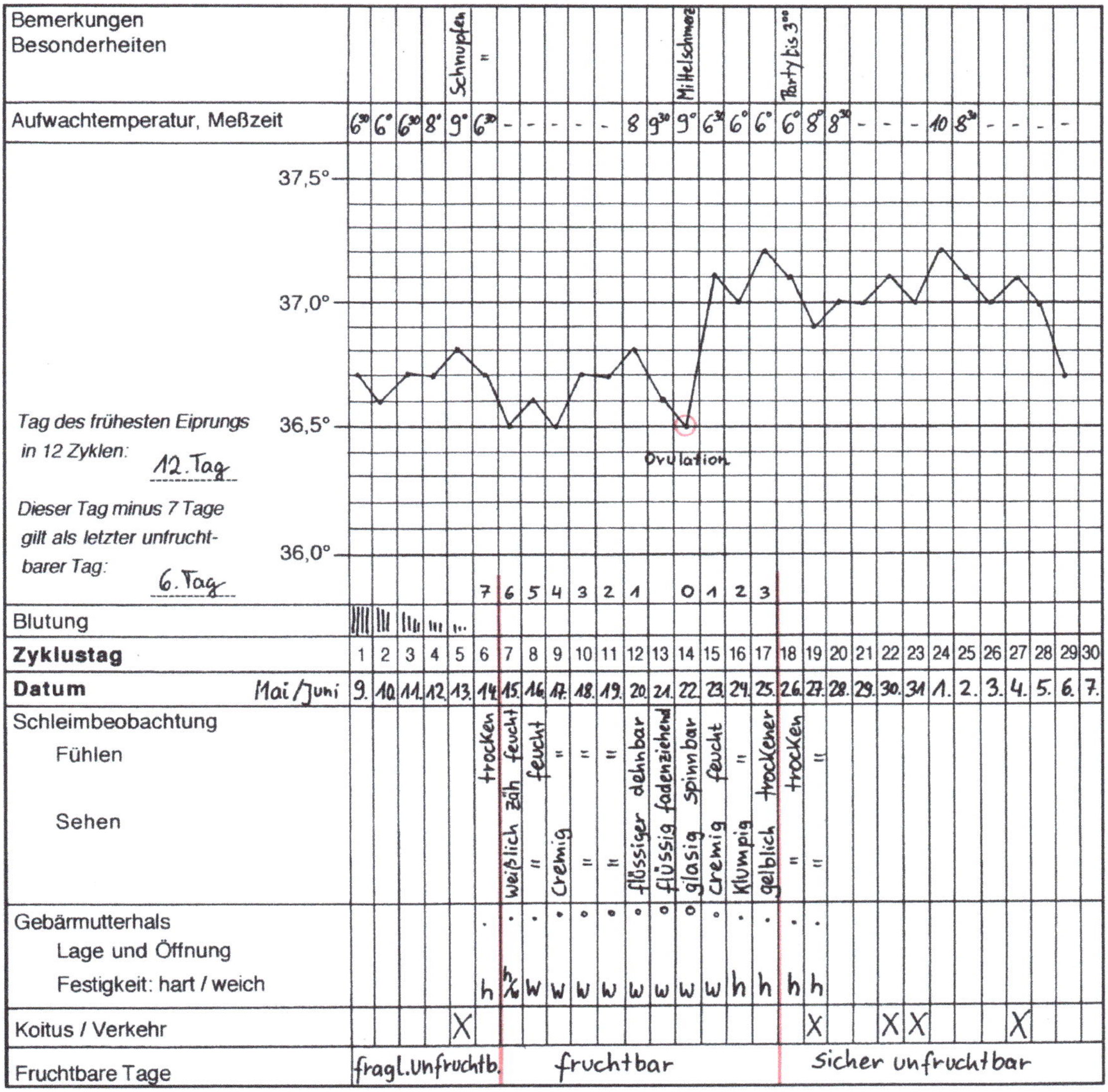

Bemerkungen Besonderheiten: Schnupfen = ... Mittelschmerz ... Party bis 3⁰⁰

Aufwachtemperatur, Meßzeit: 6³⁰ 6⁰ 6³⁰ 8⁰ 9⁰ 6³⁰ − − − − − 8⁰ 9³⁰ 9⁰ 6³⁰ 6⁰ 6⁰ 6⁰ 8⁰ 8³⁰ − − − 10⁰ 8³⁰ − − − −

Temperaturskala: 37,5° 37,0° 36,5° 36,0°

Tag des frühesten Eiprungs in 12 Zyklen: 12.Tag

Dieser Tag minus 7 Tage gilt als letzter unfruchtbarer Tag: 6.Tag

Ovulation

Zyklustag	1	2	3	4	5	6	7	8	9	10	11	12	13	14	15	16	17	18	19	20	21	22	23	24	25	26	27	28	29	30
Datum (Mai/Juni)	9.	10.	11.	12.	13.	14.	15.	16.	17.	18.	19.	20.	21.	22.	23.	24.	25.	26.	27.	28.	29.	30.	31.	1.	2.	3.	4.	5.	6.	7.

Abzählung: 7 6 5 4 3 2 1 0 1 2 3

Schleimbeobachtung (Fühlen / Sehen): trocken · weißlich · zäh · feucht · feucht · = · cremig · = · = · flüssiger dehnbar · flüssig fadenziehend · glasig Spinnbar · cremig feucht · Klumpig · gelblich trockener · trocken · = · =

Gebärmutterhals – Lage und Öffnung; Festigkeit: hart / weich: h h/w w w w w w w w w h h h h

Koitus / Verkehr: X ... X X X ... X

Fruchtbare Tage: fragl. unfruchtb. | fruchtbar | sicher unfruchtbar

Abb. 7-2: Symptothermale Methode der Empfängnisverhütung, Beispiel eines Temperaturkurvenblattes

Bei der Verwendung dieser Verhütungsmittel entsteht normalerweise keine körperliche Belastung. Eine Ausnahme stellt die seltene Unverträglichkeitsreaktion auf die chemischen Bestandteile des Diaphragmagels oder der Kondombeschichtung dar. Teilweise bestehen erhebliche psychische Widerstände gegen diese Methoden. Ursachen hierfür liegen u. a. darin, daß in diesen Fällen sexuelle Aktivität und die Möglichkeit einer Schwangerschaft unmittelbar in Zusammenhang stehen, während bei anderen Methoden (z. B. Pille oder Spirale) Verhütung und Verkehr zeitlich getrennt sind.

Wichtig: Außer vor ungewollter Schwangerschaft schützen Kondome relativ sicher vor Genitalinfektionen, Geschlechtskrankheiten und AIDS. Diaphragma und Portiokappe bewahren die Zervix vor Reizungen und eindringenden Krankheitserregern.

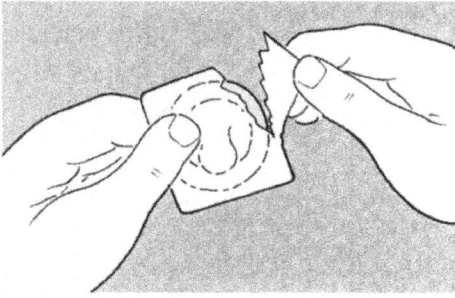

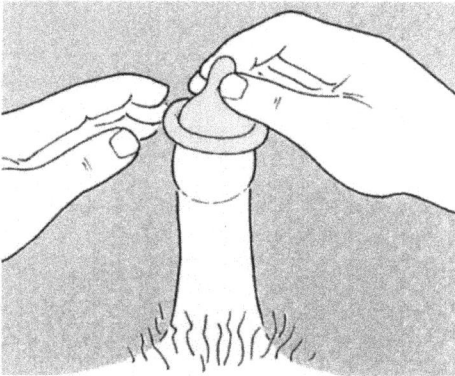

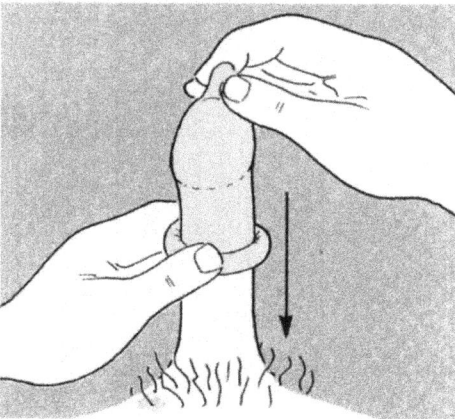

Abb. 7-3: Anwendung eines Kondoms

a

b

Abb. 7-4: Anwendung eines Diaphragmas, a. Einsetzen und korrekten Sitz prüfen, b. mit dem Finger am unteren Rand wieder herauszziehen

Lokale Spermizide: In Form von Gel, Schaum oder schaumbildenden Zäpfchen wird der spermienabtötende Wirkstoff vor dem Verkehr in die Scheide eingebracht. Heute ist in allen gängigen Präparaten das Spermizid *Nonoxidol* enthalten. Es soll alle Samenzellen abtöten, bevor sie in die Gebärmutter aufsteigen können. Wird nur ein sper-

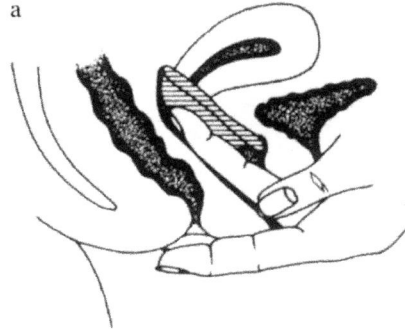

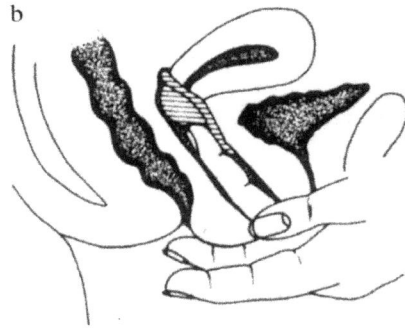

mizides Gel verwendet, ist die Wirkung allerdings zu unsicher. Starke Schaumbildung und Reizerscheinungen der Vagina und am Penis beeinträchtigen außerdem das sexuelle Erlebnis. Deshalb ist diese Form der Verhütung besonders für Menschen, die ihre Sexualität erst erforschen (z. B. Jugendliche), zum Dauergebrauch ungeeignet.

Minipille: Die Minipille enthält nur ein Gestagen in niedriger Dosierung. Der Zervixschleim wird dadurch verändert, so daß die Samenzellen befruchtungsunfähig werden. Eireifung und Ovulation bleiben unbeeinflußt. Dennoch treten häufig Zyklusstörungen in Form von Zwischenblutungen auf. Der Eingriff in die hormonelle Regulation ist geringer als bei der Antibabypille. Die Minipille muß zeitlich sehr exakt eingenommen werden, da sonst ein Empfängnisschutz nicht mehr gewährleistet ist.

Sterilisation: Die Sterilisation ist eine sehr sichere, einmalig durchzuführende Verhütungs-

Portiokappe   Diaphragma

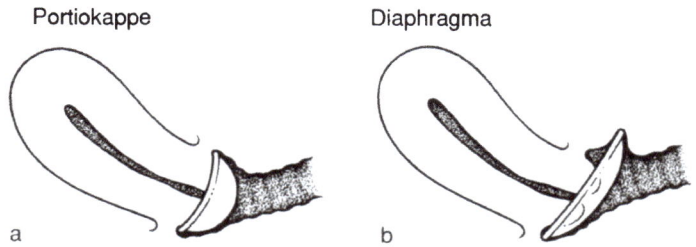

Abb. 7-5: Unterschiedlicher Sitz von
Portiokappe und Diaphragma   a   b

maßnahme, die auch Männern offensteht. Sie
bedeutet die operative Unterbindung der Eileiter bei Frauen oder der Samenleiter beim
Mann. Der Eingriff in den Körper ist erheblich, anhaltende negative Folgen aber selten.
Die Endgültigkeit des Eingriffes muß in die
Entscheidung aber unbedingt mit einbezogen
werden. Die am häufigsten angewandte Ope-
rationsmethode bei Frauen besteht darin, daß
in Vollnarkose die Tuben im Rahmen einer
Laparoskopie an jeweils zwei Stellen durch
Hitzekoagulation verschlossen werden (stationär und ambulant möglich). Bei Männern
werden in der Regel die Samenstränge in den
Leistenbeugen aufgesucht und unter Lokalanästhesie durchtrennt (ambulant).

Merke: Eine Sterilisation hat nichts mit einer Kastration zu tun!

Eine *Sterilisation* unterbricht nur den Transport-
weg der Eizellen bzw. der Samenzellen. Andere
Körperfunktionen und insbesondere die hormonelle Regulation werden nicht beeinflußt. Frauen
können nicht spüren, ob eine Eizelle durch die Tube transportiert wird. Unbefruchtet geht die Eizelle zugrunde und wird resorbiert. Der männlichen
Samenflüssigkeit kann man nicht ansehen, ob
Spermien darin enthalten sind oder nicht. Diese
besteht vorwiegend aus Sekreten des Samenbläs-
chen und der Prostata und bleibt in Menge, Aussehen und Geschmack unverändert. Die im Hoden
produzierten Spermien werden vom Körper einfach abgebaut und resorbiert. Bei einer *Kastration*
werden die Keimdrüsen (Ovarien bzw. Hoden)
entfernt. Dadurch verändert sich die gesamte hormonelle Situation.

Gesetzliche Regelung: Eine Sterilisation darf
in Deutschland nicht gegen den Willen der

Person durchgeführt werden. Andere Be-
schränkungen wie Altersgrenzen (z. B. erst
„ab 35"), Stand der Familienplanung („nur,
wenn schon Kinder da sind"), Berücksichtigung der Ehe- und Beziehungssituation oder
gar eine Zustimmung des Ehepartners sind
vom Gesetzgeber nicht vorgesehen. Da eine
Sterilisation in der Regel das unwiederbring-
liche Aufgeben der Fortpflanzungsfähigkeit
bedeutet, müssen diese Fragen aber verant-
wortungsvoll und einfühlsam bedacht werden.

Zyklusunterbrechung durch Ovulationshemmung

Wirkprinzip: Die sog. *Antibabypille* ist ein
sehr sicheres Verhütungsmittel, das einfach
und zeitlich getrennt von den sexuellen Aktivitäten anzuwenden ist. Durch die kontinuierliche Zufuhr einer geringen Menge eines
stark wirksamen synthetischen Östrogens
wird die Ausschüttung der Hypophysenhormone FSH und LH unterdrückt. Es reifen
keine Follikel mehr heran, der Eisprung un-
terbleibt, der Aufbau des Endometriums
wird verändert, das Zervixsekret bleibt fest
und undurchdringlich für Samenzellen. All
diese Wirkungen führen zusammen dazu,
daß die hormonelle Ovulationshemmung ein
sehr sicheres Verhütungsmittel ist. Dem
Östrogen ist stets ein Gestagen beigemischt,
so daß eine geringfügige Umwandlung der
Uterusschleimhaut stattfinden kann. In der
Regel wird nach drei Wochen der Einnahme
eine einwöchige Pause eingelegt. Ohne Hormonzufuhr kann die Schleimhaut aber nicht

erhalten bleiben und blutet ab, es kommt zur sog. *Abbruchblutung*, die ähnlich einer Regelblutung verläuft.

Präparate: Im Handel sind zahlreiche Präparate erhältlich, die sich hinsichtlich der verwendeten Hormone und ihrer Zusammensetzung unterscheiden (Abb. 7-6):

• Die sog. *Einphasenpräparate* der 60er Jahre enthielten in allen Tabletten die gleiche, relativ hohe Menge an Östrogen und Gestagen.
• Bei den *Zweiphasenpräparaten* der 70er und 80er Jahre enthalten die Tabletten der ersten Zyklushälfte nur Östrogen, für die zweite Zyklushälfte kommt das Gestagen hinzu. Dies ist als Versuch einer Annäherung an die Hormonschwankungen im natürlichen Zyklus zu sehen.
• *Zwei-* bzw. *Dreistufenpräparate* enthalten in allen Tabletten beide Hormone, die Menge des Gestagens ist aber zunächst niedrig, später höher. Die Tabletten müssen stets in der richtigen Reihenfolge genommen werden.
• Die neuen *Mikropillen* der 90er Jahre sind wieder Einphasenpräparate, aber mit sehr geringen Hormonmengen (sog. *3. Generation*).

Nebenwirkungen: Die Risiken schwerwiegender Nebenwirkungen werden bei jungen gesunden Frauen und bei Anwendung moderner Präparate in der Regel als sehr gering angegeben. Die hohe Potenz der Sexualhormone und ihre vielfältigen Wirkungen im Stoffwechsel bedingen aber eine Vielzahl unerwünschter Wirkungen:

• Relativ *häufige Begleiterscheinungen* bzw. *Zeichen individueller Unverträglichkeit* sind z. B. Übelkeit und Erbrechen, Kopfschmerzen, Gewichtszunahme, Wassereinlagerung, Brustschmerzen, Abnahme der Libido und depressive Stimmungen. Sie können evtl. durch den Wechsel auf ein anderes Präparat mit geringerer Östrogenmenge oder mit einem anderen Gestagen beseitigt werden. Auch Zwischenblutungen können auftreten, dann ist evtl. eine höhere Östrogenmenge erforderlich.
• Zu den *schwerwiegenderen Folgen* zählen Veränderungen an den Gefäßen (erhöhtes Thromboembolierisiko) und das Auftreten oder die Verschlimmerung von Leberschäden. Gefäßerkrankungen und Leberfunktionsstörungen werden deshalb als *Kontraindikationen* zur Verwendung hormoneller Verhütungsmittel angesehen, die eine weitere Anwendung nicht ratsam erscheinen lassen.

Krebserkrankungen: Trotz zahlreicher Studien ist bis heute ungeklärt, ob durch langjährige Anwendung der Antibabypille Krebserkrankungen der Gebärmutter, der Eierstöcke bzw. der Brust gefördert werden oder – wie manche Untersuchungen nahelegen – ob das Krebsrisiko sogar gesenkt wird.

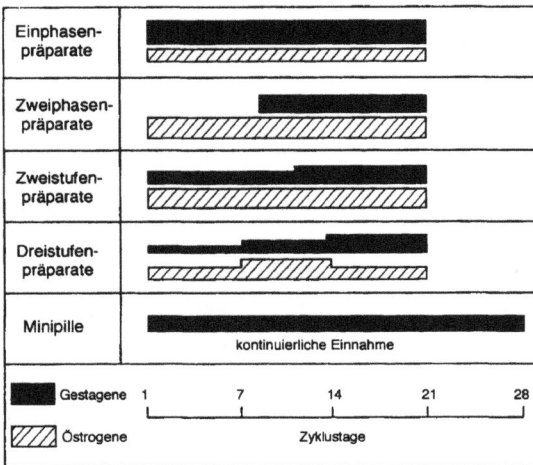

Abb. 7-6: Zusammensetzung der hormonellen Kontrazeptiva in Abhängigkeit vom Zyklustag

Verhinderung der Einnistung einer befruchteten Eizelle

Die Einnistung einer befruchteten Eizelle in der Gebärmutter (Nidation) erfolgt gewöhnlich am 6. Tag nach der Befruchtung. Erst damit beginnt die Schwangerschaft. Die Nidation kann sowohl mechanisch als auch hormonell verhindert werden. Eine geeignete

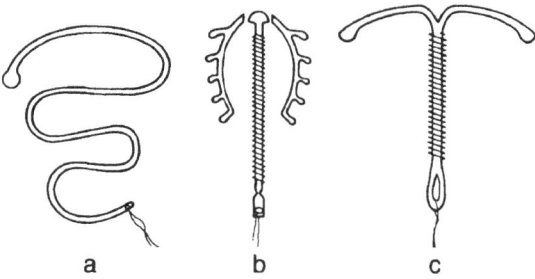

Abb. 7-7: Intrauterinpessare in Originalgröße; a. Lippes-Schleife, b. Multiload Cu 250, c. Nova T.

Methode zur kontinuierlichen Anwendung ist das *Intrauterinpessar* (IUP); für den Notfall bieten sich die „Pille danach" und die „Spirale danach" an.

Intrauterinpessar (Abb. 7-7)**:** Das als „Spirale" bekannte IUP wird durch Scheide und Gebärmutterhals in die Gebärmutterhöhle eingeführt und kann dort 2–5 Jahre verbleiben (Abb. 7-8). Es stört den regelrechten Schleimhautaufbau, so daß sich eine befruchtete Eizelle nicht einnisten kann, wenn sie im Uterus ankommt, und anschließend zugrunde geht. Der hormonelle Zyklus wird nicht gestört. Viele Frauen reagieren auf diesen Fremdkörper mit verstärkten und verlängerten Regelblutungen. Oft normalisiert sich die Menstruation nach einigen Monaten der Gewöhnung, sonst muß die Blutungsstörung entweder toleriert oder das IUP wieder entfernt werden. Außerdem kann es zu einer chronisch-entzündlichen Veränderung des Endometriums und der Tuben kommen. Das verursacht meist keine Beschwerden, kann aber zum bleibenden Tubenverschluß und nachfolgender Sterilität führen. Für Frauen, die relativ sicher sind, daß sie nicht (mehr) schwanger werden wollen, die aber vor einer Sterilisation zurückschrecken, ist das IUP durchaus als gute und sichere Alternative anzusehen.

„Pille bzw. Spirale danach": Die „Pille danach" enthält ein Östrogen-Gestagen-Gemisch ähnlich der normalen Antibabypille. Innerhalb 48 Stunden nach der vermutlichen Befruchtung müssen im Abstand von 12 Stunden 2×2 Tabletten eingenommen werden. Davon wird die weitere Entwicklung der Eizelle beeinflußt; sie kann sich nicht einnisten und geht zugrunde. Nach wenigen Tagen ist der Hormonspiegel im Blut wieder abgesunken und es kommt zu einer Abbruchblutung aus der Gebärmutter. Die Begleiterscheinungen der Hormonzufuhr können erheblich sein (Übelkeit und Erbrechen, Kopf- und Brustschmerzen, anhaltende Blutung), deshalb ist diese Maßnahme nur für den Notfall geeignet. Die „Spirale danach" ist ein normales IUP. Wird es innerhalb 2–3 Tagen nach der vermuteten Befruchtung eingelegt, kann eine Einnistung der befruchteten Eizelle ver-

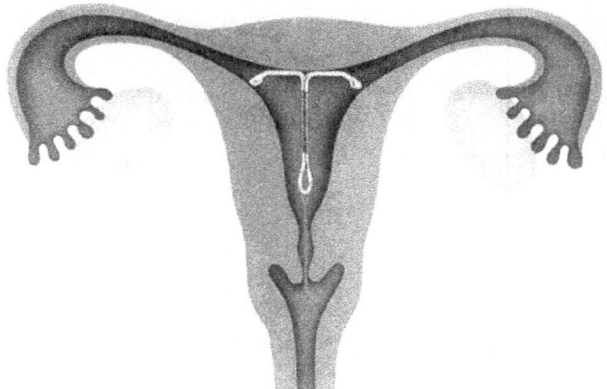

Abb. 7-8: Position des Intrauterinpessars in der Gebärmutter

hindert werden. Das IUP kann zur Dauerverhütung anschließend liegenbleiben.

Merke: „Danach"-Methoden sind nur für Notfälle geeignet. Besser ist es, die Entscheidung zur Verhütung nicht spontan, sondern mit Ruhe und Überlegung im Voraus zu treffen.

7.1.2 Sicherheit

Die Sicherheit von Verhütungsmethoden wird über den Pearl-Index (PI) angegeben. Er ist auf jeweils 100 Frauen bezogen, die eine bestimmte Verhütungsmethode 1 Jahr lang anwenden. Er gibt an, wie viele Schwangerschaften in diesem Zeitraum statistisch gesehen eintreten. Hundertprozentige Sicherheit (d. h. ein PI von null) ist bei keiner Methode zu erwarten, da nicht nur die Methode selbst, sondern auch Unsicherheiten und Unzuverlässigkeiten im Umgang mit der Methode zum Versagen beitragen. Folgende Bewertung hat sich bewährt:

- *PI < 1:*   sehr sichere Verhütung. *Methoden:* Antibabypille, Sterilisation
- *PI 1–5:*   sichere Verhütung. *Methoden:* Kondom, Diaphragma, Portiokappe, Minipille, Intrauterinpessar, symptothermale Methode, „Pille bzw. Spirale danach"
- *PI 6–10:* zum Dauergebrauch nicht sicher genug. *Methode:* chemische Spermizide
- *PI >10:*   unsichere Verhütung, nicht empfehlenswert. *Methoden:* Methode nach Knaus-Ogino (sog. Kalendermethode, bei der die fruchtbaren Tage durch Rechnen ermittelt werden), Coitus interruptus (Abbrechen des Verkehrs kurz vor dem Samenerguß)

7.1.3 Kosten

Verhütungsmaßnahmen müssen in der Regel von den Nutzerinnen und Nutzern selbst finanziert werden, nur die Sterilisation wird von der Krankenkasse bezahlt. Die hormonellen Verhütungsmittel und das IUP sind nur mit einem ärztlichen Rezept erhältlich, die anderen Mittel sind frei käuflich. Für alle jungen Frauen bis einschließlich 20 Jahre übernimmt die zuständige Krankenkasse die Kosten für die rezeptpflichtigen Verhütungsmittel, unabhängig vom Einkommen. Für alle Frauen und Männer mit geringem Einkommen sind unabhängig vom Alter sowohl frei verkäufliche als auch rezeptpflichtige Verhütungsmittel bei den Sozialmedizinischen Diensten der örtlichen Gesundheitsämter kostenlos erhältlich.

Der **finanzielle Aufwand zur Empfängnisverhütung** gestaltet sich sehr unterschiedlich. Die Antibabypille und die Minipille werden in der Regel in Dreimonatspackungen verkauft. Der Preis pro Monat beträgt ca. 8,– bis 19,– DM. Für die „Pille danach" sind etwa 10,– DM zu entrichten. Der Preis für ein IUP liegt zwischen 40,– bis 90,– DM. Es kann aber, wenn es gut vertragen wird, 2–5 Jahre liegen bleiben. Dies gilt auch, wenn eine „Spirale danach" eingelegt wird. Ein Diaphragma (oder eine Portiokappe) kostet, je nach Größe etwas abweichend, um 50,– DM. Es kann bei guter Pflege viele Jahre benutzt werden, sofern nicht eine andere Größe benötigt wird (z. B. nach einer Geburt). Zu den Kosten für die Anschaffung kommt das Spermizidgel. Eine Tube reicht für ca. 20 Anwendungen. Der Preis pro Anwendung liegt bei etwa 70 Pfennigen. Qualitätsgeprüfte Kondome kosten pro Stück 0,70 bis 1,– DM, samenabtötende Zäpfchen oder Schaum pro Anwendung etwa das doppelte. Am preiswertesten ist die symptothermale Methode, da im Prinzip nur ein Fieberthermometer benötigt wird. Minimikroskope für die Handtasche zur Beobachtung des Farnkrautphänomens kosten ca. 60,– bis 120,– DM.

7.2 Ungewollte Schwangerschaft

Trotz zahlreicher Möglichkeiten der Empfängnisverhütung und ihrer öffentlichen Akzeptanz kommt es immer noch sehr häufig zu ungewollten Schwangerschaften. Gründe dafür sind:

- Unwissenheit und Naivität
- Scham und Unsicherheit im Umgang mit sich selbst bzw. dem Partner
- uneindeutige Haltung und unbewußte Wünsche und Ängste gegenüber einer möglichen Schwangerschaft
- Schwierigkeiten im Umgang mit der Verhütungsmethode bzw. falsche Wahl der Methode.

Ist ungewollt eine Schwangerschaft eingetreten, sind verschiedene Reaktionen möglich, die auch miteinander abwechseln können:

- Akzeptieren der Schwangerschaft (oft stellt sich früher oder später Freude ein)
- Austragen eines ungewollten und ungeliebten Kindes
- Abbruch der Schwangerschaft.

Nach dem **Statistischen Jahrbuch** 1997 wurden im Jahre 1995 in Deutschland rund 765 000 Kinder geboren. Im gleichen Jahr wurden nach Schätzungen ca. 100 000 Schwangerschaftsabbrüche durchgeführt.

Schwangerschaftsabbruch: Ein Schwangerschaftsabbruch in den ersten drei Monaten erfolgt operativ. In Vollnarkose, seltener in Lokalanästhesie der Zervix, wird nach langsamer Dehnung des Muttermundes eine Kürettage der Gebärmutterhöhle durchgeführt bzw. ihr Inhalt wird abgesaugt. Die Operation kann stationär oder ambulant vorgenommen werden. Bei fortgeschrittener Schwangerschaft (ab 12.–14. Woche) werden auf hormonellem Wege Kontraktionen der Gebärmutter herbeigeführt, die zur Ausstoßung der Frucht führen. Dies geschieht in der Regel durch die lokale Anwendung von Prostaglandinen als Scheidenzäpfchen oder Gel. In der zweiten Schwangerschaftshälfte werden auch Infusionen mit Oxytocin eingesetzt.

RU 486: Neu ist der Schwangerschaftsabbruch mit der in Deutschland zur Zeit (noch) nicht zugelassenen Substanz RU 486. Durch sie werden die Gestagenrezeptoren am Uterus blockiert. Sie kann in den ersten sechs Schwangerschaftswochen eingesetzt werden und führt in Kombination mit Prostaglandinen meist zum Abgang der Fruchtanlage.

Folgen des Schwangerschaftsabbruchs: Werden Schwangerschaftsabbrüche sachgerecht ausgeführt, ist die Komplikationsrate gering. Es kann jedoch zur Verletzung der Gebärmutter kommen (Perforation). Bei unvollständiger Kürettage können Reste der Fruchtanlage in der Gebärmutter zurückbleiben, es kann eine Infektion resultieren. Solche Komplikationen äußern sich in Schmerzen, verstärkter Blutung bzw. Fieber. Die psychischen Auswirkungen eines Schwangerschaftsabbruches sind schwerer zu beurteilen. Es ist wichtig, sich für die Verarbeitung dieses tiefgreifenden Ereignisses ausreichend Zeit zu nehmen und auch Gefühle der Trauer zuzulassen.

Gesetzliche Regelungen zum Schwangerschaftsabbruch werden in Kap. 3, S. 54, erläutert.

7.3 Ungewollte Kinderlosigkeit

Man spricht von ungewollter Kinderlosigkeit, wenn bei einem Paar trotz Kinderwunsch und regelmäßigem Geschlechtsverkehr (d. h. 2–3mal pro Woche) nach zwei Jahren keine

Schwangerschaft eingetreten ist (sog. *Sterilität*) oder wenn Befruchtungen zwar möglich sind, Schwangerschaften aber nicht ausreichend lange bestehen bleiben (sog. *Infertilität*). Sterilität und Infertilität können primär oder sekundär vorkommen. Im ersten Fall ist es noch nie zu einer Schwangerschaft bzw. zur Geburt eines lebensfähigen Kindes gekommen, im zweiten Fall waren Schwangerschaften früher nachweislich möglich oder die Betreffenden sind sogar schon Eltern.

Die **Fruchtbarkeit** (d. h. Fähigkeit zur Fortpflanzung) nimmt bei Männern und Frauen mit zunehmendem Lebensalter ab. Zwanzigjährige Frauen werden bei regelmäßigem sexuellem Verkehr ohne empfängnisverhütende Maßnahmen mit einer Chance von mehr als 80% innerhalb eines Jahres schwanger, bei vierzigjährigen Frauen liegt diese Rate unter 20%.

Ursachen: Gehen Paare zur Untersuchung in medizinische Beratungsstellen, so finden sich als Grund für die ungewollte Kinderlosigkeit bei jeweils ca. 1/3 der Paare:

• körperliche Ursachen bei der Frau
• körperliche Ursachen beim Mann
• keine körperlichen Ursachen.

Frauen: Häufigste körperliche Ursache bei Frauen sind Störungen der hormonellen Regulation mit fehlendem Eisprung bzw. fehlender Regelblutung (ca. 40% der Fälle). Zahlreiche Faktoren und Erkrankungen können zu solchen Regulationsstörungen führen (s. S. 224). An zweiter Stelle stehen Eileiterverschlüsse als Folge von Entzündungen oder Endometriose (ca. 30% der Fälle). Andere nachweisbare Ursachen sind Fehlbildungen der Genitalorgane, für die Samenzellen undurchdringliches Zervixsekret, chronische Vergiftungen oder Schäden durch Strahlen. Auch immunologische Faktoren kommen in Betracht (z. B. Antikörper gegen Spermien oder gegen die Fruchtanlage).

Männer: Körperliche Ursachen bei Männern sind Störungen der Spermienproduktion, Verschluß der Samenwege als Folge von Ent-

zündungen sowie Erektions- und Ejakulationsstörungen. Auch Fehlbildungen der Genitalorgane kommen in Frage.

Spermien: 1 ml Samenflüssigkeit (Sperma) enthält durchschnittlich 100 Millionen Samenzellen, die zum größten Teil normal ausgebildet und gut beweglich sind. Sinkt diese Zahl auf weniger als 20 Millionen/ml oder sind zu viele Spermien fehlgebildet bzw. bewegungsunfähig, kann es zu Zeugungsschwierigkeiten bis zur Zeugungsunfähigkeit kommen. Spermien müssen überdies in der Vagina dicht vor dem Eingang zur Gebärmutter plaziert werden, um eine ausreichend große Chance zu haben, aus dem sauren, ihre Beweglichkeit hemmenden Scheidenmilieu in das alkalische, ihre Beweglichkeit anregende Zervixsekret zu gelangen.

Nicht-körperliche Ursachen sind: U. a. Alter (immer mehr Frauen sind schon über 30, wenn der Kinderwunsch aktuell wird), Streß in Privatleben und Beruf, Beziehungs- und Eheprobleme sexueller und nicht-sexueller Art sowie psychische Faktoren, die zum Teil schon aus der Kindheit herrühren können.

Ungewollte Kinderlosigkeit ohne erkennbare Ursachen ist ein Phänomen, das in allen Gesellschaften vorkommt, und stellt prinzipiell keine Krankheit dar. Allerdings soll in den Industrieländern der Anteil ungewollt kinderloser Paare zugenommen haben. Als Gründe hierfür werden eine veränderte Lebensweise, kinder- und menschenfeindliche gesellschaftliche Entwicklungen sowie die zunehmende Entfremdung von Mensch und Natur diskutiert.

Diagnose: Am Anfang stehen Einzel- und Paaranamnese, eine allgemeine körperliche Untersuchung und bei Frauen die gynäkologische bzw. bei Männern die andrologische Untersuchung der Genitalorgane. Es folgen Zyklusdiagnostik mit Messung der Basaltemperatur über mehrere Monate, Hormonanalysen und Untersuchungen des Spermas und des Zervixsekrets. Schließlich kommen invasive Methoden wie Laparoskopie mit Durchgängigkeitsprüfung der Eileiter, Hysteroskopie (Gebärmutterspiegelung) und eine Hysterosalpingographie (Kontrastmitteldarstellung der Gebärmutterhöhle und der Eileiter) in Frage.

Therapie: Zur Beseitigung der ungewollten Kinderlosigkeit existieren verschiedene Möglichkeiten:

- *Beseitigung ursächlicher Faktoren:* Durch allgemeine Maßnahmen oder medizinische Eingriffe wird versucht, eine Situation herzustellen, die eine nachfolgende Schwangerschaft möglich macht. Fehlt der Eisprung als Folge hormoneller Störungen aufgrund einer körperlichen Erkrankung, so wird diese behandelt. Häufig normalisiert sich der Zyklus nach erfolgreicher Therapie und es kommt wieder zu Ovulationen. Es besteht auch die Möglichkeit, durch Hormongaben die Eireifung zu stimulieren und Eisprünge herbeizuführen. Sind die Tuben verschlossen, können mikrochirurgische Operationen mit Wiederherstellung der Durchgängigkeit erfolgreich sein.

- *künstliche Befruchtung:* Im Prinzip gibt es zwei Wege:
- *Insemination:* Der durch Masturbation frischgewonnene Samen wird kurz vor dem erwarteten Eisprung in einer Gummikappe vor den Muttermund gebracht; diese bleibt für mehrere Stunden liegen. Die Spermien müssen den Weg zur Eizelle von dort aus selbst finden. Eine Insemination wird ambulant in der gynäkologischen Praxis oder – nach vorheriger genauer Anleitung – zuhause von den Partnern selbst vorgenommen und kann beliebig oft wiederholt werden. In besonderen Fällen können auch in mehreren Portionen gewonnene, aufbereitete Spermien mittels eines Katheters direkt in die Gebärmutter eingebracht werden. Wichtige Voraussetzungen für den Erfolg sind, daß Eisprünge stattfinden und die Tuben durchgängig sind.
- *In-vitro-Fertilisation:* Samen und Eizellen werden außerhalb des Körpers (in vitro = im Glas) zusammengebracht und erst nach der Befruchtung in die Gebärmutter eingebracht. Nach intensiver Vorbereitung und hormoneller Stimulierung der Eireifung werden mehrere reife Eizellen kurz vor der Ovulation mittels einer Kanüle

aus den Follikeln abgesaugt. Dies geschieht durch Punktion der Eierstöcke von der Scheide oder laparoskopisch vom Bauch aus. Die entnommenen Eizellen werden in einer Nährlösung mit den vorbehandelten Spermien vermischt und für zwei Tage in den Brutschrank gestellt. Dann wird unter dem Mikroskop kontrolliert, ob es zu einer oder mehreren Befruchtungen gekommen ist. Alle befruchteten Eizellen, die sich inzwischen schon mehrfach geteilt haben, werden dann von der Scheide aus direkt in die Gebärmutterhöhle eingebracht. Ob sie sich dort einnisten werden und tatsächlich eine Schwangerschaft zustande kommt, bleibt dann „der Natur" überlassen.

Die **durchschnittliche Erfolgsquote** dieser Manipulationen wird sehr unterschiedlich angegeben. Bei allen Verfahren zusammengenommen liegt sie etwa bei 10%. Die intensive Forschung zur Weiterentwicklung der technischen Methoden, insbesondere zur Einbringung der befruchteten Eizelle in den Körper, weist auf die vorhandenen Probleme hin. Paare (Frauen), die sich dieser körperlich und seelisch sehr anstrengenden und gleichzeitig mit großen Hoffnungen verbundenen Therapie unterziehen, müssen vorher eingehend informiert und beraten werden.

- *Aufnahme von Pflegekindern und Adoption:* 1995 sind in Deutschland rund 6200 Kinder im Alter bis zu 12 Jahren adoptiert worden, bei gleichzeitig etwa 21000 Kindern in Pflegefamilien und 17000 Kindern, die in Heimen aufwachsen. In Fragen bezüglich der Aufnahme eines Pflegekindes oder einer Adoption informieren freie Beratungsstellen, kirchliche Einrichtungen, Jugendämter oder der Bundesverband der Pflege- und Adoptiveltern e. V.

Ein eigentliches **Adoptionsgesetz** gibt es in Deutschland nicht. Zahlreiche Paragraphen des Bürgerlichen Gesetzbuches befassen sich jedoch mit dieser Thematik, u. a. das *Adoptionsanpassungsgesetz*, das die Gleichstellung von leiblichen und adoptierten Kindern regelt, oder das *Adoptionsvermittlungsgesetz*, das den sorgfältigen Umgang mit den zu adoptierenden Kindern und den zukünftigen Eltern (Paare oder Einzelpersonen) garantieren soll.

Nachbemerkung: Viele Paare entscheiden sich dazu, die Kinderlosigkeit zu akzeptieren und wünschen keine therapeutischer. Maßnahmen. Manche finden durch die Auseinandersetzung mit dem Problem und seine Verarbeitung zu einem neuen Umgang mit sich selbst oder mit dem Partner bzw. der Partnerin. Häufig läßt der selbst erzeugte Druck mit der Zeit nach und die Lebensplanung verändert sich. Immer wieder kommt es vor, daß sich im entspannten Zustand ganz unerwartet nach einigen Jahren dann doch der ersehnte Nachwuchs einstellt.

Literatur

1. Beckmann D. (HG): Künstliche Befruchtung. Psychosomatische und ethische Aspekte; in: psychosozial, Heft 30, Gießen 1986
2. Blume A.: Sterilisation. Entscheidungshilfen für Männer und Frauen, Reinbek bei Hamburg 1991
3. Bopp A.: Sex ohne Angst, Stiftung Warentest (HG), Berlin 1994
4. Bundeszentrale für Gesundheitliche Aufklärung: Empfängnisverhütung. Methoden und Möglichkeiten, Köln 1994
5. Feministisches Frauengesundheitszentrum Frankfurt: Broschüre für ungewollt kinderlose Frauen, Frankfurt am Main, 1. Auflage 1988
6. Geist Ch., Harder U., Kriegerowski-Schröteler G., Stiefel, A. (HG): Hebammenkunde, Walter de Gruyter Verlag, Berlin 1995
7. Guillebaud J.: Die Pille. rororo Nr. 9127, Reinbek bei Hamburg 1992
8. Huber-Nienhaus S.: Handbuch für Pflege- und Adoptiveltern, Bundesverband der Pflege- und Adoptiveltern e.V. (HG), Idstein 1993
9. Keller R., Günther H.-L., Kaiser P.: Embryonenschutzgesetz, Stuttgart 1992
10. Langdorf M.: Kleiner Eingriff – großes Trauma? Schwangerschaftskonflikte, Abtreibung und die seelischen Folgen, Fischer Verlag, Frankfurt am Main 1996
11. Meyer E., von Paczensky S., Sadrozinski R.: ›Das hätte nicht nochmal passieren dürfen‹, Fischer Verlag, Frankfurt am Main 1990
12. Oberloskamp H.: Wie adoptiere ich ein Kind? Wie bekomme ich ein Pflegekind? dtv, München 1993
13. Pschyrembel W., Strauss G., Petri E. (HG): Praktische Gynäkologie, Walter de Gruyter Verlag, Berlin 1991
14. Rauchfuß M., Kuhlmey A., Rosemeier P. (HG): Frauen in Gesundheit und Krankheit. Die neue frauenheilkundliche Perspektive. Trafo Verlag, Berlin 1996
15. Schneider S.: Wie verhüte ich richtig? Weinheim 1992
16. Straeter U.: Ungewollt kinderlos – Was kann man tun und lassen? Verlag für Medizin (vfm), Heidelberg 1990

8 Frauengesundheit — Frauenkrankheit

Hildegard Hofmann

Die Frauen als sog. schwaches Geschlecht sind in vieler Hinsicht widerstandsfähiger und ausdauernder als Männer. Schon bei Fehlgeburten werden häufiger männliche Embryos festgestellt. Mädchen werden seltener zu früh geboren, die Neugeborenen- und Säuglingszeit verläuft öfter unkompliziert. Sie zeigen weniger körperliche und seelische Entwicklungsstörungen und haben weniger Probleme in der Schule. Die Lebenserwartung von Frauen liegt mit derzeit rund 80 Jahren sechs Jahre über der von Männern. Andererseits sind jugendliche und erwachsene Frauen häufiger krank als Männer, gehen öfter zum Arzt, verbrauchen mehr Medikamente und verbringen mehr Zeit im Krankenhaus. Für diese Diskrepanz sind verschiedene Faktoren von Bedeutung:

• Frauen tragen die gesamte körperliche Belastung der menschlichen Fortpflanzung. Nach dem Zeugungsakt ist der zukünftige Vater von der weiteren körperlichen Entwicklung nahezu ausgeschlossen. (Allerdings kann er indirekt noch sehr viel zu einer unkomplizierten Schwangerschaft und einer harmonischen und dadurch auch problemlosen Geburt beitragen.)

• Die Empfängnisverhütung liegt nach wie vor vornehmlich in Frauenhand. Viele Verhütungsmethoden können nur mit ärztlicher Hilfe angewandt werden.

• Die hormonelle Regulation und hohe Östrogenspiegel bis zu den Wechseljahren stellen zwar einen gewissen Schutz vor bestimmten Erkrankungen dar, gleichzeitig bieten aber der komplizierte weibliche Zyklus und die tief in das Körperinnere führenden Genitalorgane sehr viele Ansatzpunkte für Funktionsstörungen und Erkrankungen.

• In allen modernen Gesellschaften sind Frauen gewohnt, aufgrund der Tatsache, daß sie eine Gebärmutter haben und unter Schmerzen Kinder zur Welt bringen, als hilfebedürftig und schwach angesehen zu werden. Gleichzeitig wird ihre körperliche Leistungsfähigkeit stets auch an ihrer Reproduktionsfähigkeit gemessen. Diese darf nicht dem Zufall überlassen bleiben. So sind seit den Anfängen der wissenschaftlichen Medizin nahezu alle physiologischen Vorgänge, vom Zyklus über Schwangerschaft und Geburt bis zum Erlöschen der Reproduktionsfähigkeit in den Wechseljahren, in die Hände der Medizin geraten. Ein solcher Grad an „Medikalisierung" ist für den männlichen Teil der Bevölkerung ohne Beispiel und auch undenkbar.

8.1 Erhaltung und Förderung der Gesundheit

Lebensweise: Eine gesundheitsförderliche Lebensweise ist die Summe vieler verschiedener, sich gegenseitig stark beeinflussender Faktoren:

• ausgewogene, gesunde Ernährung,
• genügend Schlaf und Zeiten der Muße

• Bewegung und körperliche Betätigung
• Zurückhaltung im Umgang mit Alkohol, Nikotin, Drogen und Medikamenten
• gesundheitsfreundliche Bedingungen am Arbeitsplatz
• gesicherte materielle Lebensgrundlagen

- soziale Kontakte und emotionale Geborgenheit
- Anerkennung im Privat- und Berufsleben
- Ausdrucksmöglichkeiten für Talente, Fähigkeiten, Wünsche und Träume

Die Reihenfolge der Aufzählung bedeutet keine Wertung. Körperliche, geistig-seelische und soziale Voraussetzungen sind für Gesundheit und Wohlbefinden gleich wichtig: Es ist schwer, Einschränkungen in einem Bereich durch verstärkte Anstrengungen in anderen Bereichen zu kompensieren. Sport und Bewegung können die Folgen von Rauchen und übermäßigem Alkoholkonsum auf Dauer nicht kompensieren. Ernährung nach Plan und Erfolge am Arbeitsplatz ersetzen eine fehlende emotionale Wärme im Privatleben nicht. Finanzielle Absicherung allein befriedigt noch nicht das Bedürfnis nach sozialen Kontakten, sinnvoller Beschäftigung und Anerkennung. Umgekehrt ist materielle Armut einer der Hauptrisikofaktoren für Erkrankungen überhaupt. Die Sicherung eines Minimalstandards an Wohnung, Nahrung und Kleidung reicht nicht aus, weitere, für die Gesundheit, das Wohlbefinden und die Lebensfreude notwendige Bedürfnisse abzudecken.

Körperhygiene und medizinische Vorsorge: Der Begriff Hygiene wird an dieser Stelle als Ausdruck für den sorgsamen Umgang mit dem eigenen Körper benutzt (Hygieia war die griechische Göttin der Gesundheit). Hierzu gehören nicht nur eine gesunde, ausgewogene Ernährung und ausreichend körperliche Bewegung ohne dauerhafte Überanstrengung. Weitere wichtige Faktoren sind regelmäßige Körper- und Zahnpflege, eine trok-kene, warme, helle und saubere Umgebung sowie ausreichende, den körperlichen Bedürfnissen, dem Klima und der Betätigung angemessene Kleidung.

Die Inanspruchnahme medizinischer Versorgung zum Erhalt und zur Förderung der Gesundheit betrifft Vorsorge- und Früherkennungsuntersuchungen.

- *Vorsorgeuntersuchungen* decken Veränderungen auf, die zu Erkrankungen führen können, wenn sie nicht beachtet und geändert werden (z. B. ein großer Teil der Untersuchungen im Rahmen der Schwangerenbetreuung)
- *Früherkennungsuntersuchungen* ermöglichen die Feststellung von Erkrankungen, die bereits vorhanden, aber durch frühzeitige Therapie beeinflußbar sind. In diese Gruppe gehören z. B. die Früherkennungsuntersuchungen für Genital- und Brustkarzinome, die für alle Frauen ab 20 Jahren einmal jährlich empfohlen werden.

Sexualität und Selbstbestimmung: Eine besondere Rolle für die Gesundheit von Frauen spielt der Bereich Sexualität. Normen und Empfehlungen gibt es hier nicht, wichtig ist allein die Selbstbestimmung: frei gewählte sexuelle Aktivitäten (oder Abstinenz) ohne äußeren Zwang und freie Entscheidungsmöglichkeiten über Verhütung und Kinderwunsch. Sexualität und Genitalorgane sind eng miteinander verbunden. Gynäkologische Erkrankungen haben praktisch immer Auswirkungen auf das Sexualleben. Ein unbefriedigendes bzw. unter Zwang stattfindendes Sexualleben kann zu vielfältigen Funktionsstörungen bis hin zu ernsthaften Erkrankungen führen.

8.2 Gesundheitliche Belastungen und krankmachende Faktoren

Körperliche und seelische Überlastung: Länger dauernde körperliche Überlastung führt zu Funktionsstörungen des gesamten Organismus. Es kommt zu Schmerzen (z. B. Kopf- oder Rückenschmerzen) und vorzeitigen Verschleißerscheinungen, zu Störungen des

Magen-Darm-Traktes und des Immunsystems. Der Körper findet im Schlaf nur noch ungenügende Erholung, Erschöpfung setzt ein.

Die Ursachen körperlicher Erschöpfung liegen heute zum großen Teil in der Doppel- und Dreifachbelastung der Frauen mit beruflicher Tätigkeit, Arbeit im Haushalt und Betreuung der Kinder. Ist die Arbeit auch körperlich nicht mehr so schwer wie früher, so sind es v. a. die ständige Einsatzbereitschaft ohne Pausen, die fehlenden Zeiten der Muße und die zu kurze oder unterbrochene Nachtruhe, die krank machen. Damit einher gehen seelische Belastungen, Kümmernisse und Entscheidungsnöte im Leben mit den Kindern und die angstauslösende Vorstellung, den Anforderungen von allen Seiten nicht genügen zu können. Sie wirken sich besonders stark aus, wenn sie alleine getragen werden müssen. In den deutschen Großstädten leben inzwischen 20–25% der Kinder mit nur einem Elternteil zusammen, meistens mit der Mutter.

Körperliche, seelische und sexuelle Gewalt: Nach offiziellen Schätzungen der Sozialverwaltung in Berlin wird 1/7 aller Frauen, die in Ehe oder Partnerschaft leben, von ihrem Partner körperlich mißhandelt. Körperliche Gewalt und deren Folgen sowie seelische Gewalt in Form von fortgesetzter Erniedrigung, Demütigung, Beleidigung usw. sind für die Entstehung und Verschlimmerung von Krankheiten häufig mitverantwortlich. Diese Sachverhalte werden oft auch von den Frauen selbst verschleiert. Für die Helfenden ist es dann schwer, die Mauer von Abwehr, Angst und Abhängigkeit zu durchdringen und unter Wahrung der Selbstbestimmung einen Zugang zu ihrer Patientin zu finden. Gleiches gilt für sexuelle Gewalt, die von andauernder sexueller Belästigung über Nötigung bis hin zur Vergewaltigung reicht. Früher erfahrene oder aktuell erlebte sexuelle Gewalt wird viel zu selten als mitwirkender Faktor bei (chronischen) Unterbauchbeschwerden, Zyklusstörungen sowie bei stän-dig wiederkehrenden Entzündungen und anderen Erkrankungen junger Mädchen und erwachsener Frauen in Betracht gezogen.

Kulturelle Aspekte und Kommunikationsprobleme: Wo Menschen verschiedener Kulturen mit ihren unterschiedlichen Werten und Normen zusammenleben, kommt es immer wieder zu Konflikten, die nicht nur zwischen den Menschen entstehen, sondern auch in ihnen selbst. Die Rolle der Frau und die Anforderungen, die aus Familie und kulturellem Umfeld an sie hinsichtlich ihres Auftretens, ihrer Pflichten und ihrer Funktion als Ehefrau und Mutter gestellt werden, sind in vielen Teilen der Welt ganz andere als hier. Sind zusätzlich z. B. wegen Sprachschwierigkeiten die Kommunikationsmöglichkeiten eingeschränkt oder bestehen mangelnde Kontakte außerhalb der Familie, kann kaum eine Auseinandersetzung mit den geänderten Lebensbedingungen stattfinden. Verunsicherung und Angst treten auf und führen zu funktionellen Störungen und Erkrankungen verschiedenster Art. In Diagnostik und Therapie (nicht nur gynäkologischer Erkrankungen) kommt erschwerend hinzu, daß die Kommunikation mit dem medizinischen Personal oft über andere Familienangehörige (Ehemann, Sohn, Tochter) läuft. Bestehende innerfamiliäre Schranken können dann nur schwer überwunden werden. Die Helfenden müssen sich bewußt machen, daß dadurch Informationen in beiden Richtungen (Anamnese einerseits, Aufklärung und Einverständnis zu medizinischen Maßnahmen andererseits) bruchstückhaft und unvollständig bleiben oder mißverstanden werden können. Schwierigkeiten der Verständigung und das Fehlen einer gemeinsamen Sprache ist nicht nur ein Problem zwischen verschiedenen Kulturen, es kann immer auftreten, wenn Hilfesuchende und Helfende verschiedenen Bevölkerungsgruppen oder unterschiedlichen gesellschaftlichen Schichten angehören.

Psychosomatische Reaktionen entstehen, wenn Belastungen der Seele (Psyche) sich in

Störungen des Körpers (Soma) ausdrücken. Psychosomatische Komponenten finden sich in der Gynäkologie v. a. bei bestimmten Zyklusstörungen, bei chronischen oder immer wiederkehrenden Schmerzzuständen, ungewollter Kinderlosigkeit und dauerhaften Verhütungsproblemen. In der Geburtshilfe spielen sie u. a. bei übermäßigem Schwangerschaftserbrechen, Fehl- und Frühgeburten oder bei einer Mangelentwicklung des Kindes eine Rolle. Neben allgemeinen psychosozialen Belastungen kommen für Frauen als Quelle psychosomatischer Reaktionen insbesondere folgende Ursachen in Betracht:

- Konflikte mit der weiblichen Rolle
- Partnerschaftsprobleme
- Konflikte im Zusammenhang mit Kinderwunsch und Angst vor Schwangerschaft.

Die zugrundeliegenden Faktoren sind oft unbewußt und den Betroffenen selbst nur schwer zugänglich. Auf der anderen Seite bleibt die somatische Therapie unbefriedigend, solange es nicht gelingt, diese Konflikte zu bearbeiten.

Literatur

1. Biener K.: Lebensgewohnheiten und Gesundheit, Hans Huber Verlag, Stuttgart 1992
2. Bopp A.: Wechseljahre, Stiftung Warentest (HG), Berlin 1997
3. Gödtel R.: Sexualität und Gewalt, Hoffmann und Campe, Hamburg 1992
4. Gros R.: Gynäkologie für Frauen, Trias Verlagsgemeinschaft, Stuttgart 1989
5. Hodapp M., Kunstmann A., Minker M. (HG): Handbuch Frau. Band 1: Sexualität, Band 2: Gesund leben, Frauenbuchverlag, München 1989 (1) und 1990 (2)
6. Hurrelmann K. (HG): Gesundheitswissenschaften. Ein Handbuch für Lehre, Forschung und Praxis, Beltz Verlag, Weinheim 1993
7. Kahn A. P., Holt Z. H.: Frau bleibt Frau – Das Klimakterium, Oesch Verlag, Zürich 1992
8. Lanson L.: Ich bin eine Frau, Serie Piper, München 1990
9. Rauchfuß M., Kuhlmey A., Rosemeier P. (HG): Frauen in Gesundheit und Krankheit. Die neue frauenheilkundliche Perspektive. Trafo Verlag, Berlin 1996
10. Spaink K.: Krankheit als Schuld? Die Fallen der Psychosomatik. rororo Nr. 9547, Reinbek bei Hamburg 1994
11. Teegen F.: Ganzheitliche Gesundheit – Der sanfte Umgang mit uns selbst, Rowohlt Verlag, Reinbek bei Hamburg, 1987
12. von Uexküll Th., u. a.: Psychosomatische Medizin, Verlag Urban & Schwarzenberg, München 1986

9 Pflege in Geburtshilfe und Gynäkologie

Barbara Waldbrunn

Theorie bedeutet Erkenntnis, Praxis bedeutet Handeln. Das Pflegemodell der „Aktivitäten des täglichen Lebens" (ATL) hat eine weite Verbreitung in der Pflegepraxis gefunden und soll daher auch hier Grundlage für die Pflegebeispiele sein. Die Fallbeispiele sind nach der Systematik des Pflegeprozesses er-stellt. Die Pflege in der Geburtshilfe ist keine „Krankenpflege" im eigentlichen Sinne. Vor und nach der Geburt stehen die Beratung und die Begleitung im Vordergrund. Hinzu kommt die Mithilfe bei diagnostischen und therapeutischen Maßnahmen.

9.1 Selbstpflege während der Schwangerschaft

Die Schwangerschaft ist ein einschneidendes Ereignis im Leben einer Frau. Insbesondere Frauen, die das erste Kind erwarten, haben einen hohen Informationsbedarf über den Umgang mit dem eigenen Körper und dem ungeborenen Kind. Die Schwangere bekommt im Rahmen der Schwangerenbetreuung Informationen über die physiologischen Veränderungen in ihrem Körper, über ausgewogene Ernährung, über den Umgang mit Medikamenten, Alkohol, Koffein und Nikotin sowie über die vom Gesetzgeber erlassenen Bestimmungen zum Schutz der Schwangeren und des Kindes.

Wenn die Vorsorgeuntersuchungen einen normalen Schwangerschaftsverlauf erwarten lassen, ist in der Regel keine professionelle Pflege notwendig. Grundsätzlich gilt eine gesunde, bewußte Lebenshaltung mit regelmäßigem Lebensrhythmus und ausgewogener Ernährung als günstige Voraussetzung für das Wohlbefinden von Mutter und Kind.

Die sorgfältige Hautpflege und nicht einengende Bekleidung bilden die Grundlage der Körperpflege. Die starke Hautdehnung im Bereich von Bauch, Brust und Hüften kann zu Schwangerschaftsstreifen führen.

Bürstenmassagen und leichte Zupf- und Knetmassagen mit einem Körperöl werden von vielen Frauen als wohltuend empfunden.

• Im *ersten Trimenon* (Trimenon = 3 Monate) haben viele Frauen typische Beschwerden mit morgendlicher Übelkeit und Erbrechen. Mit einem Glas Milch oder einem Stück Zwieback noch vor dem Aufstehen und leichter Kost kann dieser Störung begegnet werden. Heftiges Schwangerschaftserbrechen (Hyperemesis gravidarum) ist dagegen ernst zu nehmen und in vielen Fällen therapiebedürftig.

• Ab dem *zweiten Trimenon* nimmt der Tonus der Muskulatur ab. Dadurch können Harnwegsinfekte, Hämorrhoiden und eine Neigung zur Obstipation (Verstopfung) begünstigt werden. Hier wird die Schwangere auf die Notwendigkeit der sorgfältigen Intimpflege und Obstipationsprophylaxe hingewiesen.

• Im *dritten Trimenon* spürt die Schwangere zunehmend die Einschränkung der Beweglichkeit und die Leistungsminderung durch den dicker werdenden Bauch. Schwerpunkt der Selbstpflege wird hier sein, daß sich die werdende Mutter die Ruhe und Schonung nimmt, die sie für sich und das Kind braucht. Ein gesundes Maß an Bewegung tut gut, z. B. durch ausgedehnte Spaziergänge, Schwimmen, Tanzen oder Fahrradfahren. Sportarten, an die die Schwangere gewöhnt ist, kann sie so lange ausüben, wie es ihr angenehm ist. Leistungssport wird nicht empfohlen. Von gefährlichen Sportarten wie z. B. Hockey, Trampolinspringen oder Geländefahrten wird ebenfalls abgeraten.

Eine spezielle Schwangerengymnastik hat zum Ziel, die Muskelkontrolle zu verbessern und sich dadurch bewußt entspannen zu können. Sie sollte während der ganzen Schwangerschaft, mindestens aber ab der 30. Schwangerschaftswoche durchgeführt werden.

Die Überwachung des Geburtsvorgangs vom Beginn der Wehen an, Hilfe bei der Geburt und die Überwachung des Wochenbettverlaufs sind Aufgaben der Hebammen.

9.2 Pflege bei Hyperemesis gravidarum

Krankheitsbild: Der Übergang von dem zu Beginn einer Schwangerschaft häufig auftretenden morgendlichen Erbrechen zum übermäßigen Erbrechen (*Hyperemesis*) ist fließend. Die Ursachen sind nicht sicher geklärt. Die hormonelle Umstellung und eine erhöhte Konzentration an HCG (humanes Choriongonadotropin) sowie psychosoziale Faktoren werden dafür verantwortlich gemacht. Die Schwangere erbricht 5–10mal am Tag und häufiger, unabhängig von den Mahlzeiten. Es kommt zu brennendem Durst durch den Flüssigkeitsverlust bei ungenügender Flüssigkeitsaufnahme und zur Gewichtsabnahme aufgrund ungenügender Nahrungsaufnahme. Unbehandelt entstehen *Exsikkose* (Austrocknung), *Hypovolämie* (Volumenmangel in den Gefäßen) und *Hämokonzentration* (Eindickung des Blutes). Die Körpertemperatur kann ansteigen (Durstfieber). Die Verbrennung von körpereigenen Fett- und Eiweißreserven führt zur *Ketoazidose* (stoffwechselbedingte Übersäuerung des Blutes), die deutlich erkennbar am Azetongeruch der Atemluft ist, und zur *Ketonurie* (Ketonkörper im Urin). Die Erkrankung kann für Mutter und Kind lebensbedrohlich werden. Ein schlechter Allgemeinzustand der Schwangeren macht eine Klinikeinweisung unbedingt erforderlich. Die *Therapie* besteht in Nahrungskarenz bei parenteraler Ernährung und Flüssigkeitsersatz mit Aminosäure-,

Kohlenhydrat- und Elektrolytlösungen mit Vitaminzusatz (Infusionstherapie). Eventuell werden Medikamente gegen Brechreiz eingesetzt (Antiemetika).

Pflege: Die Patientin sollte eingeschränkte Bettruhe einhalten, d. h. nur zum Waschen, zur Toilette usw. aufstehen. Ansonsten sollte sie sich Ruhe gönnen und die Verantwortung für das „Drumherum" abgeben. In vielen Fällen wird das Erbrechen durch dieses Umsorgtsein schon geringer. Sie erfährt Gesprächsbereitschaft für ihre Sorgen.

• *Hilfestellung beim Erbrechen:* Nierenschalen und Zellstoff bereithalten, auf der Seite liegen oder aufrichten lassen, Stirn und Hand halten, beruhigend unterstützen. Nach dem Erbrechen den Mund ausspülen lassen, ein feuchtes Tuch zur Erfrischung von Gesicht und Händen reichen und für Frischluft sorgen. Das Erbrochene beurteilen (Menge, Beimengungen usw.), entsorgen und dokumentieren. Der Flüssigkeitsverlust muß im Rahmen der Bilanzierung berechnet werden.

• Ein *Beobachtungskriterium* ist auch der Zeitpunkt des Erbrechens. Liegt dieser in direkter Abhängigkeit zu den Mahlzeiten, ist die rechtzeitige Gabe von Antiemetika sinnvoll. Verstärkt sich das Erbrechen zu oder nach dem Besuch des Partners oder anderer Angehörigen, muß evtl. ein Besuchsverbot ausgesprochen werden.

• Wenn die Patientin sehr schwach oder durch die liegende Infusion in ihrer Bewegungsfreiheit eingeschränkt ist, wird ihr *Hilfestellung bei der Körperpflege* angeboten.

• Bei bereits bestehender Exsikkose ist die sorgfältige *Hautpflege* sowie die *Mundpflege* mit Soor- und Parotitisprophylaxe erforderlich.

• Während der *Akutphase* werden Puls, Blutdruck und Temperatur regelmäßig kontrolliert. Das Gewicht wird jeden 2. Tag ermittelt. Der venöse Zugang wird steril versorgt, die Infusionen nach Plan verabreicht. Bei Fieber oder einer Verschlechterung des Allgemeinzustandes sind andere Ursachen wie Harnwegsinfekt, Hepatitis oder Gastroenteritis auszuschließen.

• Der *Nahrungsaufbau* sollte langsam geschehen mit Tee, Zwieback, leichten Getreidesuppen bis hin zur Wunschkost.

9.3 Fallbeispiel 1: Pflege einer schwangeren Diabetikerin

Vor der Schwangerschaft: Frau N. ist 28 Jahre alt. Seit ihrem 5. Lebensjahr ist sie Diabetikerin vom Typ I (Abb. 9-1). Bereits als Kind hatte sie gelernt, selbst den Blutzucker (BZ) zu bestimmen und das notwendige Insulin zu injizieren. Heute beherrscht sie den Umgang mit ihrer Stoffwechselstörung perfekt. Seit 5 Jahren trägt sie eine Insulinpumpe und kann ihre BZ-Werte damit im normnahen Bereich halten.

Die **Insulinversorgung** über die Pumpe setzt sich zusammen aus der *Basalrate* (kontinuierlich verabreichtes Insulin, etwa 0,3 I.E./kg Körpergewicht) und der *Bolusgabe* (nahrungsabhängige, bedarfsgerechte Insulinmenge), die an der Pumpe eingestellt und per Knopfdruck abgegeben wird (Abb. 9-2).

Frau N. ist normalgewichtig, Freizeitsportlerin, voll berufstätig und finanziell abgesichert. Sie ist selbständig in allen Lebensbereichen und benötigt keine professionelle

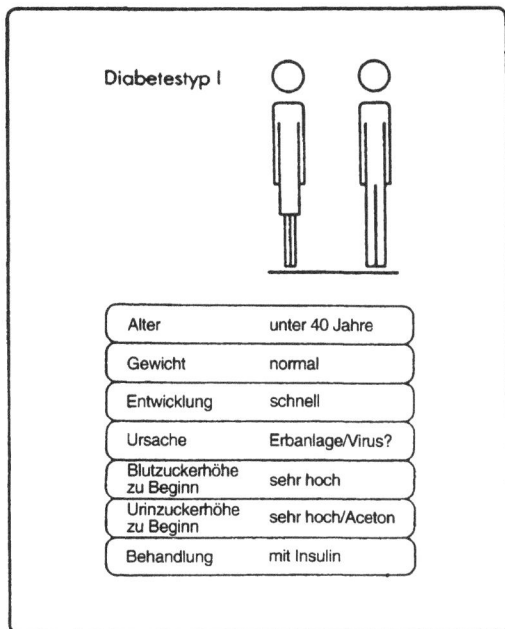

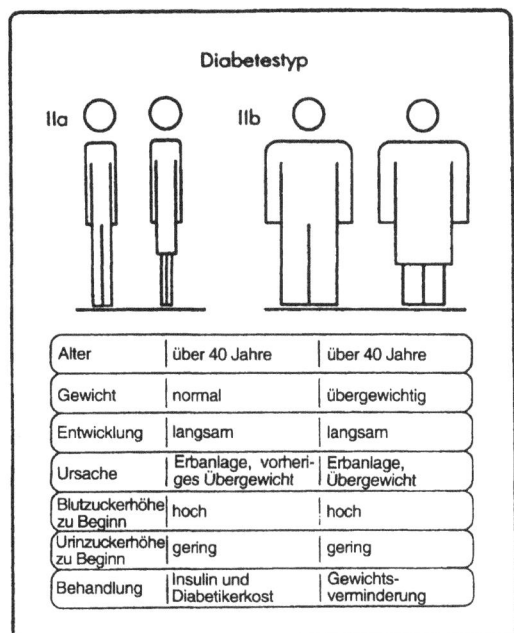

Abb. 9-1: Diabetes mellitus. Definition Typ I und Typ II.

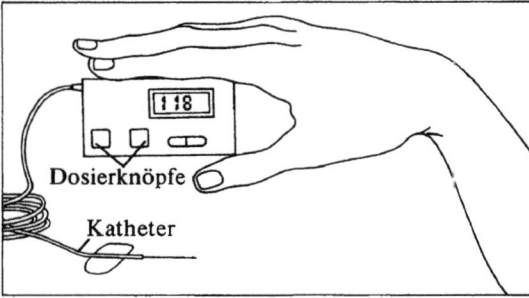

Abb. 9-2: Insulinpumpe. Eine feine Kanüle wird subkutan (z. B. am Bauch) plaziert. Über einen Katheter wird mit der Pumpe, die am Körper getragen wird, kontinuierlich Insulin zugeführt (Basisrate); zusätzlich kann nach Bedarf weiteres Insulin verabreicht werden (Bolusrate). Dadurch wird eine feiner abgestimmte Stoffwechseleinstellung möglich als durch die herkömmliche Methode der täglich mehrmaligen Insulininjektion.

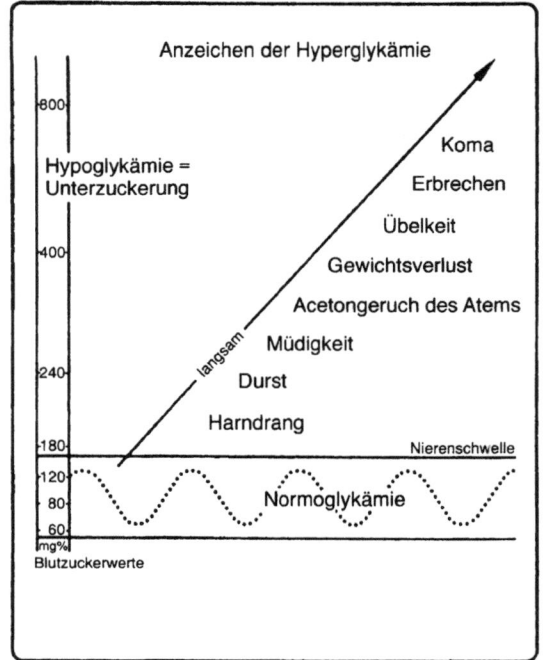

Abb. 9-3: Zeichen zu hohen Blutzuckers (Hyperglykämie)

Pflege. Seit drei Jahren ist sie verheiratet. Ihr Mann und sie möchten gerne ein Kind haben. Sie wissen, daß eine Diabetikerin in der Schwangerschaft besonderen Risiken ausgesetzt ist und suchen eine Beratung bei ihrem behandelnden Arzt. Sie erhalten eine ausführliche Aufklärung über die möglichen Risiken während der Schwangerschaft:

• Es besteht eine verstärkte Stoffwechsellabilität, auch schon im ersten Trimenon. Die Kohlenhydrattoleranz nimmt ab, der Insulinbedarf steigt. Dadurch steigt die Neigung zu Hyperglykämien (Blutzuckererhöhung, Abb. 9-3) mit Azidose und Komagefahr ebenso wie die Neigung zu Hypoglykämien (Unterzuckerung, Abb. 9-4) mit Schockgefahr.

• Diabetische Spätkomplikationen wie Retinopathie (Durchblutungsstörungen der Netzhaut) und Nephropathie (Störungen der Nierenfunktion) können begünstigt werden.

• Es kommt häufiger zur Präeklampsie bzw. Eklampsie.

Auch für das Kind bestehen erhöhte Risiken:

• Es kommt häufiger zu Fehlbildungen (Herzfehler, Nierenfehlbildung u. a.) und/oder zu Fehl- und Frühgeburten.

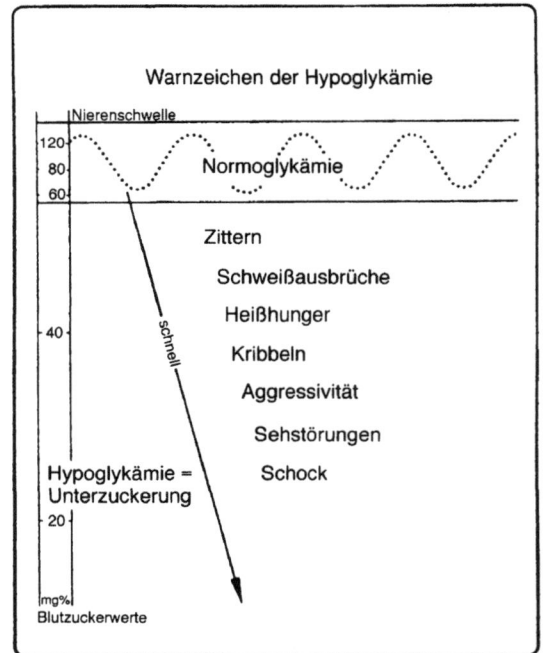

Abb. 9-4: Zeichen zu niedrigen Blutzuckers (Hypoglykämie)

• Die Neugeborenen sind häufig größer und schwerer als normal (*Makrosomie*); manchmal kommt es dadurch zu Schwierigkeiten bei der Geburt.

• Werden die Plazentagefäße durch die mütterliche Stoffwechselstörung geschädigt, kommt es zur Plazentainsuffizienz und einer Unterversorgung des Kindes mit wichtigen Stoffen.

• Ist die kindliche Bauchspeicheldrüse an ein hohes Zuckerangebot gewöhnt, produziert sie auch nach der Geburt weiter größere Mengen an Insulin (das Kind hat keinen Diabetes mellitus). Dadurch besteht in den ersten Lebensstunden und -tagen die Gefahr einer Hypoglykämie, die lebensbedrohlich werden kann.

• Nach der Geburt besteht ein erhöhtes Risiko für ein Atemnotsyndrom.

Da alle genannten Risiken durch eine optimale Blutzuckereinstellung auf das Risikomaß einer stoffwechselgesunden Schwangeren reduziert werden können, entschließt sich das Ehepaar zu einer Schwangerschaft.

Erstes Schwangerschaftsdrittel: Frau N. führt eine Woche nach Ausbleiben ihrer Periode einen Schwangerschaftstest durch und freut sich zusammen mit ihrem Mann über das positive Ergebnis. Für einige Tage wird sie stationär im Krankenhaus aufgenommen und eingehend untersucht. Insbesondere erfolgen dabei eine Prüfung der Nierenfunktion (Kreatininclearance), eine Spiegelung des Augenhintergrundes und eine Überprüfung der Diabetes-Einstellung. Der Diabetes soll so eingestellt sein bzw. werden, daß

• der Nüchtern-BZ < 70 mg/dl beträgt
• der 24-Stunden-Mittelwert < 100 mg/dl liegt
• der Blutzucker nach einer Mahlzeit (*postprandial*) nicht > 140 mg/dl ansteigt
• weder Glukose noch Azeton im Urin nachweisbar sind
• der HbA1-Wert weniger als 6% beträgt

Hämoglobin A₁ (HbA₁) ist glykolysiertes Hämoglobin. Es entsteht dadurch, daß sich Glukose auf chemischem Wege an Hämoglobin bindet.

Diese Bindung ist abhängig von der Höhe des Blutzuckers und der Dauer einer Blutzuckererhöhung. Die Bindung ist irreversibel und an die Lebensdauer der Erythrozyten gebunden. Erhöhte HbA₁-Werte sind gleichbedeutend mit erhöhtem Blutzucker in den vorangegangenen 8 Wochen und ermöglichen eine nachträgliche Beurteilung der Stoffwechsellage.

Frau N. wird aufgrund der Untersuchungsergebnisse der Klasse D nach White (Tab. 9-1) zugeordnet: Diabetes mellitus vor dem 10. Lebensjahr und länger als 20 Jahre. Während ihres Klinikaufenthaltes und für die Zeit der Schwangerschaft stehen Fragen zu folgenden Lebensaktivitäten im Vordergrund der Pflegeinterventionen:

• essen und trinken
• waschen und kleiden
• ausscheiden
• für Sicherheit sorgen
• sich bewegen.

– **Essen und trinken:** *Problem:* Frau N. ist unsicher im Umgang mit ihrer Diät unter den veränderten Bedingungen in der Schwangerschaft. Sie empfindet morgens eine leichte Übelkeit und erbricht hin und wieder. *Ressource:* Sie kennt sehr genau die körperlichen Anzeichen einer Hypoglykämie und kann entsprechende Maßnahmen ergreifen. Sie führt selbständig regelmäßig die BZ-Kontrollen durch, dokumentiert und bespricht die ermittel-

Tab. 9-1: Klassifikation schwangerer Diabetikerinnen (nach White; aus: Praktische Geburtshilfe, De Gruyter 1994)

A	Leichte Abweichung des GTT
B	Diabetesbeginn nach dem 20. Lebensjahr und Dauer weniger als 10 Jahre, kein Gefäßschaden
C	Diabetesbeginn zwischen 10. und 19. Lebensjahr und Dauer zwischen 10 und 19 Jahren oder geringer Gefäßschaden
D	Diabetesbeginn vor dem 10. Lebensjahr oder Diabetesdauer über 20 Jahre oder deutlicher Gefäßschaden
E	Verkalkte Beckenarterien
F	Nephritis, proliferative Retinopathie

ten Werte. *Ziel:* Auch unter der labilen Stoffwechselsituation im ersten Trimenon soll ein normaler Blutzuckerspiegel erreicht werden. Die selbständige BZ-Kontrolle soll erhalten bleiben, das morgendliche Erbrechen soll zum Stillstand kommen. *Maßnahmen:* Frau N. erhält eine individuelle Ernährungsberatung. Eine normalgewichtige Diabetikerin benötigt täglich ca. 35 kcal/kg Körpergewicht. 20% der Kalorien sollen aus Eiweiß, 50% aus Kohlenhydraten und 30% aus Fett stammen. Eine Verteilung der Nahrungszufuhr auf 3 große und 3 kleine Mahlzeiten ist empfehlenswert. Gegen die morgendliche Übelkeit trinkt sie ein Glas Milch vor dem Aufstehen.

- *Sich waschen und kleiden: Probleme:* Als Diabetikerin neigt Frau N. zu Pilzerkrankungen (Mykosen) und bakteriellen Infektionen. Die Füße benötigen besondere Aufmerksamkeit, da kleinste Verletzungen oder Druckstellen zu Gewebenekrosen führen können (diabetische Gangrän). *Ressourcen:* Frau N. verfügt über die notwendige Beweglichkeit und kann auch die Fußpflege selbständig durchführen. *Ziel:* Sorgsame Pflege soll für eine gute Durchblutung sorgen, damit die Haut intakt bleibt. *Maßnahmen:* Zur Körperpflege werden rückfettende Seifen bzw. Duschlotionen verwendet. Die Haut wird sorgfältig abgetrocknet, insbesondere auch in den Falten. Die Füße werden täglich mit Hilfe eines Spiegels inspiziert. Die Pediküre erfolgt mit großer Vorsicht, eventuelle Verletzungen werden desinfiziert und sorgsam beobachtet.

- *Ausscheiden: Problem:* Es besteht die Neigung zur Obstipation sowie ein erhöhtes Risiko für eine Blasenentzündung (Zystitis). *Ressourcen:* Frau N. kennt die Möglichkeiten der Obstipationsprophylaxe. Auch die Zeichen einer Zystitis sind ihr bekannt. *Ziel:* Die Darmentleerung soll beschwerdefrei mehrmals wöchentlich bis täglich stattfinden. Die ableitenden Harnwege sollen frei von Entzündungen bleiben. *Maßnahmen:* Frau N. ernährt sich ballaststoffreich, trinkt mindestens 2 Liter Flüssigkeit pro

Tag und bewegt sich ausreichend. Nach jedem Toilettengang reinigt sie den Intimbereich mit klarem Wasser.

- *Für Sicherheit sorgen: Problem:* Frau N. ist durch die neue Situation ihrer ersten Schwangerschaft unsicher, ob sie alles weiß und leisten kann, was sie und ihr Kind jetzt benötigen. Die genauen Bestimmungen des Mutterschutzgesetzes sind ihr nicht bekannt. *Ressourcen:* Frau N. kann alle Fragen, die sie beschäftigen, offen ansprechen. Ihr Mann ist eine große Unterstützung für sie. *Ziel:* Frau N. soll Sicherheit im Umgang mit ihrem Körper gewinnen, um Komplikationen zu vermeiden. Sie soll die Bestimmungen des Mutterschutzgesetzes kennen und ihre Rechte ihrem Arbeitgeber gegenüber geltend machen können. *Maßnahmen:* Alle, die an Beratung und Pflege beteiligt sind, zeigen Gesprächsbereitschaft. Auf Wunsch von Frau N. wird ihr Mann zu einigen Gesprächen hinzugebeten. Ihre Kompetenz im Umgang mit ihrem Diabetes wird integriert. Die regelmäßigen BZ-Kontrollen führt sie selber durch. Zur Vorlage beim Arbeitgeber erhält sie ein Attest über die bestehende Schwangerschaft mit dem voraussichtlichen Geburtstermin. Sie wird zukünftig keine Mehrarbeit leisten dürfen.

- *Bewegen:* Neben der Diät und der Insulinbehandlung ist Bewegung die dritte Säule in der Diabetestherapie. Bei Frau N. besteht hier kein Problem, da sie den Sport schon immer mit ihrer Berufstätigkeit koordinieren konnte. Sie ist Freizeitsportlerin (Radfahren, Joggen, Schwimmen). *Ziel:* Die günstige Beeinflussung des Stoffwechsels durch regelmäßige sportliche Betätigung soll auch während der Schwangerschaft erhalten bleiben. Zur gezielten Geburtsvorbereitung wird eine Verbesserung der Muskelkontrolle zur bewußten Entspannung angestrebt. *Maßnahmen:* Frau N. wird später neben ihrem Freizeitsport an einem Kurs für Schwangerschaftsgymnastik teilnehmen und die Übungen auch zu Hause regelmäßig durchführen.

Zweites Schwangerschaftsdrittel: Mit Beginn der 20. Schwangerschaftswoche wird Frau N. erneut stationär aufgenommen. Bisher ist die Schwangerschaft ungestört, die Phase des „Sich-Aneinander-Gewöhnens" von Mutter und Kind ist gut verlaufen. Frau N. verhält sich sehr konsequent im Bezug auf ihre Diät. Sie war mehrfach hypoglykämisch, konnte aber immer rechtzeitig selbst mit Traubenzucker gegensteuern. Ihre Blutzuckerwerte liegen im Normbereich, der HbA$_1$ ist mit <6% optimal. Die morgendliche Übelkeit war nach 3 Wochen vorbei. Bevor Frau N. mit ihrem Mann eine längere Urlaubsreise antritt, möchte sie sicher sein, daß sie weiterhin für sich und das Kind das Richtige tut. Die gynäkologische Untersuchung ergibt regelrechte Ergebnisse. Der Hb-Wert ist mit 10 g/dl zu niedrig. Leichte Probleme bereitet ihr der niedrige Blutdruck (bei Aufnahme: 100/60 mm Hg). Nach der ärztlichen Untersuchung bittet Frau N. um pflegerische Beratung. Ihre Fragen beziehen sich auf die Aktivitäten:

• essen und trinken
• für Sicherheit sorgen
• ausscheiden
• sich als Frau fühlen und verhalten

– *Essen und trinken: Problem:* Es bestehen leichte Unsicherheiten in Bezug auf die Diabetesdiät in der Schwangerschaft. *Ressource:* Frau N. hat lebenslange Erfahrung in der Bewertung der Lebensmittel nach Broteinheiten. Ihre Blutzuckerwerte liegen im Normbereich und die Entwicklung des Kindes ist regelrecht. *Ziel:* Die gute Stoffwechseleinstellung soll erhalten bleiben. *Maßnahmen:* Eine Diätberaterin wird auf Wunsch von Frau N. hinzugezogen. Sie kann ihr Sicherheit vermitteln. Wegen des niedrigen Hb-Wertes erhält sie Eisentabletten. Diese müssen zwischen den Mahlzeiten mit Fruchtsaft genommen werden, damit andere Nahrungsbestandteile (Milch, Fett, Eiweiß) die Resorption nicht behindern.
– *Sicherheit: Problem:* Frau N. verspürt hin und wieder krampfartige Schmerzen im Unterbauch und empfindet wehenartige Kontraktionen. Sie möchte Beratung über eventuelle schwangerschaftsbedingte Probleme. Außerdem ist sie unsicher bezüglich ihres Reisezieles. *Ressource:* Frau N. kann körperliche Empfindungen und Belastungen sehr genau wahrnehmen und beschreiben. *Ziel:* Die gute Compliance (Zusammenarbeit) soll bestehen bleiben, es sollen keine zusätzlichen Risiken eingegangen werden. *Maßnahmen:* Frau N. lernt, daß Dehnungsschmerzen und leichte Gebärmutterkontraktionen im zweiten Schwangerschaftsdrittel auftreten können. Sie erfährt, daß etwa 15 Wehen in 24 Std. normal sind. Sie wird darüber informiert, wann sie sofort den Arzt benachrichtigen muß: bei vaginalen Blutungen, Fruchtwasserabgang und Schmerzen. Es könnte sich um Zeichen einer Fehlgeburt bzw. einer sich anbahnenden Frühgeburt handeln. Sollte der Blutzucker zu Schwankungen neigen oder Harnzucker auftreten, muß die Stoffwechselsituation überprüft und neu eingestellt werden. Findet sich beim Urinstix ein positiver Eiweißbefund (Proteinurie), muß ebenfalls sofort der Arzt informiert werden. Es könnte sich um den Beginn einer Präeklampsie handeln. Informationen über die Präeklampsie sind für Frau N. von besonderer Wichtigkeit, da die ersten subjektiven Symptome der der Hypoglykämie ähneln.

Merke: Tritt eine Proteinurie von >0,5 g/l in 24 Std. zusammen mit einer Blutdruckerhöhung auf >140/90 mm Hg auf, handelt es sich um eine Präeklampsie. Diese kann unbehandelt zur schweren Eklampsie werden. Dabei nehmen Proteinurie und Blutdruckerhöhung weiter zu. Es treten zusätzlich Kopfschmerzen, Augenflimmern, Sehstörungen, Übelkeit und Oberbauchschmerzen auf, es kommt zu Unruhezuständen, Übererregbarkeit bis hin zum generalisierten Krampfanfall. Die Eklampsie ist lebensbedrohlich für Mutter und Kind.

Frau N. erhält Beratung über Vor- und Nachteile der möglichen Reiseziele. Sie entscheidet sich für einen Urlaub an der Nordsee mit ausgedehnten Wanderungen an frischer Luft und viel Zeit für Gespräche mit ihrem Mann in der Vorfreude auf das Kind. Grundsätzlich eignet sich das zweite Trimenon gut für eine Urlaubsreise als Vorbereitung auf das anstrengendere letzte Schwangerschaftsdrittel. Es gilt: möglichst bequemes Transportmittel mit Bewegungsspielraum, bei Autofahrten häufiger Pausen einlegen. Weite Reisen mit Klimawechsel, ungünstigen hygienischen Bedingungen und stark veränderten Eßgewohnheiten sind nicht empfehlenswert, da einerseits die Gefahr einer Magen-Darm-Infektion mit Durchfall und Erbrechen hoch ist, andererseits im Fall der diabetischen Schwangeren Unsicherheiten bei der Diätberechnung auftreten können. Fernreisende benötigen häufig spezielle Impfungen, die teilweise in der Schwangerschaft kontraindiziert sind. In jedem Fall sollten Erkundigungen über die ärztliche (Not-) Versorgung vor Ort eingezogen werden.

- *Ausscheiden: Problem:* Frau N. verspürt Brennen und Juckreiz im Analbereich als erstes Anzeichen von Hämorrhoiden. Nach längerem Stehen schwellen ihre Knöchel und Unterschenkel an. *Ziel:* Eine geregelte Verdauung soll aufrecht erhalten bleiben, die Ausbildung von Hämorrhoiden soll so weit wie möglich vermieden werden. Der venöse Rückstrom aus den Beinen soll unterstützt werden. *Maßnahmen:* Frau N. ernährt sich weiterhin ballaststoffreich. Sie wäscht die Analregion nach jeder Stuhlentleerung. Mit einem Körperöl massiert sie die Dammgegend; so wird die Haut weicher und elastischer als Vorbereitung auf die starke Dehnung unter der Geburt. Mehrmals am Tag legt sie die Beine hoch, um Stauungen und der Bildung von Krampfadern (Varizen) vorzubeugen.

- *Sich als Frau fühlen und verhalten:* Frau N. spürt deutlich die Kindsbewegungen und kann ihren Mann „mitfühlen" las-

sen. Beide planen nach dem Urlaub gemeinsam einen Kurs zur Geburtsvorbereitung. *Problem:* Schwangerschaftsbedingt kommt es zu vermehrter Flüssigkeitsabsonderung in der Vagina. Dadurch werden Infektionen begünstigt. *Ziel:* Scheidenentzündungen soll vorgebeugt werden. *Maßnahmen:* Nach jedem Toilettengang reinigt Frau N. den Intimbereich mit klarem Wasser und trocknet die Haut sorgfältig ab. Vaginalspülungen nimmt sie nicht vor. Sie trägt Unterwäsche aus kochfester Baumwolle.

Letztes Schwangerschaftsdrittel: Frau N. und ihr Mann haben erholsame Tage am Meer verbracht. Sie besuchen jetzt zweimal in der Woche einen Kurs zur Geburtsvorbereitung in der Klinik, in der auch die Entbindung stattfinden wird. Die ärztliche Untersuchung ergibt normale Befunde. Frau N. sucht wieder gezielt pflegerische Beratung. Im Vordergrund stehen die Lebensaktivitäten:

- essen und trinken
- waschen und kleiden
- bewegen und atmen
- Sicherheit

- *Essen und trinken: Probleme:* Frau N. neigt zu Sodbrennen, obwohl sie sehr auf kleine Essensportionen und gutes Kauen achtet. Entzündungen der Mundschleimhaut beeinträchtigen ihr Wohlbefinden. *Ziel:* Das Sodbrennen soll nachlassen bzw. vermieden werden. Die Läsionen in der Mundschleimhaut sollen abheilen und die Haut in der Folge intakt bleiben. *Maßnahmen:* Frau N. gönnt sich nach dem Essen Ruhe, zwischen den Mahlzeiten trinkt sie Kamillen- oder Fencheltee in kleinen Schlucken. Mehrmals täglich spült sie den Mund mit Kamille und intensiviert die Zahnpflege.

- *Waschen und kleiden: Problem:* Der dicker werdende Bauch behindert sie zunehmend bei der täglichen Kontrolle der Füße. Die Bauchhaut wird durch die Spannung und die Insulininjektionen über die Insulinpumpe stark strapaziert. *Ziel:* Die Haut soll intakt bleiben. *Maßnahmen:* Die regelmäßige Kontrolle der Füße übernimmt Herr N., die 14-tägige Pediküre wird von einer Fußpflegerin durchgeführt. Die Insulinkanüle wird nach sorgfältiger Hautdesinfektion angelegt und steril abgedeckt. Als Injektionsstellen sucht Frau N. spannungsfreie Hautbereiche in der Hüftgegend. Die strapazierte Bauchhaut erfährt weiter die intensive Pflege mit Öl.

- *Bewegen und atmen: Problem:* Frau N. empfindet die Gewichtszunahme und die damit verbundene zunehmende Unbeweglichkeit als Belastung. Gleichzeitig spürt sie eine ungewohnte Leistungseinschränkung und Kurzatmigkeit durch die Schwangerschaft. *Ziel:* Das Wohlbefinden soll wiederhergestellt, die neue Situation besser akzeptiert werden. *Maßnahmen:* Frau N. sucht den Austausch mit anderen Schwangeren im Vorbereitungskurs. Sie plant mehrmals täglich Ruhepausen ein, legt die Beine hoch und führt bei offenem Fenster Atemübungen durch. Beim Spazierengehen schlendert sie gemütlich, um nicht „aus der Puste" zu kommen.

- *Sicherheit: Probleme:* Frau N. weiß um diabetesbedingte Risiken wie Plazentainsuffizienz, Frühgeburt oder Stoffwechselentgleisung, Bluthochdruck oder Hydramnion. Dieses Wissen bereitet ihr Sorgen. *Ziel:* Sie soll sich medizinisch und pflegerisch gut versorgt und geborgen fühlen. *Maßnahmen:* Frau N. wird ernst genommen und erfährt Gesprächsbereitschaft. Sie wird auch weiter in die Kontrollmaßnahmen einbezogen: die Stoffwechselüberwachung bleibt in ihrer Hand, sie führt Buch über die erhobenen Werte und bespricht sie regelmäßig mit ihrem Arzt. Die Vorsorgeuntersuchungen finden nun in wöchentlichen Abständen statt. Frau N. ist auf eine Klinikaufnahme vorbereitet, die Tasche mit den notwendigen Utensilien für sich und das Neugeborene steht griffbereit.

Geburt: Nach komplikationslosem, regelrechtem Verlauf der Schwangerschaft einer Diabetikerin spricht nichts gegen eine normale, vaginale Entbindung. Jedoch wird die Entscheidung zu einem Kaiserschnitt großzügiger gefällt. Frau N. kommt 14 Tage vor dem errechneten Termin in die Klinik. Die Wehen haben begonnen. Aus ärztlicher Sicht spricht alles für eine normale Entbindung. Frau N. wird vorbereitet. Die Geburt verläuft regelrecht. Während der Entbindung und in den ersten Stunden danach wird der Blutzuckerspiegel stündlich kontrolliert. Über einen venösen Zugang wird mittels einer Infusionspumpe bzw. eines Perfusors 5%ige Glukoselösung infundiert. Frau N. erhält 120–240 ml/h, das entspricht 6–12 g/h Glukose. Dazu wird bedarfsgerecht Altinsulin verabreicht. Gleich nach der Entbindung fällt der Insulinbedarf stark ab und muß für die ·Folgezeit neu berechnet werden. Das Neugeborene wird wegen der erhöhten Gefahr von Atemnotsyndrom und Hypoglykämie sofort einem Kinderarzt übergeben und auf eine Neugeborenenstation verlegt. Der Blutzucker wird engmaschig kontrolliert, erstmalig aus dem Nabelschnurblut und dann stündlich aus Kapillarblut. Um einer Hypoglykämie vorzubeugen, erhält das Kind 15–20%ige Glukoselösung aus der Flasche und wird so bald wie möglich an die Brust angelegt. Das wichtigste für Frau N. wird nach der Geburt sein, zu erfahren, daß ihr Kind gesund ist. Nach Abschluß der Nachgeburtsperiode möchte sie sich ausruhen.

Wochenbett: Frau N. hat sich für die Möglichkeit des „Rooming in" entschieden. Einerseits möchte sie ihr Kind vom ersten Tag an erleben, andererseits will sie die nun notwendige neue Insulin- und Diäteinstellung unter möglichst realistischen Umständen durchführen. Der Insulinbedarf einer Diabetikerin sinkt nach der Entbindung stark ab. Das bedeutet, daß der BZ ein- bis zweistündlich bestimmt und die Altinsulingabe angepaßt wird. Die Insulingaben erfolgen bei Frau N. über eine Einstellung der Insulinpumpe, so entfällt mehrmaliges Injizieren. Frau N. möchte ihr Kind gerne stillen. Die Stoffwechseleinstellung einer stillenden Diabetikerin erfordert eine sehr genaue Anpassung der erforderlichen Insulindosis an den aktuellen Blutzucker. Über engmaschige Kontrollen (6–8mal/d) sowie die Insulingabe über die Pumpe mit einer niedrigen Basisra-te und immer wieder neu angepaßten Bolusraten kann der Blutzucker trotz des Stillens im Normalbereich gehalten werden. Alle Maßnahmen, die für die Zeit des Wochenbettes gelten, treffen auch auf Frau N. zu. Allerdings muß sie sich in ganz besonderem Maße um Hygiene, Infektionsprophylaxe und Bewegung bemühen.

9.4   Fallbeispiel 2: Pflege einer Patientin mit Zervixkarzinom

Vorgeschichte und Befund: Frau B. ist 57 Jahre alt, alleinlebend und selbständig berufstätig. Die Wechseljahre hat sie soeben hinter sich. Neuerdings treten in unregelmäßigen Abständen wieder Blutungen auf. Der Gynäkologe rät ihr zu einer fraktionierten Kürettage mit anschließender Gewebeuntersuchung. In den Gewebeproben wird ein Karzinom nachgewiesen, das, ausgehend vom Gebärmutterhals, auch schon auf die Gebärmutterhöhle übergegriffen hat. Nach umfangreichen Untersuchungen erfolgt die Einstufung als ‚Zervixkarzinom Stadium II'. Danach wird die Therapie festgelegt: abdominale Hysterektomie nach Wertheim. Ob auch Lymphknoten entnommen werden, soll während der Operation entschieden werden.

Präoperatives Pflegegespräch: Nachdem die bisherigen Untersuchungen teilweise ambulant stattgefunden haben, kommt Frau B. nun zur Operation wieder ins Krankenhaus. Im Gespräch mit einer Krankenschwester wird die Pflegeanamnese erhoben. Frau B. war nach eigenen Angaben immer gesund, weil sie „für Krankheiten keine Zeit" hat. Nun wird sie aus subjektiver Gesundheit und aktivem Berufsleben herausgerissen und mit der Diagnose „Krebs" konfrontiert. Sie hatte nur wenige Tage Zeit, in ihrem Umfeld einiges zu organisieren. Sie brauchte eine Vertretung für ihren Blumenladen, mußte die Katze unterbringen, Freunde informieren.

Sie sprach auch mit ihrem Anwalt. Beim Wort „Testament" wurde ihr die Tragweite der Erkrankung bewußt. Äußerlich sortiert, aber innerlich aufgewühlt und voller unbeantworteter Fragen kam sie ins Krankenhaus. Die Station und einige Mitarbeiterinnen kennt sie schon, weil sie hier auch nach der Kürettage lag. Für sie ist das ein beruhigendes Gefühl. Frau B. steht für den übernächsten Tag auf dem Operationsplan. Bis dahin müssen noch Untersuchungen und vorbereitende Maßnahmen durchgeführt werden, die ihr jetzt erklärt werden.

Aktuell werden Blutbild, Elektrolyte, Gerinnungsstatus und Leberwerte bestimmt. Die Blutgruppe wird ermittelt, passende Blutkonserven werden von der Blutbank bereitgestellt. Die Lunge wird geröntgt und ein EKG angefertigt. Der Gynäkologe führt mit Frau B. ein Aufklärungsgespräch zum operativen Vorgehen einschließlich eventuell auftretender Komplikationen. Frau B. gibt schriftlich ihr Einverständnis zu der vorgesehen Operation. Der Anästhesist bespricht mit Frau B. die Narkose, die er durchführen wird. Die präoperativen Pflegemaßnahmen entsprechen den allgemeinen Richtlinien:

- Rasur und Körperreinigung
- Darmreinigung und Nahrungskarenz
- Ablegen von Schmuck, Prothesen, Brille usw. und sichere Verwahrung
- Thromboseprophylaxe und Antiemboliestrümpfe

- Vitalzeichenkontrolle
- „Flügelhemd"
- Prämedikation auf Abruf.

Nach einer Hysterektomie sollte eine Patientin für 1–2 Tage auf eine Wach- oder Intensivstation verlegt werden. Das erleichtert die postoperative Kontrolle, nötige Sofortmaßnahmen können schneller ergriffen werden. Nachdem alles erklärt ist, kann Frau B. einen Blick auf die Wachstation werfen. Sie erschrickt beim Anblick der Geräteausstattung, fühlt sich aber gleichzeitig jetzt schon sicher aufgehoben. Frau B. fühlt sich ernst genommen und wagt, ihr ganz persönliches Problem anzusprechen. Sie befürchtet, ihre beruflichen und persönlichen Ziele würden mit der bevorstehenden Operation zerstört. Sie hat lebenslang gearbeitet, der kleine Blumenladen ist ihr ganzer Stolz. Sie plant in zwei Jahren den Verkauf. Von dem Erlös möchte sie reisen und „nachsehen, wo die Orchideen herkommen". Nun aber ist sie nicht sicher, ob die Kraft für diese Pläne reichen wird. Die Krankenschwester fragt nach Alternativen, Frau B. stellt fest, daß auch die Tulpenblüte eine Reise wert ist.

Bei der **Diagnose Krebs** ist ein Gespräch ohne Zeitdruck und in entspannter Atmosphäre ganz besonders wichtig. Es geht für die Patientin nicht nur um das „Erledigen" eines notwendigen Eingriffes. Sie muß in sehr kurzer Zeit ihre Lebensplanung überdenken, vielleicht vollständig verändern. Die Pflegekräfte können dafür den Rahmen, aber keine Rezepte anbieten.

Frau B. hat noch weitere Fragen. Sie ist nicht verheiratet, lebt aber ihre Rolle als Frau und Partnerin. Es interessiert sie sehr, wie es nach der Operation in ihr aussehen wird. Die ärztliche Aufklärung war zwar sehr genau, aber „von Frau zu Frau" fällt ihr das Fragen leichter.

Hier ist eine **gute Kommunikation** zwischen ärztlicher und pflegerischer Seite wichtig. Wenn die Pflegekraft weiß, in welchem Umfang das Aufklärungsgespräch stattgefunden hat (im Idealfall war sie dabei), kann sie im Patientengespräch mit den gleichen Informationen umgehen.

Postoperative Pflege: Bei der Übernahme aus dem Operationssaal werden die folgenden Informationen mündlich und schriftlich weitergegeben:

- durchgeführte Operation
- Besonderheiten während der Narkose
- Vitalzeichenwerte
- Bewußtseinszustand
- Zustand des Wundverbandes
- eingelegte Sonden, Drainagen, Katheter
- verordnete Infusionslösungen, Menge, Zusätze, Einlaufgeschwindigkeit
- Medikation bei Schmerzen
- Vermerk über Lagerung und Mobilisierung.

Die postoperative Versorgung nach einer Hysterektomie umfaßt im einzelnen folgende Maßnahmen:

- zunächst engmaschige Kontrollen der Bewußtseinslage, von Atmung, Puls und Blutdruck, später in größeren Abständen (auf der Wachstation: Monitoring)
- Kontrolle der Urinausscheidung über den bereits im OP-Saal gelegten Blasenkatheter. Dokumentation der Menge und eventueller Beimengungen (Blut, Eiter usw.); Entfernung des Katheters bei einfacher Hysterektomie in der Regel nach einem Tag, bei OP nach Wertheim nach vier Tagen
- Kontrolle der Darmtätigkeit bzw. der Stuhlausscheidung; ab 3. postoperativen Tag unterstützende Maßnahmen zur Darmentleerung, sofern erforderlich
- Kontrolle des Wundverbandes, auf Nachblutungen achten, am 2. postoperativen Tag erster Verbandswechsel
- Kontrolle der Drainagen, Dokumentation von Menge und Aussehen der geförderten Flüssigkeiten. *Wunddrainage:* am 2. postoperativen Tag Kürzung des Drainageschlauches, am 4. Tag Entfernung. *Redondrainage:* darauf achten, daß Sog vorhanden ist, am 2. postoperativen Tag entfernen
- Fäden ziehen am 6.–7. Tag postoperativ
- erste Mobilisation möglichst bereits am Abend des Operationstages durch kurzes Aufstehen mit Unterstützung (aufsetzen, neben das Bett stellen)

- Thromboseprophylaxe mit Heparin, Kompressionsstrümpfen und täglich mehrmaliger Mobilisation
- Pneumonieprophylaxe durch Atemübungen
- bei der Körperpflege Unterstützung anbieten. Sorgfältige Mundpflege mit Soor- und Parotitisprophylaxe, v. a. solange noch Nahrungskarenz besteht
- Genitalbereich abspülen, Sekrete und Vorlagen täglich überprüfen, Dokumentation.

Nach einer **OP nach Wertheim** gelten die gleichen Bedingungen. Da der Eingriff umfangreicher und radikaler ist als eine einfache Entfernung der Gebärmutter und die Patientin evtl. schon vorher durch die Tumorerkrankung geschwächt war, wird die Pflegeintensität höher sein.

Frau B. bleibt 2 Tage auf der Wachstation. Dann wird sie wieder in den Normalpflegebereich verlegt. Sie ist noch sehr erschöpft und benötigt Hilfestellung. Eine Woche nach der Operation traut sie sich zu, den Sozialdienst um Beratung zu bitten. Sie erfährt u. a., daß sie nach ihrer Entlassung für die ersten Tage zu Hause eine Haushaltshilfe in Anspruch nehmen kann. Frau B. wird nach drei Wochen entlassen. Über die weitere Nachsorge ist sie umfassend informiert worden. Die Rehabilitationskur wird sie 2 Monate nach der Operation antreten. Bis dahin will sie Mitglied einer Selbsthilfegruppe von ebenfalls betroffenen Frauen werden.

9.5 Fallbeispiel 3: Pflege einer Patientin mit Mammakarzinom

Vorgeschichte und Befund: Frau A. ist 38 Jahre alt, verheiratet und Mutter einer dreijährigen Tochter. Sie ist halbtags berufstätig in einem Schreibbüro. Bei einer routinemäßigen Vorsorgeuntersuchung zeigt sie ihrem Frauenarzt eine derbe Stelle, die sie selbst vor kurzem in ihrer rechten Brust ertastet hat. Der Arzt palpiert den Knoten und kann ihn auch sonographisch darstellen. Er überweist Frau A. zur Mammographie. Die Röntgenuntersuchung der Brust zeigt einen Tumor im oberen äußeren Quadranten der rechten Brust. Es besteht der Verdacht auf ein Karzinom. Zur weiteren Diagnostik und zur anschließenden Behandlung wird Frau A. in eine Klinik eingewiesen.

Klinikeinweisung: Frau A. kommt in Begleitung ihres Mannes ins Krankenhaus. Das Ehepaar sucht das gemeinsame Gespräch mit dem Chirurgen. Die Aufklärung betrifft die geplanten operativen Maßnahmen. Während der Operation soll per Schnellschnitt eine histologische Diagnose gestellt und dann intraoperativ die Entscheidung für das weitere

Vorgehen getroffen werden (brusterhaltende oder brustamputierende Operation). Je nach Befund sind postoperativ eventuell eine zusätzliche Strahlenbehandlung bzw. eine Chemotherapie vorgesehen. Frau A. wird gefragt, ob sie im Falle eines größeren Gewebeverlustes gleich oder in einer späteren Operation ein Silikonimplantat wünscht. Nach Beratung mit ihrem Mann lehnt sie ein Implantat vorerst ab, weil sie nicht einen Fremdkörper (den Tumor) gegen einen anderen Fremdkörper (das Implantat) austauschen möchte. Nach den Routineuntersuchungen und der schriftlichen Operations- und Narkoseeinwilligung beginnen die krankenpflegerischen Vorbereitungen.

Präoperative Phase: Frau A. ist in den „Aktivitäten des täglichen Lebens" (ATL) selbständig. Sie benötigt aber Beratung in den Bereichen „Sinn finden" und „Sicherheit". *Problem:* Frau A. hat große Erwartungsangst; sie sorgt sich um ihre kleine Tochter. Sie konnte ihren Krankenhausaufenthalt nicht vorplanen, fühlt sich verloren in der neuen Umgebung. *Ressourcen:* Die Eltern können den Haushalt übernehmen, der Ehemann unterstützt seine Frau sehr offen und liebevoll. *Ziel:* Frau A. soll physisch und psychisch gut auf die Operation vorbereitet sein. Sie soll engen Kontakt zu ihren Angehörigen halten können und Räumlichkeiten und Tagesablauf der Station kennen. *Maßnahmen:* Alle in die Betreuung von Frau A. involvierten Personen zeigen Gesprächsbereitschaft in ruhiger Atmosphäre und Verständnis für ihre Sorgen und Ängste. Sie bekommt ein eigenes Telefon und erhält Informationen über den Tagesablauf auf der Station (Visiten, Mahlzeiten, Therapiezeiten usw.). Alle pflegerischen Maßnahmen zur Operationsvorbereitung und die Situation nach der Operation werden erklärt. Am Operationstag wird Frau A. von einer ihr vertrauten Person in den Operationssaal gebracht. Sie wird dem Anästhesisten übergeben, den sie ebenfalls schon kennengelernt hat. Neben den üblichen Patienten- und OP-Unterlagen werden auch die Mammographiebilder und die Schnellschnittpapiere mitgebracht.

Postoperative Pflege: Frau A. wird nach der Operation vom Anästhesisten an die weiterbetreuenden Pflegekräfte übergeben. Nach Entfernung des Tumors und Schnellschnitt wurde die Brust mittels einer radikalen Mastektomie entfernt. Frau A. ist ansprechbar, aber sehr erschöpft. Ihre erste Frage nach dem Aufwachen im OP galt dem Operationsergebnis. Daher weiß sie bei der Übergabe an die Pflegepersonen bereits, daß die Brust abgenommen wurde. Neben der postoperativ üblichen Überwachung (Vitalzeichen, Bewußtsein, Infusionen, Drainagen usw.) und der Schmerzmedikation benötigt Frau A. in den folgenden Stunden Unterstützung und teilweise Übernahme bei allen Aktivitäten. Im Vordergrund stehen dabei:

- sich bewegen
- atmen
- Sicherheit
- sich als Frau fühlen
- Sinn finden

– *Sich bewegen: Problem:* Frau A. ist in ihrer Bewegungsfähigkeit durch Schmerzen im Wundgebiet und eine Schwellung des Armes aufgrund einer postoperativen Lymphstauung eingeschränkt. Sie benötigt Hilfestellung bei der Körperpflege. *Ressource:* Sie ist kreislaufstabil und kann früh mobilisiert werden. *Ziel:* Frau A. soll relativ schmerzfrei sein. Der Lymphabfluß im rechten Arm soll gewährleistet werden, Frau A. soll über prophylaktische Maßnahmen informiert sein. *Maßnahmen:* Frau A. erhält Hilfestellung bei der Körperpflege. Bei Bedarf bekommt sie Schmerzmittel. Der rechte Arm wird hochgelagert. Bis zum 3. postoperativen Tag werden passive, dann aktive Bewegungsübungen für die Schulter durchgeführt, um Gelenkversteifung und Narbenkontrakturen zu vermeiden. Frau A. führt die Übungen bald selbständig vor dem Spiegel durch und kontrolliert dabei Körperhaltung und Gleichgewicht. Frau A. erhält Informationen und Verhaltensempfehlungen zur Vermeidung eines Lymphödems. Um den Lymphabfluß zu verbessern, werden folgende Maßnahmen empfohlen: Hochlagern des Unterarms, keine Blutdruckmessungen und keine Injektionen auf der betroffenen Seite, Temperaturextreme wie Eisbeutel, Heizkissen oder Sauna vermeiden, Einengung durch Kleidung oder Schmuck vermeiden, keine schweren Taschen tragen, einseitige Belastung vermeiden, aber keine völlige Ruhigstellung. Durch den gestörten Lymphabfluß ist die Infektionsgefahr auch bei Bagatellverletzungen der Hand oder des Armes sehr groß. Durch sorgfältige Hautpflege muß deshalb der Gefahr von Hautläsionen vorgebeugt werden. Sonnenbrand sollte vermieden und bei Hautveränderungen der Arzt informiert werden.

– *Atmen: Problem:* Wundschmerz und Druckverband behindern tiefes Durchatmen. *Ressource:* Frau A. ist sehr motiviert, die Atemübungen durchzuführen. *Ziel:* Eine ausreichende Atmung soll sichergestellt sein, Entzündungen der Atemwege sollen vermieden werden. *Maßnahmen:* Frau A. übt vertiefte Bauch- und Flankenatmung. Bei der Brustatmung geht sie bewußt bis an die Schmerzgrenze, um eine gute Ventilation zu erreichen. Sie übt mehrmals täglich bei geöffnetem Fenster.

- *Sicherheit: Problem:* Frau A. hat eine große Operationswunde mit zwei Redondrainagen. *Ziel:* Die Heilung soll ungestört verlaufen. *Maßnahmen:* Verband und Drainagen werden auf Blutungen kontrolliert. Der erste Verbandswechsel wird vom Arzt mit Assistenz einer Pflegeperson unter streng sterilen Kautelen vorgenommen. Bei Frau A. werden beide Redondrainagen am 4. postoperativen Tag gezogen. Beim zweiten Verbandswechsel wagt sie einen vorsichtigen Blick auf die heilende Wunde. Daraus ergibt sich ein Gespräch zu den ATL „Sich als Frau fühlen" und „Sinn finden". Am 10. Tag wird die erste Hälfte der Nahtfäden, am 12. die andere Hälfte entfernt.

- *Sich als Frau fühlen bzw. Sinn finden: Problem:* Nach dem ersten Blick auf ihre Narbe wagt Frau A. die Frage nach der Lebensqualität als Frau nach einer Brustkrebsoperation. Sie kann sich nicht vorstellen, wie die Narbe nach Abschluß der Wundheilung aussehen wird bzw. wie die prothetische Versorgung erfolgt. Ärztliche Informationen über die weitere Behandlung stehen noch aus. *Ziel:* Frau A. soll gut informiert sein und wieder Perspektiven vor Augen haben. *Maßnahmen:* Frau A. erfährt kompetente Gesprächsbereitschaft in störungsfreier Atmosphäre. Sie sieht Bilder von brustamputierten Frauen und kann sich nun eine Vorstellung von der Narbenbildung machen. Gleichzeitig wird ihr klar, warum die Gymnastik zur Mobilisierung der Schulter so wichtig ist. Sie bekommt ihre erste, ganz leichte, weiche Brustprothese, die sie gleich in den BH einlegt. Sie wird zur Besuchszeit das Nachthemd gegen eine Bluse tauschen und testen, ob man ihr etwas ansieht. In

den nächsten Tagen wird sie gemeinsam mit ihrem Mann und dem behandelnden Arzt die weitere Therapie besprechen.

Nach vierzehntägigem Krankenhausaufenthalt wird Frau A. entlassen. Sie bekommt zahlreiche Empfehlungen mit auf den Weg:

- zur Lymphödemprophylaxe und zum Hautschutz
- zur Vermeidung von überschießendem Narbengewebe (Keloidprophylaxe): tägliche Massage der Narbe mit einer speziellen Creme
- zur Beratung in einem Sanitätshaus und Anpassung einer externen Brustprothese
- zur Kontaktaufnahme mit einer Selbsthilfegruppe.

Die **weitere Behandlung** sieht die Bestrahlung der regionalen Lymphknoten und eine Zytostatikatherapie vor. Beides will Frau A. ambulant durchführen. Frau A. nutzt das vorhandene Vertrauensverhältnis auf der Station zu einem ausführlichen Gespräch. Sie bekommt Informationen über Wirkung und Nebenwirkungen der Strahlenbehandlung und der Chemotherapie. Sie erfährt, mit welchen Verhaltensregeln sie selbst zum Therapieerfolg beitragen kann. Nach Abschluß der Therapie besteht die Möglichkeit, eine operative Rekonstruktion der Brust vornehmen zu lassen. Frau A. will sich mit der Entscheidung noch Zeit lassen. Sie wird den erneuten chirurgischen Eingriff mit ihrem Mann besprechen. Es ist für sie auch wichtig, wie sie für sich und in der Partnerschaft mit dem Organverlust umzugehen lernt.

Verhaltensempfehlungen bei Strahlen- bzw. Chemotherapie: Die *Leukopenie* (Verringerung der Leukozyten auf <3000/mm^3 Blut) ist eine häufig auftretende Nebenwirkung bei Bestrahlung oder chemotherapeutischer Behandlung. Sie führt zu einer herabgesetzten Immunabwehr, womit die Patientin hochgradig infektionsgefährdet ist. Empfehlungen:

- sorgfältige Körperpflege
- intensive Mundpflege nach jeder Mahlzeit; Zahnsanierung vor Therapiebeginn

- Fußpflege zur Vorbeugung von Pilzinfektionen, dabei Läsionen an Haut oder Nagelbett unbedingt vermeiden
- Obst und Gemüse nicht roh und nicht ungeschält verzehren
- Menschenansammlungen vermeiden
- sich von Menschen mit Infektionskrankheiten fernhalten
- Verletzungen jeder Art vermeiden.

Die *Thrombopenie* (Verringerung der Thrombozytenzahl auf $< 50\,000/mm^3$ Blut führt zu einer allgemeinen Blutungsneigung. Die Empfehlungen zur Prophylaxe sind die gleichen wie bei Leukopenie, hinzu kommen:
- Vorsicht beim Naseputzen (Gefahr von Nasenbluten)
- keine heißen Bäder, kleine Blutgefäße könnten platzen
- Vorsicht bei Druck und Stoß, es kann leicht zu Blutergüssen (Hämatomen) kommen
- vor einer Zahnbehandlung den Zahnarzt über die beeinträchtigte Blutgerinnung informieren
- bei plötzlichen Kopfschmerzen, Schwindelgefühl o. ä. sofort den Arzt aufsuchen, es könnte sich um eine zerebrale Blutung handeln.

Eine *Anämie* (Verringerung des Hb-Wertes und der Erythrozyten) kommt seltener vor. Sie zeigt sich durch Blässe der Haut und der Schleimhäute, durch Müdigkeit, schnelle Erschöpfung, Schwindel und Herzrasen. Empfehlungen:
- Schonung
- Hilfe annehmen
- bei Kreislaufproblemen stets langsam aufstehen, schon vor dem Aufstehen eine Tasse Kaffee trinken
- Stürzen vorbeugen.

Nebenwirkungen im *Magen-Darm-Bereich* treten ebenfalls häufig auf. Es kann zu Übelkeit und Erbrechen, zu Durchfall oder Obstipation kommen.

- Empfehlungen bei Übelkeit und Erbrechen:

- mehrere kleine Mahlzeiten über den Tag verteilen
- nicht nüchtern zur Therapie erscheinen, sondern vorher ein leichtes Frühstück einnehmen
- eventuell um ein Mittel gegen Brechreiz bitten
- Empfehlungen bei Durchfall:
- viel trinken
- leicht verdauliche Lebensmittel bevorzugen
- statt Kaffee schwarzen Tee trinken, er hat eine eher stopfende Wirkung
- Empfehlungen bei Obstipation:
- ballaststoffreiche Nahrungsmittel, viel trinken
- eventuell die Verdauung mit Leinsamen, Backpflaumen oder Glyzerinzäpfchen unterstützen
- mehr Bewegung.

Bei Strahlentherapie ist eine *intensive Hautpflege* besonders wichtig. Die bestrahlte Haut reagiert ähnlich wie bei einem Sonnenbrand mit Rötung, Schwellung, Hitze und Schmerz. Daraus folgt, daß alle chemischen, thermischen und mechanischen Reizungen vermieden werden müssen. Empfehlungen:

- die bestrahlte Haut weder mit Wasser noch mit Seife in Kontakt bringen; zur Reinigung evtl. unparfümiertes Babyöl verwenden
- mehrmals täglich die Haut einpudern
- kein Sonnenbad, kein Solarium
- bei Juckreiz nicht kratzen
- keine einengende, kratzende oder scheuernde Kleidung.

Alle **Empfehlungen** gelten für Patientinnen (und Patienten), die ambulant mit Strahlen bzw. mit Zytostatika behandelt werden. Bei Auftreten heftiger Nebenwirkungen oder bei Verschlechterung des Allgemeinzustandes kann eine stationäre Aufnahme erforderlich werden.

Wiederaufbau der Brust: Zwei Jahre nach Abschluß der Behandlung kommt Frau A. wieder ins Krankenhaus. Sie hat sich in der Zwischenzeit gut erholt und auch gelernt, die externe Brustprothese selbstbewußt zu tragen. Trotzdem kommt sie zur Brustrekonstruktion. Damit möchte sie einen Schlußstrich unter ihre Krebserkrankung setzen. Mit dem behandelnden Chirurgen hat sie die verschiedenen Möglichkeiten der Aufbauplastik besprochen. Für sie wird eine Expanderprothese empfohlen. Dazu wird eine Silikonmantelprothese implantiert, die nach Abschluß der Wundheilung über ein durch die Haut anstechbares Ventil mit Kochsalzlösung gefüllt wird. Die Dehnung der Haut und die Anpassung an die Gegenseite erfolgt über einen Zeitraum von 2–4 Monaten. Danach wird das Ventil entweder in Lokalanästhesie entfernt oder der Expander gegen eine Silikonprothese ersetzt. Für die Rekonstruktion der Mamille gibt es ebenfalls verschiedene Möglichkeiten. Frau A. entscheidet sich hier für die unblutige Tätowierung. Frau A. kann sich noch gut an die prä- und postoperative Pflege bei der ersten Operation erinnern. Sie weiß auch, daß es diesmal weniger schmerzhaft und vor allem psychisch nicht so belastend sein wird. Nach der Einlage des Expanders bekommt Frau A. einen speziellen Büstenhalter angepaßt, den sie in den nächsten vier Wochen Tag und Nacht tragen muß. Er sorgt für den korrekten Sitz der Expanderprothese. Nach Ablauf der vier Wochen und störungsfreier Wundheilung wird der BH nur noch am Tage getragen. Frau A. muß darauf achten, daß die Brust nicht gestoßen oder komprimiert wird. Auch sollte sie für die Zeit der Aufdehnung der Haut nicht auf dem Bauch schlafen. Nach Abschluß der Wundheilung benutzt sie erneut eine Creme zur Keloidprophylaxe. Der Krankenhausaufenthalt dauert nur wenige Tage. Die schrittweise Füllung des Expanders erfolgt ambulant. Nach der Entfernung des Ventils und der Tätowierung der Mamille genießt Frau A. ihr neues Körpergefühl.

Literatur

1. Geist Ch., Harder U., Kriegerowski-Schröteler G., Stiefel, A. (HG): Hebammenkunde, Walter de Gruyter Verlag, Berlin 1995
2. Juchli L.: Krankenpflege, Thieme Verlag, Stuttgart 1997
3. Lange-Antonin H., Cußler M., Hellmann A.: Diabetiker-Lehrprogramm, Novo Diabetes Therapie Service, Wiesbaden, ohne Jahr
4. Margulies A.: Onkologische Krankenpflege, Springer Verlag, Heidelberg 1996
5. Menzel R.: Insulin zum Leben, Medicus Verlag Gesundheit, Berlin 1997
6. Paetz B., Benzinger-König B., Fuchs F.: Chirurgie für Pflegeberufe, Thieme Verlag, Stuttgart 1994
7. Pschyrembel W., Dudenhausen H. J.: Praktische Geburtshilfe, De Gruyter Verlag, Berlin 1994
8. Pschyrembel W., Strauss G., Petri E. (HG): Praktische Gynäkologie, Walter de Gruyter Verlag, Berlin 1991

10 Symptome, Untersuchungsmethoden und therapeutische Ansätze in der Gynäkologie

Hildegard Hofmann

10.1 Häufige Symptome

Gynäkologische Beschwerden sind in den meisten Fällen Ausdruck von Funktionsstörungen oder krankhaften Veränderungen. Die häufigsten Symptome sind:

- Ausfluß
- Unterbauchschmerzen
- Blutungsstörungen und zyklusunabhängige Blutungen
- Schmerzen und Veränderungen in der Brust

Weitere Gründe für den Arztbesuch, die in der Regel nicht primär mit Erkrankungen oder Funktionsstörungen verbunden sind, sind:

- Empfängnisverhütung
- ungewollte Schwangerschaft
- ungewollte Kinderlosigkeit
- Früherkennungsuntersuchungen
- Beschwerden im Zusammenhang mit den Wechseljahren
- Schwangerschaft und Geburt
- Probleme im sexuellen Erleben.

10.1.1 Ausfluß

Als Ausfluß oder *Fluor* werden alle Sekrete aus dem weiblichen Genitaltrakt bezeichnet, die kein Blut sind. Man unterscheidet physiologischen und pathologischen Fluor.

Physiologischer Fluor: Von den Scheidenepithelien wird täglich eine durchschnittliche Menge von 2–4 ml Ausfluß gebildet (*vaginaler Fluor*). Die Drüsen im Gebärmutterhals bilden Sekrete, die bei Anstieg des Östrogensspiegels (z. B. vor dem Eisprung) an Menge zunehmen und dünnflüssiger werden (*zervikaler Fluor*). Bei sexueller Erregung werden größere Mengen Sekret und Schleim in den Bartholin-Drüsen gebildet (*vestibulärer Fluor*). In der Regel sind die physiologischen Sekrete farblos bis weißlich und ohne unangenehmen Geruch. Allerdings gibt es hinsichtlich Menge, Konsistenz und Geruch individuell sehr große Unterschiede. Neben der hormonellen Situation wirken sich viele weitere körperliche und seelische Faktoren auf die Sekretproduktion aus. Stärkerer Ausfluß wird auch ohne pathologischen Befund oft als störend empfunden und stellt für manche Frauen ein subjektiv sehr quälendes Dauerproblem dar.

Pathologischer Fluor: Ist der Ausfluß in Menge und Beschaffenheit verändert, insbesondere bei auffälligem, unangenehmen Geruch, muß immer an pathologische Vorgänge gedacht werden. Dies gilt auch immer dann, wenn das Sekret vermutlich aus der Uterushöhle oder aus den Tuben kommt (*korporaler* oder *tubarer Fluor*). Meist handelt es sich um akute oder chronische Entzündungen der Vagina, des Uterus oder der Tuben. Aber auch eine Tumorerkrankung kann die Ursache sein.

10.1.2 Unterbauchschmerzen

Bei Frauen haben Schmerzen im Unterbauch bzw. im Rücken in etwa 50% der Fälle gynäkologische Ursachen. In der anderen Hälfte der Fälle, bei älteren Frauen noch häufiger, liegen andere auslösende Faktoren zugrunde. Vor allem orthopädische, urologische, neurologische und internistische Störungen kommen in Betracht. Dies können Erkrankungen der Wirbelsäule, der Gelenke und Stützgewebe, der ableitenden Harnwege, des unteren Verdauungstraktes oder Erkrankungen von Gefäßen und Nerven im Bauchraum sein. Durch gynäkologische Erkrankungen bedingte Schmerzen werden unterteilt in akute Schmerzen und chronische Schmerzen sowie in zyklische und azyklische Schmerzen. Die Qualität des Schmerzes (z. B. stechend, ziehend oder krampfartig) sowie Dauer und Intensität sind ebenfalls von Bedeutung. Alle Schmerzzustände können sowohl körperliche als auch seelische Ursachen haben.

• *Akute Schmerzen* können bei Entzündungen und Verletzungen im Genitalbereich auftreten, bei Ruptur einer Zyste oder – selten – bei Tumoren. Bei Frauen im gebärfähigen Alter muß immer auch an eine Eileiterschwangerschaft gedacht werden. Auch ein heftiger Eisprung kann plötzliche Schmerzen verursachen (sog. *Mittelschmerz*).

• *Chronische Unterbauchschmerzen* sind häufige Folge nicht ausgeheilter (chronifizierter) Entzündungen des Uterus oder der Adnexe. Sie entstehen durch Verklebungen und Verwachsungen. Manchmal liegt ein großes Uterusmyom zugrunde. Tumorerkrankungen führen in der Regel erst im fortgeschrittenen Stadium zu Schmerzen.

• *Zyklische Schmerzen* treten in Abhängigkeit vom Menstruationszyklus auf, meist kurz vor oder während der Regelblutung. Körperliche Ursachen dafür sind z. B. Endometriose, größere und ungünstig liegende Uterusmyome oder Verengungen im Bereich des Gebärmutterhalses. Auch konstitutionelle Faktoren kommen als Auslöser in Betracht.

• *Azyklische Schmerzen* treten unabhängig vom Menstruationszyklus einmalig oder unregelmäßig wiederkehrend auf, manchmal besonders beim sexuellen Verkehr. Organische Ursachen sind auch hier Entzündungen, Verwachsungen oder – seltener – gutartige oder bösartige Tumore. Bei wiederkehrenden Schmerzen muß z. B. auch an einen Fremdkörper oder an eine Verletzung gedacht werden.

10.1.3 Blutungsstörungen und zyklusunabhängige Blutungen

Störungen der Regelblutung sind häufig. Die Menstruation kann mit Schmerzen verbunden sein (*Dysmenorrhoe*), zu häufig (*Polymenorrhoe*) oder zu stark sein (*Hypermenorrhoe* bzw. *Menorrhagie*), zu selten (*Oligomenorrhoe*) oder zu schwach auftreten (*Hypomenorrhoe*) oder ganz ausbleiben (*Amenorrhoe*). Sie sind zunächst immer nur als Symptom zu sehen, als „funktionelle Störung" können sie aber auch bereits ein Krankheitsbild darstellen. Zu den Störungen der zyklischen Regelblutung kommen zyklusunabhängige Blutungen, die ganz ungeregelt auftreten. Sie können funktionell oder organisch bedingt sein. Eine funktionelle Ursache ist z. B. das langsame Erlöschen der Ovarialfunktion in den Wechseljahren. Die wichtigste organische Ursache, an die bei einer unklaren Blutung immer gedacht werden muß, sind bösartige Tumorerkrankungen.

Merke: Bei Frauen jenseits der Wechseljahre ist bei genitaler Blutung in der Hälfte der Fälle ein maligner Tumor der Auslöser! Seltener liegen gutartige Veränderungen (z. B. ein Zervixpolyp) oder eine Entzündung zugrunde.

10.1.4 Schmerzen und Veränderungen der Brust

Beschwerden in der Brust können sein:
• zyklusabhängige Spannungsgefühle
• Schmerzen

• tastbare bzw. sichtbare Gewebeveränderungen
• pathologische Absonderungen aus der Brustwarze.

10.1.5 Probleme im sexuellen Erleben

Sexualität und Genitalorgane sind naturgemäß sehr eng miteinander verbunden. Erkrankungen der Genitalorgane führen deshalb häufig zu Einschränkungen oder Veränderungen im Sexualleben. Umgekehrt können sexuelle Probleme oder Partnerschaftskonflikte vielfältige Beschwerden im Genitalbereich verursachen. Viele Frauen glauben selbst, daß mit ihnen „etwas nicht in Ordnung ist", wenn sie den eigenen oder den sexuellen Wünschen des Partners oder der Partnerin nicht gerecht werden. Sie suchen dann die gynäkologische Sprechstunde auf, ein offenes Gespräch über sexuelle Probleme findet aber häufig nicht statt oder ist erst nach einer langen Phase der Vertrauensbildung zwischen Ärztin und Patientin möglich.

10.2 Untersuchungsmethoden in der Gynäkologie

10.2.1 Rahmenbedingungen

Viele Menschen empfinden bei körperlichen Untersuchungsmaßnahmen – insbesondere am unbekleideten Körper – Verunsicherung und Anspannung, körperlichen und seelischen Stress. Schamgefühle werden verdrängt und unangenehme, teilweise schmerzhafte Berührungen und Eingriffe müssen ertragen werden. Besonders ausgeprägt ist dies bei Untersuchungen im Genitalbereich. Dieser Bereich – die *Intimzone* – ist auf das engste mit der weiblichen bzw. männlichen Identität (und daher mit dem Selbstbewußtsein im wörtlichen Sinne) sowie mit der Sexualität verknüpft. Je stärker bzw. strenger Tabuisierung und moralische Regeln im Umgang mit den Geschlechtsorganen und mit Sexualität sind, um so größer sind die Schamgefühle und desto mehr Kraft erfordert ihre Überwindung. Das mag mit ein Grund dafür sein, daß nicht wenige (v. a. ältere Frauen) auch vor notwendigen Untersuchungen zurückschrecken. Angemessene Räumlichkeiten und eine vertrauensfördernde, spannungsabbauende Atmosphäre bei gynäkologischen Untersuchungen sind daher besonders wichtig.

Räumlichkeiten: Helligkeit, Reinlichkeit und eine sachgerechte Einrichtung sind selbstverständlich und bedürfen keiner weiteren Erläuterung. Es muß dafür gesorgt sein, daß während der Untersuchung keine unbeteiligten Personen den Raum betreten können. Der gynäkologische Untersuchungsstuhl muß von Tür und Schreibtisch abgewendet stehen, damit keine unvorhergesehenen Einblicke stattfinden. Zum Auskleiden ist eine Kabine oder ein Wandschirm bereitzustellen. Der Weg zum Untersuchungsstuhl sollte so kurz wie möglich sein.

Umgang mit der ratsuchenden Frau: Vor jeder Untersuchung steht das Gespräch. Dies kann eine ausgiebige Anamnese sein oder auch nur eine kurze Begrüßung und eine Erläuterung des weiteren Vorgehens. Selbstverständlich finden Gespräche vor und nach der Untersuchung in vollständig bekleidetem Zustand statt. Auch sollte die Frau dabei nicht auf dem gynäkologischen Stuhl liegen oder sitzen. Ob beim Gespräch eine weitere Person anwesend ist, muß im Einzelfall entschieden werden. Bei der gynäkologischen Untersuchung selbst ist es sinnvoll, daß bei männlichem Untersucher eine weitere Frau im Raum ist. In der Regel wird das eine

Krankenschwester bzw. die Sprechstundenhilfe sein. Dies geschieht zum Schutz der Frau vor sexuellen Belästigungen und Übergriffen, ebenso aber zum Schutz des Arztes vor falschen Beschuldigungen über unangemessenes Verhalten. Sollen sowohl Genitale als auch Brust untersucht werden, so geschieht dies nacheinander, wobei jeweils Ober- oder Unterkörper bekleidet sind.

10.2.2 Anamnese

Die Anamnese ist als Krankengeschichte der Grundpfeiler jeder medizinischen Diagnose. Auch in der Gynäkologie ergeben sich Diagnosen zu 80–90% schon aus der Anamnese. Voraussetzung jeder guten Anamnese sind eine Vertrauensbasis und eine gemeinsame Sprache. Vertrauen entsteht durch eine zugewandte, ruhige Gesprächsführung, durch Kompetenz und Geduld. Eine vollständige Anamnese ergibt sich häufig erst aus mehreren Gesprächen.

Gemeinsame Sprache heißt nicht nur *verständliches Deutsch* (oder eine entsprechende Fremdsprache), sondern auch ein „Sich-Hineinfühlen" in unterschiedliche gesellschaftliche und kulturelle Hintergründe.

Eine vollständige Anamnese gliedert sich in mehrere Teile:

• In der *Jetztanamnese* wird der aktuelle Grund des Arztbesuches bzw. des Krankenhausaufenthaltes beschrieben. Neben dem Beschwerdebild sollten dabei auch mögliche Ursachen und Zusammenhänge erfaßt werden.
• Die *Eigenanamnese* setzt das bisher Gehörte in Zusammenhang mit anderen ähnlichen Ereignissen im Leben der befragten Person und geht über zur Erfassung aller wesentlichen bisher erlebten Krankheiten, Operationen und Unfälle. Hinzu kommt schließlich die Erfragung von Lebens- und Ernährungsgewohnheiten, Gebrauch von Medikamenten sowie der Umgang mit Genußmitteln und Drogen.

• Die *gynäkologische Anamnese* umfaßt Daten zur ersten und – je nach Alter – zur letzten Regelblutung, zum Zyklus, zu Verhütung und Hormoneinnahmen, Angaben zu Schwangerschaften und Geburten sowie alle durchlebten Erkrankungen und Operationen der Genitalorgane und der Brust.
• Die *Familienanamnese* im weiteren Sinne beschäftigt sich mit Erkrankungen im familiären und sozialen Umfeld der ratsuchenden Frau. Es werden zum einen chromosomal oder genetisch bedingte Erkrankungen und Erkrankungen mit familiärer Disposition (z. B. Diabetes mellitus oder Krebserkrankungen) erfragt. Hier sind Familienangehörigkeit und Verwandtschaftsgrad ausschlaggebend. Auf der anderen Seite geht es um infektiöse Erkrankungen (z. B. Hepatitis und Tuberkulose). Hier sind Personen wichtig, zu denen körperlicher Kontakt besteht.
• Die *Sozialanamnese* befaßt sich mit dem psychosozialen Hintergrund der Patientin. Dies ist der schwierigste Teil der Anamnese und erfordert sehr viel Fingerspitzengefühl. Einerseits müssen Privat- und Intimsphäre respektiert werden, andererseits sind in diesem Bereich oft die eigentlichen Krankheitsursachen zu finden. Auch Schwierigkeiten im Umsetzen der Therapie können hier ihre Grundlage haben.

Hinweis: Es empfiehlt sich, je nach Einzelfall Schwerpunkte zu setzen. So muß nicht jede Frau nach ihren sozialen Kontakten, ihren Wohnverhältnissen oder ihrem Arbeitsplatz gefragt werden. Manchmal ist dies sinnvoll und notwendig z. B. bei immer wieder auftretenden Genitalinfektionen, bei vermuteten Konfliktsituationen oder bei schweren Erkrankungen, die eine Veränderung der Lebensbedingungen nach sich ziehen. Fragen nach Partnerschaft und Sexualität sind mitunter besonders heikel und können nicht immer sofort gestellt werden.

10.2.3 Gynäkologische Untersuchung

Die gynäkologische Untersuchung umfaßt neben der Anamnese die Inspektion (Betrachtung) und die Palpation (Betastung) der Genitalorgane.

Die **Inspektion** geschieht zuerst mit dem bloßen Auge. Zur Betrachtung der Vulva werden die großen und kleinen Schamlippen vorsichtig mit den Fingern entfaltet. Zur Betrachtung der Vagina wird nach Entfaltung der kleinen Schamlippen zunächst ein *Spekulum* in die Scheide eingeführt (Abb. 10-1). Damit wird die Scheidenvorderwand, die der Hinterwand aufliegt, etwas angehoben und das Scheidenrohr sichtbar. Die Seitenwände und die im oberen hinteren Teil der Scheide sichtbare Portio vaginalis können dann betrachtet werden. Beim Herausziehen des Spekulums werden Vorder- und Hinterwand der Scheide begutachtet. Bei der Inspektion wird auf Rötungen, Schwellungen, oberflächliche Hautdefekte (Erosionen), kleine Verletzungen, Beläge, Ausfluß und andere sichtbare Auffälligkeiten geachtet. Die Inspektion mit bloßem Auge wird ergänzt durch die *Kolposkopie*. Mit dem Kolposkop (Abb. 10-2) kann die Hautoberfläche von Scheide und Portio in 10–40facher Vergrößerung betrachtet werden. Man kann also auffällige Bezirke genauer „unter die Lupe" nehmen. Die Untersuchung sollte verstärkt auch zur Früherkennung von Karzinomen eingesetzt werden.

Vaginoskopie: Wenn die Scheide sehr klein und eng ist (z. B. bei Kindern oder sehr alten Frauen), werden Spekulumeinstellung und Kolposkopie

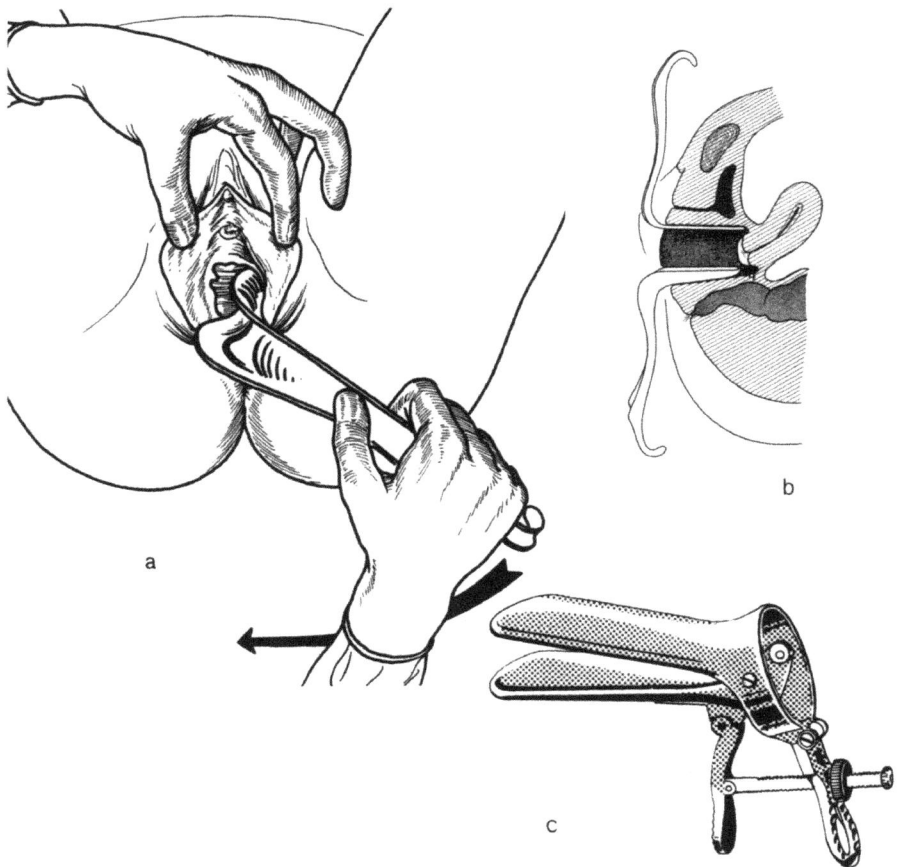

Abb. 10-1: Inspektion der Vagina; a. Einführen des hinteren (unteren) Spekulumblattes, b. Auffalten der Vagina mit einem zweiteiligen Spekulum und Ansicht der Portio, c. einteiliges sog. Entenschnabelspekulum

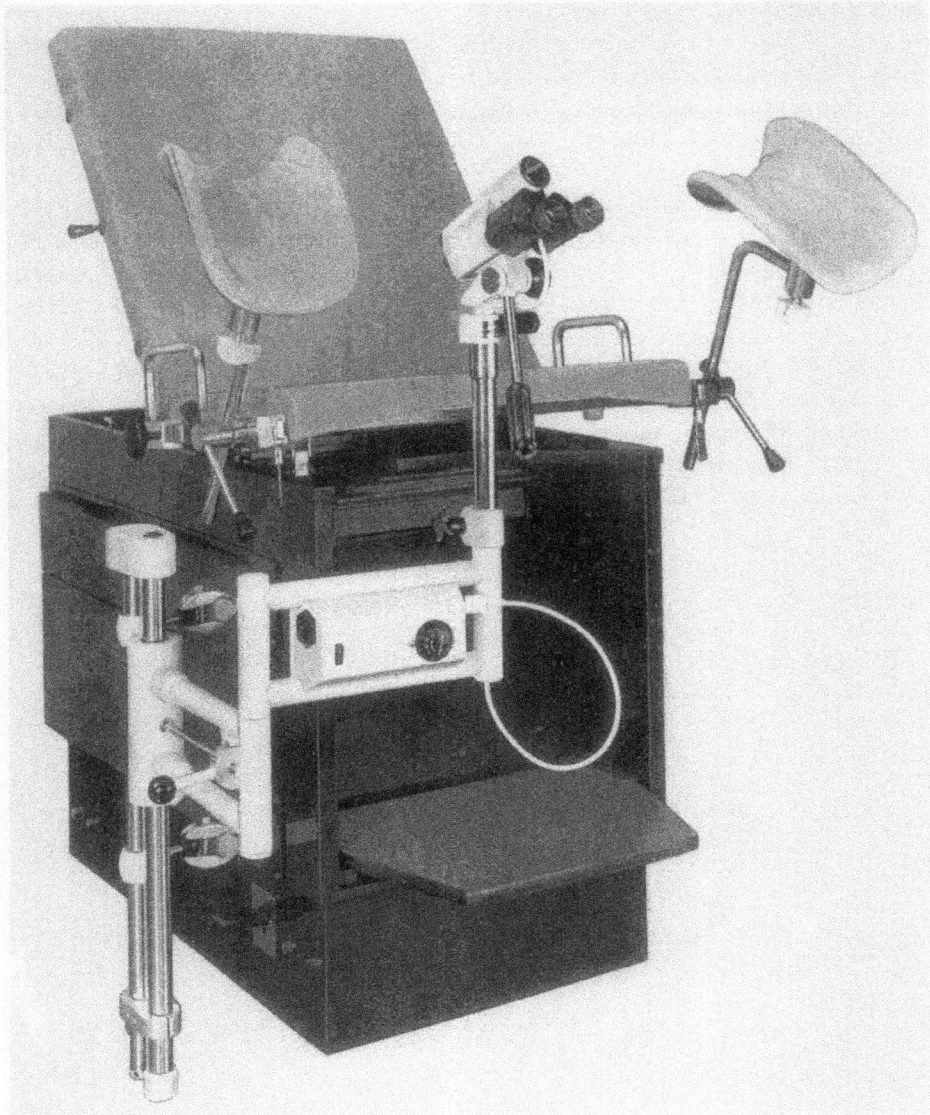

Abb. 10-2: Gynäkologischer Untersuchungsstuhl mit Kolposkop

durch die *Vaginoskopie* ersetzt. Das Vaginoskop ist ein schmales Rohr mit einer Lichtquelle an der Spitze, mit dem die Scheide ausgeleuchtet und betrachtet werden kann (entsprechend einer endoskopischen Untersuchung).

Die **Palpation** wird mit zwei Händen (*bimanuell*) durchgeführt (Abb. 10-3). Eine Hand betastet den Bauch und vor allem den oberen Teil der Gebärmutter (*Fundus uteri*) von außen und drückt dabei das Organ gleichzeitig der zweiten, inneren Hand entge-

gen. Die innere Betastung kann von vaginal bzw. von rektal aus erfolgen. Bei der rektalen Untersuchung kann auch das Beckenbindegewebe (Parametrium) beurteilt werden. Es werden Größe, Lage und Form der Gebärmutter beurteilt sowie ihre Konsistenz (Festigkeit) und Beweglichkeit. Bei schlanken Frauen sind auch die normalerweise pflaumengroßen Eierstöcke beurteilbar. Die Eileiter sind normalerweise nicht zu tasten. In beiden Adnexbereichen (Eierstöcke und

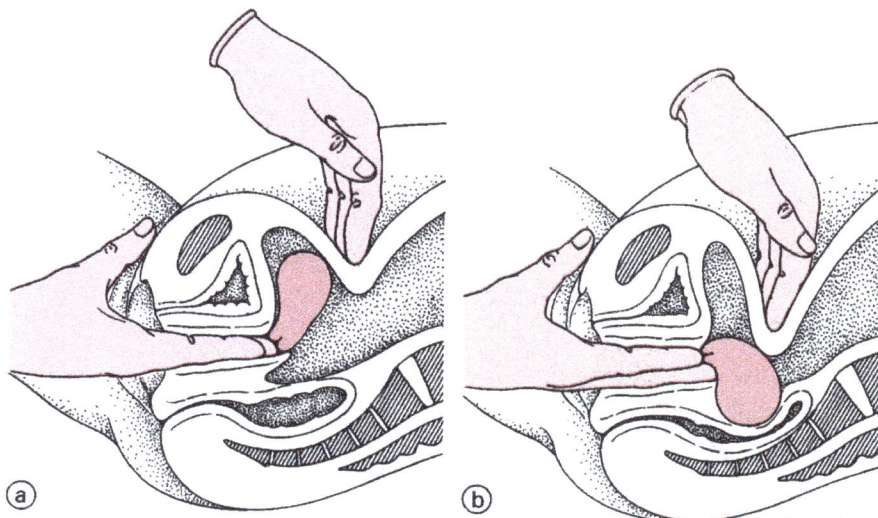

Abb. 10-3: Bimanuelle Untersuchung der inneren Genitalorgane, a. Anteversio-Anteflexio uteri, b. Anteversio-Retroflexio uteri

Eileiter) wird auf Schwellungen, Flüssigkeitsansammlungen, Spannungen und Schmerzempfindungen geachtet. Unter leichtem Hin- und Herschieben der Portio wird nach dabei entstehenden, evtl. seitenbetonten Schmerzen gefragt (sog. *Portioschiebeschmerz*). Dieser könnte Hinweis auf einen Adnexprozeß sein.

10.2.4 Zytologischer Abstrich (Zytodiagnostik)

Zytologische Abstriche werden zur Beurteilung von Zellen entnommen. Mit einem Watteträger oder speziellen Instrumenten werden dabei abgeschilferte Epithelzellen aufgenommen. Diese können direkt unter dem Mikroskop betrachtet (*Nativpräparat*) oder auch fixiert, getrocknet und gefärbt einer genaueren Untersuchung in einem zytologischen Labor unterzogen werden. Um gut beurteilbares Material zu erhalten, sollte der Abstrich möglichst nicht während der Regelblutung oder bei starkem Ausfluß vorgenommen werden. Die zytologische Abstrichentnahme ist eine einfache, schmerzlose, nichtinvasive, preiswerte, erfolgreiche und

beliebig oft wiederholbare Methode zur Frühdiagnostik des häufig auftretenden Zervixkarzinoms.

Merke: Die zytologische Untersuchung gibt Hinweise auf maligne Zellveränderungen (Zytologie: Lehre von den Zellen). Zur *Sicherung der Diagnose* ‚maligner Tumor‘ muß eine Gewebeentnahme mit anschließender histologischer Untersuchung durchgeführt werden (Histologie: Lehre von den Geweben).

Durchführung der Abstrichentnahme (Abb. 10-4): Mit zwei verschiedenen Watteträgern wird je ein Abstrich von der Portiooberfläche und aus dem Zervikalkanal genommen. Die Watteträger werden vorsichtig auf vorher beschriftete Objektträger ausgestrichen und zur Fixierung sofort in einen kleinen Behälter (*Cuvette*) gestellt, der mit einem Äther-Alkohol-Gemisch im Mischungsverhältnis 1:1 gefüllt ist.

Merke: Trocknen die Abstriche ohne vorherige Fixierung, schrumpfen die Zellen ein und können nicht mehr beurteilt werden.

Nach 20 Minuten werden die Abstriche aus dem Fixierbad herausgenommen. Man

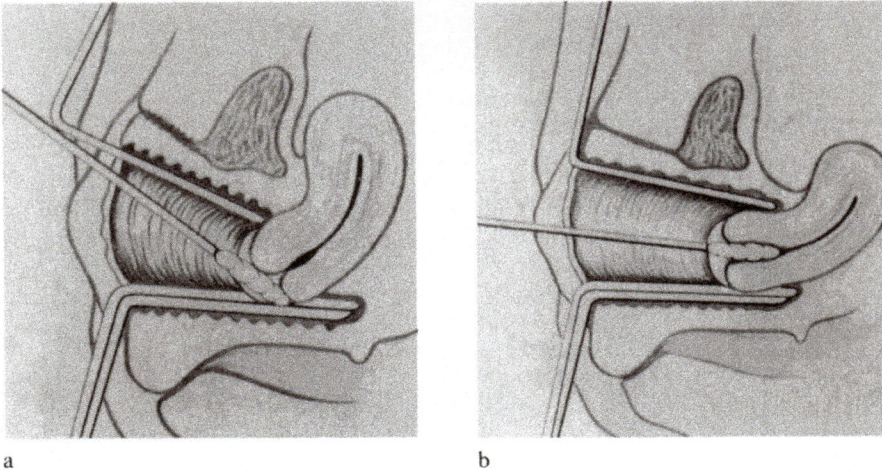

a   b

Abb. 10-4: Zytologische Abstrichentnahme, a. von der Portiooberfläche, b. aus dem Zervikalkanal

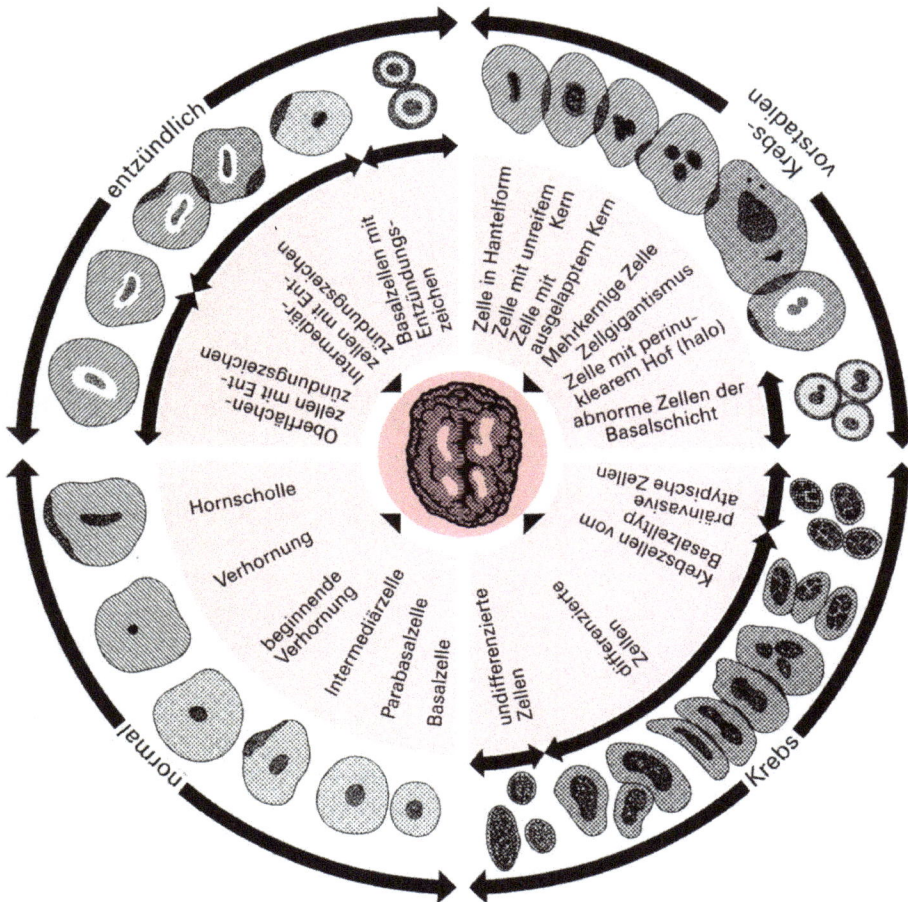

Abb. 10-5: Veränderungen des Zellbildes, die zur Beurteilung zytologischer Abstriche (PAP-Abstriche) herangezogen werden.

läßt sie trocknen und schickt sie zur Untersuchung in ein zytologisches bzw. histologisches Labor. Dort werden die Abstriche nach einer speziellen Methode angefärbt, die der griechisch-amerikanische Gynäkologe George Papanicolaou (1883-1962) entwickelt hat (daher auch die Bezeichnung *PAP-Abstrich*). Die fertigen Präparate werden anschließend mikroskopisch untersucht. Beurteilt werden:

- Größe und Form der Zellen
- Größe, Form und Lage des Zellkerns
- Größenverhältnis zwischen Zelleib und Zellkern
- Zahl der in Teilung befindlichen Zellen und Zellkerne
- andere Merkmale, die auf ein verändertes Wachstumsverhalten schließen lassen (Abb. 10-5).

Die Auswertung der Präparate ist nicht einfach und erfordert große Sorgfalt bei der Abnahme der Abstriche sowie viel Erfahrung bei der Beurteilung, um die Fehlerquote niedrig zu halten. Das Ergebnis der Untersuchung wird in den Kategorien PAP I-V angegeben (Tab. 10-1).

Weitere Gründe für einen Abstrich:
- Zur *Zyklusdiagnostik* werden Zellen aus dem hinteren Scheidengewölbe abgestrichen und direkt unter dem Mikroskop betrachtet. Art, Form und Größe der Zellen geben Aufschluß über die jeweils einwirkenden Hormone (Östrogene, Gestagene).
- *Mikrobiologische Abstriche* werden bei Genitalinfektionen entnommen. Dabei wird vornehmlich Sekret (Ausfluß) oder von Belägen und sichtlich entzündeten Stellen abgestrichen. Der Watteträger

Tab. 10-1: Einteilung der zytologischen Befunde nach Abstrichentnahme (nach Pschyrembel/Strauss/Petri: Praktische Gynäkologie, de Gruyter 1991)

Kategorie	Befund	Bedeutung	weiteres Vorgehen
PAP I	regelrechtes Zellbild	unverdächtig auf ein Karzinom	Kontrolle in einem Jahr
PAP II	leichte, gutartige Zellveränderung, z. B. Zeichen einer Entzündung oder altersbedingter Rückbildung (Degeneration)		evtl. Behandlung der Grunderkrankung, danach Kontrolluntersuchung
PAP III	schwere entzündliche oder degenerative Zellveränderungen und nicht klar beurteilbare Präparate	zweifelhafter Befund	Kontrolluntersuchungen, evtl. nach Entzündungsbehandlung wenn keine Rückbildung: → Konisation und histologische Klärung
PAP III D	leichte bis mäßige Zelldysplasie, die sich vollkommen zurückbilden oder auch in Karzinom übergehen kann		Kontrolluntersuchungen alle drei Monate wenn keine Rückbildung innerhalb eines Jahres: → Konisation und histologische Klärung
PAP IV	schwere Zelldysplasie (IV A) oder bereits Carcinoma in situ (IV B)	verdächtig auf ein Carcinom	Konisation und histologische Klärung
PAP V	invasives Karzinom		Konisation und histologische Klärung
PAP 0	Abstrich nicht verwertbar		Wiederholung

wird auf einem Objektträger ausgestrichen und als Nativpräparat unter dem Mikroskop betrachtet. Eine Verminderung der Döderleinbakterien, evtl. vorhandene Pilze, Trichomonaden oder größere Ansammlungen von Bakterien können auf diese Weise erkannt werden. Teilweise sind auch an den abgestrichenen Zellen selbst Entzündungszeichen zu sehen. Zur Identifizierung insbesondere bakterieller Krankheitserreger wird der Abstrich in eine Nährlösung gegeben und zur weiteren Bearbeitung in ein mikrobiologisches Labor geschickt.

10.2.5 Früherkennungsuntersuchung

Die Abstrichentnahme ist nur ein Teil der Früherkennungsuntersuchung, die allen Frauen ab dem 20. Lebensjahr einmal im Jahr, bei hormoneller Empfängnisverhütung zweimal im Jahr empfohlen wird (in der Regel wird die Untersuchung auch schon bei jüngeren Frauen vorgenommen). Zur Früherkennungsuntersuchung gehören:

- Anamnese
- gynäkologische Untersuchung
- zytologische Abstrichentnahme
- Urinuntersuchung
- rektale Untersuchung (ab 40. Lebensjahr)
- Tastuntersuchung der Brust und der Achselhöhlen

10.2.6 Bildgebende Untersuchungsverfahren

Dazu gehören die Sonographie und Röntgenuntersuchungen wie die Hysterosalpingographie und die Urographie.

Sonographie: Die Sonographie (Ultraschall) ist heute aus der gynäkologischen Diagnostik nicht mehr wegzudenken (Abb. 10-6). Im Prinzip gibt sie die gleichen Merkmale und Auffälligkeiten wieder, die auch bei der Palpation tastbar sind, dies aber differenzierter und objektivierbarer: Größe, Lage und Form der Gebärmutter und ihre Konsistenz, unge-

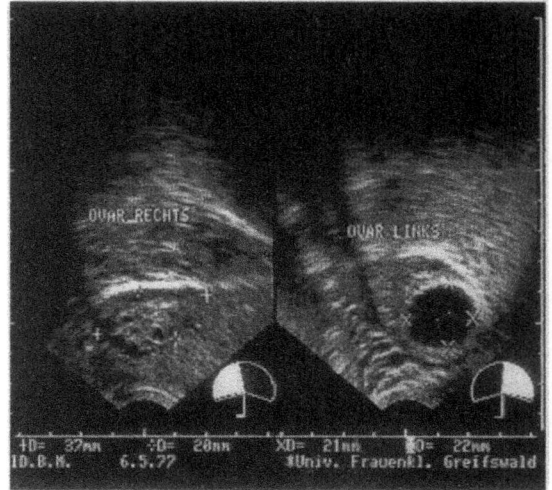

Abb. 10-6: Vaginale Sonographie; normale Eierstöcke mit sprungreifem Follikel links.

wöhnliche Gebilde, Schwellungen oder Flüssigkeitsansammlungen im Adnexbereich und in den Parametrien. Darüber hinaus werden sonographisch Strukturen und Gebilde erkennbar, die zum Betasten zu klein oder nicht erreichbar sind (z. B. die in den Eierstöcken reifenden Follikel, die Eileiter und die Uterusschleimhaut, aber auch kleine Tumore oder Zysten).

Das **Prinzip der Methode** beruht darauf, daß aus einem Gehäuse (sog. *Schallkopf*) von der Scheide aus oder durch die Bauchdecke Ultraschallwellen in das Unterbauchgewebe gesendet werden. Je nach Gewebefestigkeit werden diese Wellen in unterschiedlicher Menge aufgenommen oder zurückgeworfen (*reflektiert*). Im Schallkopf befindet sich neben dem Sender ein Empfänger, der die reflektierten Schallwellen (sog. *Echos*) wieder auffängt. Sie werden gemessen und die Meßwerte zu einem Bild verarbeitet. Das Bild zeigt entsprechend der Menge der reflektierten Wellen die verschiedenen Organe in abgestuften Grautönen. Eine sehr helle Schattierung bedeutet dichtes, wenig schalldurchlässiges Gewebe (z. B. Knochen), schwarz erscheint das Gewebe bei wenig Reflexion (d. h. sehr schalldurchlässiges Gewebe oder Flüssigkeit).

Am besten gelingt die Sonographie der weiblichen Genitalorgane von der Scheide aus (*transvaginal*). Mit dem in die Scheide eingeführten Schallkopf können bei einer Reichweite der Schallwellen von ca. 10 cm alle Organe im kleinen Becken beurteilt werden. Eine zweite Ultraschalluntersuchung von außen durch die Bauchdecke wird angeschlossen, wenn der Verdacht besteht, daß Strukturen aus dem kleinen Becken hinaus nach oben verlagert bzw. gewachsen sind (z. B. ein Tumor). Kann die Sonographie nicht transvaginal durchgeführt werden, ist eine Untersuchung der Genitalorgane auch von außen durch die gefüllte Harnblase hindurch möglich (d. h. vor der Untersuchung viel trinken).

Die oft als unangenehm empfundene **Füllung der Harnblase** ist notwendig, um die auf den Beckenorganen aufliegenden Darmschlingen etwas nach oben zu drängen. Die gleichmäßigen Flüssigkeitsechos der Blase stören das Bild weniger als die Luftbläschen im Darm.

Hysterosalpingographie: Dies ist die Bezeichnung für die röntgenologische Darstellung der Gebärmutter und der Tuben mittels Kontrastmittel, das von der Scheide aus eingebracht wird. Die Untersuchung wird bei Verdacht auf Fehlbildungen des Uterus bzw. der Tuben in der Sterilitätsdiagnostik durchgeführt. Sie hat heute aber zugunsten der Sonographie und der Laparoskopie an Bedeutung verloren.

Urographie: Die auch als *i. v.-Pyelographie* bezeichnete Untersuchung ist eine Röntgenkontrastdarstellung der ableitenden Harnwege (Nierenbecken, Harnleiter, Harnblase und Harnröhre). Das Kontrastmittel wird intravenös gespritzt und gelangt über den Blutkreislauf nach kurzer Zeit in die Nieren. Durch mehrere Röntgenaufnahmen im zeitlichen Abstand von mehreren Minuten kann der Weg des Kontrastmittels von den Nierenbekken über die Harnleiter in die Blase und nach der Entleerung der Blase durch die Harnröhre verfolgt werden. In der Gynäkologie wird diese Untersuchung vor allem bei Inkontinenz und Beckenbodensenkung durchgeführt sowie bei Tumorerkrankungen,

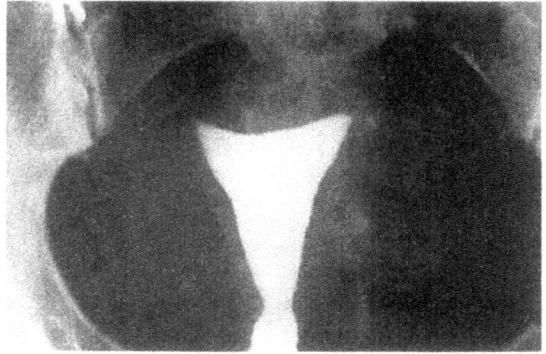

Abb. 10-7: Hysterosalpingographie; das Bild zeigt, daß das Kontrastmittel aus der Gebärmutter in den Tubenwinkeln weder nach rechts noch nach links in die Eileiter fließt: beidseitiger Tubenverschluß.

wobei es um die Beurteilung der Tumorausbreitung und möglicher Beeinträchtigungen der Harnableitung geht.

10.2.7 Douglas-Punktion

Der Douglasraum ist der tiefste Punkt der Bauchhöhle. Hier können sich Sekrete oder Blut aus dem Bauchraum ansammeln. Die Entnahme von Sekreten mittels Douglas-Punktion (Abb. 10-8) vom hinteren Scheidengewölbe aus hatte früher eine erhebliche Bedeutung in der Diagnostik akuter und

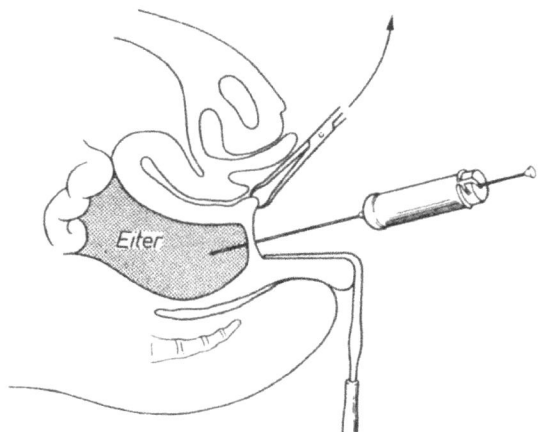

Abb. 10-8: Douglaspunktion

chronischer Entzündungen der Adnexe sowie bei Verdacht auf eine rupturierte Eileiterschwangerschaft. Heute wird die Untersuchung kaum noch durchgeführt. Sie ist von der Laparoskopie verdrängt worden, die größere und bessere diagnostische Möglichkeiten bietet.

10.2.8 Chromopertubation und Pertubation

Als **Chromopertubation** bezeichnet man das Durchspülen der Eileiter mit einer Methylenblau-Farblösung im Rahmen einer Laparoskopie (Abb. 10-9). Im Rahmen der Sterilitätsdiagnostik wird auf diese Weise die Durchgängigkeit der Eileiter geprüft, wenn der Verdacht auf einen Tubenverschluß besteht.

Durchführung: Von der Scheide aus wird über einen abdichtenden Portioadapter die Farblösung in die Gebärmutter und die Tuben eingebracht. Durch das am Nabel eingeführte Laparoskop wird dann beobachtet, ob und wie die Farblösung aus den Tuben in die Bauchhöhle austritt. Um das Risiko einer aufsteigenden Infektion zu verringern, wird vorher ein mikrobiologischer Abstrich aus der Scheide entnommen, damit evtl. bestehende Genitalinfektionen vor der Untersuchung behandelt werden können.

Bei der **Pertubation** werden die Eileiter mit CO_2-Gas durchgeblasen. Durch einen Adapter, der auf die Portio aufgesetzt wird und diese dicht abschließt, wird das CO_2 in die Gebärmutterhöhle eingeblasen und findet bei normal durchgängigen Tuben seinen Weg in die Bauchhöhle. Dabei wird fortlaufend der CO_2-Druck gemessen. Sind die Tuben verschlossen oder nur schwer durchgängig, erhöht sich der Druck, da das Gas nicht oder nicht vollständig in die Bauchhöhle entweichen kann. Das Durchblasen kann auch einen therapeutischen Effekt haben, wenn sich dadurch z. B. leichte Verklebungen lösen. Auch bei dieser Untersuchung besteht die Gefahr einer aufsteigenden Infektion, es entfällt aber das Operations- und Narkoserisiko, das bei der Chromopertubation durch die dazu notwendige Laparoskopie gegeben ist. Allerdings wird die Methode heute nur noch selten angewandt.

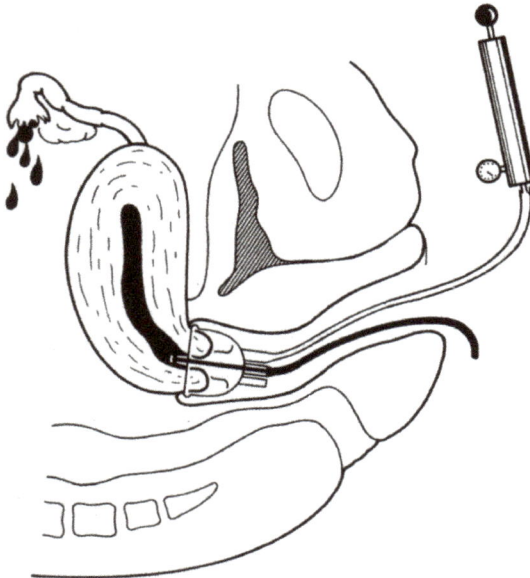

Abb. 10-9: Chromopertubation: auf die Portio ist ein Adapter nach Fikentscher und Semm aufgesetzt, der die Gebärmutter zur Scheide hin abdichtet; durch den Adapter wird der Farbstoff (bei Pertubation: das CO_2-Gas) in die Gebärmutter unter Druck eingebracht.

10.2.9 Operative Untersuchungsverfahren

Kürettage (auch *Abrasio*): Kürettage nennt man die Ausschabung, im erweiterten Sinne auch die Absaugung der Gebärmutterschleimhaut (Abb. 10-10). Dies geschieht nach vorheriger vorsichtiger Aufdehnung des Zervikalkanals mit Metallstiften zunehmender Dicke (sog. *Hegarstifte*) in Vollnarkose. Die Kürettage wird sowohl aus diagnostischen Gründen als auch therapeutisch durchgeführt.

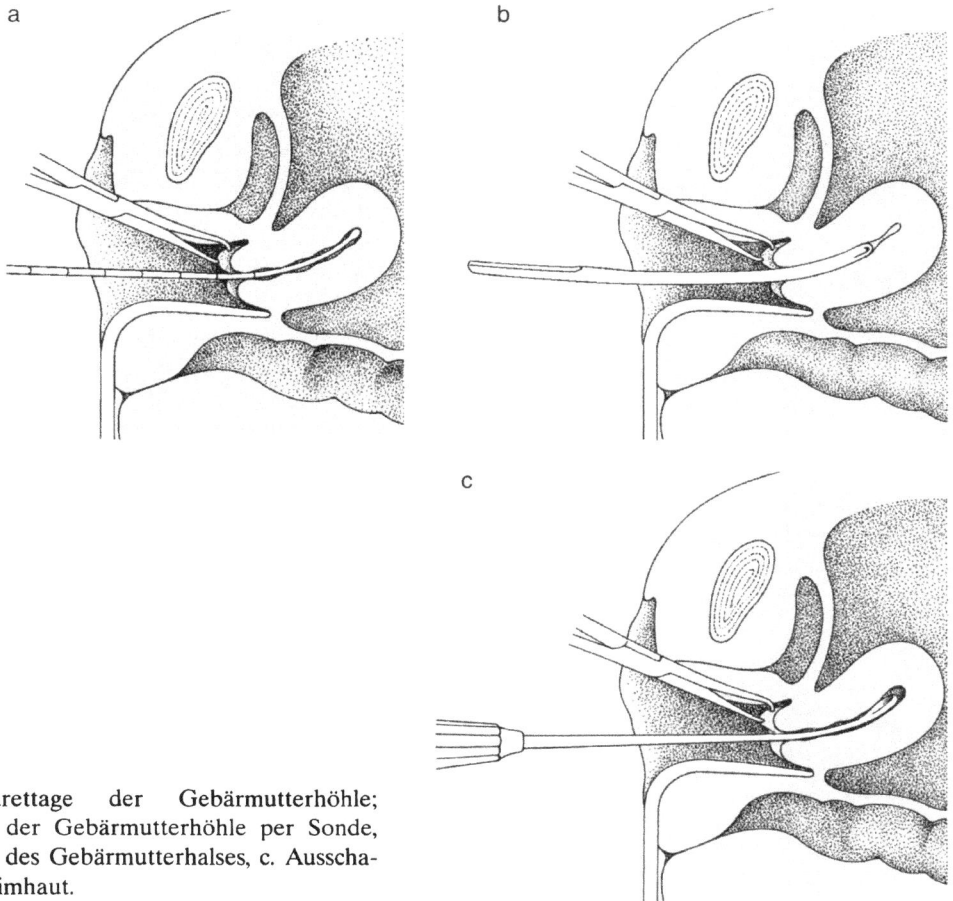

Abb. 10-10: Kürettage der Gebärmutterhöhle; a. Ausmessung der Gebärmutterhöhle per Sonde, b. Erweiterung des Gebärmutterhalses, c. Ausschabung der Schleimhaut.

• *Diagnostische Indikationen* sind alle unklaren Störungen der Regelblutung, zyklusunabhängige Blutungen, Dauerblutungen und Blutungen nach der Menopause. In diesen Fällen stellt die Kürettage die Gewebeentnahme aus der Gebärmutterhöhle dar. Die Funktionsschicht der Schleimhaut wird möglichst vollständig herausgeschabt (die Basalschicht muß erhalten bleiben, damit das Endometrium sich später wieder aufbauen kann). Das herausgeschabte Gewebe (sog. *Abradat*) wird histologisch untersucht. Besteht der Verdacht auf ein Karzinom der Gebärmutter, wird häufig eine *fraktionierte Kürettage* vorgenommen, d. h. Gebärmutterhals und Gebärmutterhöhle werden nacheinander kürettiert und das Gewebe in getrennten Gefäßen aufgefangen. Soll das Endometrium lediglich auf Hormonwirkungen untersucht

werden (z. B. bei manchen Zyklusstörungen oder bei Sterilität), genügen einige wenige Schleimhautstreifen (*Strichkürettage*).
• Bei einer *therapeutischen Kürettage* ist das Behandlungsziel die Entleerung des Uterus, z. B. nach einer Fehlgeburt oder zum Schwangerschaftsabbruch. In diesen Fällen wird der Inhalt der Gebärmutter abgesaugt (*Saugkürettage*). Funktionell bedingte Dauerblutungen werden durch die Entfernung der Schleimhaut zum Versiegen gebracht, d. h. zur diagnostischen Indikation (Klärung der Ursache der Blutung) kommt der therapeutische Effekt hinzu.

Komplikationen: Nach einer Kürettage kann es für einige Tage geringfügig nachbluten. Die Wundschmerzen sind in der Regel gering und nur von kurzer Dauer. Bei sachgerechter Durchführung

und Beachtung der Hygieneregeln ist die Komplikationsrate klein. Deshalb kann eine Kürettage
meist ambulant durchgeführt werden. Größere
Nachblutungen, heftige, krampfartige Schmerzen
oder auch Fieber und Schüttelfrost sind Zeichen
einer tieferen Verletzung der Gebärmutter bzw. einer Infektion und müssen sorgfältig beobachtet
werden.

Konisation: Die Konisation ist eine Gewebeentnahme aus dem Gebärmutterhals. Häufigste Indikation für diese Maßnahme ist der
Verdacht auf ein Karzinom aufgrund auffälli-
ger zytologischer Abstriche oder anderer
sichtbarer Veränderungen an der Portio. In
Vollnarkose wird von der Scheide aus ein ke-
gelförmiges Stück Muskelgewebe mit dem
Zervikalkanal samt Schleimhaut in der Mitte
aus der Zervix herausgeschnitten (Abb. 10-11).

Es kommt insbesondere darauf an, daß das
entnommene Gewebe die Übergangszone
zwischen dem Plattenepithel der Scheide und
der Schleimhaut des Zervikalkanals enthält.
Diese Übergangszone befindet sich je nach
Lebensalter entweder auf oder nahe der Portio oder auch tief im Zervikalkanal. Entsprechend flach und breit bzw. spitz und
hoch muß der Konus sein.

Die **Übergangszone** liegt bei jungen Frauen auf
der Portio. Sie kann durch Einpinseln mit Jodlö-
sung sichtbar gemacht und die Schnittführung entsprechend gestaltet werden: normales Plattenepithel nimmt das Jod auf und färbt sich braun,
Zervixschleimhaut nimmt das Jod nicht auf und
bleibt rosa (*Schillersche Jodprobe*). Auch pathologische Gewebeveränderungen sind häufig jodnega-
tiv und fallen dadurch stärker auf.

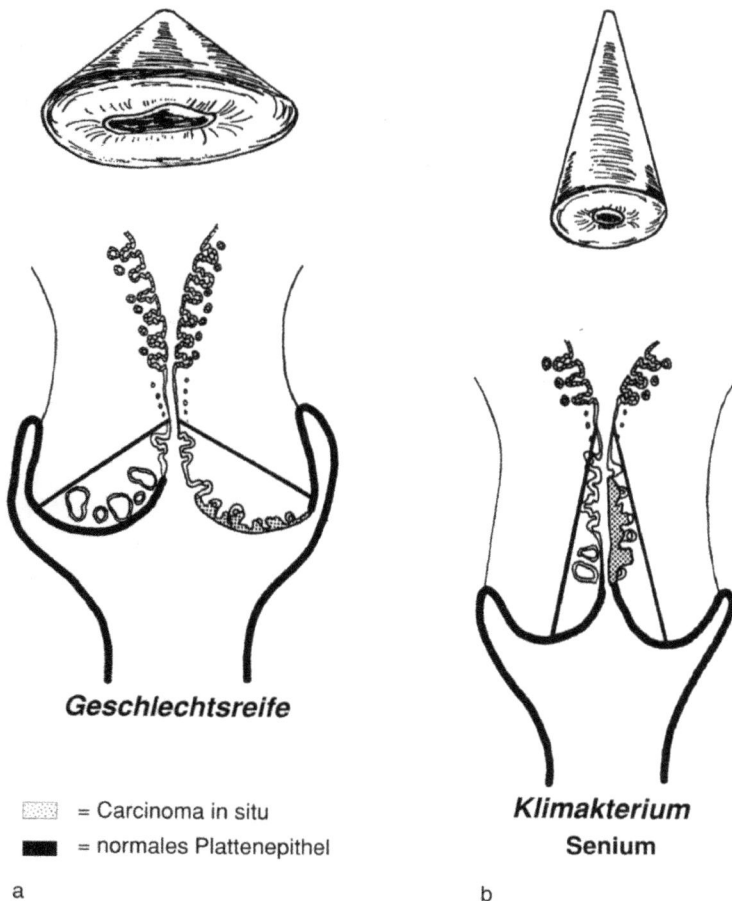

Geschlechtsreife

▨ = Carcinoma in situ
■ = normales Plattenepithel

a

Klimakterium
Senium

b

Abb. 10-11: Konisation; Breite und
Höhe des Gewebekegels variieren
je nach Lebensphase

Die Operationswunde wird mit einigen Stichen genäht. Sie vernarbt im Laufe der Wundheilung, der Zervikalkanal bleibt erhalten. Eine Konisation wird nur stationär durchgeführt, da es leicht zu Nachblutungen und Wundheilungsstörungen kommen kann.

In der Folge ist zu beachten, daß eine stark vernarbte Portio ein Geburtshindernis sein kann.

Laparoskopie ist die Bezeichnung für die endoskopische Untersuchung der Bauchhöhle (Bauchspiegelung), wobei das Endoskop durch einen kleinen Schnitt in der Bauchdecke eingeführt wird (Abb. 10-12). In der Gynäkologie spricht man genauer von *Pelviskopie* (Spiegelung des kleinen Beckens). Diese Untersuchungstechnik hat sich in den letzten Jahren so weit fortentwickelt, daß sie immer häufiger eine größere Eröffnung der Bauchdecken (Laparatomie) ersetzen kann. Wundheilungsstörungen treten wesentlich seltener auf als bei der Laparotomie. Das Ausmaß der postoperativen Schmerzen ist abhängig von den durchgeführten Maßnahmen. Nach einer reinen Inspektion treten kaum Schmerzen im Unterbauch auf. Nicht selten sind Schmerzen an den unteren Rippen und unter den Schulterblättern. Sie treten auf, wenn im Bauch verbliebenes CO_2-Gas im Gewebe aufsteigt und das Zwerchfell reizt bzw. bis unter die Schultern vordringt. In vielen Fällen kann eine Laparoskopie oder Pelviskopie auch ambulant durchgeführt werden. Häufige gynäkologische Indikationen für eine Laparoskopie sind:

- Sterilität
- Verdacht auf Eileiterschwangerschaft
- unklare akute und chronische Unterbauchschmerzen
- Abklärung festgestellter Veränderungen der Eierstöcke (z. B. bei Verdacht auf Ovarialkarzinom).

Vorgehen: In Intubationsnarkose wird mit einem kleinen Schnitt im Nabelbereich die Bauchdecke eröffnet. Durch den Schnitt wird CO_2-Gas in die Bauchhöhle geleitet, um sie etwas aufzublähen. Durch den gleichen Schnitt wird dann das Endoskop eingeführt. Auf dem etwas geneigten Operationstisch befindet sich die Patientin in leichter Kopftieflage, so daß die Darmschlingen Richtung Oberbauch verlagert sind und den Blick auf die Beckenorgane freigeben. Durch einen zweiten und, soweit erforderlich, dritten Hilfsschnitt, meist an der Schamhaargrenze, werden weitere Instrumente eingeführt, um durch Hochheben, Wegschieben oder Wegziehen einzelner Strukturen die Inspektion zu erleichtern oder Gewebeproben zu entnehmen. Zahlreiche therapeutische Eingriffe sind während einer Laparoskopie möglich, z. B.

- Eileiterverschluß zur dauerhaften Empfängnisverhütung (Sterilisation)
- Beseitigung einer extrauterinen Schwangerschaft
- Lösen von Verklebungen und Verwachsungen (Adhäsiolyse)
- Verbesserung der Tubenbeweglichkeit und Korrekturen an den Tuben
- Entfernung kleinerer Zysten und Tumore der Eierstöcke.

Diese Form des Operierens wird auch als *Minimalinvasive endoskopische Chirurgie* bezeichnet.

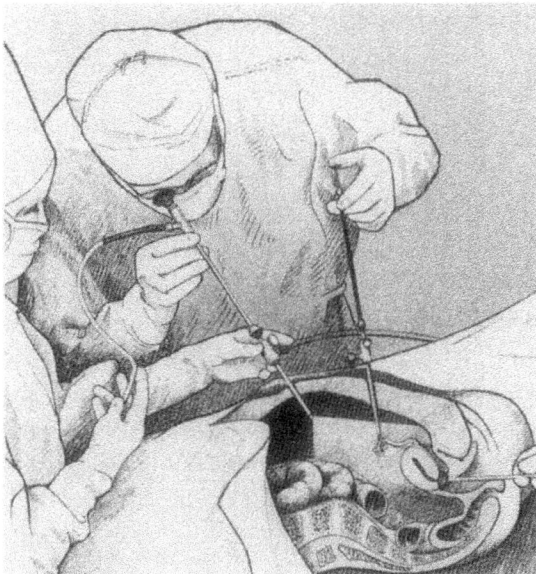

Abb. 10-12: Laparoskopie/Pelviskopie

10.2.10 Hormonanalyse und Provokationstest

Bei Zyklusstörungen und anderen Erkrankungen können im Blut oder im Urin eine Vielzahl von Hormonen bestimmt werden, die Einfluß auf den Zyklus haben. Die wichtigsten sind:

- die Sexualhormone Östrogene, Gestagene, Androgene
- die Hypophysenhormone FSH, LH und Prolaktin
- das Gonadotropin-Releasing-Hormon (GnRH)
- die Nebennierenrindenhormone Kortison und Aldosteron
- die Schilddrüsenhormone Thyroxin (T_4) und Trijodthyronin (T_3)
- verschiedene Zwischenstufen und Abbauprodukte dieser Substanzen.

Zur Analyse sind unter Umständen mehrere Blutentnahmen oder Urinabgaben zu verschiedenen Zeiten im Zyklus notwendig (Aufstellung eines Hormonprofils). Als *Provokationstest* bezeichnet man eine Untersuchung, bei der durch die Gabe eines bestimmten Stoffes eine bestimmte Reaktion des zu untersuchenden Organs provoziert werden soll. Die Reaktionen wird beobachtet oder gemessen oder auf andere Weise registriert und kann dann als physiologisch oder pathologisch beurteilt werden.

Provokationstests werden in der Gynäkologie z. B. bei einer ausbleibenden Regelblutung (Amenorrhoe) durchgeführt:

Gestagentest: Ein Gestagen wird 10 Tage lang eingenommen.

- Der Test ist *positiv*, wenn es einige Tage später zu einer Abbruchblutung kommt. Das bedeutet, daß der Östrogenspiegel ausrei-

chend hoch zum Aufbau der Gebärmutterschleimhaut ist, und die Schleimhaut selbst reaktionsfähig. Das Ausbleiben der Blutung ist also weder durch Östrogenmangel noch durch Veränderungen der Gebärmutter bedingt.

- Der Test ist *negativ*, wenn es nicht zu einer Abbruchblutung kommt. Das bedeutet, es liegt entweder ein Östrogenmangel vor oder eine Erkrankung der Gebärmutter.

Östrogentest: Ein Östrogen wird 10 Tage lang eingenommen (oder 3 Wochen lang ein Östrogen-Gestagen-Gemisch).

- Der Test ist *positiv*, wenn es danach zu einer Abbruchblutung kommt. Das bedeutet, daß die Gebärmutterschleimhaut reaktionsfähig ist. Ursache der Amenorrhoe ist ein Östrogenmangel.
- Der Test ist *negativ*, wenn es nicht zu einer Abbruchblutung kommt. Das bedeutet, daß die Gebärmutter nicht genügend auf Östrogene reagiert (uterine Amenorrhoe).

GnRH-Test: Nach Einnahme von 25–100 Mikrogramm GnRH wird jeweils nach 30, 60 und 90 min Blut abgenommen, um das Verhalten der Hypophyse zu verfolgen.

- Der Test ist *positiv*, wenn LH- und FSH-Werte im Serum um mindestens das Doppelte ansteigen. Das bedeutet, daß die Hypophyse auf eine Stimulation aus dem Hypothalamus normal reagiert. Ursache der Amenorrhoe ist eine zu niedrige GnRH-Produktion.
- Der Test ist *negativ*, wenn die Gonadotropine nicht ausreichend ansteigen. Das bedeutet, die Zyklusstörung ist durch eine Fehlfunktion der Hypophyse bedingt.

Die Methoden zur Untersuchung der Brust sind in Kap. 18 beschrieben, Untersuchungen der ableitenden Harnwege in Kap. 12.

10.3 Grundzüge gynäkologischer Therapie

10.3.1 Medikamentöse Therapie

Die in der Gynäkologie am meisten verwendeten Substanzen sind:

- Hormone und hormonell wirksame Substanzen
- Antibiotika und Antimykotika
- Antiphlogistika
- Neuro- und Psychopharmaka
- Zytostatika.

Hormone und hormonell wirksame Substanzen: Eine Vielzahl verschiedener hormonell wirksamer Substanzen (Tab. 10-2) werden eingesetzt, um fehlende natürliche Hormone zu ersetzen (*Substitution*), hormonell gesteuerte Vorgänge auszulösen, zu verstärken oder zu beschleunigen (*Stimulation*) oder sie zu bremsen bzw. zu unterdrücken (*Suppression*).

Die größte Gruppe stellen die Östrogene dar, zu denen das *Östradiol*, das *Östriol* und das *Östron* gehören (auch: Estradiol, Estriol und Estron). Zur Substitution (z. B. als sog. *Hormonersatztherapie* während und nach den Wechseljahren) wird im Labor hergestelltes, natürliches Östradiol oder ein aus Stutenharn gewonnenes Östrogengemisch (konjugierte Östrogene) verwendet. Nur lokal wirksam ist das natürliche Östriol, das z. B. in Scheidencremes oder Zäpfchen enthalten ist. Zur Unterdrückung des Eisprungs (Ovulationshemmung) wird der sehr viel stärker wirksame, synthetische Wirkstoff *Äthinylöstradiol* (auch: Ethinylestradiol) eingesetzt.

Kombinationstherapie: Östrogene werden in der Regel mit einem Gestagen kombiniert. Als Gestagen wird nicht das natürliche Progesteron verwendet, sondern synthetische Substanzen eingesetzt (Progestagene). Der wachstumsfördernden Wirkung der Östrogene auf die Gebärmutterschleimhaut wird so die schleimhautumwandelnde Wirkung der Gestagene hinzugefügt. In regelmäßigen Abständen wird durch Absetzen des Präparates

ein Abbluten der Schleimhaut herbeigeführt: nach drei Wochen der Einnahme folgt eine Woche Einnahmepause. Diese Hormonentzugs- oder Abbruchblutung soll der Entstehung eines Endometriumkarzinoms vorbeugen.

Therapeutisch eingesetzte Gonadotropine (z. B. zur Auslösung des Eisprungs) sind natürliche, zumeist aus Frauenharn gewonnene Substanzen. Das natürliche Gonadotropin-Releasing-Hormon (GnRH) wird im Labor hergestellt; es fördert die Gonadotropinsekretion in der Hypophyse und wird zur Zyklusstimulierung eingesetzt. Durch chemische Veränderung der Substanz entstehen die *Gonadotropin-Releasing-Hormon-Analoga*, die um ein Vielfaches stärker wirken. Sie rufen bei längerer Anwendung einen umgekehrten Effekt hervor: die Gonadotropinsekretion geht zurück. Die daraus folgende Hemmung der Follikelreifung und der Hormonproduktion in den Eierstöcken wird therapeutisch genutzt, z. B. zur Behandlung der Endometriose.

Antibiotika und Antimykotika: Sie kommen zum Einsatz, wenn Infektionen durch Bakterien oder andere antibiotikaempfindliche Erreger hervorgerufen sind. Antimykotika sind Substanzen, die gegen Pilze wirksam sind.

- *Lokale Anwendung:* Entzündungen in gut zugänglichen Bereichen wie Vulva und Vagina werden lokal mit Salben, Cremes oder Ovula (Scheidenzäpfchen) behandelt. Häufig verwendete Wirkstoffe sind *Imidazol*, *Metronidazol* oder *Amphotericin B*.
- *Systemische Anwendung:* oral, intravenös oder intramuskulär verabreichte Antibiotika verteilen sich im ganzen Körper. Sie werden bei Infektionen und Entzündungen im oberen Genitalbereich eingesetzt (z. B. Myo- und Parametritis bzw. Adnexitis). Oft handelt es sich dabei um Mischinfektionen verschiedener Erreger gleichzeitig. Wie bei jeder Antibiotikatherapie muß die Keimempfind-

Tab. 10-2: Beispiele für den Einsatz hormonell wirksamer Substanzen in der gynäkologischen Therapie

Stoffgruppe	Einsatzgebiete/Therapieziele	unerwünschte Wirkungen/Risiken
Östrogene Anwendung in der Regel in Kombination mit Gestagenen	Empfängnisverhütung (Ovulationshemmung) Nidationshemmung einer befruchteten Eizelle ('Pille danach') Zyklusregulierung, z. B. – bei Prämenstruellem Syndrom – bei Dysmenorrhoe – bei verstärkten, verlängerten Regelblutungen Menstruationsverschiebung Hormonsubstitution – bei fehlenden oder insuffizienten Eierstöcken – in und nach den Wechseljahren zur Milderung klimakterischer Beschwerden zur Prophylaxe und Therapie der Osteoporose zur Prophylaxe von Herz-Kreislauf-Erkrankungen als unterstützende Behandlung bei Streßinkontinenz	Ovulationshemmer (stets Gemisch synthetischer Östrogene und Gestagene): Gewichtszunahme, Wassereinlagerung Übelkeit, Erbrechen Kopfschmerzen, Schlafstörungen, Nervosität Depressivität, veränderte Libido (sexuelle Lust) Ausfluß, Varizenbeschwerden Blutdruckerhöhung Veränderungen im Kohlenhydrat- und Fettstoffwechsel Blutungsstörungen Thromboembolien Leberfunktionsstörungen Veränderung der Hirndurchblutung: Migräne, Sehstörungen Hormonsubstitution (in der Regel natürliche oder konjugierte Östrogene, kombiniert mit natürlichen oder synthetischen Gestagenen): Gebärmutterblutungen Thromboembolien evtl. erhöhtes Risiko für Gebärmutter- und Brustkarzinome
Gestagene	Empfängnisverhütung (Minipille) Behandlung der Endometriose Behandlung von Uterusmyomen Behandlung des prämenstruellen Syndroms Behandlung klimakterischer Beschwerden Behandlung des Endometriumkarzinoms Behandlung des Mammakarzinoms	Wassereinlagerung, Brustschmerzen, Müdigkeit, Verstopfung Zwischenblutungen
androgen-wirkende Substanzen, z. B. Danazol	Behandlung der Endometriose	Gewichtszunahme, Akne, vermehrte Körperbehaarung und andere Vermännlichungserscheinungen
Antiöstrogene	Wachstumshemmung östrogenabhängiger bösartiger Tumore	Hitzewallungen, Augenflimmern Haarausfall
Gonadotropin-Releasing-Hormone (GnRH)	Sterilitätsbehandlung – Förderung der Tätigkeit der Ovarien über eine Stimulierung der Hypophyse	
GnRH-Analoga (um ein Vielfaches stärker und länger wirksam und dadurch Wirkungsumkehr)	Behandlung der Endometriose – Hemmung der Tätigkeit der Ovarien, starke Unterdrückung der Östrogenproduktion	Zeichen akuten Östrogenmangels: Hitzewallungen, Schweißausbrüche, Kopfschmerzen, Schlafstörungen, trockene Scheide u. a.
Gonadotropine Humanes Choriongonadotropin (HCG, sog. Schwangerschaftshormon) synthetische Ovulationsauslöser	Sterilitätsbehandlung – Stimulierung der Follikelreifung – Auslösung des Eisprungs – Förderung der Gelbkörperfunktion	Vergrößerung der Eierstöcke Zystenbildung mit Rupturgefahr Mehrlingsschwangerschaften
Prolaktinhemmstoffe	Zyklusregulierung – bei Mastodynie (Brustschmerzen) – bei ausbleibender Regelblutung aufgrund erhöhter Prolaktinproduktion Unterdrückung der Milchproduktion nach Schwangerschaft (Abstillen)	Übelkeit, Erbrechen Schwindel, Müdigkeit Blutdrucksenkung Unruhe und Halluzinationen

lichkeit beachtet werden, d. h. nach Möglichkeit wird vor Behandlungsbeginn eine Resistenzbestimmung durchgeführt (sog. *Antibiogramm*). Liegt kein Antibiogramm vor, wird eine Substanz gewählt, die auf ein breites Keimspektrum wirkt. Solche Breitbandantibiotika sind z. B. *Ampicillin, Amoxicillin, Tetrazykline* und einige *Cefalosporine.* Auch eine Kombination, z. B. mit Metronidazol, ist möglich.

Antiphlogistika sind antientzündlich wirkende Stoffe, die in der gynäkologischen Therapie eingesetzt werden, um z. B. Verklebungen und Verwachsungen bei entzündlichen Adnexprozessen zu verhindern oder schmerzhafte Regelblutungen zu behandeln. Zudem können Schwellungen und andere Gewebereaktionen bei einer Entzündung gebremst bzw. unterdrückt werden. Man unterscheidet steroidale und nichtsteroidale Substanzen.

• *Steroidale Substanzen* sind das *Kortison* (Steroidhormon der Nebennierenrinde) und seine Abkömmlinge. Eine der vielen Eigenschaften dieses Hormons ist die Unterdrückung von Immunreaktionen.
• Zu den *nichtsteroidalen Antiphlogistika*, die in der Gynäkologie häufiger verwendet werden, gehören Substanzen wie *Acetylsalicylsäure, Indometacin* und *Diclofenac.* Dies sind Stoffe, die ihre Wirkung über eine Hemmung der Prostaglandinsynthese entfalten.

Prostaglandine sind Hormone aus der Gruppe der Fettsäurederivate, die zahlreiche Funktionen im Körper erfüllen. So sind sie unter anderem an Immunreaktionen beteiligt, spielen bei der Schmerzentstehung eine Rolle und fördern die Kontraktionsbereitschaft der Gebärmutter. Diese Effekte können durch eine Synthesehemmung gemindert werden.

Neuro- und Psychopharmaka: Hierbei handelt es sich um Substanzen, die zentrale (d. h. im Gehirn oder im Rückenmark) oder periphere Funktionen des Nervensystems beeinflussen. Sie werden z. B. bei Inkontinenz eingesetzt, wenn die Kontrolle der Entlee-

rung der Harnblase aufgrund eines Ungleichgewichts auslösender und hemmender nervaler Faktoren verlorengegangen ist. Andere Einsatzgebiete sind Schlafstörungen, Ängste und Stimmungsschwankungen, die z. B. in der Umbruchphase der Wechseljahre häufig auftreten, sowie verschiedene, als „psychosomatisch" bzw. „psychoreaktiv" eingestufte Störungen.

Zytostatika sind Zellgifte, die in der Krebstherapie eingesetzt werden, um das Tumorwachstum direkt zu hemmen (*Chemotherapie*). Die verschiedenen Substanzen greifen an unterschiedlichen Stellen in das Zellwachstum bzw. die Zellvermehrung ein. Sie können einzeln eingesetzt werden, oft werden sie jedoch kombiniert, um die Wirkung zu verstärken. Von der zellzerstörenden Wirkung der hochtoxischen Substanzen sind auch normale, gesunde Zellen betroffen. Die zahlreichen, daraus resultierenden unerwünschten Wirkungen und Komplikationen begrenzen die Einsatzmöglichkeiten bezüglich der Art, der Dosierung und der Dauer der Behandlung.

10.3.2 Physiotherapeutische Maßnahmen

Zur Anwendung kommen Wärme und Kälte sowie Bäder.

• *Wärme* steigert die Durchblutung und wirkt allgemein entspannend. In der akuten Phase einer lokalen entzündlichen Reaktion wird der Prozeß beschleunigt; dies kann z. B. sinnvoll sein, um einen unreifen Abszeß zum Einschmelzen zu bringen. Nach Abklingen einer akuten Entzündung werden Heilungs- und Rückbildungsprozesse gefördert. In der Gynäkologie wird Wärme vor allem zur Unterstützung der Behandlung bei chronisch-entzündlichen Prozessen (z. B. Adnexitis) und schmerzhaften Regelblutungen (z. B. Dysmenorrhoe) eingesetzt. Die Form der Verabreichung reicht von der einfachen

Tab. 10-3: Badezusätze und ihre lokale Wirkung auf die Haut

Substanz	Wirkung
Kamille	hautberuhigend, entspannend, heilend
Gerbsäure (Tannenrinde, Eichenrinde)	adstringierend (hautzusammenziehend, porenverengend), hautberuhigend
Kaliumpermanganat	adstringierend, entzündungshemmend
Rivanol	abschwellend, entzündungshemmend
Polyvidonjodlösung	desinfizierend

Wärmflasche über Massagekissen, Kurzwellen und Lichtbogen bis zu feucht-warmen Wickeln, Fangopackungen und Schlamm- oder Moorbädern zur Erzeugung nachhaltiger Tiefenwärme.

• *Kälte* wird in Form von Eisbeuteln oder -kissen oder mittels kühlender Umschläge angewendet. Akute lokale entzündliche Prozesse werden gehemmt, Schwellungen gehen zurück, Schmerzen werden gelindert. In der Gynäkologie kann dadurch z. B. die antibiotische Behandlung der akuten Bartholinitis und der akuten Adnexitis unterstützt werden.

• *Bäder*, insbesondere Sitzbäder, unterstützen die Heilung bei Entzündungen im Vulva- und Vaginalbereich. Durch das warme Wasser wird die Durchblutung der Haut gesteigert. Juckreiz und Schmerzen lassen nach. Durch desinfizierende, adstringierende oder hautberuhigende Badezusätze kann die positive Wirkung verstärkt werden (Tab. 10-3).

10.3.3 Operative Therapie

Die Gynäkologie ist in weiten Teilen ein chirurgisches Fachgebiet. Neben Punktionen und Gewebeentnahmen werden Tumorentfernungen, teilweise und komplette Organentfernungen sowie plastische und rekonstruierende Operationen vorgenommen. Zu den häufigsten gynäkologischen Operationen zählen die Kürettage, die Konisation und die Laparoskopie. Sie sind in diesem Buch den Untersuchungsmethoden zugeordnet, obwohl sie auch zu therapeutischen Zwecken durchgeführt werden. Im folgenden werden einige weitere operative Eingriffe im Genitalbereich und ihre Indikationen kurz erläutert.

Hysterektomie oder *Uterusexstirpation* nennt man die Entfernung der Gebärmutter (griech. hyster, lat. uterus). Indikationen für

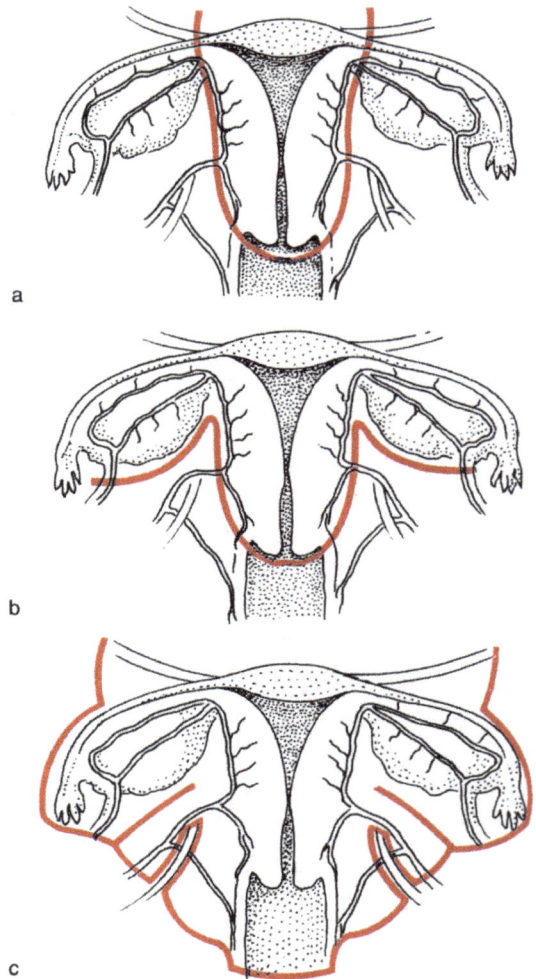

Abb. 10-13: Ausdehnung verschiedener Eingriffe zur Entfernung der Gebärmutter; a. einfache Hysterektomie, b. Totaloperation, c. Radikaloperation

eine einfache Hysterektomie sind wiederkehrende, starke Regelblutungen, die auf andere Weise nicht ausreichend beeinflußt werden können (z. B. Hypermenorrhoe), Uterusmyome, die Beschwerden verursachen und Senkungszustände des Beckenbodens und der Beckenorgane (Deszensus und Prolaps). Häufig wird die Bezeichnung Hysterektomie auch benutzt, wenn mit der Gebärmutter auch die Adnexe, also Eileiter und Eierstöcke, entfernt werden (z. B. bei Krebserkrankungen des Gebärmutterkörpers bzw. der Gebärmutterhöhle). Hierfür ist auch der Ausdruck *Totaloperation* gebräuchlich. Der Eingriff kann als vaginale Hysterektomie von der Scheide aus oder als abdominale Hysterektomie durch die Bauchdecke erfolgen (Abb. 10-13):

• Eine *vaginale Hysterektomie* ist möglich, wenn der Uterus nicht zu groß und die Scheide ausreichend weit ist. Die Heilung verläuft ungestörter, Komplikationen sind seltener und die Rekonvaleszenzzeit ist kürzer.

• Die *abdominale Hysterektomie* ist immer notwendig, wenn der Uterus zu groß und unförmig oder die Scheide zu eng ist, starke Verwachsungen bestehen oder zusätzlich eine ausgiebige Inspektion des Beckenraumes und der Bauchhöhle vorgesehen ist.

Adnexektomie, Salpingektomie und Ovarektomie

• Bei der *Adnexektomie* werden eine oder beide Adnexe entfernt. Die Operation wird z. B. bei entzündlichen Prozessen an Eileitern und Eierstöcken durchgeführt. Häufig wird die Adnexektomie zusammen mit einer Hysterektomie vorgenommen. Bleibt die Gebärmutter erhalten, kann der operative Zugang nur abdominal erfolgen, dann ist die Operation evtl. auch laparoskopisch möglich.

• Als *Salpingektomie* bezeichnet man die alleinige Eileiterentfernung. Dies kann z. B. bei einer Eileiterschwangerschaft (mit oder ohne Eileiterruptur) notwendig werden.

• *Ovarektomie* bedeutet die Entfernung eines oder beider Eierstöcke. Als alleinige

Maßnahme wird dieser Eingriff selten durchgeführt, die Ovarektomie ist aber stets auch Bestandteil der Adnexektomie sowie der Totaloperation bei Uterushöhlenkarzinom und der Radikaloperation beim Zervixkarzinom.

Die **Entfernung beider Keimdrüsen** im gebärfähigen Alter bedeutet *Kastration*. Werden die fehlenden Östrogene danach nicht substituiert, tritt schlagartig das Klimakterium ein und eine vorzeitige Knochen-, Gewebe- und Hautalterung beginnt.

Operation nach Wertheim und Operation nach Schauta-Stöckel: Beide Verfahren beinhalten die Entfernung der Gebärmutter, der Adnexe, des oberen Teils der Scheide und des Beckenbindegewebes. Für diesen großen Eingriff wird auch die Bezeichnung *Radikaloperation* benutzt. Häufigste Indikation für diese Maßnahme ist das Zervixkarzinom im Stadium I und II (Abb. 10-13c).

• Bei der *Operation nach Wertheim* (Ernst Wertheim, Wiener Gynäkologe, 1864–1920) erfolgt der Zugang von abdominal. Vorteil der Methode: es können dabei auch abdominale Lymphknoten zur histologischen Untersuchung entnommen werden.

• Bei der *OP nach Schauta-Stöckel* (Friedrich Schauta, Wiener Gynäkologe, 1849–1919, Walter Stöckel, Berliner Gynäkologe, 1871-1961) erfolgt der Eingriff von der Scheide aus (vaginal). Heilung und Erholung gehen dann schneller vonstatten. Auf diesem Wege kann evtl. das Beckenbindegewebe besser erreicht werden, eine Inspektion und Entnahme von Lymphknoten aus dem Beckenraum ist aber nicht möglich.

Senkungs- und Inkontinenzoperationen: Für alle hier aufgezählten Operationsverfahren zur Behandlung von Beckenboden-, Scheiden-, Uterus-, Blasen- und Darmsenkungen wird die gleichzeitige Entfernung der Gebärmutter als Voraussetzung für den bleibenden Erfolg angesehen. Im Folgenden werden einige Verfahren genannt, um einen Einblick in die prinzipielle Vorgehensweise zu geben. Die Methoden werden einzeln oder kombiniert und in zahlreichen Abwandlungen durchgeführt.

- *Vordere Scheidenplastik:* die Scheidenvorderwand wird gerafft und der Hals der Harnblase angehoben.
- *Kolposuspension:* Die Scheidenvorderwand wird angehoben und an der Rückseite der Symphyse befestigt. Sie umschließt und hebt dadurch die Harnröhre (*Operation nach Marshall-Marchetti*).
- *Hintere Scheiden-* und *Dammplastik:* die Scheidenhinterwand wird gerafft und die rechts- und linksseitigen Beckenbodenmuskeln durch Nähte enger zusammengeführt; dadurch wird der Beckenboden wieder straffer.
- *Kolphysterektomie:* die Gebärmutter und die Scheide werden entfernt und der Scheideneingang durch Nähte verschlossen (genitaler Geschlechtsverkehr ist dann nicht mehr möglich).

Sterilisation: operativer Verschluß beider Eileiter zum Zwecke der Empfängnisverhütung. Die heute übliche Methode besteht darin, laparoskopisch die Eileiter aufzusuchen und an jedem mittels Elektrokoagulation eine lokale Entzündung hervorzurufen. Während des Heilungsprozesses kommt es zum narbigen Verschluß der Eileiter.

Rekonstruierende Eileiteroperationen: Sind die Eileiter durch Fehlbildungen, Entzündungen, Endometriose oder nach einer Sterilisation verschlossen und besteht Kinderwunsch, kann versucht werden, sie durch plastische Operationen durchgängig bzw. wieder durchgängig zu machen. Beispiele für solche Operationen sind:
- *Salpingolyse:* die Eileiter werden von äußeren Verklebungen und Verwachsungen befreit und dadurch wieder beweglich.
- *Salpingoplastik:* Lösen von Verklebungen und leichten Verwachsungen im Innern des Eileiters.
- *Salpingostomie:* Abtrennung des verschlossenen, vernarbten Fimbrientrichters und Bildung eines neuen Eingangs in die Tube.
- *Tubenanastomose:* verklebte, vernarbte Stücke im Verlauf des Eileiters werden her-

ausgeschnitten und die verbleibenden Teile wieder miteinander verbunden.
- *Tubenimplantation:* der Eileiter wird von der Gebärmutter abgetrennt, der verschlossene Teil entfernt und die Resttube wieder an den Uterus angesetzt.

Die **Erfolgsaussichten** dieser Operationen sind nur im ersten Beispiel gut. Je umfangreicher die Manipulation an den Eileitern ist, desto mehr kommt es zu entzündlichen Reaktionen und Narbenbildung. Gelingt es, einen Durchgang herzustellen, ist die Gefahr von Eileiterschwangerschaften groß.

10.3.4 Strahlentherapie

Eine Gewebebestrahlung mit ionisierenden Strahlen bewirkt eine intensive Störung der Zellteilung (Mitose) und damit des Gewebewachstums. Sie ist dort besonders wirksam, wo viele Mitosen stattfinden: in rasch wachsendem Tumorgewebe, aber auch in sich schnell erneuernden Schleimhäuten, im blutbildenden System oder in den Keimdrüsen, wo die Keimzellen (Ei- bzw. Samenzellen) mehrere Reifeteilungen zu durchlaufen haben. In der Gynäkologie wird diese Therapie nur noch bei bösartigen Tumorerkrankungen angewandt (früher wurde sie auch zur Kastration benutzt). Dabei wird in mehreren Sitzungen eine vorher genau berechnete Strahlenmenge aus einer Strahlungsquelle freigesetzt und wirkt über einen bestimmten Zeitraum aus nächster Nähe auf die zu bestrahlende Körperregion ein.

Als **Quelle der radioaktiven Strahlung** dienen üblicherweise Radium, Iridium, Kobalt oder Caesium. Die Strahlenmenge wird in Gray berechnet (Louis Harold Gray, britischer Physiker und Radiologe, 1905–1965; Abk.: Gy). Eine Brustwandbestrahlung bei einem Mammakarzinom erfordert z. B. eine Gesamtdosis von 50–80 Gy. Diese Menge wird in 20–30 Einzelbestrahlungen verabreicht, die jeweils nur wenige Minuten dauern. Die Bestrahlungen finden 4–5mal pro Woche statt, die Behandlung dauert insgesamt also 4–6 Wochen.

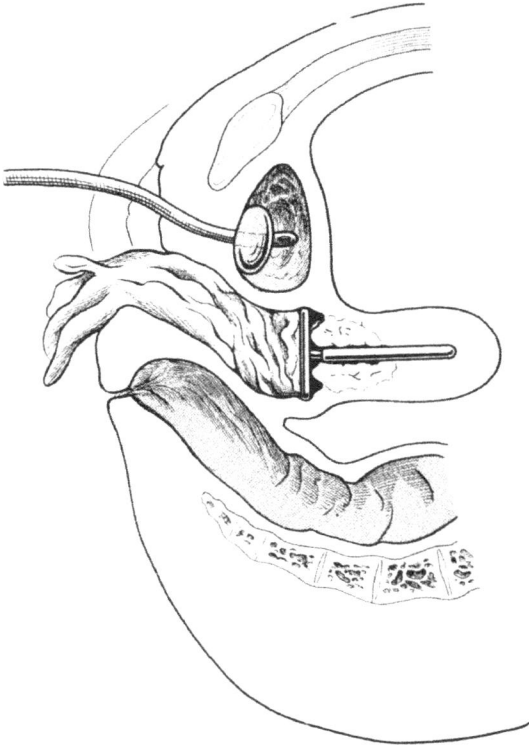

Abb. 10-14: Lokale Bestrahlung bei Zervixkarzinom; Stift und Platte des Strahlenträgers werden so durch Tamponade fixiert, daß sie von Blase und Darm so weit wie möglich entfernt sind.

Die Bestrahlung von Genitaltumoren wird von außen durch die Bauchdecke und/oder von innen als Kontaktbestrahlung durchgeführt. Zur Kontaktbestrahlung (z. B. beim Zervixkarzinom) wird der Strahlenträger in die Gebärmutter bzw. nach Entfernung der Gebärmutter in die Scheide eingebracht (Abb. 10-14). Er bleibt dort bis zu 24 Std. liegen und strahlt eng begrenzt in das umgebende Gewebe.

Der **Strahlenträger** besteht aus einer kleinen Platte und einem damit verbundenen Stab. Der Stab wird so in die Gebärmutterhöhle geschoben, daß die Platte direkt an der Portio anliegt. Stab und Platte sind mit dem strahlenden Element **Radium** gefüllt, daher auch der Ausdruck *Radiumeinlage*. Durch Tamponade der Scheide wird der Strahlenträger an seinem Platz fixiert. Um die Strahlenbelastung des Personals bei die-

sen Manipulationen gering zu halten, wird häufig das sog. *After-loading-Verfahren* angewandt. Dabei wird eine leere Hülse in die Gebärmutter eingebracht und wie üblich fixiert. Das strahlende Element wird dann später nur noch eingesetzt.

Bei Kontaktbestrahlung werden aufgrund der geringen Reichweite der dabei verwendeten Strahlung Blasen- und Darmschleimhäute weniger belastet, der seitliche Beckenraum wird aber ebenfalls nicht erreicht. Deshalb reicht bei ausgedehnten Tumoren oder bei Lymphknotenbefall die Kontaktstrahlung nicht aus und muß durch eine Bestrahlung von außen durch die Haut ergänzt werden (*perkutane Telekobaltbestrahlung*). Unerwünschte Begleiterscheinungen der Beckenbestrahlung sind neben Reizungen und Rötungen der Haut sehr schmerzhafte Entzündungen der Blase und des Darms. Man versucht, diese Reaktionen durch sorgfältige Hautpflege, genaueste Bemessung des Strahlungsfeldes und der Strahlenmenge und Einsatz der Kontaktbestrahlung in Grenzen zu halten. Dennoch können die Reaktionen so heftig sein, daß ein Aussetzen bzw. ein Abbruch der Behandlung nötig wird.

10.3.5 Andere therapeutische Ansätze

Naturheilkunde und Homöopathie: Die Natur bietet eine Vielzahl pflanzlicher Substanzen, die auf das autonome Nervensystem und auf die Durchblutung speziell auch im *Splanchnikusgebiet* (Versorgungsgebiet des Nervus parasympathikus im Bauchraum) wirken. Je nach Pflanzenart werden aus Blättern oder Blüten, aus Stengeln oder Wurzeln Tinkturen oder Tees zubereitet, die entspannend, beruhigend und heilend wirken (Tab. 10-4). Die klassische Homöopathie hat bei gynäkologischen Erkrankungen ebenfalls ihren Platz, insbesondere in der Behandlung funktioneller Befindlichkeitsstörungen und bei chronisch-rezidivierenden Beschwerden.

Tab. 10-4: Heiltees und ihre Wirkung (Auswahl); Anwendung v. a. bei starken und schmerzhaften Regelblutungen oder chronischen Schmerzen

Pflanze	Wirkung
Kamille	mild entwässernd, entspannend, beruhigend
Melisse	beruhigend, entspannend
Schafgarbe	krampflösend
Frauenmantel	krampflösend, heilungsfördernd
Hirntäschel	blutgerinnungsfördernd
Beinwurz	durchblutungsfördernd
Brennessel	durchblutungsfördernd (entfernt östrogenähnliche Wirkungen)

Akupunktur und Akupressur: Diese aus Asien übernommenen Heilmethoden werden zunehmend bei chronischen Prozessen oder immer wiederkehrenden Schmerzzuständen eingesetzt. Bei schmerzhaften Maßnahmen oder kleineren Operationen kann eine Akupunktur manchmal die Lokalanästhesie oder andere Schmerzmittel ersetzen.

Entspannungstechniken: *Autogenes Training*, *Meditation* und *Yoga* sind die bekanntesten Entspannungstechniken. Anspannung, Entspannung und Atmung werden durch Übungen unter Kontrolle gebracht; die einzelnen Formen unterscheiden sich vor allem in ihrer Herangehensweise. Nach Erlernen der Technik und bei regelmäßigem Üben ist es dann möglich, sich Streß- und Krisensituationen, Schmerzen usw. durch bewußte Entspannung zu erleichtern. Insgesamt werden Durchblutung und Stoffwechsel verbessert. Entspannungstechniken wirken sowohl präventiv (krankheitsvermeidend) als auch rehabilitativ (die Gesundheit wiederherstellend). Die Yogalehre enthält, ebenso wie die weniger bekannten Techniken *Tai-Chi* oder *Qi-Gong*, spezielle Übungen zur Beeinflussung von Nerven und Gefäßen im Unterbauch. Bei Tai-Chi und Qi-Gong geht Entspannung mit Bewegung einher. Eine andere, sehr wirkungsvolle Form der Bewegungsübung ist der *Bauchtanz*, wenn es darum geht, das Wohlbefinden im Unterbauch zu erhalten, wiederherzustellen oder zu erhöhen.

Psychotherapie und Paartherapie: Fast alle gynäkologischen Erkrankungen können der körperliche Ausdruck seelischer Belastungen und Konflikte sein. Sie können Veränderungen des Sexuallebens bewirken, zu Störungen bzw. zur Zerstörung des eigenen Körperbildes führen oder eine mit Angst und Unsicherheit verbundene Neubestimmung der Lebens- und Familienplanung notwendig machen. Besonders häufig wird ein solcher Zusammenhang bei Zyklusstörungen, bei ungewollter Kinderlosigkeit oder wiederholten ungewollten Schwangerschaften und bei chronischen Entzündungen beobachtet. Inwieweit ein sensibler Umgang mit den ratsuchenden Frauen und behutsame Gespräche in der Sprechstunde zur Unterstützung ausreichen, ist nur im Einzelfall zu entscheiden. In manchen Fällen ist eine professionelle *Psychotherapie* ratsam. Viele anerkannte Verfahren stehen zur Verfügung. Eine sogenannte *Paartherapie* wird empfohlen, wenn die Ursachen der Beschwerden im Umgang der Partner miteinander vermutet werden.

Literatur

1. Arzneimittelkursbuch 96/97, A. V. I. Arzneimittel-Verlags-GmbH, Berlin 1996
2. Bopp A.: Wechseljahre, Stiftung Warentest (Hrsg.), Berlin 1997
3. Jend H.-H., Tödt H.-Chr.: Bildgebende Diagnostik, Hippokrates Verlag, Stuttgart 1992
4. Jovanovic L., Subak-Sharpe G. J.: Hormone. Das medizinische Handbuch für Frauen, Kabel Verlag, Hamburg 1989
5. Kern G.: Gynäkologie, Thieme Verlag, Stuttgart 1985
6. Martius G.: Gynäkologische Operationen, Thieme Verlag, Stuttgart 1980
7. Mills S. (Hrsg.): Wegweiser Heilmethoden, Rowohlt Verlag, Reinbek bei Hamburg 1994
8. Minker M., Cutler W.: Die fragwürdige Operation. Was Frauen vor und nach einer Gebärmutterentfernung wissen sollten. Kreuz Verlag, Zürich 1990

9. Nissim R.: Naturheilkunde in der Gynäkologie, Orlando Verlag, Berlin 1988

10. Pratzel H. G., Schnizer W.: Handbuch der medizinischen Bäder, Haug Verlag, Heidelberg 1992

11. Pschyrembel W., Strauss G., Petri E. (Hrsg.): Praktische Gynäkologie, Walter de Gruyter Verlag, Berlin 1991

12. Rauchfuß M., Kuhlmey A., Rosemeier P. (Hrsg.): Frauen in Gesundheit und Krankheit. Die neue frauenheilkundliche Perspektive. Trafo Verlag, Berlin 1996

13. Rosenbladt S.: Gewalt auf Krankenschein, Konkret Literaturverlag, Hamburg 1983

14. Saller R., Feiereis H. (Hrsg.): Erweiterte Schulmedizin, Band 3: Unkonventionelle Therapiemethoden und Arzneimittelverschreibungen, Hans Marseille Verlag, München 1997

15. Seng G. (Hrsg.): Naturheilverfahren und Homöopathie, Trias Verlagsgemeinschaft, Stuttgart 1989

16. Sohn C., Bastert G.: Die dreidimensionale Ultraschalldiagnostik, Springer Verlag, Berlin/Heidelberg 1994

17. Warm R.: Gynäkologie und Geburtshilfe, LAU-Ausbildungssysteme, Reinbek 1994

18. Wiedemann E.: Taschenbuch physikalisch-therapeutischer Verordnungen, G. Fischer Verlag, Stuttgart 1991

11 Fehlbildungen der weiblichen Genitalorgane

Hildegard Hofmann

11.1 Normale embryonale Entwicklung

In der 6. Entwicklungswoche sind als Keimdrüsen beim weiblichen Embryo bereits die Eierstöcke, beim männlichen Embryo die Hoden angelegt. Welche Art Keimdrüsen der sich entwickelnde neue Mensch besitzt, ist abhängig von den Geschlechtschromosomen X und Y. Treffen bei der Befruchtung zwei X-Chromosomen zusammen, entsteht ein weiblicher, treffen ein X- und ein Y-Chromosom zusammen, entsteht ein männlicher Organismus. Unabhängig vom Geschlecht des Embryos sind in der 6. Woche außerdem als Anlage für die späteren Genitalorgane Strukturen vorhanden, die man als *Müller-Gänge* und *Wolff-Gänge* bezeichnet (Abb. 11-1).

• Beim *männlichen Embryo* entstehen unter dem Einfluß von Androgenen aus den Wolff-Gängen die männlichen Geschlechtsorgane. Androgene und der zur Rückbildung der Müller-Gänge notwendige *Antimüllerianfaktor* werden vom Embryo selbst gebildet.

• Beim *weiblichen Embryo* entwickeln sich unter dem Einfluß von Östrogenen die Müller-Gänge weiter zum weiblichen Genitale. Die Wolff-Gänge bilden sich zurück, da sie sich ohne Androgene nicht weiter differenzieren können. Östrogene werden vom Embryo selbst gebildet und außerdem in größeren Mengen im Mutterkuchen produziert.

Die komplizierte embryonale Entwicklung der Geschlechtsorgane macht zahlreiche Fehlbildungen möglich, die insgesamt jedoch eher selten sind:

• Ist nur die Ausdifferenzierung der Müller-Gänge gestört, spricht man von *Hemmungsfehlbildungen* (z. B. in Form von Doppelbildungen, Verschlüssen oder völligem Fehlen von Organen und Organteilen).

• Sind die Gonaden selbst nicht vollständig oder gar nicht ausgebildet (bei Frauen also die Eierstöcke), spricht man von *Gonadendysgenesie*. Dadurch bleibt nicht nur die Ausreifung der Genitalorgane aus, es kommen auch weder eine normale Hormonproduktion noch ein normaler Zyklus zustande.

• Das völlige Fehlen aller Genitalorgane heißt *Gonadenagenesie* und ist extrem selten.

11.2 Hemmungsfehlbildungen bei normaler Ovarialfunktion

Doppelungen: Die Müller-Gänge, aus denen der weibliche Genitaltrakt hervorgeht, verschmelzen normalerweise in ihrem unteren Teil, so daß sich in der Körpermitte eine Gebärmutter (Uterus) und eine Scheide (Vagina) ausbilden können. Ist diese Verschmelzung unvollständig, entstehen Doppelbildungen unterschiedlichen Ausmaßes.

Doppelbildungen sind oft asymptomatisch (ohne Beschwerden). Sie können aber auch Ursache von schmerzhaften bzw. verstärkten Regelblutungen sein, ein Schwangerschaftshindernis darstellen oder zu Fehlgeburten und Geburtskomplikationen führen.

Aplasie und Atresie: Entwickeln sich die Müller-Gänge nicht oder nur teilweise zu Eileitern, Gebärmutter und Scheide weiter, so

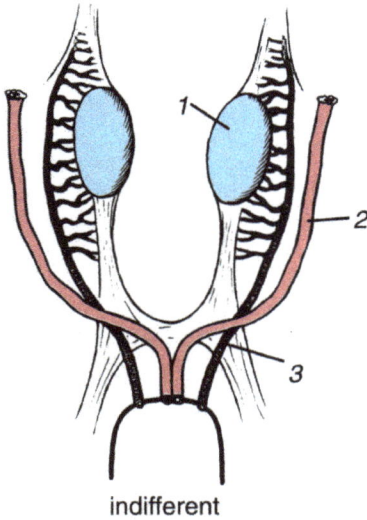

Indifferentes Stadium

Die Geschlechtsentwicklung
beginnt bei Mann und Frau gleich

1: Keimdrüsen (*Gonaden*)
2: Müller-Gänge
3: Wolff-Gänge

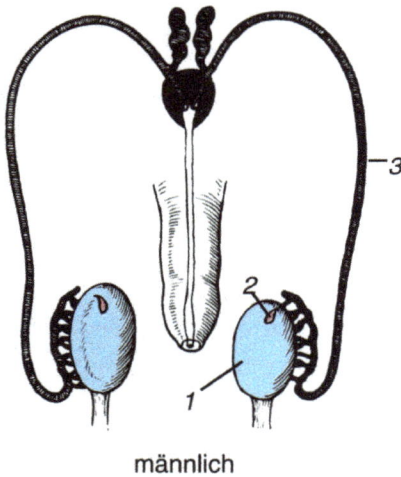

indifferent

Differenzierung zum männlichen Genitale

Weiterentwicklung der Wolff-Gänge

1: Keimdrüsen (Hoden, *Testes*)
2: Reste der Müller-Gänge
3: aus den Wolff-Gängen: Nebenhoden,
   Samenstrang und Samenblasen

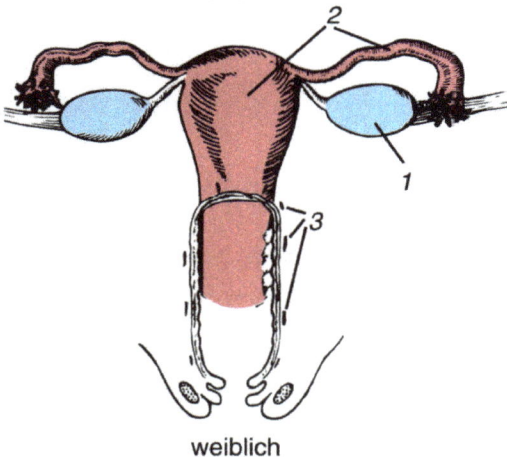

männlich

Differenzierung zum weiblichen Genitale

Weiterentwicklung der Müller-Gänge

1: Keimdrüsen (Eierstöcke, *Ovarien*)
2: aus den Müller-Gängen: Eileiter,
   Gebärmutter und der obere Teil der
   Scheide
3: Reste der Wolff-Gänge

weiblich

Abb. 11-1: Entwicklung der weiblichen und männlichen Genitalorgane

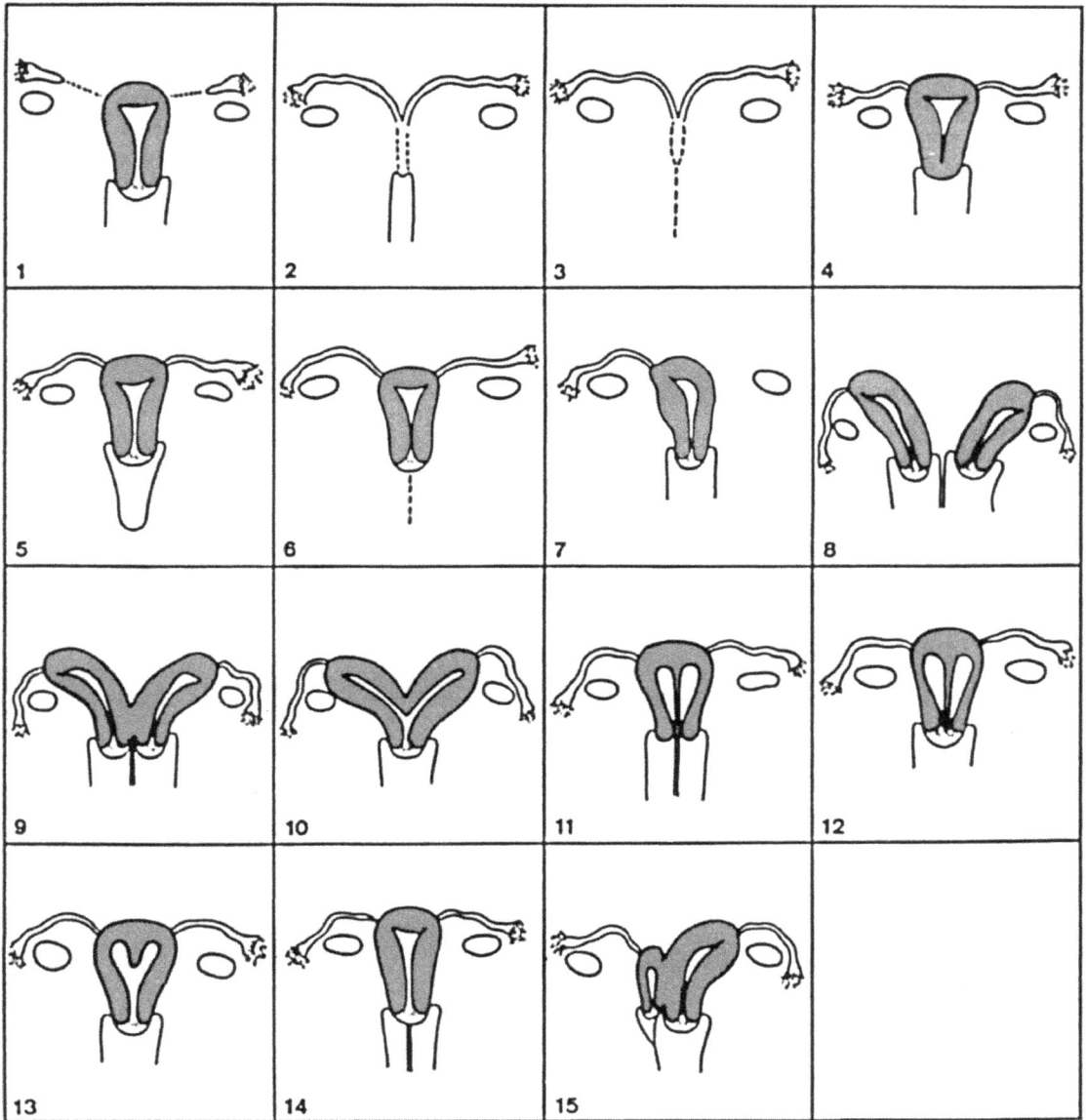

Abb. 11-2: Verschiedene Hemmungsfehlbildungen der weiblichen Genitalorgane; 1 die Tuben sind nicht ausgebildet, 2 die Gebärmutter fehlt, 3 Gebärmutter und Scheide fehlen, 4 der Gebärmutterhals ist verschlossen, 5 nur das Jungfernhäutchen ist verschlossen, 6 die Scheide fehlt, 7 eine Tube fehlt, 8–10 verschieden ausgeprägte Doppelbildungen von Gebärmutter und Scheide, 11 Gebärmutter mit Scheidewand (Septum), doppelte Scheide, 12–13: verschieden ausgeprägte Gebärmuttersepten, 14 Scheidenseptum, 15 Gebärmutter und Scheide doppelt.

sind als Folge davon einzelne Organe verschlossen (*Atresie*), zu klein (*Hypoplasie*) oder fehlen völlig (*Aplasie*). Die Auswirkungen solcher Fehlbildungen sind abhängig von Art, Ort und Ausmaß der Entwicklungsstörung. Die hormonelle Regulation und die Produktion von Sexualhormonen verlaufen ungestört.

• Verschlossene oder fehlende Eileiter bei normaler Ausbildung von Gebärmutter und Scheide bedeuten Sterilität (ungewollte Kinderlosigkeit), da keine Verbindung zwischen Eierstöcken und Gebärmutter besteht. Andere Symptome oder Beschwerden treten nicht auf.
• Ist die Gebärmutter verschlossen oder fehlt die Gebärmutter ganz, bestehen Sterilität und Amenorrhoe.
• Ist die Scheide verschlossen oder fehlt ganz, bedeutet dies Sterilität und Amenorrhoe und die Unmöglichkeit, genitalen Geschlechtsverkehr zu haben.
• Ist bei fehlender bzw. verschlossener Scheide eine normal entwickelte Gebärmutter vorhanden, handelt es sich nicht um eine echte Amenorrhoe, sondern um eine sog. *Pseudo-*

amenorrhoe. Die Gebärmutterschleimhaut wird normal aufgebaut und am Ende des Zyklus abgestoßen, das Blut kann aber nicht abfließen.

Die **Hymenalatresie** ist die minimale Form dieser Fehlbildung: lediglich das Jungfernhäutchen (*Hymen*) am Scheideneingang ist verschlossen. Da das Menstrualblut nicht abfließen kann, läßt die erste Regelblutung scheinbar auf sich warten. Tatsächlich sammelt sich aber das Blut an und füllt unter Entwicklung zunehmender Bauchbeschwerden im Laufe der Monate die Vagina, später den Uterus oder sogar die Tuben, wenn die Fehlbildung weiter unbemerkt bleibt. Die *Therapie* ist einfach und besteht in der chirurgischen Eröffnung des Hymen. Das angesammelte, eingedickte Blut entleert sich und die weiteren Regelblutungen verlaufen normal.

11.3 Gonadendysgenesie

Bei der Gonadendysgenesie sind keine funktionsfähigen Keimdrüsen vorhanden. Diese Störung kann durch Chromosomenfehler entstehen, sie kann aber auch bei ganz normaler Chromosomenkonfiguration vorkommen.

Gonadendysgenesie mit Chromosomenstörung: Es kommen sowohl Trisomien als auch Monosomien der Geschlechtschromosomen vor.
• Bei *Trisomie* besteht eine XXX-Konfiguration, d. h. statt zwei sind drei X-Chromosomen vorhanden (sog. *Triple-X-Syndrom*). Das äußere Genitale sieht normal weiblich aus, Uterus und Tuben sind vorhanden. Die Ovarien sind meist zu klein oder fehlen völlig. Die pubertäre Entwicklung bleibt aus, ein Zyklus entsteht nicht. In seltenen Fällen sind die Eierstöcke normal entwickelt und voll funktionsfähig, dann kann auch die weitere Entwicklung normal verlaufen.

Bei Männern kommt als Trisomie eine XXY-Konfiguration vor (sog. *Klinefelter-Syndrom*). Das

äußere Genitale sieht normal männlich aus. Das Hodenwachstum und die pubertäre Entwicklung sind aber praktisch immer gestört.

• Bei *Monosomie* besteht eine XO-Konfiguration, d. h. statt zwei X-Chromosomen bzw. einem X- und einem Y-Chromosom ist nur ein X-Chromosom vorhanden (*Ullrich-Turner-Syndrom*). Bis auf die Ovarien sind die Genitalorgane in der Regel normal weiblich ausgebildet. Die Ovarien sind nur als bindegewebige Stränge angelegt. Daher kann keine regelrechte Hormonproduktion in Gang kommen. Die Pubertät bleibt aus, die Genitalorgane und der ganze Körper bleiben kindlich unreif (Abb. 11-3). Häufig liegen noch weitere körperliche Fehlbildungen vor. Um eine gewisse Weiterentwicklung zu ermöglichen und den Folgen des Hormonmangels auf den gesamten Stoffwechsel (vorzeitige Osteoporose, vorzeitige Haut- und Gewebealterung usw.) vorzubeugen, werden Östrogene und Gestagene substituiert. Ein Zyklus kann aber nicht hergestellt werden.

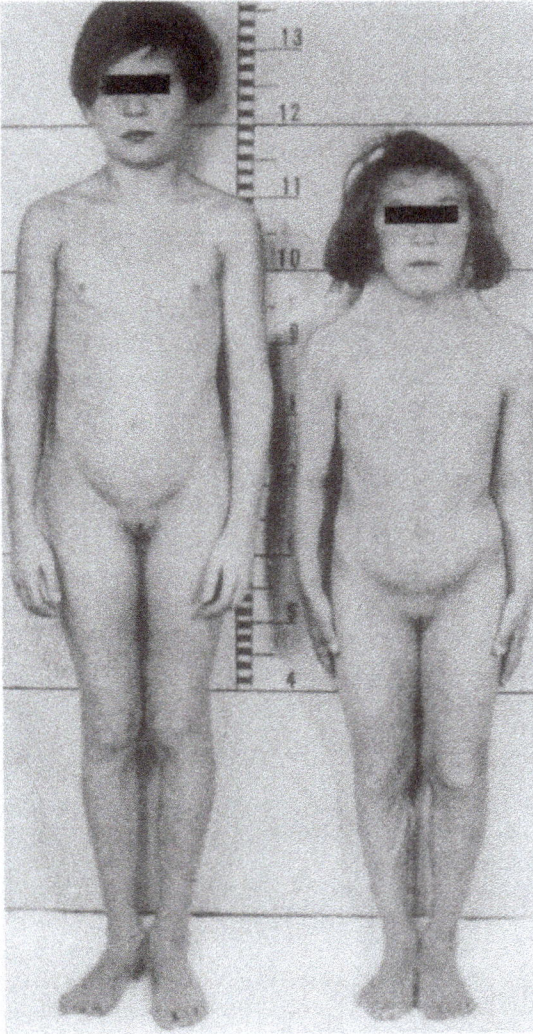

Abb. 11-3: Turner-Syndrom. Links: normal ausgebildetes und normal großes Mädchen. Rechts: gleichaltriges Kind mit Turner-Syndrom

Eine **Monosomie mit Y0-Konstellation** kommt nicht vor. Wenigstens ein X-Chromosom muß vorhanden sein, da lebensnotwendige genetische Informationen darauf gespeichert sind, deren Fehlen mit dem Leben nicht vereinbar ist.

Gonadendysgenesie ohne Chromosomenstörung: Bei diesen sehr seltenen Störungen liegen außer den funktionslosen, weder als Ovarien noch als Hoden erkennbaren Keimdrüsenanlagen meistens keine weiteren Fehlbildungen vor. Das chromosomale Geschlecht kann männlich oder weiblich sein, die vorhandenen Genitalorgane sind in ihrer Ausprägung bei der Geburt immer weiblich. Der Grund dafür liegt darin, daß die embryonale Weiterentwicklung der Genitalanlage zu weiblichen oder männlichen Organen von den vorhandenen Hormonen abhängig ist. Unter Östrogeneinfluß entwickeln sich weibliche, unter Androgeneinfluß männliche Geschlechtsorgane. Sind die embryonalen Keimdrüsen funktionslos, stehen Östrogene dennoch zur Verfügung, da sie auch im Mutterkuchen und im mütterlichen Organismus produziert werden. In der Pubertät bleiben Weiterentwicklung und Ausreifung des Körpers aus.

11.4 Intersexualität

Das Geschlecht setzt sich aus drei Komponenten zusammen (Abb. 11-4), dem genetischen Geschlecht oder *Genotyp*, der körperlichen Ausprägung der Genitalorgane oder *Phänotyp* und der seelischen Geschlechtseinstellung, also dem Gefühl, Mann oder Frau zu sein.

Intersexualität bedeutet, daß die drei Komponenten, die das Geschlecht ausmachen, nicht miteinander übereinstimmen. Dafür gibt es viele Ursachen. Bei genetisch männlichen Personen kann eine Gonadendysgenesie vorliegen, dann sind sie phänotypisch eine Frau. Weitere Möglichkeiten

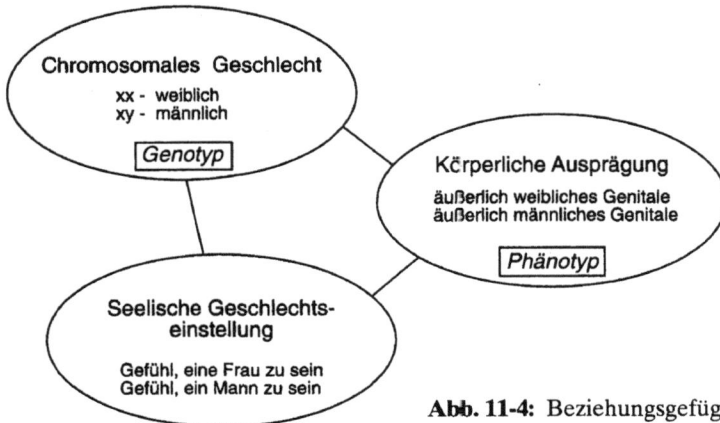

Abb. 11-4: Beziehungsgefüge des Faktors „Geschlecht"

sind in den folgenden Beispielen beschrieben.

Hermaphroditismus verus (echter Zwitter): Der Genotyp ist meist XX, seltener XY. Es sind Ovarien und Hoden vorhanden. Phänotypisch können die Genitalorgane rein weiblich, rein männlich oder mehr oder weniger gemischt angelegt sein. Alle Organe einschließlich der Brustdrüse entwickeln sich in der Pubertät, es kann auch zu Menstruationen kommen, wenn Uterus und Vagina vorhanden sind.

Adrenogenitales Syndrom (AGS): Dabei handelt es sich um eine genetisch bedingte Erkrankung der Nebennieren. Beim AGS ist aufgrund der Synthesestörung der Kortisolspiegel im Blut zu niedrig. Das führt dazu, daß die Hypophyse vermehrt ACTH ausschüttet, um die Nebennieren zu stimulieren (ACTH: adrenocorticotropes Hormon), wodurch sich die Nebennieren vergrößern. Da aber aufgrund des Stoffwechseldefekts die Kortisolproduktion nicht erhöht werden kann, entstehen stattdessen schon in der Embryonal- und Fetalzeit vermehrt Androgene und androgen wirksame Substanzen. Die Folge ist, daß auch bei weiblichem Genotyp (XX) der Phänotyp eher männlich ist. Vagina und Uterus sind zwar vorhanden, aber klein. Die Ovarien sind nicht funktionsfähig. Die Klitoris ist schon bei der Geburt vergrößert und sieht penisähnlich aus. Ohne Therapie

kommt es zur weiteren Vermännlichung der Körperform und der Körperbehaarung (Abb. 11-5). Die Krankheit wird behandelt, indem die fehlenden Kortikoide substituiert werden. Der genetische Defekt betrifft in den meisten Fällen die Kortisolsynthese. Ist zusätzlich die Produktion von Aldosteron beeinträchtigt, kommen Störungen des Wasser- und Elektrolythaushaltes hinzu, die schon bei Säuglingen zu lebensbedrohlichen Situationen führen können (Aldosteron ist u. a. für die Rückresorption von Natrium in der Niere verantwortlich).

Die **Synthese der Nebennierenrindenhormone** (Gluko- und Mineralokortikoide), insbesondere des Kortisols, ist mehr oder weniger gestört. Die Nebennierenrindenhormone sind, ebenso wie die Sexualhormone, Steroide. Alle Steroide werden aus dem gemeinsamen Grundstoff Cholesterin aufgebaut. In einer langen und komplizierten Synthesekette werden zunächst Gestagene gebildet. Aus verschiedenen Gestagensynthesestufen führen Stoffwechselwege zur Produktion der Nebennierenrindenhormone und der Androgene. Aus den Androgenen entstehen schließlich die Östrogene.

Testikuläre Feminisierung: Der Genotyp ist immer männlich (XY). Es sind auch Hoden vorhanden, aber das von diesen produzierte Testosteron kann aufgrund einer Rezeptorschwäche von den Körperzellen nicht erkannt werden. Als Folge entsteht ein phänotypisch weibliches Bild mit Vulva und Vagina, aber meist ohne Uterus und Tuben.

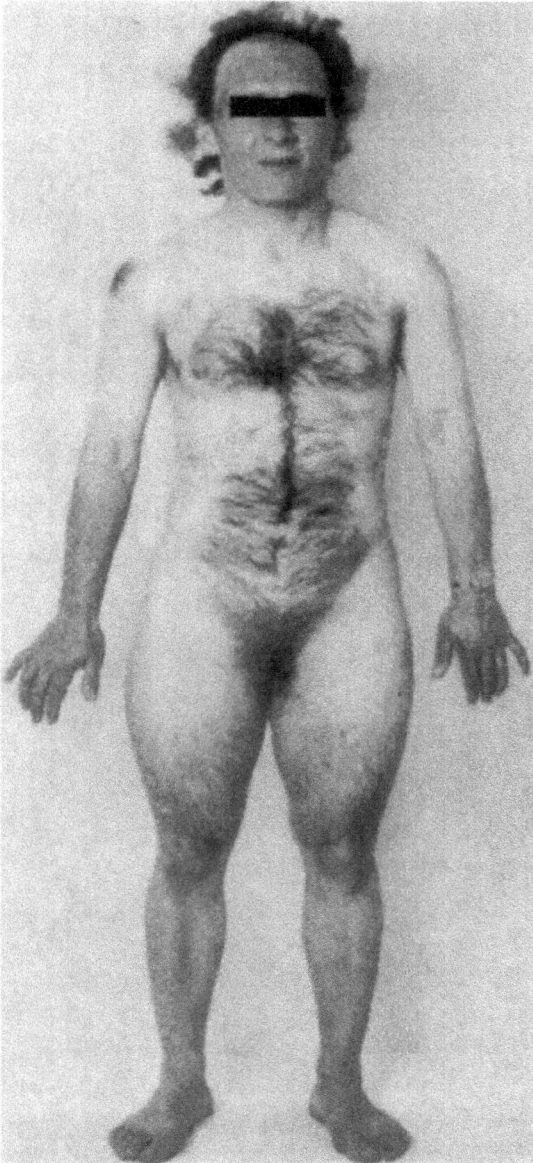

Abb. 11-5: Frau mit unbehandeltem adrenogenitalem Syndrom. Die Zunahme der Körperbehaarung bezeichnet man als Hirsutismus, den Prozeß der „Vermännlichung" des Körperbildes insgesamt als Virilisierung

Die Erkrankung fällt meist erst in der Pubertät auf. Da keine Ovarien vorhanden sind, entwickelt sich kein hormoneller Zyklus, die Regelblutung bleibt aus. Die Diagnose wird durch Chromosomenanalyse gestellt. Als Erwachsene sind diese Frauen hochgewachsen, oft mit gut ausgebildeter Brust, aber schmalen Hüften (androgyner Typ), und auffällig wenig Körperbehaarung.

Psychogene Intersexualität (Transsexualität): Bei dieser Form der Intersexualität stimmen Genotyp und Phänotyp überein, die Betroffenen fühlen sich aber andersgeschlechtlich und in ihrem Körper nicht „zuhause". Während *Homosexualität* (d. h. gleichgeschlechtliche sexuelle Anziehung und Liebe) und *Transvestismus* (d. h. die Vorliebe zum Tragen der Kleidung des anderen Geschlechts) in der Regel nicht mit dem Wunsch nach einer Veränderung des Körperbildes einhergehen, stellt sich bei *Transsexualität* häufig die Frage der Geschlechtsumwandlung. Darunter versteht man die soziale, körperliche und juristische Veränderung eines Mannes zur Frau oder einer Frau zum Mann. Diesem Schritt, der gesetzlich möglich ist, geht ein langwieriger und konfliktreicher Entscheidungsprozess voraus. Zuerst erfolgt die soziale Umwandlung. Sie besteht in der konsequenten Erprobung des Lebens „als Frau" bzw. „als Mann" über längere Zeit. Die körperliche Umwandlung erfolgt operativ, unterstützt von Hormonpräparaten. Das juristische Verfahren beinhaltet schließlich die Änderung des Namens und sämtlicher geschlechtsbezogener Personendaten.

Literatur

1. Gros R.: Gynäkologie für Frauen, Trias Verlagsgemeinschaft, Stuttgart 1989
2. Kern G.: Gynäkologie, Thieme Verlag, Stuttgart 1985
3. Langman J.: Medizinische Embryologie, Thieme Verlag, Stuttgart 1980
4. Lindemann G.: Das paradoxe Geschlecht. Transsexualität im Spannungsfeld von Körper, Leib und Gefühl, Fischer Verlag, Frankfurt am Main 1993
5. Pschyrembel W., Strauss G., Petri E. (Hrsg.): Praktische Gynäkologie, Walter de Gruyter Verlag, Berlin 1991

12 Lageanomalien des Uterus und gynäkologische Urologie

Dagmar Gründler

Die Stellung des Uterus (Abb. 12-1 und 12-2) im kleinen Becken (*Positio*) wird von der Kippung des Uterus als Ganzes (*Versio*) und der Knickung der Uteruskörperachse gegen die Längsachse der Zervix (*Flexio*) bestimmt. Dabei befindet sich der Uterus am häufigsten in *Anteflexion*. Lageveränderungen des Uterus sind durch Verdrängung (z. B. Tumore) oder durch Verziehung aufgrund von Verwachsungen (z. B. nach Entzündungen) im kleinen Becken bedingt. Die Lageveränderungen können den Uterus allein betreffen oder als Kombination mit Verlagerung der Scheidenvorderwand, der Scheidenhinterwand, der Harnblase (*Zystozele*), des Rektums (*Rektozele*), des Douglas-Raumes (*Douglasozele*) oder der Ovarien auftreten. Vier Lageveränderungen bedürfen der besonderen Beachtung:

- die *Retroflexio uteri*
- die *Hyperanteflexio uteri*
- der *Descensus uteri et vaginae*
- der *Prolaps uteri*

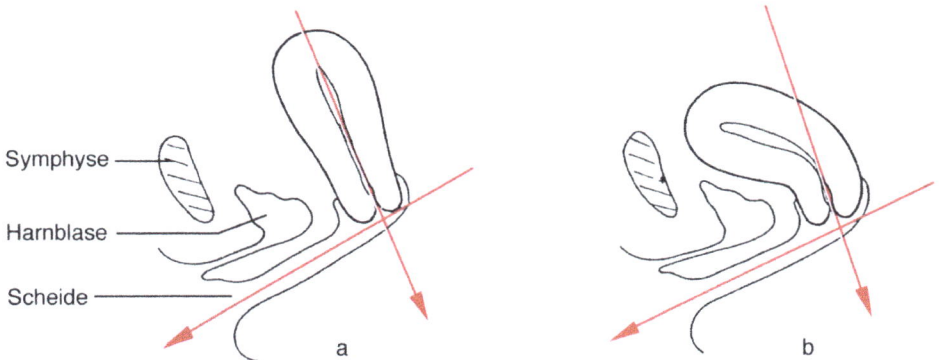

Abb. 12-1: Beispiel für Versio: Die Anteversio. Kippung des ganzen Uterus nach vorn zur Symphyse hin. Die Anteversio findet ihren Ausdruck bei gestrecktem Uterus (a) durch den Winkel zwischen Uterusachse und Scheidenachse, bei geknicktem Uterus (b) durch den Winkel zwischen Zervixachse und Scheidenachse.

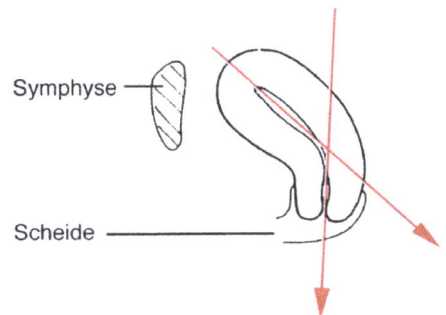

Abb. 12-2: Beispiel für Flexio: die Anteflexio. Knickung der Uteruskörperachse nach vorne gegen die Zervixachse

12.1 Retroflexio uteri

Retroflexio uteri mobilis (Rückwärtsknikkung bei gut beweglichem Uterus)**:** Diese Lageanomalie (Abb. 12-3) kommt häufig vor. Sie macht selten Beschwerden und besitzt keinen Krankheitswert. Bei Eintritt einer Schwangerschaft richtet sich der Uterus im ersten Trimenon in der Regel von selbst auf. Die Retroflexio uteri mobilis tritt am häufigsten nach Entbindungen infolge Erschlaffung des Halteapparates (z. B. nach zu früher Belastung im Wochenbett) auf. Seltener findet sie sich bei jungen Frauen, die noch nie geboren haben.

Retroflexio uteri fixata: Der Uterus läßt sich bei der Untersuchung nicht aufrichten und ist im Douglasraum fixiert (Abb. 12-4). Als Ursache kommen narbige Veränderungen nach vorausgegangenen Entzündungen (z. B. Adnexitis, Douglasabszeß, Bauchfellentzündung), nach Eileiterschwangerschaft oder bei Endometriose in Frage. Die Retroflexio uteri fixata macht häufig keine Beschwerden. Treten Symptome auf, sind diese meist durch eine Vergrößerung des Uterus aufgrund einer Blutfülle (besonders prämenstruell und durch menstruelle Abflußstauung) bedingt. Als *Symptome* werden Kreuzschmerzen, sekundäre Dysmenorrhoe (besonders stark bei Endometriose), Schmerzen beim Geschlechtsverkehr, Blutungsstörungen, Blasenbeschwerden und Druck auf das Rektum angegeben. Die Retroflexio uteri fixata wird durch die bimanuelle Palpation diagnostiziert. Es tasten sich narbige Stränge im Douglasraum, ein Aufrichtungsversuch des Uterus mißlingt und bereitet der Patientin Schmerzen. Die weitere Diagnostik zur Klärung der Ursache besteht in einer Bauchspiegelung. Eine *Therapie* ist nur bei ausgeprägten Beschwerden angezeigt.

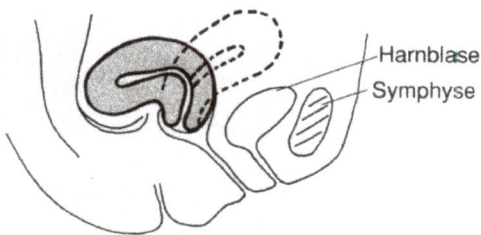

Abb. 12-4: Retroflexio uteri fixata nach Entzündung

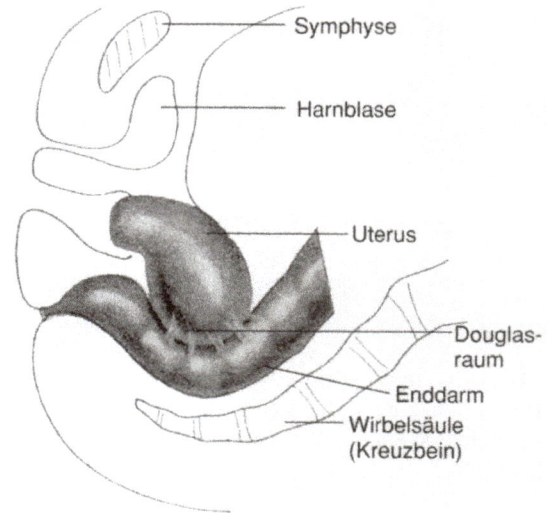

Abb. 12-3: Retroflexio uteri. Statt nach vorne (gestrichelte Linie) ist die Gebärmutter nach hinten zum Kreuzbein geknickt.

12.2 Anteflexio uteri und Hyperanteflexio uteri

Die normale Lage des Uterus ist die Anteflexio uteri. Bei der Hyperanteflexio uteri (Abb. 12-5) ist der Uterus meist unterentwikkelt (hypoplastisch) und auffallend derb. Das Bindegewebe in Uterusnähe ist rigide. Die Hyperanteflexio uteri kann ein Teilsymptom

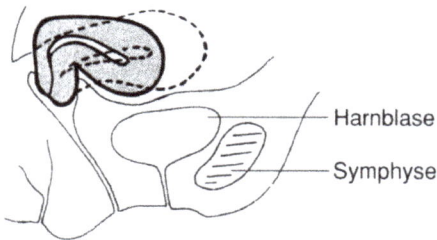

Abb. 12-5: Hyperanteflexio uteri

einer oft gleichzeitig bestehenden allgemeinen genitalen Hypoplasie sein. Die genitale Hypoplasie ist durch Östrogenmangel bedingt. Eine isolierte Hypoplasie des Uterus

bei der geschlechtsreifen Frau kann nach langdauernder Gestagenbehandlung auftreten. Es finden sich drei Hauptsymptome beim unterentwickelten hyperanteflektierten Uterus:

- *Dysmenorrhoe* (durch engen Zervikalkanal und gestörte Kontraktilität des Uterus)
- evtl. *Sterilität*
- *verstärkte* oder *schwache Regelblutungen* (bis zur Amenorrhoe).

Hydrotherapie, Massagen und Sport sind von fraglichem Wert. Die Hyperanteflexio darf niemals operativ behandelt werden. Tritt eine Schwangerschaft ein, richtet sich der Uterus meist spontan auf.

12.3   Descensus uteri et vaginae

Uterus und Vagina können je für sich oder in unterschiedlicher Kombination und Ausmaß tiefertreten (*deszendieren*). Der isolierte Deszensus der vorderen Scheidenwand führt zur Zystozele (Senkung des Blasenbodens), die isolierte Senkung der hinteren Scheidenwand zur Rektozele (Senkung der Rektumvorderwand). Die Senkungszustände der Gebärmutter (Abb. 12-6) bzw. der Scheide (Abb. 12-7) sind die häufigsten krankhaften gynäkologischen Befunde bei Frauen jenseits des 30. Lebensjahres. Die erhobenen Befunde und die subjektiven Beschwerden weichen dabei oft sehr voneinander ab. Ursachen für einen Deszensus:

- Beckenbodeninsuffizienz (Schwäche der Beckenbodenmuskulatur)
- Erschlaffung des Band- und Halteapparates (z. B. nach Geburten)
- Störungen der intraabdominalen Druckverhältnisse (z. B. durch Rektusdiastase).

Bei der **Beckenbodeninsuffizienz** kann eine Zerreißung des Musculus levator ani (Ein- oder Abriß vom Schambein) vorliegen. Diese Zerreißung tritt besonders nach vaginal-operativen Entbindungen (z. B. Saugglocken- bzw. Zangenentbindung) oder

nach langanhaltendem Druck des kindlichen Kopfes auf den Beckenboden auf (z. B. bei langer Geburtsdauer). Durch die bindegewebige Heilung ist die ursprüngliche Stützfunktion des stärksten Beckenbodenmuskels nicht mehr gewährleistet. Kommt es nicht zum Levatorenein- oder -abriß, führt eine Überdehnung der Levatoren nach zu früher Belastung des Beckenbodens im Wochenbett oder durch zu schwere körperliche Arbeit ebenfalls zum Verlust der Stützfunktion.

Symptome beim Deszensus können sein:

- Senkungsgefühl
- evtl. Schmerzen (z. B. Rückenschmerzen oder Schmerzen, die in die Leiste ausstrahlen)
- Harnwegsinfektionen, häufiges Wasserlassen, Restharnbildung
- Streßinkontinenz
- Darmprobleme (z. B. Obstipation bei Rektozele)
- Scheidenentzündungen, Blutungen oder blutiger Fluor.

Therapie: Die muskuläre Beckenbodeninsuffizienz kann mit Beckenbodengymnastik verbessert werden. Der Descensus uteri wird

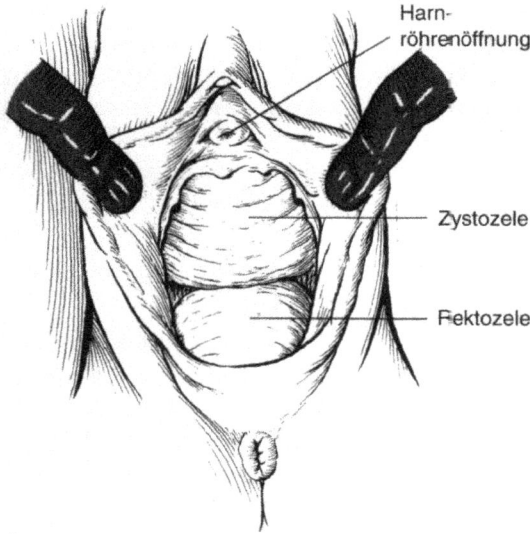

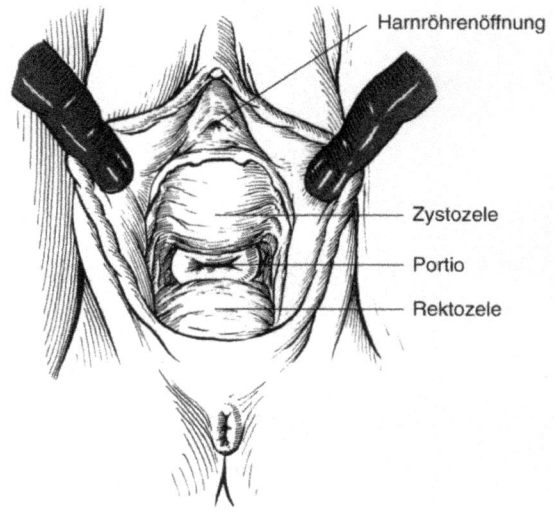

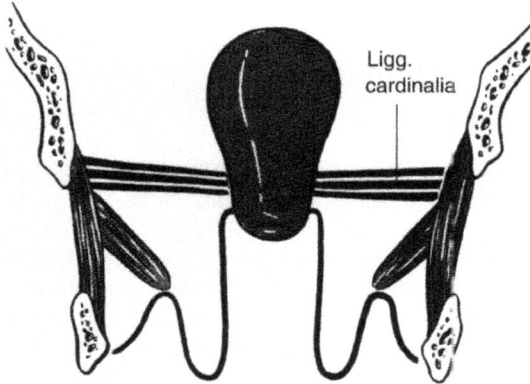

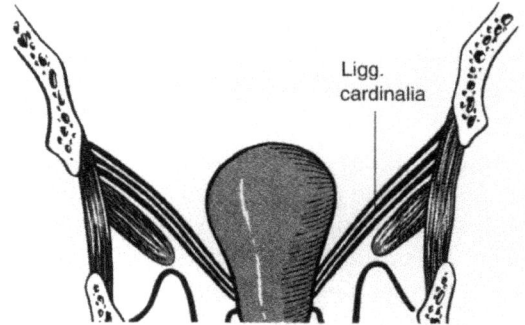

Abb. 12-6: Descensus vaginae mit Zysto- und Rektozele bei Defekt des Stützapparates (Beckenboden). Halteapparat des Uterus intakt (Ligg. cardinalia)

Abb. 12-7: Descensus uteri et vaginae mit Zysto- und Rektozelenbildung. Stütz- und Halteapparat insuffizient

behandlungsbedürftig, wenn Beschwerden auftreten. Die Therapie des Descensus uteri besteht in der Entfernung der Gebärmutter,

evtl. mit gleichzeitiger vorderer bzw. hinterer Plastik (Hebung der vorderen bzw. hinteren Scheidenwand). Wird eine Operation abgelehnt oder ist das Risiko einer Operation für die Patientin zu hoch, können die Beschwer-

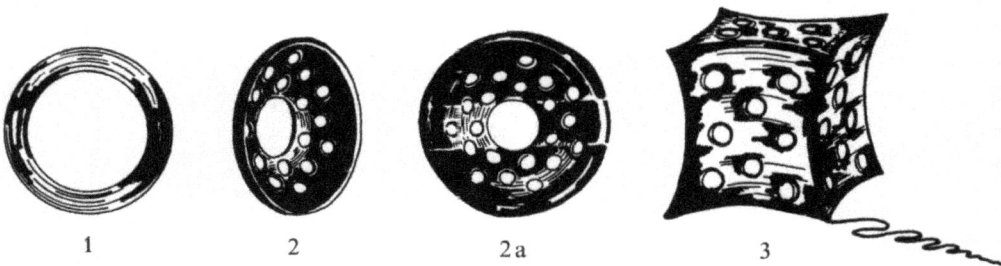

Abb. 12-8: Häufig verwendete Pessartypen: 1 = Ringpessar; 2 = Siebpessar; 2a = Falk-Pessar; 3 = Würfelpessar.

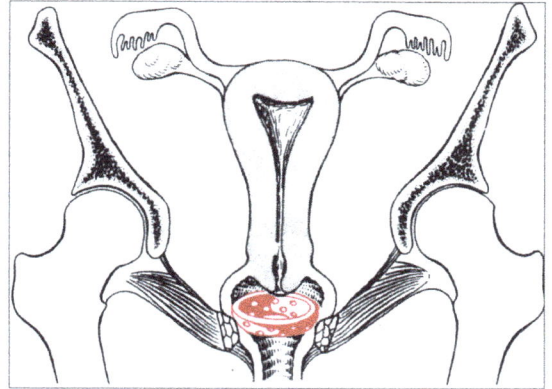

Abb. 12-9: Korrekter Sitz eines Siebpessars auf den Levatorrändern nach Einlage in die Scheide

den durch eine Pessarbehandlung vermindert werden (Abb. 12-8). Bedingung dabei ist, daß das Pessar auf den Levatorrändern eine

Auflage findet (Abb. 12-9). Das Pessar sollte alle 4–6 Wochen gewechselt und gereinigt werden.

12.4 Prolaps uteri

Der Prolaps uteri (Abb. 12-10) ist der stärkste Grad der Senkung des Uterus und der Scheide. Die Genitalorgane fallen vor die Vulva. Durch diese veränderten anatomischen Verhältnisse werden Blasen- und Darmfunktion beeinträchtigt. Es kommt zu Harnwegsinfektionen, Restharnbildung, Harninkontinenz und Obstipation. Außerdem können Druckgeschwüre an Portio und Scheide entstehen.

Merke: Im Gegensatz zum Deszensus muß ein Prolaps immer operativ behandelt werden.

Die Wahl der operativen Therapie ist vom Alter und vom Allgemeinzustand der Patientin abhängig.

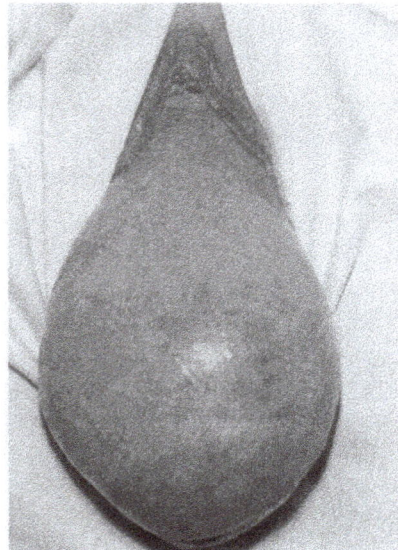

Abb. 12-10: Prolaps uteri. Das ganze Scheidenrohr ist herausgestülpt und liegt vor der Vulva. Darin tastet man die Gebärmutter wie in einem Sack

12.5 Inkontinenz

12.5.1 Streßinkontinenz

Unter Streßinkontinenz versteht man den unwillkürlichen Urinabgang bei Belastung, der mit einer intraabdominellen Druckerhöhung einhergeht (z. B. Niesen, Husten, Lachen). Die Blasenhalsregion spielt funktionell die wichtigste Rolle. Man unterscheidet 3 Grade der Streßinkontinenz:

- *Grad 1:* geringer Harnabgang beim Husten, Niesen, Lachen oder bei schwerer körperlicher Arbeit
- *Grad 2:* Harnabgang auch bei leichter Arbeit und beim Laufen, Gehen, Treppensteigen
- *Grad 3:* ständiger Harnabgang auch in Ruhe, unabhängig von der Belastung.

Besteht eine Zystozele (Senkung des Blasenbodens), kommt es durch die veränderten anatomischen Verhältnisse im Bereich der Blasenhalsregion häufig zur Restharnbildung (die Blase kann nicht vollständig entleert werden) und dadurch zur Harnwegsinfektion.

Therapie: Die Streßinkontinenz 1. Grades wird mit Beckenbodengymnastik behandelt. Ziel der operativen Behandlung bei der Streßinkontinenz 2. und 3. Grades ist die korrekte Wiederherstellung der anatomischen Lage der Harnröhre, vor allem der Blasenhalsregion. Nach der Operation sollte durch Beckenbodengymnastik ein optimaler Trainingszustand der Beckenbodenmuskulatur erreicht werden. Diese Gymnastik sollte lebenslang durchgeführt werden.

12.5.2 Urgeinkontinenz (Dranginkontinenz)

Unter Dranginkontinenz versteht man den unwillkürlichen Harnabgang bei gleichzeitig starkem Harndrang. Als Ursache kommt eine Überaktivität (*motorische Urgeinkontinenz*) des Blasenmuskels (M. detrusor vesicae) oder eine übersteigerte Sensibilität (*sensorische Urgeinkontinenz*) des Blasenmuskels in Frage. Bei der Urgeinkontinenz liegt also keine anatomische Verlagerung der Blasenhalsregion vor, sondern eine Störung im Bereich des Blasenmuskels.

Therapie: Diese Störung kann nur medikamentös behandelt werden. Als Medikamente kommen Parasympathikolytika, Spasmolytika, Psychopharmaka, Neuroleptika, Tranquilizer und Hormonpräparate zur Anwendung. Die Erfolgsraten liegen allerdings nur bei 50%. Gleichzeitiges gezieltes Blasentraining und Psychotherapie führen zu deutlich besseren Erfolgen, was eine psy-

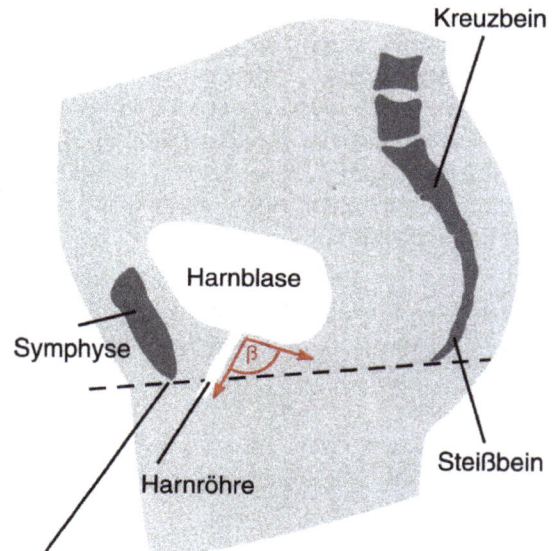

Abb. 12-11: Schematische Darstellung der Harnröhren-Harnblasen-Region. Der Winkel zwischen Harnröhre und Blase (β, in der Abb. rot hervorgehoben) spielt eine Rolle bei der operativen Korrektur der Zystozele.

chosomatische Ursache der Inkontinenz vermuten läßt.

Die objektive Unterscheidung zwischen beiden Inkontinenzformen ist nur durch die **urodynamische Diagnostik** möglich. Nach vorausgegangener ausführlicher Anamnese und gynäkologischer Untersuchung wird eine *Zystotonometrie* durchgeführt. Sie beinhaltet eine *Zystometrie* (Druckmessung in der Harnblase), eine *Urethrometrie* (Bestimmung des Urethradruckprofils, des Urethralverschlußdruckes und der Urethralänge) und eine *Uroflowmetrie* (entleerte Harnmenge durch die Urethra in einer bestimmten Zeit). Mit Hilfe von Ultraschall- und Röntgenuntersuchungen kann der Urethra-Blasen-Winkel (Abb. 12-11) bestimmt werden, der bei der operativen Korrektur der Streßinkontinenz Beachtung findet.

Literatur

1. Dudenhausen J. W., Schneider H. P. G. (Hrsg.): Frauenheilkunde und Geburtshilfe, 5. Aufl., de Gruyter Verlag, Berlin, New York 1994
2. Glatthaar E., Benz J. (Hrsg.): Checkliste Gynäkologie, 3. Aufl., Georg Thieme Verlag, Stuttgart 1984
3. Kaiser R., Pfleiderer A.: Lehrbuch der Gynäkologie, 15. Aufl., Georg Thieme Verlag, Stuttgart 1985
4. Pschyrembel W., Strauss G., Petri, E. (Hrsg.): Praktische Gynäkologie, 5. Aufl., de Gruyter Verlag, Berlin, New York 1991

13 Zyklusstörungen

Hildegard Hofmann

Zyklusstörungen äußern sich in Unregelmäßigkeiten und Veränderungen der Regelblutung bzw. durch Ausbleiben des Eisprunges (*Anovulation*). Sie sind in erster Linie Symptom verschiedener Erkrankungen, können aber auch als *funktionelle Störung* das eigentliche Krankheitsbild darstellen. Die normale Regelblutung (*Eumenorrhoe*) tritt alle 28 Tage ein (25–35 Tage) und dauert 4–6 Tage. Der Blutverlust beträgt durchschnittlich 50 bis 100 ml und es treten keine das Allgemeinbefinden deutlich beeinträchtigende Begleiterscheinungen auf. Blutungsunregelmäßigkeiten werden nach Rhythmik, Dauer und Stärke der Blutungen und deren Begleiterscheinungen eingeteilt. Zur Beurteilung eignet sich das sog. *Kaltenbach-Schema*, in das die Regelblutungen über mehrere Monate eingetragen werden (Abb. 13-1).

13.1 Prämenstruelles Syndrom

Definition: Das prämenstruelle Syndrom besteht aus einem Komplex unterschiedlicher Beschwerden und Befindlichkeitsstörungen in der zweiten Zyklushälfte, die mit dem Ende des Zyklus, den absinkenden Hormonspiegeln und der zu erwartenden Menstruation in Verbindung gebracht werden. Mit dem Eintreten der Blutung und dem Neubeginn des Zyklus hören die Beschwerden auf.

Symptome: Zum Symptomenkomplex gehören:

- Spannungsgefühle und Schmerzen in der Brust
- Völlegefühl, Blähungen und Wassereinlagerung
- Kopfschmerzen und Schlafstörungen
- schlechte Laune, Nervosität, Konzentrationsschwierigkeiten.

In der Literatur wird das prämenstruelle Syndrom als Krankheitsbild sehr unterschiedlich bewertet. Teils werden individuelle konstitutionelle Faktoren beschrieben, die zu einer Überbewertung und Verstärkung physiologischer Vorgänge führen, teils Hormonschwankungen mit relativem Gestagenmangel als Ursache vermutet. In manchen Arbeiten wird der Standpunkt vertreten, daß das prämenstruelle Syndrom als konstruiertes Krankheitsbild lediglich zur weiteren Medikalisierung von Frauen beiträgt. Andere betonen die Ernsthaftigkeit und Schwere dieser Erkrankung, die in ihrem Ausmaß völlig unterschätzt werde. Es werden sogar Gerichtsurteile zitiert, die das prämenstruelle Syndrom als Grund für verminderte Schuldfähigkeit bei Frauen anerkennen. In der gynäkologischen Sprechstunde sollten jedoch die individuelle Problematik und der Leidensdruck der betroffenen Frauen im Vordergrund stehen.

Diagnose: Ausschlaggebend sind die anamnestischen Angaben. Gynäkologische Untersuchung und Sonographie ergeben unauffällige Befunde. Basaltemperaturkurve und Hormonanalysen zeigen eventuell vorhandene Störungen der physiologischen Hormonproduktion auf.

Therapie: Der vermutete relative Gestagenmangel kann mit Hormonen behandelt werden (Gestagene oder Östrogen-Gestagen-Gemisch). Stehen die Brustschmerzen im

Bezeichnung	Blutungsrhythmus und - dauer: waagerechte Ausdehnung
	Blutungsstärke: senkrechte Ausdehnung

schwach   mittel   stark

	Wochen 1 2 3 4	1 2 3 4	1 2 3 4	1 2 3 4	1 2 3 4	1
Eumenorrhoe = normale Regelblutung						

Veränderungen im Blutungsrhythmus (Tempoanomalien)

Oligomenorrhoe
= zu seltene Regelblutung

Polymenorrhoe
= zu häufige Regelblutung

Veränderungen im Blutungsstärke und Blutungsdauer (Typusanomalien)

Hypomenorrhoe
= zu schwache Regelblutung

Hypermenorrhoe
= zu starke Regelblutung

Menorrhagie
= zu lange Regelblutung

Zusatzblutungen

prämenstruelle Blutung
= Vorblutung

postmenstruelle Blutung
= Nachblutung

zyklische Zwischenblutung

Metrorrhagie
= Blutung von mehr als 7 Tagen
  Dauer ohne erkennbaren Zyklus

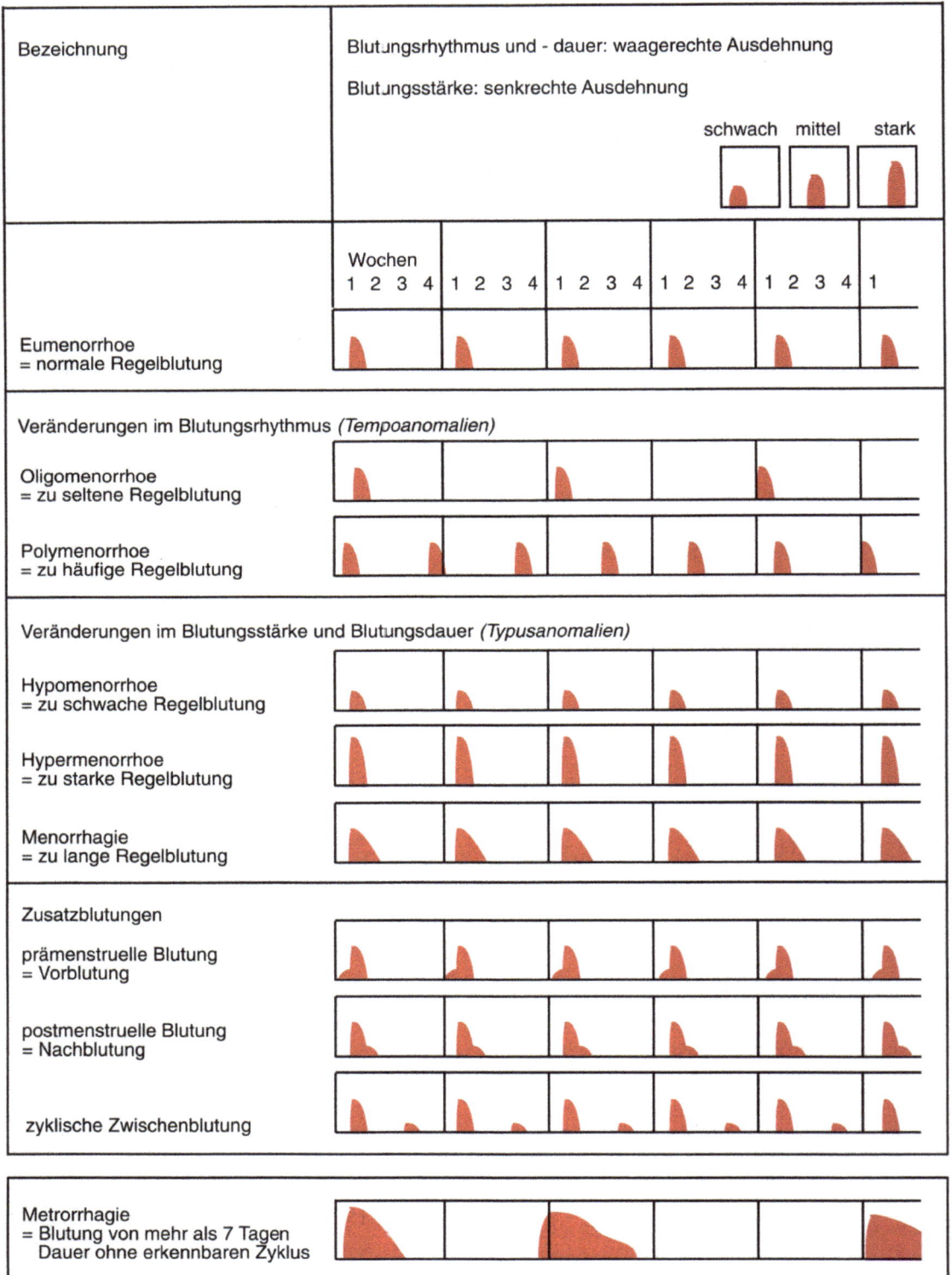

Abb. 13-1: Zyklusstörungen und ihre Darstellung im Kaltenbach-Schema

Vordergrund, sind eventuell Prolaktinhemm-stoffe wirkungsvoll; bei starker Wassereinla-gerung werden in seltenen Fällen Diuretika eingesetzt. Langfristig sind einfühlsame Bera-tungsgespräche zur Ernährungs- und Lebens-weise, zum Umgang mit dem eigenen Körper und zu Maßnahmen, die Kreislauf, Stoff-wechsel und die persönliche Entspannung fördern, erfolgversprechender.

13.2 Dysmenorrhoe

Definition: Als Dysmenorrhoe wird die schmerzhafte, das Allgemeinbefinden we-sentlich einschränkende Regelblutung be-zeichnet.

Man unterscheidet:

• primäre Dysmenorrhoe: Regelblutungen sind schon seit der Pubertät von Schmerzen begleitet
• sekundäre Dysmenorrhoe: zunächst nor-male, wenig beeinträchtigende Menstruatio-nen, die später plötzlich oder allmählich schmerzhaft wurden.

Symptome: Typisch sind krampfartige Schmerzen im Unterbauch bzw. im Rücken, die oft schon kurz vor der eigentlichen Blu-tung beginnen und dann 1–4 Tage anhalten. Zusätzlich können Übelkeit und Erbrechen, Kopfschmerzen, Kreislauflabilität (Schwindel, „Schwarzwerden" vor den Augen) und ande-re Störungen des Allgemeinbefindens auftre-ten.

Ursachen

• *Organische Ursachen* liegen nur bei einem Teil der betroffenen Frauen zugrunde. Das können z. B. Fehlbildungen, Myome, Polypen der Gebärmutter, Verengungen im Zervikal-kanal oder eine Endometriose sein. Bei den meisten Frauen liegen keine organischen Veränderungen vor und die gynäkologische Untersuchung bleibt ohne pathologischen Befund. Können keine organischen Ursachen gefunden werden, die die starken Schmerzen

hinreichend erklären, spricht man von *funk-tioneller Dysmenorrhoe.*
• *Konstitutionelle Faktoren* spielen bei Frau-en eine Rolle, die auch sonst leicht zu Ver-spannungen und Verkrampfungen neigen (die z. B. oft kalte Hände und Füße haben oder unter Spannungskopfschmerzen leiden).
• *Psychische Komponenten* spielen häufig eine Rolle. Das können ungelöste Konflikte mit sich selbst und dem eigenen Körper sein, Probleme mit dem Partner, Schwierigkeiten mit der gemeinsamen Lebensplanung ein-schließlich Kinderwunsch, Belastungen im Berufs- und Familienleben usw.

Es wird u. a. vermutet, daß konstitutionelle und seelische Faktoren zu einer vermehrten Prostaglan-dinproduktion im Uterusmuskel führen und da-durch die verstärkten und schmerzhaften Kontrak-tionen ausgelöst werden.

Diagnose: eingehende Anamnese und gynä-kologische Untersuchung, ergänzt durch die Sonographie. Die Diagnose funktionelle Dys-menorrhoe ist eine Ausschlußdiagnose.

Therapie

1. *Behandlung akuter Beschwerden:*

• *Wärme,* ein bis zwei Tage Bettruhe, Wärm-flasche oder Massagekissen. Durchblutungs- und entspannungsfördernde Kräutertees (Frauenmantel, Schafgarbe, Kamille, Melisse u. a.) entkrampfen und lindern die Schmer-zen. Auch Zärtlichkeiten und sexuelle Akti-vitäten, die zum Orgasmus führen, können eine wärmende, entspannende Wirkung auf die inneren Genitalorgane ausüben.

• *Schmerzmittel*, die Acetylsalicylsäure, Indometacin oder Diclofenac enthalten, wirken in vielen Fällen gut. Diese Wirkstoffe hemmen die Prostaglandinproduktion.

• krampflösende Substanzen (*Spasmolytika*) wirken entspannend auf die glatte Muskulatur. Der Behandlungserfolg ist individuell sehr unterschiedlich.

Merke: Zur Dauertherapie sind diese Medikamente aufgrund ihrer unerwünschten Wirkungen, z. B. am Magen-Darm-Trakt, nicht geeignet.

2. *Langfristige therapeutische Maßnahmen:*

Wenn möglich, sollte die Ursache der Dysmenorrhoe beseitigt werden. Bei organischen Veränderungen ist das meist möglich: Myome können operativ entfernt werden, die Endometriose wird hormonell behandelt. Bei überwiegend funktionell bedingten Beschwerden ist eine kausale Therapie oft unmöglich.

• *bewußte Entspannung:* Autogenes Training, Meditation, Yoga oder Qi-Gong können erlernt und im Bedarfsfall erfolgreich angewandt werden.

• *hormonelle Therapie:* Die Erfahrung zeigt, daß Frauen, die keinen Eisprung haben, sehr viel seltener an Dysmenorrhoe leiden. Der Grund dafür ist nicht genau bekannt. Durch Einnahme der Antibabypille wird der Eisprung unterdrückt. In vielen Fällen können die Schmerzen damit beseitigt werden (möglicherweise ist die damit getroffene Entscheidung zu sicherer Empfängnisverhütung für den Erfolg mitverantwortlich). Wird die Therapie nach mehreren Monaten wieder abgesetzt, kann die Beschwerdefreiheit bestehen bleiben, die Dysmenorrhoe kann aber auch wiederkehren.

• *Psychotherapie:* ist in einigen Fällen unter Umständen die einzige erfolgversprechende Maßnahme.

13.3 Hypomenorrhoe

Definition: Die Regelblutung ist sehr schwach und dauert nur 1–2 Tage oder noch weniger. Das Endometrium ist nur sehr dünn ausgebildet.

Die Störung hat oft keinerlei Krankheitswert. Sie kann aber auch Ausdruck einer chronischen Veränderung der Gebärmutterschleimhaut sein (z. B. Atrophie nach Ausschabung) oder andere körperliche oder seelische Ursachen haben. Eine Hypomenorrhoe kann in eine sekundäre Amenorrhoe übergehen, d. h. die Regelblutung bleibt ganz aus.

Diagnose: Anamnese, allgemeine und gynäkologische Untersuchung sowie Ultraschall geben Aufschluß über die körperliche Verfassung und Veränderungen an den Genitalorganen. Basaltemperaturmessungen über mehrere Monate zeigen an, ob ein Eisprung stattfindet oder nicht. Bei Verdacht auf Ovarialinsuffizienz (ungenügende Funktion der Eierstöcke) sind Hormonanalysen sinnvoll. In manchen Fällen ist eine Hysteroskopie (Spiegelung der Gebärmutterhöhle) empfehlenswert.

Therapie: ist in der Regel nicht erforderlich. Eine bestehende Ovarialinsuffizienz wird nur behandelt, wenn Kinderwunsch besteht; dann kann der Zyklus hormonell angeregt werden. Organische Ursachen (z. B. Verwachsungen in der Gebärmutterhöhle) können evtl. operativ beseitigt werden.

13.4 Oligomenorrhoe

Definition: Die Regelblutung tritt zu selten, d. h. weniger als zehnmal im Jahr auf bzw. ein Zyklus dauert länger als fünf Wochen. Häufig findet auch kein Eisprung statt. Eine Oligomenorrhoe kann in eine Amenorrhoe übergehen.

Diagnose: Meist ist der zu lange Zyklus Ausdruck einer veränderten hormonellen Regulation ohne organischen Befund. Die Basaltemperaturkurve zeigt auf, ob Ovulationen vorhanden sind. Durch Analyse der Geschlechtshormone, der Nebennierenrindenhormone, der Hypophysen- bzw. der Schilddrüsenhormone können evtl. vorliegende Störungen der hormonellen Regulation nachgewiesen werden. Diese Maßnahmen sind aufwendig und langwierig. Meistens hat die Oligomenorrhoe keinen Krankheitswert, es handelt sich einfach um einen langsamen Zyklus. Das Ausmaß der diagnostischen Maßnahmen muß deshalb stets im Einzelfall abgewogen werden.

Therapie: Wie die Hypomenorrhoe wird auch die Oligomenorrhoe nur therapiert, wenn Kinderwunsch besteht oder die betroffenen Frauen aus anderen Gründen eine Zyklusregulierung wünschen. Dann kann der Zyklus durch Gestagene oder eine Östrogen-Gestagen-Therapie angeschoben werden.

13.5 Amenorrhoe

Definition: Ausbleiben der Regelblutung.

Der weibliche Zyklus ist ein höchst komplexes Geschehen. Sehr viele Faktoren tragen zum reibungslosen Ablauf bei und stehen in Wechselbeziehungen zueinander. Das unerklärliche Ausbleiben der Regelblutung über einen längeren Zeitraum stellt eine erhebliche Störung dar und wird von den meisten Frauen als beunruhigend empfunden. In den meisten Fällen finden keine Ovulationen statt, d. h. die Amenorrhoe bedeutet gleichzeitig Sterilität.

Einteilung: Man unterscheidet *physiologische* und *pathologische Amenorrhoe*. Eine Amenorrhoe ist physiologisch

- in der Kindheit
- während Schwangerschaft und Stillzeit
- nach der Menopause.

Tatsächlich sind Schwangerschaften die Hauptursache für das Ausbleiben der Regelblutung. Deshalb muß stets vor jeder weiteren Diagnostik ein Schwangerschaftstest durchgeführt werden.

In allen anderen Fällen ist eine Amenorrhoe pathologisch. Hier unterscheidet man zwischen primärer und sekundärer Amenorrhoe. Von *primärer Amenorrhoe* spricht man, wenn die betreffende Frau noch nie eine Regelblutung hatte. In Mitteleuropa beginnen Mädchen durchschnittlich mit 12–13 Jahren zu menstruieren. Die erste Menarche kann aber auch länger auf sich warten lassen. Ab wann von primärer Amenorrhoe gesprochen werden muß, ist u. a. auch von der sonstigen pubertären körperlichen Entwicklung abhängig. Meist gilt das 16.–18. Lebensjahr als Obergrenze für den Eintritt der Menarche. Eine *sekundäre Amenorrhoe* liegt vor, wenn die vorher regelrecht stattfindenden Menstruationen plötzlich oder allmählich ausbleiben, ohne daß bereits ein Zusammenhang mit den Wechseljahren hergestellt werden kann. Die meisten Amenorrhoen sind sekundär.

13.5.1 Ursachen

Störungen des Regelkreises Hypothalamus-Hypophyse: Im Hypothalamus wird Gonadotropin-Releasing-Hormon gebildet, das in pulsatilem Rhythmus über den Hypophysenstiel in den Hypophysenvorderlappen gelangt. Dort stimuliert und steuert es die Produktion von FSH und LH. Diese wiederum stimulieren in den Ovarien die Follikelreifung und die Produktion von Östrogenen und Gestagen. Wird dieser Regelkreis gestört, können Anovulation und Amenorrhoe die Folge sein (d. h. es findet kein regelrechter Zyklus mehr statt). Störungen des Zusammenspiels Hypothalamus-Hypophyse sind die weitaus häufigste Ursache sekundärer Amenorrhoen (mehr als 60% der Fälle). Werden die unten genannten Faktoren bereits vor bzw. in der Pubertät wirksam, kann es auch zu einer primären Amenorrhoe kommen. Auslöser solcher Störungen sind z. B.:

• psychogene und psychoreaktive Faktoren (häufigste Ursache sekundärer Amenorrhoen), z. B. schwere seelische Erschütterungen, Trauer und Depression, unsichere Lebensbedingungen, Bedrohung, Angst, Anorexia nervosa, extremer Kinderwunsch (Scheinschwangerschaft) und viele andere, nicht faßbare (*idiopathische*) Regulationsstörungen.
• Entzündungen, Tumore, Blutungen und andere Prozesse des Hypothalamus oder der Hypophyse. Wichtigstes Beispiel, da zweithäufigste Ursache sekundärer Amenorrhoen, ist die Überproduktion von Prolaktin, einem Hormon des Hypophysenvorderlappens (Hyperprolaktinämie). Dabei kann möglicherweise ein nachweisbarer Hypophysentumor vorliegen (*Prolaktinom*).

Ein anderes Beispiel ist das **Sheehan-Syndrom.** Darunter versteht man das Zugrundegehen des Hypophysenvorderlappens nach einer schweren Geburt, bei der es zu einer extremen Minderdurchblutung der Drüse gekommen ist (ischämische Nekrose). Die stimulierenden Hormone, die

dort produziert wurden, fallen vollständig aus. Dadurch kommt es u. a. zu Funktionsstörungen (Insuffizienz) der Eierstöcke (FSH und LH bleiben aus), der Nebennieren (ACTH bleibt aus) und der Schilddrüse (das schilddrüsenstimulierende Hormon TSH bleibt aus) und den damit verbundenen Ausfallserscheinungen.

• Erkrankungen der Schilddrüse oder der Nebennieren, schwere Leber- oder Nierenerkrankungen, sog. konsumierende Erkrankungen wie Krebs oder Tuberkulose
• starke Gewichtszunahme und Übergewicht, starke Gewichtsabnahme, chronische Unterernährung und Untergewicht, Klimaveränderungen (Fernreisen), aktiver Leistungssport oder extreme Streßsituationen (Examensvorbereitung).

Entwicklungsstörungen der Genitalorgane: Die fehlende Regelblutung ist hier Folge der eingeschränkten Funktionsfähigkeit, der ungenügenden Ausbildung oder des völligen Fehlens einzelner oder mehrerer Organe. Angeborene Fehlbildungen sind die häufigste Ursache primärer Amenorrhoen.

Erkrankungen der Eierstöcke: In seltenen Fällen können Entzündungen, Tumore oder andere Erkrankungen der Eierstöcke zu Zyklusstörungen mit ausbleibender Regelblutung führen. Ein Beispiel ist das Syndrom der polyzystischen Ovarien (Abb. 13-2): Die Synthese von Sexualhormonen ist aus noch ungeklärter Ursache gestört, im ovariellen Gewebe entstehen zahlreiche kleine Zysten. Die Androgene im Blut sind dabei meistens erhöht. Dies bedeutet, daß zu Amenorrhoe und Sterilität häufig Vermännlichungserscheinungen kommen, die die betroffenen Frauen sehr belasten (verstärkte Körperbehaarung, Klitorisvergrößerung, tiefe Stimme usw.).

Veränderungen der Gebärmutter: Wird das Endometrium zerstört (z. B. durch eine zu kräftige Kürettage, durch andere Verletzungen oder durch eine Entzündung) kommt es zu Verklebungen und Verwachsungen in der Uterushöhle (*Synechien*), die zum vollständi-

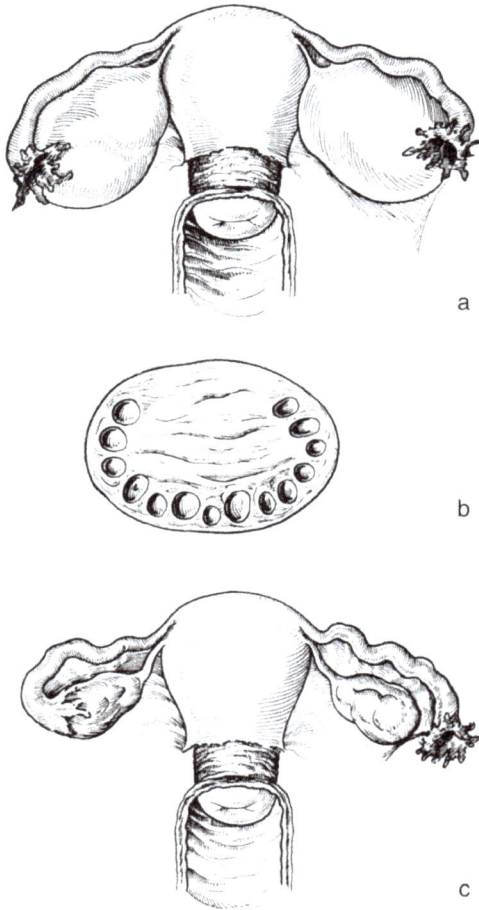

Abb. 13-2: Polyzystische Ovarien; a. die Eierstökke sind vergrößert, ganz glatt und sehen weiß aus, b. die Follikel im Eierstock sind perlschnurartig aufgereiht und zystisch erweitert, das normale Keimepithel geht dabei teilweise zugrunde, c. zum Vergleich Eierstöcke in normaler Größe und Form

gen Verschluß bzw. zur Endometriumatrophie führen können. Der hormonelle Zyklus läuft normal ab, es gibt aber nicht mehr genügend oder keine regenerierfähige Schleimhaut mehr, die abbluten kann.

Scheidenverschluß (Vaginalatresie): Der komplette Verschluß der Scheide (angeboren oder, häufiger, durch Entzündungen in der Kindheit entstanden), äußert sich als primäre Amenorrhoe bei sonst normaler pubertärer Entwicklung. Genaugenommen handelt es sich dabei um eine Pseudoamenorrhoe, da die hormonelle Regulation und Auf- und Abbau der Gebärmutterschleimhaut regelrecht funktionieren. Das Menstrualblut kann lediglich nicht abfließen. Die kleinste Form dieser Störung ist die angeborene Hymenalatresie (s. S. 206).

13.5.2 Diagnose

Zunächst wird eine sorgfältige Anamnese erhoben, der eine eingehende körperliche Allgemeinuntersuchung und eine gynäkologische Untersuchung folgt. Zum Ausschluß einer Schwangerschaft wird ein Schwangerschaftstest durchgeführt. Weitere diagnostische Maßnahmen sind:

• *Ultraschalluntersuchung*
• *Zyklusdiagnostik:* Basaltemperaturmessungen zur Feststellung von Ovulationen, Abstrich vom Scheidenepithel und evtl. eine Strichkürettage aus der Gebärmutterhöhle zur Beurteilung des Östrogeneinflusses, Hormonanalysen im Blut und im Urin, insbesondere die Bestimmung des Prolaktinspiegels, sowie hormonelle Provokationstests
• evtl. *Laparoskopie* und *Hysteroskopie* .

Bei primärer Amenorrhoe sollte spätestens bis zum 18. Lebensjahr mit der Diagnostik begonnen werden. Die gesamte pubertäre körperliche Entwicklung muß in die Beurteilung miteinbezogen werden. In manchen Fällen ist eine Chromosomenanalyse zur Untersuchung der Geschlechtschromosomen sinnvoll (z. B. bei Verdacht auf Turner-Syndrom oder testikuläre Feminisierung).

Merke: Da die diagnostischen Maßnahmen zum Teil invasiv sind, muß der zu erwartende Nutzen immer wieder neu mit den zu erwartenden Risiken und Belastungen in Relation gesetzt werden.

13.5.3 Therapie

Kausale Therapie: Liegt der Amenorrhoe eine erkennbare körperliche Ursache zugrunde, so wird kausal (ursächlich) behandelt, wenn dies möglich ist. Der normale Zyklus stellt sich dann wieder ein. Beispiele:

- bei *prolaktinbildendem Hypophysentumor:* medikamentöse Therapie mit Prolaktin-hemmstoffen
- bei starkem *Über-* oder *Untergewicht:* Gewichtsnormalisierung
- bei *schweren Allgemeinerkrankungen:* entsprechende Therapie
- bei *adrenogenitalem Syndrom:* Kortikoidtherapie
- bei *Endometriumatrophie:* Versuch der Wiedereröffnung der Gebärmutterhöhle, operativ oder hormonell.

Ist die Amenorrhoe psychisch oder psychoreaktiv bedingt (häufigste Form), ist eine abwartende Haltung sinnvoll. Nach Überwindung der Belastungs- oder Konfliktsituation (evtl. mit psychotherapeutischer Hilfe) stellt sich die Regelblutung meist wieder ein.

Symptomatische hormonelle Therapie: Ist die Amenorrhoe Folge hormoneller Störungen, deren Ursache nicht beseitigt werden kann, versucht man, durch Hormongaben eine Verbesserung der Situation herbeizuführen. Beispiele:

- beim *Sheehan-Syndrom* kann der Mangel an Ovarialhormonen durch Substitution von natürlichen Östrogenen (kombiniert mit Gestagen) teilweise ausgeglichen werden
- bei *hypoplastischen Eierstöcken* können durch Gabe einer Östrogen-Gestagen-Kombination fehlende Hormone substituiert werden, es kommt dann zu zyklischen Abbruchblutungen, nicht aber zu Ovulationen (d. h., die Sterilität bleibt bestehen)
- Liegen *Fehlbildungen* vor, die Zyklus und Menstruation unmöglich machen, wird in vielen Fällen ebenfalls eine dauerhafte Östrogen-Gestagen-Substitutionstherapie empfohlen. Dadurch wird teilweise der Hormonmangel ausgeglichen, die Ausprägung der weiblichen Körperform kann erfolgen und die vielfältigen, für den weiblichen Organismus notwendigen Wirkungen der Östrogene können sich entfalten.

Für manche Frauen steht im Zusammenhang mit der Amenorrhoe vor allem die Sterilität, der unerfüllte Kinderwunsch, im Vordergrund. In einigen Fällen kann versucht werden, medikamentös Ovulationen auszulösen und einen Zyklus herbeizuführen, z. B. wenn bei normalem körperlich-gynäkologischem Befund keine ursächlich zu behebende Störung erkennbar ist. Eine solche Stimulationstherapie ist u. U. auch beim Syndrom der polyzystischen Ovarien möglich.

13.6 Polymenorrhoe

Definition: Die Regelblutung tritt zu häufig auf, der Zyklus ist regelmäßig zu kurz (<25 Tage). Entweder ist die Follikelreifungszeit zu kurz, der Gelbkörper arbeitet nicht lange genug oder es treten überhaupt keine Ovulationen auf (anovulatorische Zyklen).

Diagnose: Organische Befunde sind meist nicht zu erheben. Basaltemperaturkurve und Hormonanalysen zeigen den Zeitpunkt des Eisprunges bzw. dessen Fehlen oder die frühzeitige Gelbkörperregression an.

Therapie: Der Zyklus kann durch Hormongaben normalisiert werden. In der ersten Zyklushälfte eingesetzte Östrogene verlängern die Follikelphase, nach der Ovulation eingenommene Gestagene verlängern die Gelbkörperphase. Behandlungsbedürftig ist eine Polymenorrhoe nur, wenn aufgrund der häufigen Blutungen eine Anämie entsteht oder wenn eine erwünschte Schwangerschaft nicht zustande kommt.

13.7 Hypermenorrhoe und Menorrhagie

Definition:
• *Hypermenorrhoe:* die Regelblutung ist regelmäßig zu stark, d. h. es gehen jedesmal mehr als 100–150 ml Blut verloren.
• *Menorrhagie:* die regulär auftretende Blutung dauert länger als sieben Tage.
Durch beide Zustände kann es zu einer Anämie mit den entsprechenden Symptomen kommen (Blässe, Müdigkeit, Kopfschmerzen, trockene Haut, brüchige Nägel usw.).

Eisenmangel: 100 ml Blut enthalten ca. 50 mg Eisen. Mehr als diese Menge kann im Laufe der folgenden 3–4 Wochen in der Regel nicht aus der Nahrung wieder aufgenommen werden (normale Eisenresorption aus der Nahrung bei Frauen im gebärfähigen Alter: 1,5–2 mg täglich). Wiederkehrende stärkere Blutverluste haben einen Eisenmangel zur Folge, der zu einer *hypochromen Anämie* führt (die Erythrozyten sind zu klein und enthalten zu wenig Hämoglobin).

Ursachen: Hypermenorrhoe und Menorrhagie sind meist organisch bedingt. Als Ursache kommen vor allem Endometriose, Uterusmyome oder -polypen in Betracht. Chronische Entzündungen der Gebärmutter oder der Adnexe können ebenfalls die Ursache sein.

Diagnose: Ausführliche Anamnese und gynäkologische Untersuchung, unterstützt durch die Sonographie, weisen auf die zugrundeliegende Ursache der Blutungsstörung hin. Bei Verdacht auf Endometriose ist evtl. auch eine Laparoskopie angezeigt.

Therapie: Die auslösende Ursache sollte beseitigt werden. Ist keine organische Ursache nachweisbar, können Hormone (z. B. Antibabypille) eingesetzt werden. Bleibt die Behandlung ohne Erfolg, muß bei fortschreitender Anämie die operative Entfernung der Gebärmutter erwogen werden.

13.8 Zyklusunabhängige Blutungen

Definitionen:
• Als *Metrorrhagie* bezeichnet man eine azyklische (zyklusunabhängige) Blutung von mehr als 7 Tagen Dauer. Metrorrhagien treten überwiegend in den Wechseljahren vor der Menopause auf.
Azyklische Blutungen können nur bei Frauen auftreten, deren Eierstöcke noch aktiv sind, d. h. bis zur Menopause, oder

bei Frauen, die nach der Menopause eine Hormonersatztherapie durchführen und aus diesem Grund weiterhin zyklische Abbruchblutungen haben. Häufigste Ursache einer Metrorrhagie ist die dysfunktionelle Blutung. Es muß aber immer auch an organische Ursachen gedacht werden, z. B. an ein Karzinom.

• Eine *dysfunktionelle Blutung* ist Ausdruck einer gestörten hormonellen Regulation ohne primär organische Ursachen. Geht die Ovarialtätigkeit langsam zu Ende, beginnen die Wechseljahre. Aufgrund der zunehmenden Erschöpfung der Eierstöcke kommen immer weniger Follikel zur vollständigen Reife, der Eisprung bleibt aus (*Follikelpersistenz*). Es entwickelt sich also auch kein Gelbkörper. Die Gebärmutterschleimhaut bleibt der proliferationsfördernden Wirkung der Östrogene ausgesetzt und kann sich bei Ausbleiben der Gestagene aus dem Gelbkörper nicht sekretorisch umwandeln. Es kommt zunächst zu einer übermäßigen Entwicklung der Gebärmutterschleimhaut (*glandulär-zystische Hyperplasie*). Schließlich reichen die Östrogene zum Erhalt der Schleimhaut nicht mehr aus, es kommt zu Nekrosen und zur Blutung. Ohne erkennbare Rhythmik und ohne Zusammenhang zu einem normalen Zyklus kann sich dieses Ereignis mehrmals wiederholen. Dauert diese Blutung länger als 7 Tage, ist es definitionsgemäß eine Metrorrhagie. (Eine dysfunktionelle Blutung kann auch aus anderen Gründen auftreten, z. B. bei Einnahme der Antibabypille oder der Minipille. Dann spricht man von *Durchbruchblutung* oder *Zwischenblutung*.)
• Als *Postmenopausenblutung* bezeichnet man jede Blutung aus der Gebärmutter, die nach der Menopause auftritt (Ausnahme: Hormonersatztherapie).

Diagnose: Funktionell bedingte und organisch bedingte azyklische Blutungen sind äußerlich nicht voneinander zu unterscheiden. In der gynäkologischen Sprechstunde ist dies von erheblicher Bedeutung. Einerseits kommen vor dem endgültigen Ausbleiben der Regelblutung in den Wechseljahren Metrorrhagien in Form dysfunktioneller Blutungen häufig vor und sind naturgemäß vorübergehender Natur. Andererseits kann auch bei einer klimakterisch aussehenden Blutung ein bösartiger Tumor die Ursache sein. Die Verdachtsdiagnose „dysfunktionelle Blutung" liegt nahe, wenn die betroffene Frau im entsprechenden Alter ist und die Anamnese evtl. die Zyklusunregelmäßigkeiten im Vorfeld der Menopause erkennen läßt.

Bei einer Postmenopausenblutung besteht zunächst immer der Verdacht auf ein Karzinom. In der Hälfte der Fälle liegt ein Gebärmutterkarzinom zugrunde. Zur Sicherung der Diagnose sollte so bald wie möglich eine fraktionierte Kürettage vorgenommen werden, um Gewebe zur histologischen Untersuchung zu gewinnen.

Therapie azyklischer Blutungen: Einnahme eines östrogen-gestagen-gemischten Hormonpräparates über 7–10 Tage. Bereits nach 2 bis 3 Tagen muß die Blutung damit zum Stillstand kommen. Mit dem Erfolg der Therapie hat sich gleichzeitig die Verdachtsdiagnose bestätigt. Bleibt der Erfolg aus, wird als nächster Schritt eine fraktionierte Kürettage durchgeführt. Dadurch wird einerseits die Blutung beendet, zum andern wird die ausgeschabte Schleimhaut histologisch untersucht, um die Ursache zu klären.

Literatur

1. Blume A.: PMS – Das prämenstruelle Syndrom, rororo Nr. 9129, Reinbek bei Hamburg 1992
2. Dudenhausen J. W., Schneider H. P. G. (Hrsg.): Frauenheilkunde und Geburtshilfe, de Gruyter Verlag, Berlin 1994
3. Gros R.: Gynäkologie für Frauen, Trias Verlagsgemeinschaft, Stuttgart 1989
4. Kern G.: Gynäkologie, Thieme Verlag, Stuttgart 1985
5. Kraus K., Reinke G.: Von der Pubertät bis zu den Wechseljahren – Erfahrungen mit der Menstruation, Fischer Verlag, Frankfurt am Main 1996
6. Pschyrembel W., Strauss G., Petri E. (HG): Praktische Gynäkologie, de Gruyter Verlag, Berlin 1991
7. Rauchfuß M., Kuhlmey A., Rosemeier P. (HG): Frauen in Gesundheit und Krankheit. Die neue frauenheilkundliche Perspektive. Trafo Verlag, Berlin 1996
8. Weller S.: Schmerzfreie Regel, Trias Verlagsgemeinschaft, Stuttgart 1988

14 Entzündliche Genitalerkrankungen

Hildegard Hofmann

Der weibliche Genitaltrakt ist über Scheide, Gebärmutter und Eileiter zur Bauchhöhle hin offen. Um das Risiko aufsteigender Infektionen durch Parasiten, Bakterien, Pilze oder andere krankmachende Keime aus der Scheide (*Keimaszension*) zu verringern, sind eine Reihe von Schutzmechanismen vorhanden. Zu diesen lokalen Schutzmechanismen gehören (von außen nach innen):

- saures Scheidenmilieu mit einem pH-Wert von 4–4,5
- funktionell durch Zervixmuskulatur und Schleimpfropf verschlossener Muttermund
- Sekretfließrichtung zum Scheidenausgang hin
- Eileiterperistaltik zur Gebärmutter hin
- Fähigkeit der Tuben zum Verschließen des Fimbrientrichters
- Abdeckung der Genitalorgane zum Bauchraum hin durch Darmschlingen.

Wichtigstes Glied dieser Kette ist das saure Scheidensekret. Man spricht vom *Selbstreinigungsmechanismus* der Vagina. Der saure Bestandteil des Sekretes ist Milchsäure, die von den reichlich vorhandenen *Döderlein-Bakterien* der Vaginalflora aus Glukose bzw. Glykogen produziert wird. Wichtige Voraussetzung für einen genügend hohen Glykogengehalt der Scheidenepithelien ist ein ausreichend hoher Östrogenspiegel. Viele pathogene (krankmachende) Keime können in diesem sauren Milieu nur schlecht gedeihen. Steigt der pH-Wert, kann es dagegen in dem feucht-warmen Milieu leicht zu Entzündungen kommen. Unter ungünstigen Umständen können diese über die Gebärmutter bis in die Eileiter und die Beckenhöhle aufsteigen. Zu Störungen der Döderlein-Vaginalflora und des Scheidenmilieus kommt es:

- durch *übertriebene Hygiene:* Vaginalspülungen, übermäßiger Gebrauch von Desinfizienzien (sog. Intimlotions oder -sprays)
- durch *mangelnde Hygiene* (auch des Sexualpartners)
- durch *Eingriffe in den Hormonhaushalt* (z. B. bei hormoneller Verhütung) oder sinkende Hormonspiegel in und nach den Wechseljahren
- bei *schweren Allgemeinerkrankungen*, geschwächtem Immunsystem, durch Antibiotika usw.

14.1 Entzündungen der Scheide und der Bartholin-Drüsen

14.1.1 Vulvitis

Definition: Als Vulvitis bezeichnet man eine Entzündung des äußeren Genitale.

Ursachen: Entzündliche Veränderungen der Vulva sind nicht sehr häufig, da die Haut relativ widerstandsfähig ist. Treten sie dennoch auf, sind sie meist Folge oder Begleiterscheinung anderer Störungen:

- chronischer Juckreiz im Genitalbereich (*Pruritus vulvae*) bei inneren Erkrankungen wie Diabetes mellitus, Leber- oder Nierenerkrankungen, bei Hauterkrankungen oder bei trockener Haut nach abgesunkenem Hormonspiegel im Alter; durch Kratzen entstehen kleine Einrisse, die sich dann infizieren.

• Infektionen der Vagina oder höherer Abschnitte des Genitaltraktes; die abfließenden Sekrete reizen durch Feuchtigkeit und Keimgehalt die Vulva (auch Karzinome und andere Erkrankungen, die mit verstärkten Absonderungen einhergehen, können zu Reizerscheinungen führen).
• Geschlechtserkrankungen wie Lues oder Ulcus molle. (s. S. 239ff)

Symptome: Es treten Juckreiz, Ausfluß, Schmerzen und Brennen beim Wasserlassen auf.

Diagnose: Anamnese und anschließende Inspektion der Vulva ergeben die Diagnose. Ergänzend kann ein mikrobiologischer Abstrich zur Keimbestimmung durchgeführt werden.

Therapie: Wichtig ist immer die Beachtung und Behandlung der Grunderkrankung. Die Vulvitis selbst wird lokal mit desinfizierenden und kühlenden Umschlägen oder Sitzbädern mit Kamillenextrakt, Rivanol oder Kaliumpermanganatlösung behandelt. Bei Infektion durch Bakterien oder Pilze kommt eine antibiotikahaltige Salbe oder Creme hinzu. Besonders bei älteren Frauen wird, wenn die Haut sehr dünn und anfällig ist, nach Abheilung der akuten Entzündungserscheinungen kurzfristig eine östrogenhaltige Salbe empfohlen, um die Hautstruktur zu verbessern.

Spezielle Formen der Vulvitis:

• *Filzläuse* (Pediculi pubis) befallen die Schamhaare, breiten sich aus und führen zu Entzündungen der Haarfollikel. Sie verursachen starken Juckreiz.
• *Herpes genitalis* entsteht durch Infektion mit Herpes-simplex-Viren (HSV, meist Typ 2) und findet sich bevorzugt an den kleinen Schamlippen und am Scheideneingang. Wie beim Lippenherpes (HSV Typ 1) kommt es zu schmerzhaft-spannenden und brennenden Bläschen, manchmal begleitet von Fieber und ausgeprägtem Krankheitsgefühl. Die Therapie ist symptomatisch (kühlende, hautberuhigende Sitzbäder, lockere Kleidung, wenig Bewegung). Die Bläschen heilen in 10–14 Tagen ab. Durch Einsatz virushemmender Substanzen (Viro-

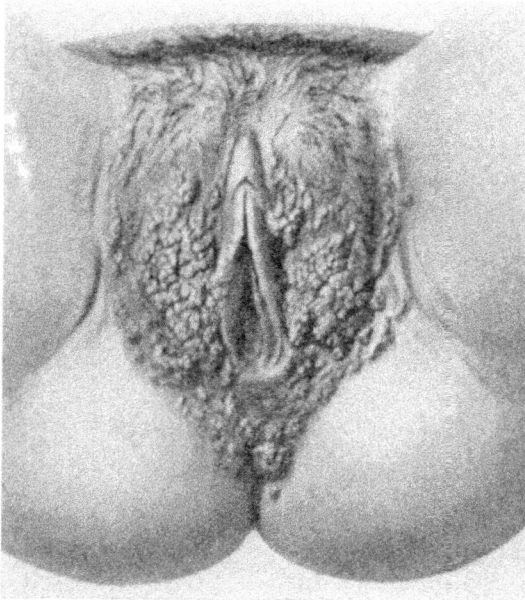

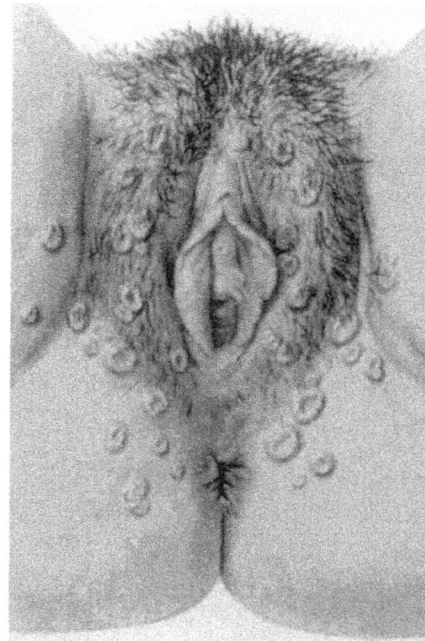

a   b

Abb. 14-1: a. Spitze Kondylome, b. im Vergleich dazu die sog. breiten Kondylome, die bei Syphilis auftreten statika, z. B. Acyclovir), lokal oder systemisch, kann die Krankheitsdauer evtl. verkürzt werden. Häufig treten Rezidive auf.

Hinweis: **Während der Geburt können aus den Bläschen Herpesviren in Augen, Nase und Mund des Neugeborenen gelangen. Diese Infektion kann zu einer lebensbedrohlichen Erkrankung der Hirnhäute und des Gehirns führen (Meningoenzephalitis). Deshalb wird bei akutem Herpes genitalis bevorzugt ein Kaiserschnitt durchgeführt.**

• *Papilloma-Viren* verursachen in Verbindung mit chronischem Ausfluß die warzenähnlichen sogenannten spitzen Kondylome (Feigwarzen, Condylomata acuminata). Die Vulva, aber auch Vagina und Portiooberfläche können von einzelnen Feigwarzen befallen oder auch regelrecht davon übersät sein (Abb. 14-1). Einzelne Kondylome verursachen oft nur wenig oder gar keine Beschwerden. Sie nässen und können Juckreiz und brennende Schmerzen beim Wasserlassen bereiten. Man behandelt die Erkrankung, indem die Kondylome operativ abgetragen oder mittels Laser bzw. durch Kälte (Kryotherapie) zerstört werden. Die Ursache des Ausflusses sollte gefunden und beseitigt werden, sonst ist immer wieder mit Rezidiven zu rechnen.

Alle drei Erkrankungen sind sexuell übertragbar, wobei insbesondere die Papillomvirusinfektion bei männlichen Sexualpartnern häufig gar keine Symptome zeigt und deshalb unbemerkt bleibt.

14.1.2 Bartholinitis und Bartholin-Abszeß

Definition: Eine Bartholinitis entsteht, wenn Keime in die Drüsengänge der Bartholin-Drüsen eindringen. Meistens handelt es sich um Bakterien, die in dieser Körperregion vorhanden sind (z. B. E. coli, anaerobe Bakterien, Staphylokokken) oder um Gonokokken. Verklebt und verstopft sich der Ausführungsgang, schwillt die Drüse an und es bildet sich ein Abszeß (Abb. 14-2).

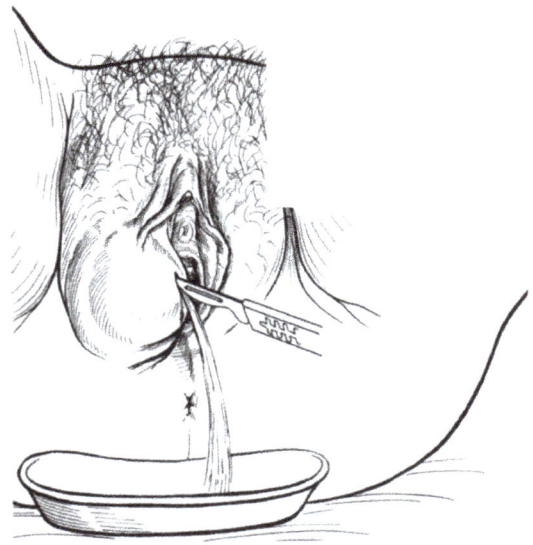

Abb. 14-2: Bartholin-Abszeß, Eröffnung durch Inzision.

Symptome: Schwellung, Rötung, Spannungsgefühl und starke Schmerzen einer Vulvahälfte, v. a. im Bereich der kleinen Schamlippe, mit oder ohne Fieber.

Diagnose: Durch Anamnese und Inspektion ist die Diagnose schnell zu stellen. Eine mikrobiologische Untersuchung des Sekretes ermöglicht die Bestimmung der Erreger.

Therapie: Die Bartholinitis wird mit kühlenden Umschlägen oder Sitzbädern behandelt, die entzündungshemmende Zusätze enthalten (Kamille, Rivanol). Ist ein Abszeß entstanden, wird er operativ eröffnet. Die Höhle wird mit einer kleinen Tamponade offengehalten und heilt von innen nach außen ab. Aus einer Bartholinitis bzw. einem Bartholin-Abszeß kann sich eine Zyste entwickeln.

14.1.3 Kolpitis (Vaginitis)

Definition: Als Kolpitis oder Vaginitis bezeichnet man die Entzündung der Scheide. Nach den Ursachen unterscheidet man zwei Formen:

• Die *Primärkolpitis* ist definiert als eine Entzündung durch massive Infektion mit pathogenen Keimen. Das Scheidenmilieu verändert sich erst im Verlauf der Erkrankung.

• Als *Sekundärkolpitis* wird eine Scheidenentzündung bezeichnet, die durch eine vorangegangene Beeinträchtigung der Döderlein-Flora mit Anstieg des pH-Wertes begünstigt wird. Liegt eine veränderte Flora vor und finden sich gehäuft sog. Garderellen (Bakterienart), ohne daß eine echte Entzündung auftritt, spricht man von *bakterieller Vaginose*.

Ursachen: Meist handelt es sich um Erkrankungen durch Bakterien, die sich in geringen Mengen auch in der normalen Vaginalflora finden (z. B. E. coli und andere Darmbakterien, anaerobe Bakterien, Staphylokokken und Streptokokken) oder Hefepilze (*Soorkolpitis*). Häufig sind auch Infektionen mit Trichomonaden, die in der Regel durch Geschlechtsverkehr übertragen werden (gemeinsam benutzte Toiletten oder Waschlappen spielen als Infektionsweg kaum eine Rolle).

Die Bezeichnung **Aminkolpitis** ist für Scheidenentzündungen gebräuchlich, die durch anaerobe Bakterien verursacht sind. Amine sind schwefelsäurehaltige bakterielle Stoffwechselprodukte, die einen auffälligen „fischigen" Sekretgeruch verursachen.

Symptome: Die Kolpitis kann akut oder chronisch verlaufen. Die Symptome reichen von leichten Beschwerden wie verstärktem Fluor oder gelegentlichem Juckreiz bis zu massivem, übelriechendem, grün, gelb oder braun gefärbtem Fluor mit starkem Juckreiz, Brennen beim Wasserlassen und Schmerzen (besonders beim sexuellen Verkehr).

Diagnose: Anamnese und gynäkologische Untersuchung mit sorgfältiger Inspektion der Scheidenwände. Die Vagina ist gerötet, die Haut geschwollen, Sekrete oder Beläge sind zu sehen. Zur Ermittlung der Erreger wird ein Nativpräparat unter dem Mikroskop untersucht sowie eine Kultur angelegt. Im Nativpräparat (einfacher Ausstrich ohne Anfärben oder andere Vorbehandlung des Materials) lassen sich Trichomonaden, Pilze und bestimmte bakterielle Infektionen erkennen (Abb. 14-3). Anhand von Kulturen lassen sich verschiedene Bakterienarten voneinander unterscheiden.

Therapie: Die Behandlung der Kolpitis verfolgt drei Ziele:

• *Linderung der Beschwerden* durch Sitzbäder, die reinigend, hautberuhigend und juckreizstillend wirken. Verschiedene Badezusätze (Kamille, Kaliumpermanganat, Eichen- oder Tannenrinde) ergänzen die reine Wasserwirkung. Sie können bei Bedarf 2mal täglich durchgeführt werden, sollten jedoch nicht län-

a   b   c   d

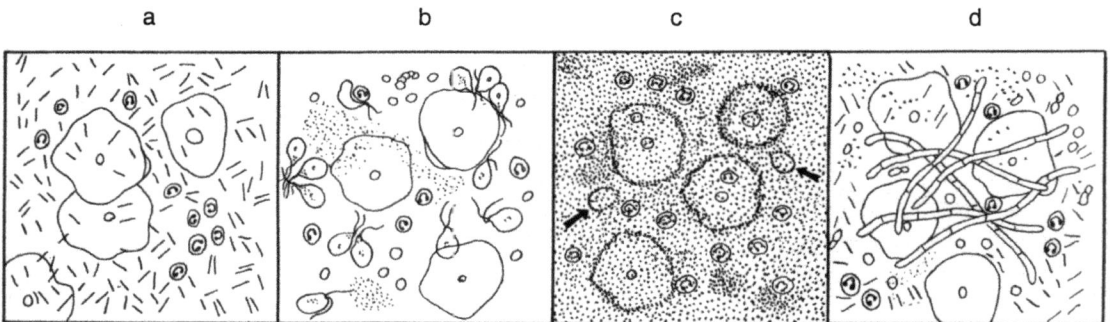

Abb. 14-3: Mikroskopische Untersuchung des Scheidensekretes; a. normale Döderlein-Flora (Stäbchenbakterien), b. Trichomonadeninfektion (große, am hinteren Ende mit Geißeln versehene Protozoen, die sich emsig fortbewegen), c. ausgeprägter Bakterienbefall, Pfeile: eventuell Trichomonadenmischinfektion, d. Hefepilze.

ger als 10 Min. dauern, damit die Haut nicht aufquillt und dadurch noch mehr gereizt wird.
• *Beseitigung der Krankheitserreger* durch Antibiotika. Diese werden meist lokal als Creme, Salbe oder sog. Scheidenzäpfchen über 4–7 Tage angewandt. Eine systemische Therapie (oral mit Tabletten) wird bei massiver oder bei wiederholter Erkrankung (z. B. durch Trichomonaden) empfohlen. Dann ist es auch ratsam, daß sich der Sexualpartner ebenfalls behandeln läßt. Nach der antibiotischen Behandlung ist die Vaginalhaut rein: auch die Döderlein-Bakterien sind zum größten Teil zugrunde gegangen.
• *Wiederherstellung des sauren Scheidenmilieus* durch
– Einbringen von Milchsäure in die Vagina durch einen Löffel Joghurt täglich
– Einbringen von Döderlein-Bakterien in kleinen Kapseln in die Vagina

– Behandlung mit östrogenhaltigen Salben zur Anregung der Glykogeneinlagerung in die Scheidenepithelien als Nahrungsgrundlage für milchsäurebildende Bakterien (bei Frauen mit niedrigen Hormonspiegeln).
Zur weiteren Prophylaxe ist es wirkungsvoll, einmal im Monat (z. B. nach der Regelblutung) eine Kapsel Döderlein-Bakterien oder einen Löffel Joghurt in die Scheide einzuführen.

Bei **chronisch-rezidivierender Kolpitis** muß stets nach übergeordneten Ursachen gesucht werden. Stoffwechselstörungen (z. B. Diabetes mellitus) oder Störungen der Immunabwehr, aber auch eine krankheitsfördernde Ernährungs- oder Lebensweise, mangelnde oder übertriebene Hygiene, der Partner als Infektionsquelle usw. sind Einflußfaktoren, die behandelt bzw. durch Information, Beratung und Unterstützung verändert werden können.

14.2 Entzündungen der Gebärmutter, der Eileiter und der Eierstöcke

Während Vulva, Vagina und äußerer Muttermund (Portio vaginalis) von zahlreichen Bakterien besiedelt sind, ist das obere Genitale in der Regel keimfrei. Gelangen Keime dorthin, kommt es zu mehr oder weniger heftigen entzündlichen Reaktionen. In der Regel handelt es sich um aufsteigende Infektionen, d. h. bei günstiger Gelegenheit steigen Keime aus der Vagina in den oberen Genitaltrakt auf. Manchmal haben sie zuvor schon eine Kolpitis verursacht. In den meisten Fällen durchwandern sie aber die Scheide symptomlos, um erst in den oberen Abschnitten Krankheitserscheinungen hervorzurufen. Letzteres ist typisch für Gonokokken und Chlamydien. Begünstigt wird eine solche *Keimaszension* in Zeiten, in denen der Muttermund etwas geöffnet und der verschließende Schleimpfropf gelöst ist (z. B. Ovulation, Menstruation, nach Schwangerschaftsabbruch, Fehlgeburt oder Geburt) oder wenn eine Verbindung von innen nach außen be-

steht (z. B. durch den Rückholfaden eines Intrauterinpessars oder bei operativen Eingriffen). Eine sogenannte *absteigende Infektion* liegt vor, wenn die Krankheitserreger über den Blutweg in den Genitaltrakt gelangen. Dies gilt z. B. für die Genitaltuberkulose.

14.2.1 Zervizitis (Endometritis cervicis)

Definition: Als Zervizitis bezeichnet man eine Entzündung des Gebärmutterhalses.

Ursachen: Meist liegen zuerst kleine Einrisse der Schleimhaut vor, die das Eindringen von Krankheitserregern in das Gewebe begünstigen. Solche kleinen Verletzungen entstehen bei einer Geburt oder bei instrumentellen Eingriffen (z. B. Kürettage oder Gebärmutterspiegelung). Die Entzündung kann sich auf die ganze Gebärmutter, die umgebenden Gewebe und die Adnexe ausdehnen.

Symptome: Es kommt zu zervikalem Ausfluß, zu Schmerzen im Unterbauch und Schmerzen beim Geschlechtsverkehr.

Diagnose: Die Anamnese gibt Hinweise auf vorausgegangene Ereignisse. Bei der gynäkologischen Untersuchung ist die Zervix druckschmerzhaft, bei der Inspektion sieht man das aus dem Muttermund fließende Sekret. Eine mikrobiologische Untersuchung des Ausflusses gibt Aufschluß über die Erreger.

Therapie: Die Behandlung erfolgt lokal oder systemisch mit Antibiotika, die für die ermittelten Keime geeignet sind.

14.2.2 Endometritis und Myometritis

Definition: Eine Endometritis ist eine Entzündung der Gebärmutterschleimhaut.
In ungünstigen Fällen weitet sie sich zur *Myometritis*, einer Entzündung der Gebärmuttermuskulatur, aus. Auf die Gebärmutterhöhle beschränkte chronische Verläufe sind ebenso möglich wie eine weitere Ausdehnung auf die umgebenden Gewebe und die Adnexe.

Symptome: In den meisten Fällen verläuft die Erkrankung symptomarm. Diffuse Bauchbeschwerden können vorhanden sein, es kann zu Schmierblutungen und gelegentlich zu Ausfluß kommen. Eine schwere akute Endo- und Myometritis verursacht dagegen erhebliche Schmerzen, Ausfluß und Fieber. Diese Form tritt nur bei massiver Infektion auf (z. B. während oder direkt im Anschluß an die Regelblutung) oder nach einem Schwangerschaftsabbruch, nach einer Fehlgeburt oder einer Geburt, wenn die Gebärmutter durch die vorausgegangene Schwangerschaft aufgelockert ist. Im Wochenbett spricht man dann vom Kindbettfieber (s. S. 112).

Diagnose: Eine symptomarme leichte oder eine chronische Endometritis ist schwer zu diagnostizieren. Hinweise geben die Anamnese (Schmierblutungen und verlängerte Regelblutungen) und evtl. mikrobiologische Untersuchungen des uterinen Ausflusses oder des Menstrualblutes.

Therapie: Therapeutisch werden Östrogengaben empfohlen. Dadurch wird der Neuaufbau der Schleimhaut stimuliert und anschließend eine Abbruchblutung provoziert. Schwere Formen der Gebärmutterentzündung werden wie eine Adnexitis behandelt.

14.2.3 Parametritis

Definition: Eine Parametritis ist eine Entzündung des die Zervix umgebenden Beckenbindegewebes (Parametrium) mit Neigung zur Abszeßbildung.

Ursache ist in den meisten Fällen eine sich ausbreitende Zervizitis oder Myometritis. Akute und chronische Verläufe sind möglich.

Symptome: Die akute Entzündung bereitet starke Unterbauchschmerzen und Fieber. Im chronischen Verlauf stehen diffuse Unterbauchbeschwerden und Schmerzen beim Geschlechtsverkehr im Vordergrund.

Diagnose: Die für die Parametritis typischen entzündlichen Veränderungen in der Umgebung der Zervix werden durch vaginale und rektale Tastuntersuchung festgestellt. Eine Bestimmung der Erreger ist in der Regel nicht möglich, da es weder von der Scheide noch vom Bauchraum aus einen natürlichen Zugang zu den Parametrien gibt (Abb. 14-4).

Therapie: Die akute Erkrankung wird stationär behandelt. Intravenös oder oral werden hochdosiert Breitbandantibiotika eingesetzt. Auf den Bauch aufgelegte kalte Umschläge oder Wickel wirken entzündungshemmend

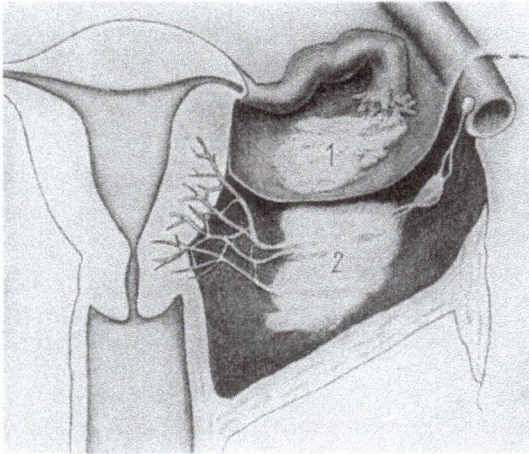

Abb. 14-4: Beziehungen der Unterleibsentzündungen zum Bauchraum; 1 = Adnexitis: intraperitoneal, 2 = Parametritis: extraperitoneal.

und schmerzlindernd. Wichtig sind außerdem Ruhe, Schmerzbekämpfung, leichte Kost, viel Flüssigkeit, Unterstützung bei der Körperpflege, Fernhalten von Störungen und Belastungen usw. Ist ein Abszeß entstanden, wird er von der Scheide aus operativ eröffnet. Nach Abklingen der Erkrankung sowie bei chronischen Verläufen sind, wie bei Adnexitis, eine Erholungskur und resorptionsfördernde Maßnahmen empfehlenswert.

14.2.4 Adnexitis

Definition: Als Adnexitis bezeichnet man die Entzündung der Adnexe, also der Eileiter und der Eierstöcke einschließlich der umgebenden Gewebe. In der Regel sind beide Adnexe betroffen.

Ursache sind meist Bakterien oder Chlamydien, die von der Scheide aus durch die Gebärmutter in die Eileiter aufsteigen und dort die Entzündung in Gang setzen. Manchmal geht eine Myometritis, eine Zervizitis oder eine Parametritis voraus. Auch eine Tuberkulose kann zugrundeliegen.

Entwicklung: Am Anfang steht die entzündliche Reaktion der Tubenschleimhaut (*Endosalpingitis oder Tubenkatarrh*), die sich auf die gesamte Tubenwand ausdehnen kann (*Salpingitis*). Wird die Entzündung nicht abgewehrt, breitet sie sich auf verschiedenen Wegen weiter aus (Abb. 14-5):

• Der Fimbrientrichter der Tube schließt sich als Reaktion auf den entzündlichen Reiz, es entsteht ein aufgetriebener Sack (Sactosalpinx, Abb. 14-6), der zunächst mit Eiter (Pyosalpinx) gefüllt ist. Später wird der Eiter abgebaut und durch seröse Flüssigkeit ersetzt (Hydrosalpinx).

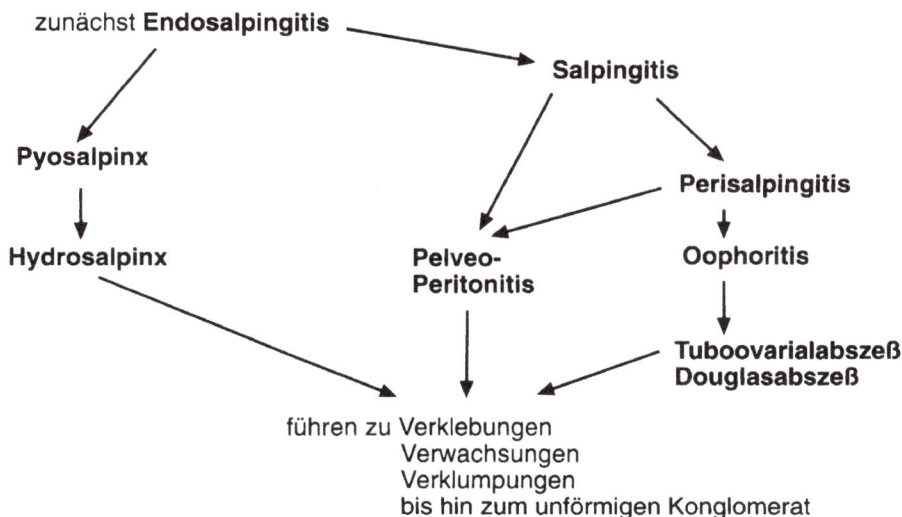

Abb. 14-5: Ausbreitungwege bei Eileiterentzündung (Erläuterungen im Text)

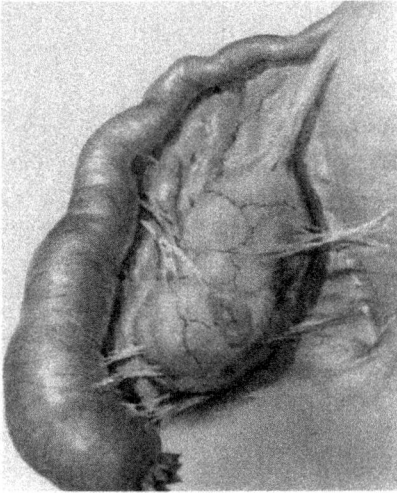

Abb. 14-6: Akute Salpingitis mit Sactosalpinx

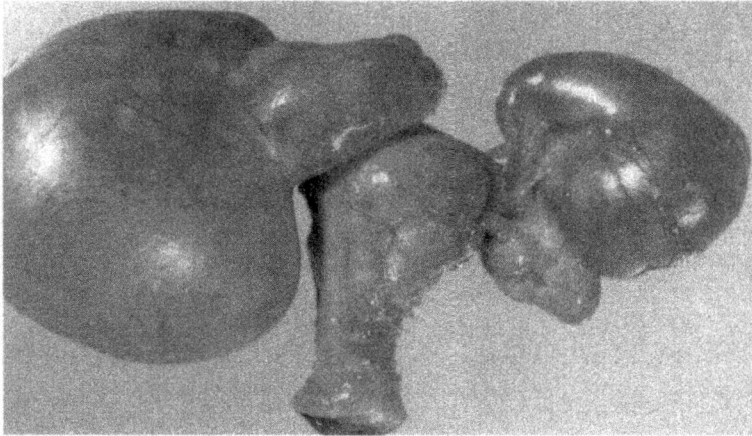

Abb. 14-7: Tuboovarialabszeß beidseits mit zahlreichen kleinen Abszeßhöhlen, Operationspräparat

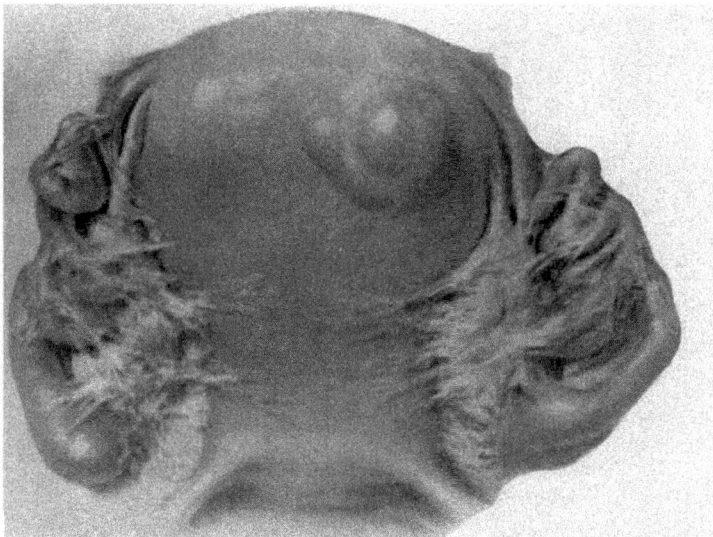

Abb. 14-8: Verwachsungen der Adnexe mit der Umgebung

• Die Entzündung durchdringt die Gewebe um die Tube herum (Perisalpingitis), das Ovar entzündet sich (Oophoritis), eventuell auch das bedeckende Bauchfell (Pelveoperitonitis).
• Die Entzündung schmilzt ein zu einem Abszeß zwischen Tube und Ovar (Tuboovarialabszeß, Abb. 14-7) oder hinter dem Uterus im Douglasraum (Douglasabszeß).
Diese Prozesse können innerhalb weniger Tage ablaufen (akute Adnexitis) oder auch mehrere Wochen dauern. Heilt die Erkrankung nicht richtig aus, geht sie in ein chronisches Krankheitsbild über mit immer wieder auflebenden akuten Schüben. Kommt die entzündliche Reaktion nicht schnell zum Stillstand, entstehen Verklebungen, die zu Verwachsungen werden bis hin zum unförmigen Konglomerat (Klumpen), das die einzelnen Organe kaum noch erkennen läßt (Abb. 14-8).

Folgen: Kommt es zu Pyosalpinx bzw. zu ausgedehnten Verklebungen und Verwachsungen, steht neben den daraus resultierenden Beschwerden für viele Frauen der Funktionsverlust der Eileiter im Vordergrund. Bleiben sie durchgängig für Spermien, sind vermehrt Eileiterschwangerschaften (Tubargraviditäten) die Folge (die große, befruchtete Eizelle kann nicht durch den geschädigten Tubengang in die Gebärmutter transportiert werden). Sind die Tuben vollständig verschlossen und verwachsen, kommt es zur *tubaren Sterilität*.

Akute Adnexitis

Symptome: Es kommt zu heftigen Bauchschmerzen bis hin zum *akuten Abdomen* (als Zeichen der peritonealen Reizung) und eitrigem Ausfluß. Begleiterscheinungen sind hohes Fieber, Tachykardie, Schwindel, Übelkeit, Abgeschlagenheit und andere Zeichen einer schweren Infektion.

Diagnose: Die Adnexitis muß diagnostisch vor allem gegen eine akute Blinddarmentzündung (*Appendizitis*) und gegen eine Eileiterschwangerschaft abgegrenzt werden. Hinweise auf eine akute Adnexitis geben die Anamnese, die körperliche sowie die gynäkologische Untersuchung (vaginal und rektal) und evtl. eine Sonographie. Die Sicherung

der Diagnose erfolgt durch die Laparoskopie. Die Bestimmung der Erreger erfolgt aus dem Ausfluß oder aus entzündlichen Sekreten aus der Bauchhöhle, die bei der Laparoskopie entnommen werden. Laboruntersuchungen geben Aufschluß über Schwere und Verlauf der Infektion.

Therapie: Die Therapie der akuten Adnexitis sollte stets stationär erfolgen. Wichtigstes Ziel ist neben der Bekämpfung der Infektion, einen bleibenden Funktionsverlust der Tuben und den Übergang in ein chronisches Stadium zu verhindern.

• *Bekämpfung der Infektion:* Antibiotika mit breitem Wirkungsspektrum werden hochdosiert intravenös verabreicht. Solange noch kein mikrobiologischer Befund vorliegt, werden meist zwei verschiedene Substanzen kombiniert angewendet, um möglichst viele in Frage kommende Erreger wirksam zu erreichen. Liegt der Erregernachweis vor, wird gezielt nach Antibiogramm behandelt.
• *Zusätzliche Maßnahmen:* kalte Umschläge oder eine Eisblase auf dem Bauch, Ruhe, Schmerzmittel, leichte Kost und viel Flüssigkeit sowie fürsorgliche Unterstützung.
• *intensivmedizinische Maßnahmen* bei Verschlimmerung des Krankheitsbildes (Sepsis, Peritonitis)
• *operative Behandlung* bei Abszeßbildung oder Entwicklung einer Pyosalpinx. Die Eiterhöhle muß eröffnet, das Sekret abgesaugt, die Beckenhöhle gespült und drainiert werden. In vielen Fällen kann dies laparoskopisch geschehen.
• *Verhindern von Verklebungen und Verwachsungen:* Um die entzündlichen Gewebereaktionen zu dämpfen und zurückzudrängen, werden zusätzlich zur Antibiose antientzündlich wirkende Substanzen eingesetzt (Acetylsalicylsäure oder Kortison).
• *Wiederherstellung des normalen Zustandes:* Nach Abklingen der akuten Entzündung geht die Erkrankung in das subakute Stadium über. Jetzt wird versucht, durch resorptionsfördernde Maßnahmen verbliebene Entzündungsfolgen wie Verklebungen, Schwellungen

und Flüssigkeitsansammlungen zur Rückbildung zu bringen.

Resorptionstherapie (durchblutungsfördernde Wärmetherapie): Die Durchblutung der Beckenorgane wird gefördert durch Lichtbogen- oder Kurzwellenbehandlung, feucht-warme Wickel, Fango- oder Moorpackungen und Moorbäder. Wichtig ist, daß die Frauen viel liegen. Die horizontale Lage und die Bettwärme wirken ebenfalls heilungsfördernd. Die Resorptionstherapie wird im Krankenhaus, ambulant oder im Rahmen einer Kur durchgeführt.

Prognose: Wird die akute Adnexitis frühzeitig und richtig behandelt, kann sie folgenlos ausheilen. Beginnt die Therapie zu spät oder wird sie nicht intensiv genug durchgeführt, geht die Erkrankung leicht in ein chronisches Stadium über mit den nachfolgend beschriebenen Komplikationen. Mit oder ohne chronischen Verlauf können viele der betroffenen Frauen nach einer Adnexitis nicht mehr schwanger werden.

Chronische Adnexitis

Symptome: Das Erscheinungsbild der chronischen Adnexitis wird bestimmt vom Wechsel zwischen beschwerdefreien Phasen und immer wieder auftretenden, diffusen Unterbauchschmerzen, Schmerzen beim Geschlechtsverkehr sowie Schmerzen bei der Regelblutung. Schon geringe körperliche und seelische Belastungen können zu einem neuen akuten Schub führen. Darunter leidet das Sexualleben, die Leistungsfähigkeit sinkt, die Lebensfreude geht verloren.

Diagnose: Eine sorgfältige Anamnese und die gynäkologische Untersuchung geben Hinweise auf das Krankheitsgeschehen. Häufig wird zur Sicherung der Diagnose und zur Beurteilung des inneren Genitale eine Laparoskopie durchgeführt.

Therapie: Antibiotika haben in diesem Stadium keine Wirkung mehr und werden nur eingesetzt, wenn die Erkrankung wieder akut aufflackert. Eine von Zeit zu Zeit durchgeführte intensive Wärmetherapie lindert die Beschwerden, die vollständige Rückbildung der Veränderungen ist aber nicht mehr zu erwarten. Zusätzlich werden entzündungshemmende Medikamente eingesetzt (z. B. Acetylsalicylsäure oder Indometacin). Führt diese Therapie nicht zu befriedigenden Ergebnissen, wird versucht, operativ eine Linderung der Beschwerden zu erreichen. In manchen Fällen muß das gesamte entzündliche Konglomerat mitsamt Gebärmutter, Eileitern und Eierstöcken entfernt werden.

14.3   Genitaltuberkulose

Definition: Die Genitaltuberkulose bei Frauen manifestiert sich am häufigsten als eine Erkrankung der Tuben (Salpingitis, Adnexitis) oder der Gebärmutterschleimhaut (Endometritis).

In Mitteleuropa ist die Tuberkulose zur Zeit von untergeordneter Bedeutung. Weltweit spielt sie eine weitaus größere Rolle, und auch hierzulande ist bei Verschlechterung von Ernährungs-, Wohn- und Lebensbedingungen (Massenverelendung von Jugendlichen, Zunahme der Obdachlosigkeit usw.) wieder mit einer Verbreitung dieser Infektionskrankheit zu rechnen.

Ursachen: Die Genitaltuberkulose ist in der Regel Folge einer schon vorher bestehenden Lungentuberkulose. Auf dem Blutweg oder auf dem Umweg über eine Bauchfelltuberkulose gelangen die Bakterien (Mycobacterium tuberculosis) in den Genitaltrakt.

Symptome: Die Symptome entsprechen je nach befallenen Organen den Zeichen einer symptomarm verlaufenden Adnexitis oder Endometritis. Vulva- oder Vaginaltuberkulose äußern sich durch kleine, hartnäckige Geschwüre. Zusätzlich sind allgemeine Symptome einer Tuberkulose vorhanden: Abgeschlagenheit, leicht erhöhte Körpertemperatur, nächtliches Schwitzen usw.

Diagnose: Richtungsweisend ist die Anamnese (frühere bzw. bestehende Tuberkuloseerkrankung). Gynäkologische Untersuchung und Sonographie weisen oft keine eindeutigen Befunde auf. Die Sicherung der Diagnose erfolgt durch den Nachweis der Erreger im Menstrualblut, das zu diesem Zweck einen ganzen Tag lang in einem speziellen Behältnis möglichst steril aufgefangen wird. Geeignet sind auch histologische Gewebeuntersuchungen zum Nachweis der tuberkulösen Gewebeschäden. Das Material dazu kann bei einer Laparoskopie, durch eine Kürettage oder eine Punktion gewonnen werden.

Therapie: Nach wie vor sind für jede Tuberkulosetherapie Ruhe, gute Ernährung, frische Luft und Sonne von erheblicher Bedeutung. Deshalb sollte die mehrere Monate und länger dauernde Behandlung in einer Spezialklinik bzw. einer Kurklinik durchgeführt werden. Die Infektion wird chemotherapeutisch mit einer Kombination aus zwei oder drei antibiotisch wirksamen Substanzen (Tuberkulostatika) bekämpft. Komplikationen (z. B. eine Pyosalpinx oder Fisteln) werden evtl. unterstützend operativ beseitigt.

Prognose: Unter günstigen Umständen heilt die Genitaltuberkulose vollkommen aus. Häufig gewinnen aber die Tuben ihre normale Funktionsfähigkeit nicht zurück, so daß es nicht mehr zu Schwangerschaften kommen kann (Sterilität).

14.4 Sexuell übertragbare Erkrankungen – Geschlechtskrankheiten

Einteilung: Eine ganze Reihe von Erkrankungen werden durch sexuellen Verkehr übertragen. Sie können in drei Gruppen unterteilt werden:
1. Allgemeinerkrankungen wie AIDS (Acquired Immune Deficiency Syndrome) und andere Infektionen, die durch Kontakt mit Körperflüssigkeiten wie Blut, Sperma und Vaginalsekret weitergegeben werden können.
2. Infektionen durch Filzläuse, Hautmilben, Herpesviren, Papillomaviren und Trichomonaden, die bevorzugt die äußeren Genitalorgane, sowie durch Chlamydien und andere Keime, die bevorzugt die inneren Genitalorgane befallen (sog. *unspezifische Infektionen*).
3. Klassische Geschlechtskrankheiten im Sinne des *Gesetzes zur Verhütung von Geschlechtskrankheiten* (1953). In diesem Gesetz sind Behandlungs- und Meldepflicht für die vier Erkrankungen Syphilis, Gonorrhoe, Ulcus molle und Lymphogranuloma inguinale geregelt.

14.4.1 Syphilis (Lues)

Verlauf: Ausgelöst wird die Erkrankung durch Bakterien (Treponema pallidum), die beim Geschlechtsverkehr übertragen werden. Sie verläuft in mehreren Stadien
1. Stadium: 3–4 Wochen nach der Infektion entsteht an der Eintrittsstelle der Bakterien als Primäraffekt eine Art kleines Geschwür (vaginal, anal, oral; bei Männern meist am Penis), begleitet von Lymphknotenschwellungen. Dieser *Primäraffekt* ist nicht schmerzhaft und heilt nach wenigen Wochen ab. Er kann möglicherweise unbemerkt bleiben.

2. *Stadium:* Die Bakterien haben sich vermehrt und auf dem Blutweg im Körper verteilt. 8–10 Wochen nach der Infektion treten erneut Symptome auf, insbesondere Lymphknotenschwellungen, oberflächliche Haut- und Schleimhautveränderungen (*Syphilide*) sowie Haarausfall. An der Vulva entstehen warzenähnliche Gebilde (sog. *Condylomata lata*, Abb. 14-1). Dieses Stadium kann mehrere Monate dauern.

3. *Stadium:* Heilt die Erkrankung nicht von selbst aus oder wird sie nicht erfolgreich therapiert, tritt sie nach 2–5 Jahren wieder in Erscheinung in Form von tiefen Knötchen und Ulzerationen an der Haut, an inneren Organen und an den Knochen (*Syphilome* oder *Gummen*), die unter Zurücklassung großer Zerstörungen und Narben abheilen. Später werden auch Gehirn und Rückenmark befallen.

Diagnose: Die Erreger der Syphilis sind im Primäraffekt, in den Kondylomen und den Lymphknoten nachweisbar. Sehr schnell treten auch Antikörper im Blut auf, die in einer Reihe serologischer Tests nachgewiesen werden können. Einer davon, der TPHA (Treponema-pallidum-Hämagglutinations-Hemmtest), bleibt ein Leben lang positiv (sog. *Serumnarbe*).

Therapie: Behandelt wird in allen Stadien mit Penicillin. Wirksam sind auch Tetracycline und Cefalosporine.

Syphilis und Schwangerschaft: In der zweiten Schwangerschaftshälfte kann die Infektion über die Plazenta auf den Feten übertragen werden. In Abhängigkeit von Zeitpunkt und Ausmaß der Infektion wird das Kind mit einer Syphilis geboren (*Lues connata*) oder stirbt vor der Geburt. Die Lues connata ähnelt einer Syphilis im Stadium 2–3. Es zeigen sich syphilitische Veränderungen an Haut- und Schleimhäuten, inneren Organen, Knochen und Zentralnervensystem. Die Neugeborenen sind schwer krank und tragen häufig bleibende körperliche und geistige Schäden davon. Auch die Lues connata wird mit Penicillin behandelt. Besser ist es, wenn schwangere Frauen den im Rahmen der Schwangerenvorsorge angebotenen Antikörpertest vornehmen lassen und bei Nachweis einer Infektion sofort behandelt werden (Penicillingabe). Das Kind ist dann vor einer Infektion geschützt.

14.4.2 Gonorrhoe (Tripper)

Erreger der Gonorrhoe sind Gonokokken (Bakterium Neisseria gonorrhoeae). Sie werden bei Erwachsenen praktisch ausschließlich durch Geschlechtsverkehr übertragen. Besonders bei Frauen, aber auch bei Männern können sie ohne Reaktion im Genitaltrakt verharren (asymptomatischer Verlauf). Ansonsten kommt es nach 3 bis 8 Tagen der Inkubation zu entzündlichen Reaktionen vornehmlich im Urogenitalbereich (Abb. 14-9):

- bei *Frauen:* Urethritis (Entzündung der Harnröhre), Bartholinitis, Zervizitis, Adnexitis
- bei *Männern:* Urethritis, Prostatitis (Entzündung der Prostata)

In der Folge können andere Organe beteiligt werden (Herz, Leber) oder Gelenkentzündungen entstehen (Arthritis gonorrhoica).

Diagnose: wird durch Erregernachweis in den entzündlichen Sekreten gestellt.

Therapie: Die Therapie der Gonorrhoe erfolgt entsprechend der Manifestation der Erkrankung (vgl. Bartholinitis, Zervizitis, Adnexitis). Die Erreger werden mit Penicillin bekämpft.

Gonorrhoe und Schwangerschaft: Die im Genitaltrakt vorhandenen Gonokokken können während der Geburt auf die Schleimhäute des Neugeborenen gelangen, besonders die Augen sind gefährdet. Wenn eine eitrige Bindehautentzündung entsteht (*Blennorrhoe, Conjunctivitis gonorrhoica*), kann nur eine intensive Therapie eine Erblindung verhindern. Zur Prophylaxe wird noch in vielen Kliniken die seit mehr als hundert Jahren bekannte *Credé-Prophylaxe* durchgeführt. Da es dadurch nicht selten zu Bindehautreizungen

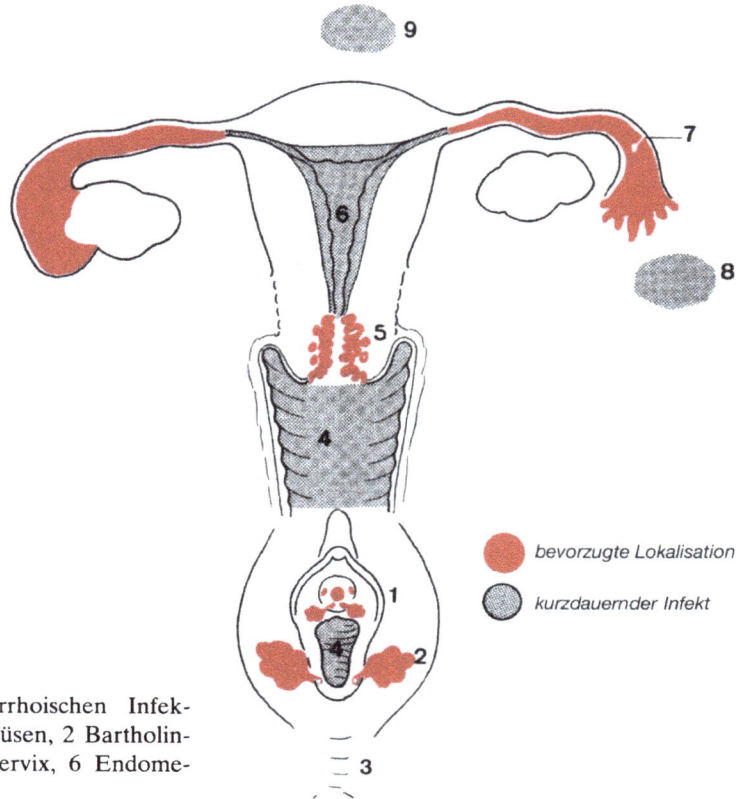

Abb. 14-9: Lokalisation der gonorrhoischen Infektion: 1 Urethra und umgebende Drüsen, 2 Bartholindrüsen, 3 Rektum, 4 Vagina, 5 Zervix, 6 Endometrium, 7 Tuben, 8/9 Bauchfell

kommt, ist die Methode in Kritik geraten. Es ist auch möglich, 2–3 Wochen vor dem voraussichtlichen Entbindungstermin einen mikrobiologischen Abstrich von der Zervix zu entnehmen. Liegen Gonokokken vor, kann noch mit Penicillin behandelt werden.

14.4.3 Ulcus molle (weicher Schanker)

Bei dieser in Mitteleuropa seltenen, durch das Bakterium *Hämophilus ducreyi* hervorgerufenen Erkrankung kommt es nach 3–5 Tagen im Eintrittsbereich zu einem kleinen Geschwür. Bei Fortschreiten entstehen dort tiefe Ulzerationen, begleitet von sehr schmerzhaften Lymphknotenschwellungen. Die Erreger sind in den Ulzera nachweisbar. Sie werden mit Sulfonamiden bekämpft.

14.4.4 Lymphogranuloma inguinale

Bei dieser seltenen, durch eine Chlamydienart verursachten Geschlechtskrankheit entwickelt sich nach einer Inkubationszeit von 1–3 Wochen ebenfalls ein *Primäraffekt* (kleines Ulkus) an der Eintrittsstelle der Erreger. Später kommen Lymphknotenschwellungen und allgemeines Krankheitsgefühl hinzu. Die Erkrankung wird serologisch nachgewiesen (Antikörperreaktion) und mit Tetrazyklinen antibiotisch behandelt.

Literatur

1. Dudenhausen J. W., Schneider H. P. G. (Hrsg.): Frauenheilkunde und Geburtshilfe, de Gruyter Verlag, Berlin 1994
2. Gros R.: Gynäkologie für Frauen, Trias Verlagsgemeinschaft, Stuttgart 1989

3. Kern G.: Gynäkologie, Thieme Verlag, Stuttgart 1985
4. Pratzel H. G., Schnizer W.: Handbuch der medizinischen Bäder, Haug Verlag, Heidelberg 1992
5. Pschyrembel W., Strauss G., Petri E. (Hrsg.): Praktische Gynäkologie, Walter de Gruyter Verlag, Berlin 1991
6. Steigleder G. K.: Dermatologie und Venerologie, Thieme Verlag, Stuttgart 1992
7. von Uexküll Th., u. a.: Psychosomatische Medizin, Verlag Urban & Schwarzenberg, München 1986
8. Warm R.: Gynäkologie und Geburtshilfe, LAU-Ausbildungssysteme, Reinbek 1994
9. Wiedemann E.: Taschenbuch physikalisch-therapeutischer Verordnungen, G. Fischer Verlag, Stuttgart 1991

15 Endometriose

Hildegard Hofmann

Definition: Als Endometriose bezeichnet man das Vorhandensein von Gebärmutterschleimhaut außerhalb der Gebärmutterhöhle.

Solche Endometriuminseln bzw. -herde können sich überall im Körper befinden, meistens liegen sie aber nahe an ihrem Ursprungsort im inneren Genitalbereich (Abb. 15-1). Die Herde sind ebenso wie das normale Endometrium der hormonellen Regulation unterworfen. Das heißt, das Gewebe wächst unter Östrogeneinfluß, wird unter Gestageneinfluß umgewandelt und blutet gegen Ende des Zyklus infolge des Abfalls der Hormonspiegel.

Nach ihrer **Lokalisation** unterscheidet man drei Erscheinungsformen, wobei auch Kombinationen möglich sind:

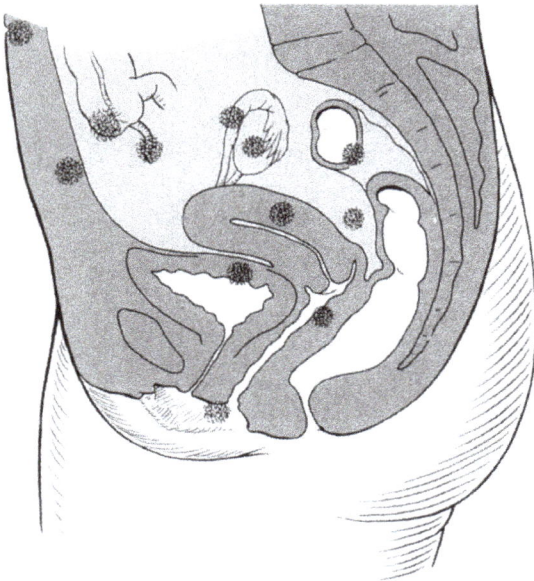

Abb. 15-1: Häufige Lokalisationen von Endometrioseherden

• *Endometriosis genitalis interna:* Endometriumherde in der Uterusmuskulatur (häufigste Form) bzw. in den Eileitern
• *Endometriosis genitalis externa:* Endometriumherde im weiteren Genitalbereich, z. B. an den Eierstöcken, in der Zervix, in der Scheide oder im Beckenbindegewebe
• *Endometriosis extragenitalis:* Endometriumherde in anderen Körperregionen, z. B. in der Harnblase oder am Darm, aber auch in Lungen, Knochen und anderen Organen; kommt sehr selten vor.

Ursache: Die Ursache der Endometriose ist nicht genau bekannt. Zu ihrer Entstehung gibt es verschiedene Erklärungsmodelle. Die Endometriosis genitalis interna resultiert wahrscheinlich aus einem Tiefenwachstum der Schleimhaut in die Muskulatur. Die Endometriosis genitalis externa wird mit der Ansiedlung von Endometriumzellverbänden erklärt, die während der Menstruation in den unteren Genitalbereich oder retrograd (gegen die normale Fließrichtung) in die Bauchhöhle abgeschwemmt worden sind (*Implantationstheorie*). Eine Verschleppung auf dem Blut- oder Lymphweg wird für die Endometriosis extragenitalis diskutiert (*Transplantationstheorie*). Daneben existiert noch die Vermutung, Endometriose könnte aus umgewandeltem embryonalem Gewebe entstehen (*Metaplasietheorie*).

Symptome: Viele Frauen haben überhaupt keine Beschwerden. Die möglichen Symptome sind vielgestaltig und unter anderem von der Lokalisation der Herde abhängig. Die Endometriose des Gebärmuttermuskels verursacht verstärkte und schmerzhafte Regelblutungen (neben Myomen häufigster organischer Befund bei Dysmenorrhoe). Bei Tubenendometriose kommt es zu Verwachsungen und Verschluß der Tuben mit Eileiterschwangerschaften oder Sterilität als Folge. Bei der Ovarialendometriose entwickeln sich mitunter große Zysten, die wegen ihres bräunlich-schwärzlichen Inhalts aus geronnenem Blut auch als *Teer-* oder *Schokoladenzysten* bezeichnet werden. Sie können Spannungs- oder Druckschmerzen verursachen. Alle Formen können zu diffusen zyklusabhängigen und -unabhängigen Unterbauch- bzw. Rückenschmerzen führen. Außerhalb der Genitalorgane gelegene Endometrioseherde verursachen, wenn sie überhaupt auffällig werden, organtypische Symptome, z. B. bei Bronchial- oder Lungenendometriose Reizhusten, der sich in regelmäßigem, vierwöchigem Rhythmus bessert und wieder verstärkt.

Diagnose: In sorgfältiger Anamnese werden Art und Rhythmik der Beschwerden erhoben. Ergeben gynäkologische Untersuchung und Sonographie Hinweise auf eine Endometriose im inneren Genitalbereich, wird eine Laparoskopie durchgeführt. Die histologische Untersuchung von Gewebeproben sichert die Diagnose.

Therapie: Die Art der Therapie richtet sich nach der Ausdehnung, dem Schweregrad der Symptome, dem Alter der Patientin sowie nach evtl. vorhandenem Kinderwunsch. Durch Gestagene, androgen wirkende Substanzen oder GnRH-Analoga kann die natürliche Östrogenproduktion direkt oder indirekt gehemmt werden. Dadurch sollen die Endometrioseherde „eintrocknen", d. h. sich vollständig zurückbilden. Die Therapie sollte über mehrere Monate durchgeführt werden. Häufig treten jedoch Rezidive auf. Einzelne Endometrioseherde sowie Endometriosezysten der Ovarien werden operativ entfernt.

Literatur

1. Dudenhausen J. W., Schneider H. P. G. (Hrsg.): Frauenheilkunde und Geburtshilfe, de Gruyter Verlag, Berlin 1994
2. Gros R.: Gynäkologie für Frauen, Trias Verlagsgemeinschaft, Stuttgart 1989
3. Kraus K., Reinke G.: Von der Pubertät bis zu den Wechseljahren – Erfahrungen mit der Menstruation, Fischer Verlag, Frankfurt am Main 1996
4. Pschyrembel W., Strauss G., Petri E. (Hrsg.): Praktische Gynäkologie, de Gruyter Verlag, Berlin 1991
5. Weller S.: Schmerzfreie Regel, Trias Verlagsgemeinschaft, Stuttgart 1988

16 Gutartige Tumore der weiblichen Genitalorgane

Hildegard Hofmann

16.1 Allgemeine Aspekte gutartiger Tumore

Ein Tumor ist eine Schwellung. Diese kann entzündlicher Natur sein oder durch eine Gewebeneubildung entstehen (Geschwulst). Unter den Gewebeneubildungen unterscheidet man gutartige (*benigne*) und bösartige (*maligne*) Tumore. Sie können aus den verschiedensten Geweben hervorgehen und kommen fast überall im Körper vor. Im Gegensatz zu den bösartigen Tumorerkrankungen gefährden gutartige Tumore das Leben in der Regel nicht. Sie bleiben am Entstehungsort und verdrängen oder beengen lediglich die Nachbarstrukturen. Nicht selten werden sie von den Betroffenen gar nicht bemerkt. Manche Neubildungen stören das ästhetische Empfinden, sind lästig oder führen zu unangenehmen Begleiterscheinungen wie Juckreiz oder Druckgefühl (z. B. gutartige Veränderungen im Gesicht, an Händen und Füßen oder an der äußeren Haut). Je nach Lage bzw. Größe können sie aber auch heftige Beschwerden verursachen oder zu schwerwiegenden Funktionseinschränkungen führen (z. B. Tumore an Knochen, Muskeln oder inneren Organen). Wenn lebenswichtige Organe betroffen sind und keine Ausweich- oder Entlastungsmöglichkeit besteht, können gutartige Neubildungen auch lebensbedrohlich werden (z. B. im Gehirn).

Einteilung: Man unterteilt und benennt gutartige Tumore nach den Strukturen und Geweben, aus denen sie hervorgegangen sind:

• *Polypen*, *Adenome* und *Papillome* werden als epitheliale Tumore bezeichnet, weil sie aus den Oberflächen (Epithelien) entstehen, z. B. Tumore der Haut, Schleimhäute bzw. der Auskleidung von Drüsengängen.

• *Myome*, *Fibrome* und *Lipome* sind mesenchymale Tumoren, sie gehen aus dem Stütz- und Bindegewebe hervor.

• Zu den zystischen Tumoren rechnet man die echten *Zysten*. Dies sind gutartige „Bläschen", die in einem oder mehreren Hohlräumen Flüssigkeit enthalten. Die sog. *Pseudozysten* entstehen in natürlichen Hohlräumen, die dann erweitert und flüssigkeitsgefüllt sind.

• *Mischformen* aus den verschiedenen Gruppen sind möglich.

Ein gutartiger Tumor stellt ein lokales Problem dar. Die Diagnostik beschränkt sich auf den Tumor selbst. Häufig wird er zufällig entdeckt, manchmal wird aus der Anamnese die Entwicklung deutlich. Die körperliche Untersuchung und bildgebende Verfahren ermöglichen Aussagen zu Lage, Größe und Ausdehnung des Tumors sowie zum Verhalten der betroffenen und benachbarter Organe. Nicht immer geht die Gut- oder Bösartigkeit eines Tumors (seine *Dignität*) aus den Ergebnissen dieser Untersuchungen eindeutig hervor. Im Zweifelsfall muß daher immer eine Gewebeentnahme mit anschließender histologischer Untersuchung durchgeführt werden. Gutartige Tumore müssen nicht in jedem Fall therapiert werden. Häufig läßt man sie einfach an Ort und Stelle. Das gilt nicht für Neubildungen, die Beschwerden verursachen und solche, deren Wachstumsverhalten nicht eindeutig geklärt bzw. vorhergesagt werden kann. Soll ein gutartiger Tumor entfernt werden, geschieht dies in der Regel operativ, manche können auch durch Strahlentherapie zum Verschwinden gebracht werden.

16.2   Gutartige Tumore im Genitalbereich

Formen: Aus allen in den Genitalorganen vorkommenden Geweben können gutartige Neubildungen hervorgehen (Tab. 16-1). Im folgenden werden die wichtigsten Formen erläutert. Am Anfang soll aber eine zusammenfassende Darstellung stehen, da die verschiedenen Tumore viele Gemeinsamkeiten aufweisen.

Symptome: Neubildungen im unteren Genitalbereich sind äußerlich sichtbar oder tastbar. Sie verursachen Juckreiz bzw. Ausfluß und manchmal Schmerzen beim genitalen Verkehr. Neubildungen im oberen Genitalbereich können Bauch- oder Rückenschmerzen auslösen und Ursache von Menstruationsbeschwerden oder spontanen, zyklusunabhängigen Blutungen sein. Große Tumore führen zu einer Zunahme des Bauchumfangs. Verdrängungserscheinungen im Abdomen können auftreten, die sich z. B. in Blasen- oder Darmfunktionsstörungen äußern.

Diagnose: Die Anamnese und eine sorgfältige gynäkologische Untersuchung mit Inspektion und Palpation, unterstützt von der Sonographie, erlauben in vielen Fällen die Feststellung eines gutartigen Tumors. Besonders bei Ovarialtumoren ist die Abgrenzung zu bösartigen Veränderungen aber oft nicht hinreichend sicher möglich, deshalb wird zur Klärung der Diagnose eine diagnostische Laparoskopie oder eine Laparotomie durchgeführt.

Therapie: Vor allem aufgrund dieser Unsicherheit in der Zuordnung ‚gutartig – bösartig‘ gilt in der Gynäkologie allgemein: Tumore der Genitalorgane sollten operativ entfernt und histologisch untersucht werden, insbesondere, wenn es sich um Ovarialtumore handelt. Nur so kann sicher bestimmt werden, ob der Tumor gut- oder bösartig ist. Ausnahmen von dieser Regel macht man bei Uterusmyomen und Funktionszysten der Ovarien.

Tab. 16-1: Gutartige Tumore und ihr Vorkommen im Genitalbereich

Art der Neubildung	Definition	bevorzugt betroffene Organe im Genitalbereich
Zyste	flüssigkeitsgefülltes Bläschen	Ovarien Vulva
Polyp	Schleimhautwucherung	Zervix Uterushöhle
Myom	Muskelgewebetumor	Uterusmuskel
Fibrom	Bindegewebetumor	Vagina Ovarien
Lipom	Fettgewebetumor	Vulva Vagina
Adenom	Drüsengewebetumor	Vulva Vagina Ovarien
Papillom	virusinduzierte Epithelwucherung (Warze)	Vulva Vagina

16.2.1 Tumore am unteren Genitale

Bartholin-Zysten entstehen durch zystische Umwandlung der Bartholin-Drüse nach einer Entzündung (Bartholinitis). Aufgrund des langen Ausführungsganges ist das Ausheilen solcher Entzündungen erschwert, Verklebungen im Drüsengang begünstigen dann die Zystenbildung. Die Zyste, die eigentlich eine Pseudozyste ist, kann eigroß werden und erheblich beim Sitzen und Gehen stören. Sie wird operativ durch Ausschälen beseitigt. Eine andere Methode besteht darin, die Zyste zu eröffnen und die Ränder nach außen umgeschlagen zu vernähen (sog. *Marsupia-*

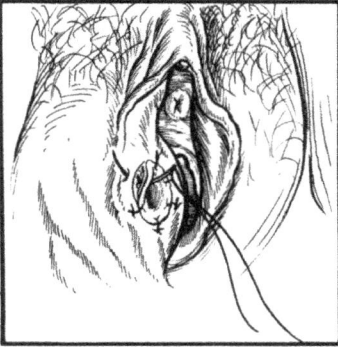

Abb. 16-1: Operative Behandlung einer Bartholin-Zyste: Eröffnung der Zyste, Auskrempeln des Hohlraums nach außen und Vernähung mit der äußeren Haut (Marsupialisation)

lisation). Dadurch bleibt die Sekretproduktion erhalten und der Abfluß ist gewährleistet (Abb. 16-1).

Kondylome sind warzenähnliche Gebilde, die durch Infektion entstehen. Man unterscheidet die durch Papillomaviren hervorgerufenen *spitzen Kondylome* (Feigwarzen, Condylomata acuminata) von den *breiten Kondylomen* (Condylomata lata), die bei Syphilis auftreten. Die Behandlung richtet sich nach der vorliegenden Ursache.

Fibrome, Myome und **Lipome** an Vulva oder Vagina sind selten. Sie können eine beachtliche Größe erreichen, dennoch machen sie meist keine Beschwerden. Man entfernt sie operativ.

16.2.2 Gebärmutterpolypen

Polypen sind Schleimhautwucherungen. Sie können sowohl im Gebärmutterhals als auch im Gebärmutterkörper entstehen.

Zervixpolypen gehen aus den Zervixdrüsen hervor und treten bei Frauen im gebärfähigen Alter relativ häufig auf. Die Polypen bilden einen Stiel aus, drängen nach unten und erscheinen dann am Muttermund, so daß sie bei der gynäkologischen Untersuchung sicht- und tastbar sind (Abb. 16-2).

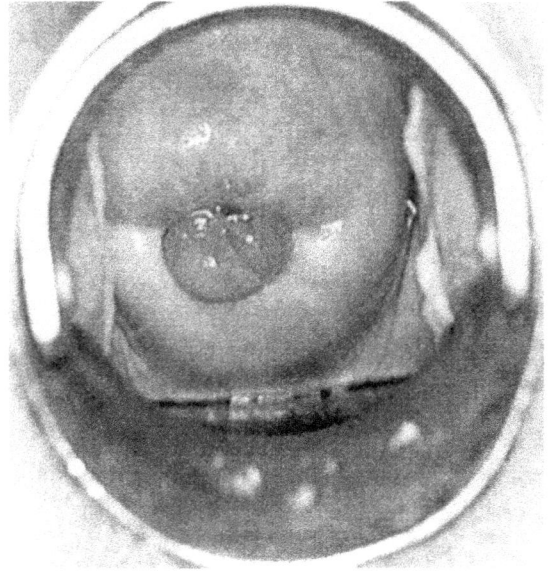

Abb. 16-2: Zervixpolyp

Polypen verursachen keine Schmerzen. Da ihre Oberfläche aber sehr verletzlich ist, kann es rasch zu Blutungen kommen (z. B. beim Geschlechtsverkehr, aber auch spontan). Dieses Symptom kann in gleicher Weise auch bei bösartigen Tumoren auftreten, eine Abgrenzung ist daher klinisch nicht immer eindeutig möglich. Aus der Art der Beschwerden und aus der gynäkologischen Untersuchung ergibt sich die Verdachtsdiagnose. Die Polypen werden operativ durch Kürettage entfernt und histologisch untersucht.

Korpuspolypen sind Wucherungen der Schleimhaut der Gebärmutterhöhle. Sie sind seltener als Zervixpolypen und treten meist erst im Klimakterium auf. Sie verursachen Blutungen und können wehenartige Schmerzen bereiten, wenn die Gebärmutter versucht, den gestielten Tumor durch Kontraktionen auszutreiben. Der Verdacht auf einen Korpuspolyp entsteht durch Anamnese und die gynäkologische Untersuchung einschließlich Sonographie. Zur Sicherung der Diagnose und zur Therapie werden die Polypen operativ entfernt und histologisch untersucht. Dazu wird eine Kürettage durchgeführt.

16.2.3 Gebärmuttermyome

Definition: Myome sind Muskelknoten der Gebärmutter. Sie stellen die weitaus häufigste gutartige Tumorart im weiblichen Genitalbereich dar. Myome treten einzeln oder zu mehreren (*multipel*) auf. Man spricht dann auch vom *Uterus myomatosus*.

Bis zu einem Drittel aller Frauen über 30 Jahre sollen Myomträgerinnen sein. Die meisten merken nichts davon, insbesondere wenn es sich um ein einzelnes bzw. kleinere Myome handelt, die günstig liegen und keine Beschwerden verursachen. Die Myomknoten unterliegen dem Einfluß von Östrogenen. Das bedeutet, daß sie bei hohem Östrogenspiegel wachsen und sich bei sinkendem Östrogeneinfluß (z. B. nach den Wechseljahren) verkleinern oder ganz verschwinden.

Formen: Nach ihrer Lage unterteilt man Gebärmuttermyome in verschiedene Formen, die sich in ihrer Symptomatik, teilweise auch in Diagnostik und Therapie voneinander unterscheiden (Abb. 16-3 und Tab. 16-2).

Diagnose: In der Regel ist die Diagnosestellung einfach, da die Myome auch im Ultraschall gut zu erkennen sind. Bei gestielten subserösen Myomen ist die Abgrenzung zu einem Ovarialtumor nicht immer möglich. In

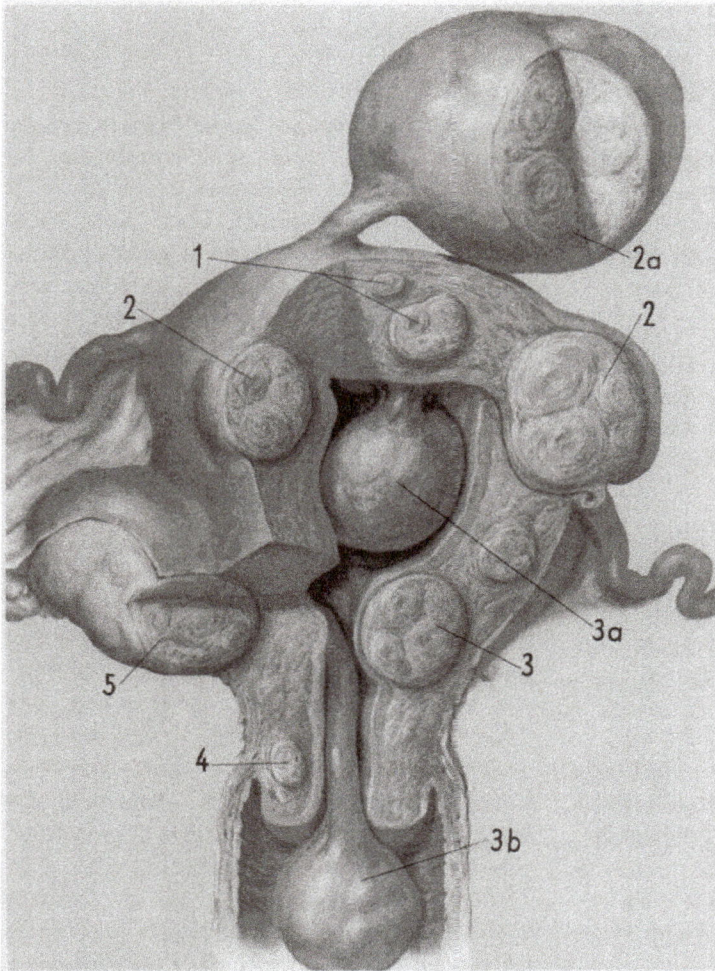

Abb. 16-3: Uterusmyome: 1 in der Wand sitzend (intramural), 2 dicht unter dem Bauchfellüberzug der Gebärmutter sitzend (subserös), 2a gestieltes subseröses Myom, 3 dicht unter der Gebärmutterschleimhaut sitzend (submukös), 3a gestieltes submuköses Myom, 3b gestieltes, submuköses Myom, das in die Scheide „geboren" ist, 4 im Gebärmutterhals sitzend (zervikal), 5 in den Haltebändern sitzend (intraligamentär).

Tab. 16-2: Formen der Uterusmyome, diagnostische Hinweise und evtl. auftretende Beschwerden

Sitz des Myoms	diagnostische Hinweise	evtl. Symptome
intramural = in der Wand	Zyklusanamnese Uterus allgemein vergrößert oder unregelmäßig knollig verformt	verstärkte Regelblutung schmerzhafte Regelblutung Druckgefühl auf Blase oder Darm
subserös = unter dem Bauchfellüberzug an der Uterus-außenseite, oft Ausbildung eines Stiels	durch die Bauchdecke tastbarer Tumor; bei langem Stiel: Zugehörigkeit zum Uterus nicht immer deutlich	Rückenschmerzen Druckgefühl auf Blase oder Darm
submukös = dicht unter der Schleimhaut an der Uterusinnenseite, oft an einem Stiel in der Uterushöhle wachsend	Zyklusanamnese evtl. vergrößerter Uterus, oft äußerlich nichts tastbar	verstärkte Regelblutungen spontane Blutungen wehenartige Schmerzen, wenn der Uterus versucht, den gestielten Tumor auszutreiben (was manchmal gelingt)
intrazervikal = im Gebärmutterhals	tastbare Verziehung des Muttermundes	Druck auf Blase und/oder Darm

diesen Fällen wird zur Klärung eine Laparoskopie oder gleich die operative Entfernung empfohlen.

Therapie: Da Myome sehr häufig vorkommen, die Gefahr einer bösartigen Entwicklung gering und eine Rückbildung nach den Wechseljahren wahrscheinlich ist, genügt es bei asymptomatischem Verlauf, sie von Zeit zu Zeit tastend zu kontrollieren, um ein mögliches Wachstum oder andere Veränderungen zu erfassen. Eine Entfernung von Myomen kann notwendig werden, wenn Beschwerden auftreten oder Veränderungen zu beobachten sind, z. B. schnelles Wachstum, Verhärtungen durch Kalkeinlagerungen oder Erweichungen. Erweichungen sind Zeichen von Ernährungsstörungen und Nekrosen im Innern eines Myoms. Um daraus erwachsenden Komplika-

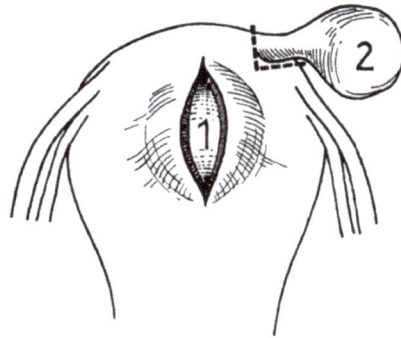

Abb. 16-4: Enukleation eines Myoms: 1 subseröses oder intramurales Myom, 2 gestieltes Myom.

tionen vorzubeugen, wird die Entfernung empfohlen. In seltenen Fällen kann aus einem Myom auch einmal ein malignes Sarkom entstehen.

Zur *operativen Behandlung* eines Myoms bestehen im Prinzip zwei Möglichkeiten:

• *Enukleation:* Die Bauchdecke wird geöffnet und nur das Myom aus der Uteruswand entfernt. Dieses Vorgehen ist besonders bei subserösen oder intramuralen Myomen möglich. Je nach Lokalisation werden die Myome abgetrennt oder ausgeschält (Abb. 16-4). Die gebärmuttererhaltende Enukleation wird vorwiegend bei jüngeren Frauen mit noch bestehendem Kinderwunsch durchgeführt.

• *Hysterektomie:* Entfernung der gesamten Gebärmutter (Abb. 16-5). Die Adnexe bleiben erhalten, so daß die ovarielle Hormonproduktion weiterbesteht. Schwangerschaften

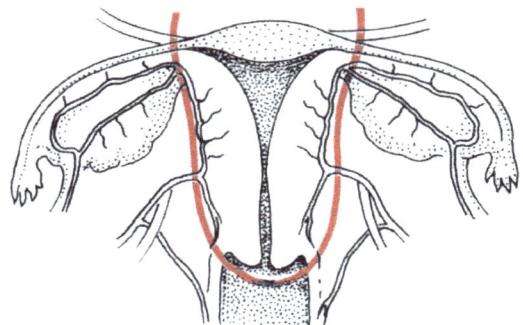

Abb. 16-5: Hysterektomie

sind aber naturgemäß nicht mehr möglich. Diese Vorgehensweise ist indiziert, wenn mehrere bzw. zahlreiche Myome vorliegen, wenn es sich um sehr große oder ungünstig liegende Myome handelt. Häufig wird die Hysterektomie auch generell als die bessere Methode vorgeschlagen, wenn Frauen ihre Familienplanung abgeschlossen haben. Als Argumente dafür gelten: nach der Uterusentfernung ist ein Wiederauftreten von Myomen ausgeschlossen und auch das Risiko, an einem Zervix- oder Uterushöhlenkarzinom zu erkranken, wird beseitigt.

Die Hysterektomie kann vaginal oder abdominal durchgeführt werden.

Vaginale Hysterektomie: Die Gebärmutter wird durch die Scheide entfernt. Manchmal kann erst in Narkose entschieden werden, ob ein vaginaler Zugang möglich ist. Kriterien sind Größe und Form der Gebärmutter einerseits und die Dehnbarkeit der Scheide andererseits.

Der Vorteil bei vaginalem Vorgehen besteht darin, daß das Wundbett kleiner ist, Wundheilungsstörungen und andere postoperative Komplikationen seltener auftreten und die Rekonvaleszenzzeit kürzer ist.

Abdominale Hysterektomie: Der operative Zugang erfolgt durch die Bauchdecke mittels eines Bauchschnittes. Auf diese Weise kann auch eine große und stark verformte Gebärmutter entfernt werden. Der Vorteil besteht darin, daß der Bauchraum ausgiebig inspiziert werden kann.

Über die langfristigen **Folgen einer Uterusentfernung** ist bis heute nur wenig bekannt. Bei einem Teil der Frauen kommt es zu Verwachsungen mit daraus resultierenden chronischen Unterbauchbeschwerden. Möglicherweise wird die hormonelle Regulation derart beeinflußt, daß die Wechseljahre früher beginnen. Ursache könnte eine verminderte Durchblutung der Eierstöcke sein. Auch wird ein in der Gebärmutter produzierter Faktor diskutiert, der Einfluß auf die Funktion der Eierstöcke haben könnte und nach einer Gebärmutterentfernung wegfällt. Zudem gibt es Erfahrungsberichte über negative Veränderungen des sexuellen Erlebens sowie über psychische Probleme als Folge des Ver-

lustes der Gebärmutter. Vor- und Nachteile der verschiedenen Operationsverfahren müssen daher sorgfältig abgewogen werden. Alter und Stand der Familienplanung allein rechtfertigen die Entfernung der Gebärmutter nicht.

Hormonelle Therapie: Ist eine Operation nicht möglich oder nicht zumutbar (z. B. aufgrund anderer Erkrankungen) oder ist sie nicht erwünscht, kann evtl. eine hormonelle Therapie durchgeführt werden. Durch Hemmung der Östrogene werden die Myome verkleinert bzw. zur Rückbildung gebracht. Damit verringern sich meist auch die Beschwerden. Zum Einsatz kommen Gestagene und GnRH-Analoga. Auch bei einer Hormontherapie müssen zu erwartende erwünschte und unerwünschte Wirkungen sorgfältig erwogen werden.

Myom, Schwangerschaft und Geburt: Uterusmyome können Ursache ungewollter Kinderlosigkeit sein. Die Einnistung einer befruchteten Eizelle wird unter Umständen erschwert, besonders bei Myomen, die in der Uterushöhle direkt unter der Schleimhaut liegen. Eine Myomenukleation kann dieses Problem manchmal beheben. Während einer Schwangerschaft können die Myome durch ihre Lage oder durch schnelles Wachstum (hoher Östrogenspiegel!) bisweilen zu einer Behinderung der Kindesentwicklung bzw. zur Frühgeburt führen. Je nach Lokalisation und Größe kann in solchen Fällen eine Myomentfernung auch unter Erhalt der Schwangerschaft gelingen. Ein größeres Myom im unteren Gebärmutterbereich oder im Gebärmutterhals kann zu einem Geburtshindernis werden und eine abdominale Schnittentbindung notwendig machen. In der Nachgeburtsperiode können Myome Ursache verstärkter Blutungen sein, wenn sie eine ausreichende Kontraktion des Uterusmuskels verhindern und dadurch der Verschluß der Blutgefäße an der Haftstelle der Plazenta verzögert wird. Auch durch eine Enukleation entfernte Myome können Auswirkungen auf eine spätere Schwangerschaft und Geburt haben: Die an der Gebärmutter zurückbleibenden Narben sind weniger elastisch und dehnbar als Muskelgewebe. Spontan oder unter Einfluß der Wehen kann es zur Ruptur des Uterus kommen.

Merke: Beim Vorliegen von Myomen ist eine aufmerksame Schwangerschafts- und Geburtsüberwachung nötig, oft wird zur Sicherheit eine Schnittentbindung empfohlen.

16.2.4 Tumore der Eierstöcke

Formen: Die Tumore der Eierstöcke (Ovarialtumore) imponieren durch ihre enorme Vielfalt. Neben zahlreichen Arten gutartiger und bösartiger Tumore gibt es eine ganze Reihe von Neubildungen, deren Wachstumstendenz nicht sicher vorhersehbar ist (unsichere Dignität). Follikel- und Corpus-luteum-Zysten, Parovarialzysten und die sog. Schokoladenzysten bei Endometriose sind praktisch immer gutartig. Ovarialmyome und -fibrome sowie der Brenner-Tumor (*Fibroepitheliom*) sind ebenfalls meist benigne. Unsicher ist die Dignität bei vielen Kystomen, bei Teratomen und hormonbildenden Tumoren:
• **Kystome** (auch *Kystadenome* genannt) sind Tumore mit zystischen und soliden Anteilen, die sehr groß werden können (Abb. 16-6). Ihre Dignität ist unsicher; oft sind sie gutartig, können aber auch maligne Anteile haben. Man unterteilt sie in *seröse Kystome* mit klarem, flüssigem Inhalt und schleimbildende *muzinöse Kystome*.
• Ein **Teratom** ist ein embryonaler Tumor, der Anteile der drei Keimblätter enthält. Schon vor der Geburt angelegt, entwickelt er sich irgendwann im Laufe der ersten Lebensjahrzehnte. Die Ovarien sind nur ein möglicher Ort, an dem diese Tumoren vorkommen.
• **Hormonbildende Tumore** gehen aus den Strukturen der Eierstöcke hervor, die zur

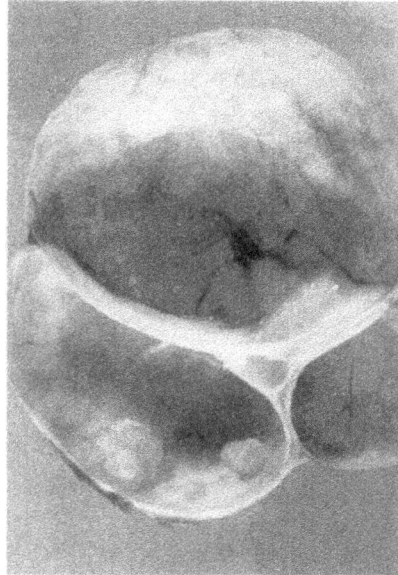

Abb. 16-6: Gutartiges seröses Kystadenom des Eierstocks

Produktion von Östrogenen, Gestagenen und Androgenen fähig sind.

Die **Symptome** reichen von völliger Beschwerdefreiheit über diffuse Bauchschmerzen, Verdrängungserscheinungen, Zyklusstörungen und ungewohnte Hormonwirkungen bis hin zu Aszites und Pleuraerguß. Bei zystischen Tumoren sind Rupturen möglich. Bei großen Tumoren kann es zu Nekrose und Infektion mit ebenfalls schwerwiegenden Komplikationen kommen. Viele Ovarialtumore entwickeln einen Stiel. Kommt es zur Stieldrehung (*Torquierung*), treten als Reaktion auf das Abdrücken von Gefäßen und Nerven plötzliche heftige Schmerzen auf (Abb. 16-7).

Diagnose: Die Anamnese gibt oft wenig Hinweise, da viele Ovarialtumore keine Beschwerden verursachen. Ab einer bestimmten Größe können sie bei der gynäkologischen Untersuchung ertastet bzw. mittels Ultraschall gesehen und nach Ursprungsort, Größe, Form und Solidität beurteilt werden. Eine Laparoskopie mit Entnahme des Tumors zur Gewebeuntersuchung muß angeschlossen werden, da eine sichere Bewertung der Dignität nur histologisch

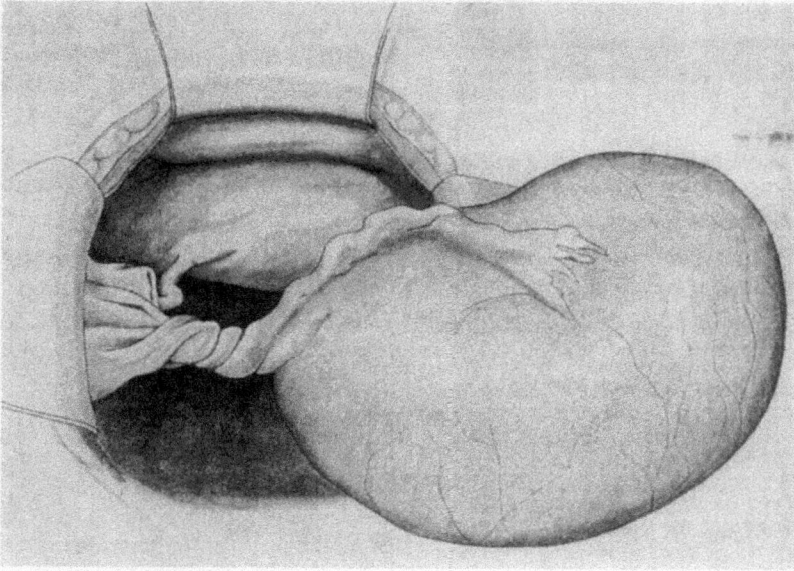

Abb. 16-7: Stieldrehung eines Ovarialtumors

möglich ist. Eine Ausnahme bilden hier nur die Funktionszysten. Besteht der Verdacht auf einen malignen Prozeß, erfolgen Tumorentnahme und Gewebeuntersuchung der besseren Übersicht wegen meistens schon im Rahmen einer Laparotomie, dann kann das operative Vorgehen bei malignem Befund erweitert werden.

Therapie: Ovarialtumore werden operativ entfernt, bei Frauen jenseits der Wechseljahre zusammen mit den Ovarien (*Ovarektomie*). Das kann in vielen Fällen laparoskopisch geschehen. Große zystische Tumore werden punktiert und teilweise entleert, um ihre Entfernung zu erleichtern.

16.2.5 Funktionszysten der Eierstöcke

Funktionszysten sind flüssigkeitsgefüllte Bläschen, die aus den beiden Funktionszuständen der Eierstöcke heraus entstehen. Es handelt sich um Erweiterungen des Follikelbettes, die von der Pubertät bis zum Klimakterium häufig vorkommen und harmlos sind. Man unterscheidet zwei Formen:

- *Follikelzysten*
- *Gelbkörperzysten* (Corpus-luteum-Zysten)

Follikelzysten sind die häufigsten Ovarialzysten überhaupt. Sie entstehen während der Eireifung in der ersten Zyklushälfte. Der Eisprung bleibt aus, der Follikel wandelt sich

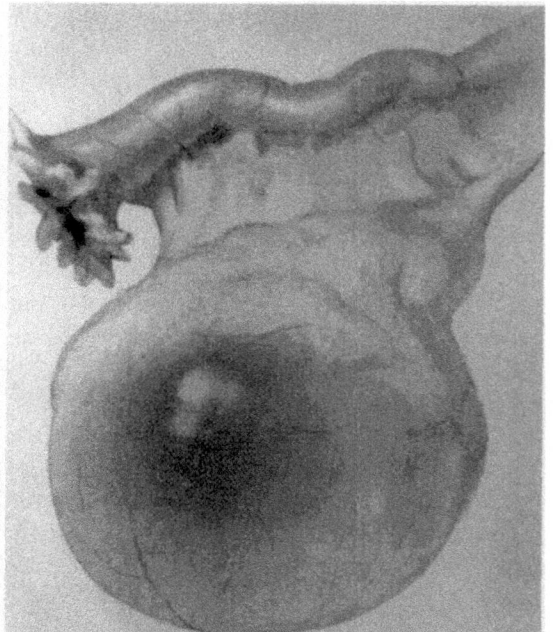

Abb. 16-8: Follikelzyste

zystisch um. Die Zyste kann in kurzer Zeit tennisballgroß werden, bildet sich dann aber meist wieder von selbst zurück.

Corpus-luteum-Zysten entwickeln sich während der Gelbkörpertätigkeit in der zweiten Zyklushälfte oder häufiger während einer Schwangerschaft. Der Gelbkörper ist zystisch erweitert, bleibt aber meist voll funktionsfähig und eine bestehende Schwangerschaft verläuft ungestört weiter. Corpus-luteum-Zysten bilden sich ebenfalls spontan zurück.

Der Verdacht auf eine Funktionszyste ergibt sich aus der Anamnese und den erhobenen gynäkologischen Befunden. Eine Therapie ist nicht nötig, weil echte Funktionszysten innerhalb weniger Wochen bis Monate von selbst verschwinden. Geschieht dies nicht (Ultraschallkontrolle über 4–6 Zyklen), werden sie wie alle Ovarialtumore operativ ent-

fernt und histologisch untersucht, da nur so eine sichere Abgrenzung zu anderen Ovarialtumoren möglich ist.

Literatur

1. Dudenhausen J. W., Schneider H. P. G. (Hrsg.): Frauenheilkunde und Geburtshilfe, de Gruyter Verlag, Berlin 1994
2. Gros R.: Gynäkologie für Frauen, Trias Verlagsgemeinschaft, Stuttgart 1989
3. Kern G.: Gynäkologie, Thieme Verlag, Stuttgart 1985
4. Minker M., Cutler W.: Die fragwürdige Operation. Was Frauen vor und nach einer Gebärmutterentfernung wissen sollten. Kreuz Verlag, Zürich 1990
5. Pschyrembel W., Strauss G., Petri E. (HG): Praktische Gynäkologie, de Gruyter Verlag, Berlin 1991
6. Weller S.: Schmerzfreie Regel, Trias Verlagsgemeinschaft, Stuttgart 1988

17 Bösartige Tumorerkrankungen

Hildegard Hofmann

17.1 Allgemeine Aspekte bösartiger Tumorerkrankungen

Bösartige Tumore stellen, wenn sie sich über das Anfangsstadium hinaus entwickelt haben, stets Erkrankungen des ganzen Körpers dar. Im Gegensatz zu gutartigen Tumoren sind maligne Tumore durch invasives, d. h. in andere Strukturen eindringendes, zerstörendes Wachstum und die Bildung von Tochtergeschwülsten (*Metastasen*) gekennzeichnet.

Daher führt eine bösartige Tumorerkrankung, wenn sie nicht behandelt wird, in vielen Fällen früher oder später durch Folgereaktionen des Körpers bzw. durch Metastasen in lebenswichtigen Organen zum Tode.

17.1.1 Einteilung bösartiger Tumore

Die bösartigen Tumore werden nach ihrem Ursprungsgewebe in zwei große Gruppen unterteilt, die wiederum zahlreiche Untergruppen und Sonderformen enthalten:

• Epitheliale Tumore nennt man *Karzinome*. Mehr als 90% aller malignen Tumore im Erwachsenenalter sind Karzinome (bei Kindern weniger als 10%). Sie gehen aus den Oberflächengeweben (Epithelien) der Haut und Schleimhäute sowie z. B. der Auskleidung von Drüsengängen hervor.
• Mesenchymale Tumore heißen *Sarkome*. Sie entstehen in den tieferen Geweben, z. B. in Knochen-, Muskel-, Fett- oder Bindegewebe, in Nerven- oder lymphatischem Gewebe. In diese Gruppe gehören auch die verschiedenen Formen der Leukämie.

Ist die **Zellveränderung schon vor der Geburt** (embryonal) entstanden, spricht man von einem *Blastom*. Blastome treten meist in den ersten Le-

bensmonaten und -jahren in Erscheinung. Eine besondere Form embryonaler Tumoren sind die *Teratome*. Sie werden in einem sehr frühen Stadium der embryonalen Entwicklung angelegt und enthalten nicht nur eine Gewebeart, sondern Anteile aller drei Keimblätter. Sie machen sich manchmal erst im Erwachsenenalter bemerkbar und können gut- oder bösartig sein.

Ausbreitung eines Tumors (engl. *staging*): Die Tumorausbreitung wird nach der Größe des Tumors selbst, nach dem Befall von Lymphknoten und nach vorhandenen Metastasen beurteilt. Das dazu benutzte System wird *TNM-System* genannt, dabei steht das:

• T für *Tumor*
• N für *Lymphknoten* (lat. nodus)
• M für *Metastasen*.

Unter Berücksichtigung dieser und weiterer Kriterien erfolgt die Einordnung der Erkrankung in vier verschiedene Stadien (Tab. 17-1). Außerdem gibt es Vor- und Frühstadien.

Präkanzerose, Carcinoma in situ und Mikrokarzinom
• Eine *Präkanzerose* ist eine Gewebe- und Zellveränderung, aus der erfahrungsgemäß häufiger bösartige Tumore hervorgehen können.
• Als *Carcinoma in situ* (Abk. CIS) bezeichnet man eine Gewebe- und Zellveränderung der obersten Epithelschichten, die den Beginn eines Karzinoms darstellt. Die histologische Untersuchung einer Gewebeprobe ergibt in diesem Fall, daß die unteren Epithelschichten noch nicht durchbrochen sind und noch keine Verbindung zu Blut- und Lymphgefäßen besteht, der Tumor also noch nicht invasiv wächst.
• Ein *Mikro-* oder *Frühkarzinom* ist ein kleines, oberflächliches Karzinom, das erst wenige Millimeter in die tieferen Epithelschichten vorgedrungen ist.

Tab. 17-1: Stadieneinteilung bösartiger Tumore nach dem TNM-System

T = Tumorgröße

T0   histologisch ist kein invasives Carcinom nachweisbar; es handelt sich um hochgradig verdächtige Gewebe oder ein Carcinoma in situ

T1 ⎫
T2 ⎪   die Einstufung erfolgt nach der Tumorgröße in cm und nach der Ausdehnung des Tumors auf die
T3 ⎬   Nachbarstrukturen und -organe;
T4 ⎭   für jeden Tumor bzw. jedes Organ sind die Kriterien spezifisch festgelegt

N = Nodi lymphatici (Lymphknoten)

N0   Lymphknoten sind nicht befallen

N1 ⎫   die Einstufung erfolgt nach der Zahl der befallenen Lymphknoten und/oder
N2 ⎬   nach der Nähe bzw. der Entfernung der befallenen Lymphknoten zum Primärtumor, bei paarig
N3 ⎭   vorhandenen Organen auch nach einseitigem oder beidseitigem Befall;
       wichtig ist auch, ob die Lymphknoten noch beweglich (d. h. verschieblich) sind oder bereits fixiert bzw. untereinander verbacken
       für jeden Tumor bzw. jedes Organ sind die Kriterien spezifisch festgelegt

M = Metastasen

M0   durch keine der durchgeführten Untersuchungen konnten Fernmetastasen nachgewiesen bzw. der Verdacht auf Fernmetastasen geäußert werden

M1   Fernmetastasen sind vorhanden

T, N und M werden als pT, pN und pM angegeben, wenn die Einstufung postoperativ erfolgt, also nach Inspektion des erkrankten Bereiches während der Operation und histologischer Untersuchung des Operationspräparates und der entnommenen Lymphknoten.

Stadieneinteilung

Stadium I   ⎫   die Einstufung erfolgt aus der Kombination von T, N, und M;
Stadium II ⎪   für jede Tumorerkrankung sind die Einstufungskriterien
Stadium III ⎬   spezifisch festgelegt
Stadium IV ⎭   jedes Stadium kann zusätzlich in Untergruppen a, b oder c unterteilt sein

Bei der Stadieneinteilung soll auch der nach histologischer Untersuchung festgestellte Differenzierungsgrad des Tumorgewebes berücksichtigt werden:

G1:   hochdifferenziertes Gewebe (= niedrigere Malignität)
G2:   Gewebe mittlerer Differenzierung
G3:   wenig differenziertes, d h. entdifferenziertes Gewebe (= hohe Malignität)

Für den statischen Vergleich von Behandlungsergebnissen bleibt die präoperative Einstufung ausschlaggebend, damit auch nicht-operative Therapieverfahren in die Vergleiche miteinbezogen werden können.

Diese Gewebeveränderungen werden von den eigentlichen Tumorerkrankungen abgegrenzt, weil sie mit sehr hoher Wahrscheinlichkeit nur lokalen Charakter haben, d. h. eine Metastasierung hat noch nicht stattgefunden. Sie unterscheiden sich deshalb im diagnostischen und therapeutischen Vorgehen und v. a. in der Prognose deutlich von den invasiven Tumoren.

Malignitätsgrad eines Tumors (engl.: grading): Sind die Tumorzellen in Aussehen, Verhalten und Fähigkeiten ihrem Ursprungsgewebe ähnlich, spricht man von guter Differenzierung. Je weniger Ähnlichkeiten bestehen, desto stärker ist die Entdifferenzierung und desto maligner ist der Tumor. Die Einteilung erfolgt in drei Grade (Tab. 17-1).

17.1.2 Ursachen

Bei der Entstehung von Tumorerkrankungen wirken immer verschiedene Mechanismen zusammen (sog. *multifaktorielle Genese*). Einerseits spielt die Veranlagung eine Rolle (*genetische Disposition*), andererseits kommen auslösende Faktoren hinzu.

Störung der Ordnung: Alle Strukturen und Gewebe des Körpers, alle Funktionen und Prozesse sind einer Ordnung unterworfen, die streng kontrolliert wird. Trotzdem kommt es immer wieder zu ungeordneten, sich der Kontrolle entziehenden Vorgängen, z. B. zum ungehemmten Zellwachstum (sog. *Entartung*). Ein kompliziertes, von Genen gesteuertes System aktivierender und hemmender Enzyme sichert normalerweise die frühzeitige Entdeckung solcher Vorgänge und die Wiederherstellung der Ordnung, so daß diese Entgleisungen keine Folgen für den Körper haben. Der Genforschung gelingt es zunehmend, die maßgeblichen Enzyme zu isolieren und die zugehörigen Gene zu entdecken (woraus sich für die Zukunft eventuell auch therapeutische Möglichkeiten ergeben). Ist dieses „Tumorabwehrsystem" geschwächt (z. B. durch genetische Defekte oder durch fortwährenden Kontakt mit krebserregenden Stoffen, durch andere, noch nicht bekannte Faktoren und Umstände), kann es zu einer bösartigen Tumorerkrankung kommen. Das Risiko zur Entwicklung eines malignen Tumors steigt mit zunehmendem Lebensalter.

17.1.3 Symptome

Die lokalen Symptome sind abhängig vom Organ bzw. dem Körperteil, von dem der Tumor ausgeht, und von der Lage der Metastasen. Oft treten Beschwerden erst in fortgeschrittenem Stadium auf. Die Neigung zur Metastasenbildung ist je nach Tumor verschieden stark ausgeprägt. Manche metastasieren erst sehr spät oder gar nicht, andere haben schon Tochtergeschwülste gebildet, wenn der Primärtumor selbst noch ganz klein ist. Die Verschleppung der Tumorzellen erfolgt

- auf dem Blutweg (*hämatogen*)
- auf dem Lymphweg (*lymphogen*)
- durch Kanäle und Gänge (*kanalikulär*)
- durch Körperhöhlen (z. B. die Bauchhöhle)

Bildet der Tumor Hormone oder andere stoffwechselwirksame Substanzen, kommen deren spezifische Wirkungen hinzu.

Die allgemeinen Symptome, die bei einer Ausbreitung des Tumors auf den ganzen Körper auftreten können, sind bei allen bösartigen Tumorerkrankungen gleich:

- Gewichtsverlust (sog. *konsumierende Erkrankung*)
- leichte Ermüdbarkeit
- Schmerzen
- Anämie
- Blutungsneigung und Blutungen
- Immunschwäche
- Kräfteverfall.

17.1.4 Diagnose

Die primäre Diagnostik richtet sich auf den Tumor selbst (Art, Größe, Ausbreitung), auf die Erfassung des körperlichen Allgemeinzustandes und die Metastasensuche. Am Anfang steht eine sorgfältige und genaue Anamnese. Art, Größe und lokale Ausbreitung des Tumors werden durch eine der Lokalisation entsprechende klinische Untersuchung, durch bildgebende Verfahren, endoskopische Untersuchungen, Laboruntersuchungen und die histologische Untersuchung nach Gewebeentnahme gestellt.

Hinweis: Die Verdachtsdiagnose ‚maligner Tumor' kann nur durch eine histologische Untersuchung gesichert werden.

Die Metastasensuche geschieht auf die gleiche Weise und erstreckt sich auf die in der Fließrichtung der Lymphe aus dem betroffenen Gebiet liegenden nahen und fernen Lymphknoten sowie auf alle Organe und Körperteile, in denen Tochtergeschwülste vermutet werden (Tab. 17-2). Der Verdacht stützt sich einerseits auf die anamnestischen Angaben, andererseits auf die von dem betreffenden Tumor bevorzugten Ausbreitungswege und Metastasenorte. Insgesamt am häufigsten von Metastasen befallen sind neben den Lymphknoten Lunge, Leber, Knochen und Gehirn.

Tab. 17-2: Bildgebende Untersuchungsverfahren zur Metastasensuche in der Tumordiagnostik (in der Reihenfolge ihrer Anwendung; nach: Jend, Tödt: Bildgebende Diagnostik, 1992)

Region, in der Metastasen vermutet werden	geeignete Untersuchungsverfahren
Lunge	Röntgen in zwei Ebenen Computertomographie (CT)
Knochen	Skelettszintigraphie bei anamnestischen Hinweisen auf bestimmte Knochen: Röntgen Computertomographie Magnetresonanztomographie (MRT)
Kopf/Gehirn	Computertomographie Magnetresonanztomographie
Leber	Sonographie Computertomographie
Nieren und ableitende Harnwege	i. v. Urographie Sonographie Computertomographie Magnetresonanztomographie

Der **Bestimmung von Tumormarkern** im Blut wird unterschiedliche Bedeutung beigemessen. Tumormarker sind Eiweißstoffe, die bei bestimmten Tumorerkrankungen – meist erst in fortgeschrittenem Stadium – im Blut gemessen werden können. Die bisher bekannten Tumormarker sind wenig spezifisch bzw. nur unregelmäßig vorhanden. Beispiele sind das *karzinoembryonale Antigen* (Abk. CEA), das bei Brustkrebs gefundene *CA 15-3* oder das bei Ovarialkarzinomen auftretende *CA 125*. Die Forschung ist intensiv darum bemüht, Tumormarker zu finden, die spezifisch für bestimmte Tumore sind und bereits im Frühstadium gebildet werden, um sie zur Früherkennung verwenden zu können.

Ist die Primärdiagnostik abgeschlossen und die Therapie eingeleitet, richtet sich die weitere Diagnostik nach dem Verlauf der Erkrankung und betrifft Erkrankungsfolgen sowie Komplikationen, Auswirkungen und Begleiterscheinungen der Therapie. Zudem wird auf das Auftreten eines Rezidivs geachtet.

17.1.5 Therapie

Die Therapie bösartiger Tumorerkrankungen kann in drei Gruppen unterteilt werden:
- direkte Bekämpfung des Tumorgewebes
- Stärkung der körpereigenen Immunabwehr
- Behandlung der Begleiterscheinungen und Erkrankungsfolgen.

Bekämpfung des Tumorgewebes: Standardverfahren heutiger Tumortherapie sind:
- *operative Therapie* mit dem Ziel der schnellen Beseitigung möglichst des gesamten Tumorgewebes
- *radiative Therapie* (Bestrahlung)
- *zytostatische Therapie* mit dem Ziel der langsamen Rückbildung des Tumorgewebes, möglichst bis zur vollständigen Elimination
- *Hormontherapie* mit dem Ziel der Hemmung des Tumorwachstums.

Diese therapeutischen Verfahren werden allein oder in Kombination (nacheinander) angewandt. Das zuerst bzw. hauptsächlich an-

Tab. 17-3: Unerwünschte Begleiterscheinungen und Komplikationen verschiedener Tumortherapieverfahren

Therapieverfahren	Begleiterscheinungen und Komplikationen	
Operation	Narkoserisiko:	Herz-Kreislauf-Komplikationen Schockreaktionen u. a.
	Operationsrisiko:	Blutungen Verletzung von Nachbarorganen Infektion Wundheilungsstörungen
	Immobilität:	Thromboserisiko Pneumonierisiko
	ausgedehnte Narbenbildung und Verwachsungen Schwächung des Immunsystems	
Bestrahlung	Strahlensyndrom:	(„Strahlenkater') Übelkeit, Erbrechen, Kopfschmerzen, Schwindel
	Schwächung des Immunsystems Keimschädigung (Teratogenität) Auslösung von Zweittumoren (Tumorinduktion, Kanzerogenität)	
	in der bestrahlten Köperregion: Hautreaktionen	Rötung, Ödembildung. Blasenbildung Haarausfall
	Schleimhautreaktionen	Rötung, Ödembildung, Blutung, Entzündung (Strahlenenteritis Strahlenzystitis. Strahlennephritis Strahlenpneumonie u. a.)
	Schädigung des Knochenmarks Schädigung des Rückenmarks	
Zytostase/ Chemotherapie	Knochenmarkschädigung:	starke Beeinträchtigung des Immunsystems Anämie
	Übelkeit und Erbrechen Durchfall Mund- und Speiseröhrenentzündung Haarausfall Keimschädigung Auslösung von Zweittumoren	
	bei einigen Substanzen:	Herzschädigung Leberschädigung Lungenschädigung Nervenschädigung Gehörschädigung Hautveränderungen

gewandte Verfahren wird als *Primärtherapie* bezeichnet; es sollte dasjenige sein, das bei dem betreffenden Tumor erfahrungsgemäß die besten Heilungschancen verspricht. Zu-sätzlich angewandte Verfahren nennt man *adjuvante* (d. h. unterstützende) Therapie. Die meisten malignen Tumore werden primär operativ behandelt. Je nach Notwendigkeit schließen sich Strahlenbehandlung oder Chemotherapie an, bei hormonempfindlichen Tumoren evtl. eine Hormontherapie. Andere Tumore (z. B. Leukämie) werden primär zytostatisch behandelt oder einer Bestrahlung unterzogen, während die Operation ergänzend eingesetzt wird. Alle Verfahren der Tumorbeseitigung haben, entsprechend ihrer Aggressivität, eine hohe Rate unerwünschter Wirkungen, die die Lebensqualität erheblich beeinträchtigen können und unter diesem Gesichtspunkt in den Entscheidungsprozeß miteinbezogen werden müssen (Tab. 17-3).

Stärkung der körpereigenen Immunabwehr: Hierzu gehören die Allgemeintherapie und die anerkannten und unkonventionellen Verfahren zur Verbesserung des Allgemeinzustandes und zur Stimulierung des Immunsystems. Die Allgemeintherapie beinhaltet eine gesunde, wenig belastende Ernährung, genügend Schlaf, Ruhe und Streßabbau, emotionale Zuwendung und psychosoziale Unterstützung. Zur Stimulierung des Immunsystems können pflanzliche Stoffe (z. B. Mistelextrakte), bestimmte Organ- und Enzymextrakte sowie aus den entnommenen Tumorzellen hergestellte Impfstoffe verwendet werden.

Behandlung der Begleiterscheinungen und Erkrankungsfolgen: Zur Minderung der Auswirkungen der Tumorerkrankung stehen zahlreiche Möglichkeiten zur Verfügung, die je nach Bedarf eingesetzt werden. Wichtige Beispiele sind:

- Schmerztherapie
- Transfusion von Blut oder Blutbestandteilen
- Infusionstherapie
- besondere Ernährung (z. B. Astronautenkost) und Vitamingabe
- medikamentöse Unterstützung oder
- operative Wiederherstellung beeinträchtigter Körperfunktionen
- Antibiotikagabe u. a.

Begriffsbestimmung:
- Als *kurativ* bezeichnet man eine Therapie, deren Ziel die Heilung ist. Im Vordergrund steht vor allem die Lebensquantität, d. h. die Verlängerung der Lebensdauer durch Beseitigung der Erkrankung.
- Die *palliative* Behandlung richtet sich in erster Linie auf die Linderung der Beschwerden, also auf eine Verbesserung der Lebensqualität.

17.1.6 Nachsorge und Rehabilitation

Nach Durchführung der vorgesehenen Therapie sind nach erneuter Durchuntersuchung neue Aussagen zur Tumorerkrankung möglich. Im günstigen Falle sind der Tumor und seine Metastasen, soweit die vorhanden waren, nicht mehr nachweisbar (= vollständige *Regression*).

Im ungünstigen Falle sind nach der Therapie noch Tumorreste und/oder Metastasen vorhanden.

Medizinische Nachsorge: Die Anstrengungen der medizinischen Nachsorge richten sich im ersten Fall auf die frühzeitige Entdeckung eines möglichen Rezidivs. Dazu werden die schon beschriebenen Verfahren der klinischen Diagnostik eingesetzt. Die Wahrscheinlichkeit eines Rezidivs nimmt mit den Jahren immer mehr ab. Wie lange und wie oft die medizinische Nachsorge mit den entsprechenden Untersuchungen notwendig ist, ist stets vom Einzelfall abhängig. Für die eine Patientin kann es wichtig sein, sich ab einem bestimmten Zeitpunkt wieder als gesund anzusehen, für den anderen Patienten, sich ein Leben lang der Krebserkrankung bewußt zu bleiben. Konnte der Tumor nicht beseitigt werden, geht es in der medizinischen Nachsorge um die Beobachtung des weiteren Verlaufs und die Erkennung und Behandlung auftretender Begleiterscheinungen und Komplikationen. Sie wird lebenslang durchgeführt. Die medizinische Nachsorge wird zum Teil in Krankenhäusern durchgeführt, (manche haben fachübergreifende onkologische

Spezialabteilungen für Tumortherapie und Nachsorge), zum Teil in der normalen ärztlichen Praxis oder in spezialisierten Schwerpunktpraxen geleistet.

Psychosoziale Nachsorge: Die psychosoziale Nachsorge hilft einerseits bei der Klärung praktischer Fragen. Dazu gehören die Beratung zu Kuren und Rehabilitationsmaßnahmen, zu Berufstätigkeit, Umschulung oder Berentung, zur Kostenübernahme für Hilfsmittel oder Pflege sowie Informationen zu Selbsthilfegruppen und vieles mehr. Zudem bieten Einrichtungen der psychosozialen Nachsorge psychologische Unterstützung bei der Bewältigung der Erkrankung und der daraus entstehenden psychischen, familiären und sozialen Probleme. Dazu können auch die Betreuung von Angehörigen und die Sterbebegleitung gehören. Psychosoziale Unterstützung wird zum Teil durch die Sozialdienste der Krankenhäuser geleistet. Außerdem werden Beratungsstellen und Betreuungseinrichtungen von den örtlichen Gesundheitsämtern und von vielen gemeinnützigen und kirchlichen Organisationen unterhalten.

17.1.7 Prognose

Therapieerfolge bei bösartigen Tumorerkrankungen werden nicht in Heilungs-, sondern in Überlebensraten gemessen. Am meisten gebräuchlich ist die *5-Jahres-Überlebensrate*. Sie besagt, wieviel Prozent der erkrankten Personen 5 Jahre nach der Diagnosestellung noch leben, unabhängig vom Gesundheitszustand und vom Verlauf der Krebserkrankung. Bei vielen Tumorarten ist die Wahrscheinlichkeit eines Rezidivs nach 5-jähriger Tumorfreiheit stark gesunken, wenn mit der ersten Therapie die vollständige Elimination des Tumors gelungen ist. Tumordiagnostik und Tumortherapie haben sich in den letzten Jahren bedeutend verbessert. Nimmt man alle malignen Tumore zusammen, liegt die 5-Jahres-Überlebensrate heute bei über 60%, allerdings mit einer großen Spannbreite (Mikrokarzinom der Zervix: nahezu 100%, Ösophaguskarzinom: unter 10%).

17.2 Bösartige Tumore der weiblichen Genitalorgane

Bösartige Tumore treten, in unterschiedlicher Häufigkeit, an allen Genitalorganen auf (Abb. 17-1). Es handelt sich überwiegend um Karzinome. Sarkome und Mischtumore kommen ebenfalls vor, sie sind aber selten und am ehesten an der Gebärmutter oder an den Eierstöcken anzutreffen. Bei erwachsenen Frauen ähneln sie in Beschwerdebild, Diagnostik und Therapie den Karzinomen. Meist wachsen sie aber schneller, die Patientinnen sind jünger (Sarkome können schon in den ersten Lebensjahren auftreten), und die Prognose ist schlechter.

17.2.1 Vulvakarzinom

Das Karzinom des äußeren Genitale entwickelt sich am häufigsten aus dem Plattenepithel der großen Schamlippen. Begünstigend wirkt eine übermäßige Austrocknung und Schrumpfung der Haut (Atrophie), wie sie manchmal nach den Wechseljahren entstehen kann.

Symptome: Als Präkanzerosen gelten Zelldysplasien, die sich manchmal durch rötliche oder weiße Flecken oder Juckreiz be-

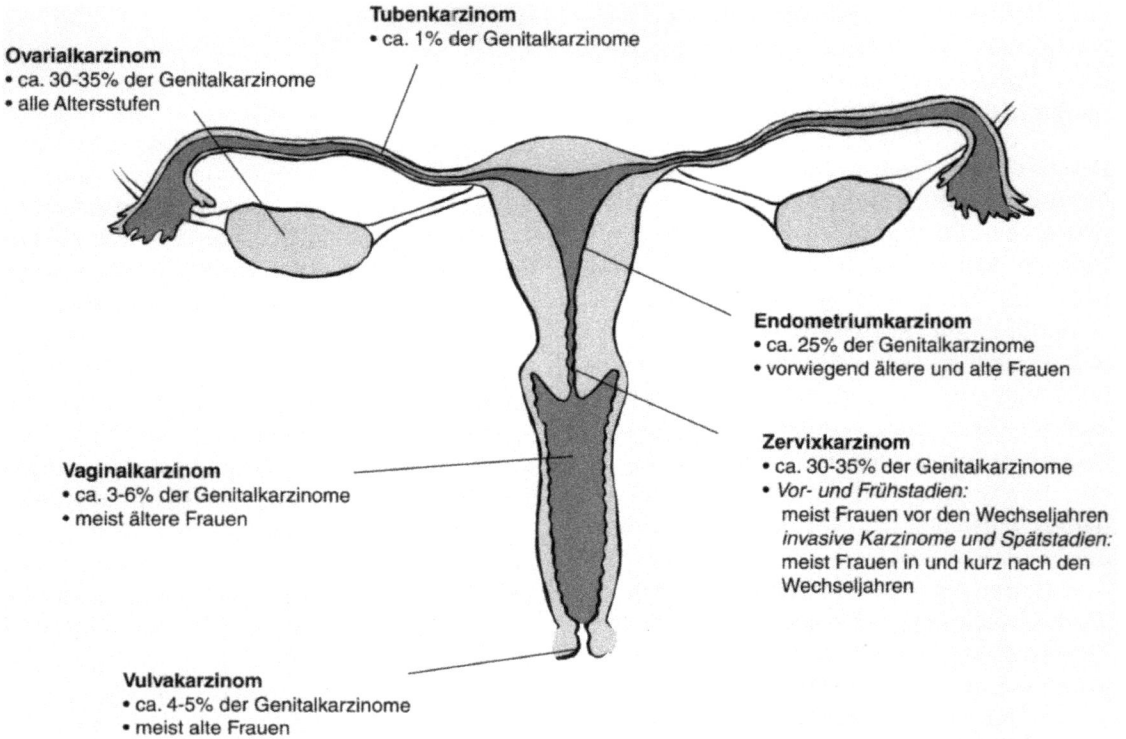

Ovarialkarzinom
• ca. 30-35% der Genitalkarzinome
• alle Altersstufen

Tubenkarzinom
• ca. 1% der Genitalkarzinome

Endometriumkarzinom
• ca. 25% der Genitalkarzinome
• vorwiegend ältere und alte Frauen

Zervixkarzinom
• ca. 30-35% der Genitalkarzinome
• *Vor- und Frühstadien:*
meist Frauen vor den Wechseljahren
invasive Karzinome und Spätstadien:
meist Frauen in und kurz nach den
Wechseljahren

Vaginalkarzinom
• ca. 3-6% der Genitalkarzinome
• meist ältere Frauen

Vulvakarzinom
• ca. 4-5% der Genitalkarzinome
• meist alte Frauen

Abb. 17-1: Häufigkeitsverteilung bösartiger Genitaltumore und Altersgipfel

merkbar machen sowie der *Morbus Paget* der Vulva (Auftreten von großen, schleimhaltigen sog. *Paget-Zellen*), der durch schuppige Hautveränderungen auffällt. Bis zur Entwicklung eines Karzinoms vergehen meist viele Jahre. Es entstehen ein oder mehrere kleine Knoten oder kleine Ulzerationen, die jucken und nässen (Abb. 17-2). Der Tumor greift dann auf Vagina, Damm, Blase und Rektum über und verursacht große Gewebedefekte. Relativ rasch verbreitet er sich über die Lymphbahnen zu den Lymphknoten in der Leistenbeuge. Fernmetastasen sind dagegen selten (Tab. 17-2).

Diagnose: Neben Anamnese und körperlicher Untersuchung stehen die gynäkologische Untersuchung, Lymphknotenpalpation, Zystoskopie und Rektoskopie im Vordergrund. Die Einteilung erfolgt nach dem TNM-System.

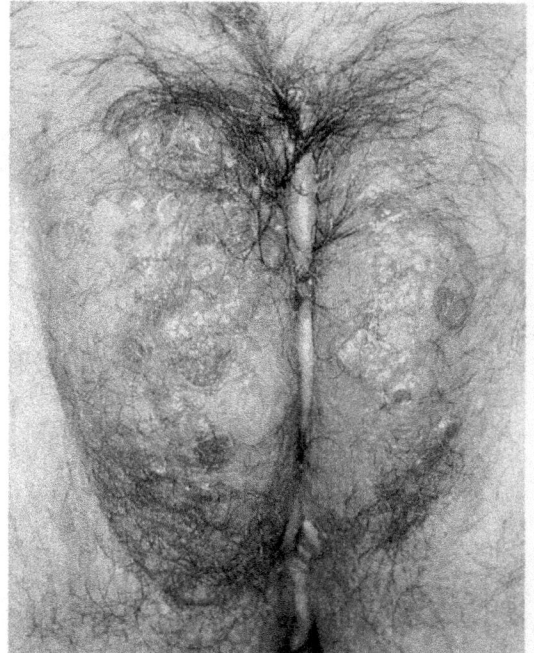

Abb. 17-2: Vulvakarzinom

Tab. 17-4: Stadieneinteilung des Vulvakarzinoms (vereinfacht)

Stadium 0	Carcinoma in situ: oberflächliches, noch nicht invasives Carcinom daher kein Lymphknotenbefall und keine Fernmetastasen
Stadium I	der Tumor ist auf die Vulva beschränkt und nicht größer als 2 cm im Durchmesser kein Lymphknotenbefall keine Fernmetastasen
Stadium II	der Tumor ist größer als 2 cm, aber immer noch auf die Vulva beschränkt kein Lymphknotenbefall keine Fernmetastasen
Stadium III	der Tumor ist, unabhängig von der Größe, noch auf die Vulva beschränkt Befall der regionalen Lymphknoten auf beiden Seiten keine Fernmetastasen oder der Tumor erreicht die untere Harnröhre bzw. die Scheide, den Damm oder den Anus mit oder ohne einseitigen oder beidseitigen Befall der regionalen Lymphknoten keine Fernmetastasen
Stadium IV	der Tumor erreicht die untere Harnröhre, die Scheide bzw. den Damm oder den Anus Befall der regionalen Lymphknoten, die bereits nicht mehr verschieblich sind oder der Tumor erreicht die obere Harnröhre, die Blasenschleimhaut und/oder das Rektum oder ist an der Beckenwand fixiert mit oder ohne einseitigen oder beidseitigen Befall der regionalen Lymphknoten oder Nachweis von Fernmetastasen, unabhängig von Tumorausdehnung und Lymphknotenbefall

Therapie: Primärtherapie ist die Operation. Vorstufen und beginnendes Karzinom werden durch Ausschneiden im Gesunden bzw. durch die teilweise oder vollständige Entfernung der Schamlippen behandelt (*einfache Vulvektomie*). Beim voll ausgeprägten Karzinom werden auch die Klitoris, der Schamberg und die Leistenlymphknoten entfernt (*radikale Vulvektomie*). Ist eine radikale operative Therapie nicht möglich oder nicht erwünscht (die Patientinnen sind oft sehr alt!), kann der Tumor durch Laser oder Elektrokoagulation behandelt oder primär bestrahlt werden. Chemotherapie hat keinen Effekt.

Nachsorge und Prognose: Der Tumor selbst, aber auch die Operation verursachen große Gewebedefekte, die oft schlecht heilen. Hier treten, auch in Anbetracht des Alters der Frauen, v. a. pflegerische Probleme auf.

17.2.2 Vaginalkarzinom

Das Karzinom der Scheide ist selten und geht überwiegend aus dem Plattenepithel im oberen Drittel der Vagina hervor.

Symptome: Im Anfangsstadium (Carcinoma in situ) verursacht es keine Beschwerden und wird deshalb selten früh entdeckt. Symptome

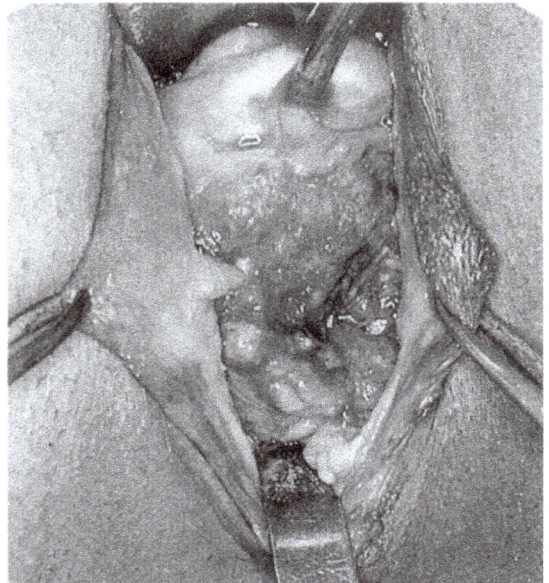

Abb. 17-3: Vaginalkarzinom

Tab. 17-5: Stadieneinteilung des Vaginalkarzinoms (vereinfacht)

Stadium 0	Carcinoma in situ: oberflächliches, noch nicht invasives Karzinom daher kein Lymphknotenbefall und keine Fernmetastasen
Stadium I	nur die Scheide ist befallen
Stadium II	der Tumor hat sich bereits auf das die Scheide umgebende Gewebe ausgebreitet
Stadium III	der Tumor ist bis zur Beckenwand gewachsen
Stadium IV	Blase und/oder Darm sind befallen oder der Tumor ist aus dem kleinen Becken heraus nach oben gewachsen oder Fernmetastasen sind vorhanden der Tumor erreicht die obere Harnröhre, die Blasenschleimhaut bzw. das Rektum

treten auf, wenn der Tumor aufbricht und Ulzerationen verursacht (Abb. 17-3). Typisch sind dann rötlich-bräunlicher Ausfluß sowie kleine Blutungen (z. B. beim sexuellen Verkehr). Metastasen entstehen früh im umgebenden Gewebe, in Blase und Rektum sowie in den Lymphknoten.

Diagnose: Das beginnende Karzinom wird manchmal bei einer sorgfältigen Inspektion der Scheide mit dem Kolposkop durch rötliche oder weißliche Flecken (*Erythroplakie* bzw. *Leukoplakie*) oder durch einen zytologischen Abstrich entdeckt. Später ist der Tumor bei vaginaler und rektovaginaler Untersuchung auch zu tasten. Zystoskopie, Rektoskopie und Untersuchung der Lymphknoten schließen sich an (Tab. 17-5).

Der **Lymphabfluß** aus oberem Vaginalbereich und Gebärmutter erfolgt über die tiefen Beckenlymphknoten (Abb. 17-4). Sie können von außen

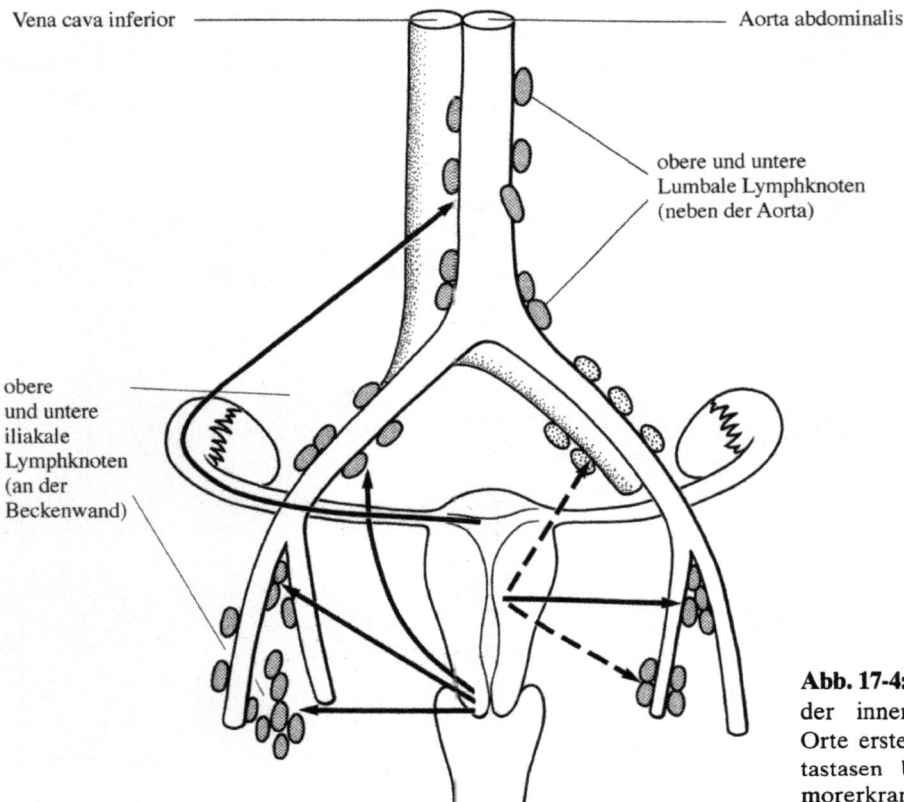

Abb. 17-4: Lymphabflußwege der inneren Genitalorgane: Orte erster Lymphknotenmetastasen bei bösartigen Tumorerkrankungen

nicht getastet werden. Es besteht die Möglichkeit, Lymphknotenmetastasen durch eine Röntgenkontrastuntersuchung darzustellen (*Lymphographie* bzw. *Lymphangiographie*). Diese Untersuchung ist aufwendig und schmerzhaft und im Ergebnis oft unbefriedigend. Deshalb wird bei Genitaltumoren meist auf eine vorherige Beurteilung der Lymphknoten verzichtet. Sie werden bei der nachfolgenden Operation begutachtet und zur histologischen Untersuchung entnommen.

Therapie: Ein operatives Vorgehen ist wegen der anatomischen Verhältnisse oft schwierig. Ist nur die Scheide befallen (Stadium I), kann der Tumor evtl. durch Operation entfernt werden. Sonst wird als Primärtherapie eine Bestrahlung durchgeführt. Chemotherapie ist unwirksam.

Nachsorge und Prognose: Eine Heilung ist nur in den frühen Stadien zu erwarten. Insgesamt überleben weniger als die Hälfte der Frauen noch fünf Jahre oder mehr.

17.2.3 Zervixkarzinom

Das Zervixkarzinom (auch *Kollumkarzinom* genannt) ist das häufigste Genitalkarzinom bei Frauen, aber mit abnehmender Tendenz. Meistens handelt es sich um ein Plattenepithelkarzinom, seltener um entartetes Zylinderepithel (Adenokarzinom).

Die Scheide ist mit nichtverhornendem Plattenepithel ausgekleidet. Bis zur Pubertät bedeckt dieses auch den äußeren Muttermund bis in den Gebärmutterhalskanal hinein. Der Gebärmutterhalskanal selbst ist mit Schleimhaut (Zylinderepithel) ausgekleidet. Bei jungen Frauen wächst dieses Zylinderepithel aus dem Zervikalkanal heraus und bedeckt dann teilweise die Portio (sog. *Ektopie*). Nach dem 30. Lebensjahr beginnt es sich wieder zurückzuziehen. Bei Beginn der Wechseljahre ist die ganze Portiooberfläche wieder mit Plattenepithel bedeckt.

In den meisten Fällen entsteht das Zervixkarzinom in dieser Übergangszone. Offensichtlich begünstigen kleine Verletzungen und Irritationen des Muttermundes die Entwicklung des Karzinoms. Es findet sich häufiger bei Frauen, die früh sexuell aktiv waren, früh und mehrmals schwanger waren sowie häufiger den Partner gewechselt haben. Sehr viel seltener tritt es bei Frauen auf, die nie oder selten Geschlechtsverkehr hatten. Seltener ist es aber auch in Ländern, in denen die Männer zum größten Teil beschnitten sind (Penishygiene?).

Symptome: Dem Karzinom kann eine langdauernde Zelldysplasie vorausgehen. Beschwerden treten dabei nicht auf. Auch das beginnende Karzinom (sog. *cervikale intraepitheliale Neoplasie*, Abk. CIN) verursacht meist keine Symptome. Erst wenn der Tumor invasiv wächst, kommt es zu blutig tingiertem Ausfluß und Blutungen, später zu Schmerzen, v. a. im Rücken im Kreuzbeinbereich. Der Tumor kann sich nach unten in die Scheide, nach oben in die Gebärmutterhöhle oder nach der Seite in die Parametrien (Beckenbindegewebe) ausbreiten und schließlich Blase und Darm infiltrieren. Es kommt zu Fistelbildungen, Einengung und Verlegung der ableitenden Harnwege und des Darms. Metastasen entstehen in den Beckenlymphknoten. Fernmetastasen sind seltener und treten meist erst spät auf.

Diagnose: Große Bedeutung kommt der Früherkennung zu (gynäkologische Untersuchung und Abstrichentnahme mit Zellfärbung nach Papanicolaou). Ein Befund *PAP III D* oder *PAP IV* spricht dabei für Zelldysplasien bzw. ein Carcinoma in situ (s. S. 185).

Die **Abstrichentnahme** ist eine einfache, schmerzlose, beliebig oft wiederholbare und nur geringe Kosten verursachende Maßnahme, deren Treffsicherheit bei sorgfältiger Handhabung hoch ist. Dennoch nehmen nur etwa 1/3 aller Frauen dieses Angebot regelmäßig wahr.

Manchmal liefert die Kolposkopie weitere Hinweise. Zur Sicherung der Diagnose muß eine Gewebeentnahme mit anschließender histologischer Untersuchung vorgenommen werden. Bei auffälligen PAP-Befunden er-

Stadium I:

der Tumor ist auf
die Zervix beschränkt

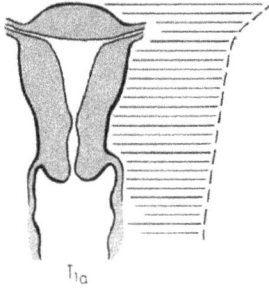

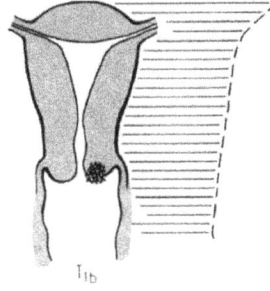

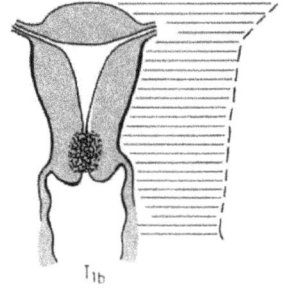

T_{1a} T_{1b} T_{1b}

Stadium II:

der Tumor hat sich
nach unten, nach
oben oder nach den
Seiten ausgebreitet

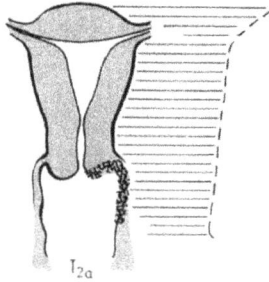

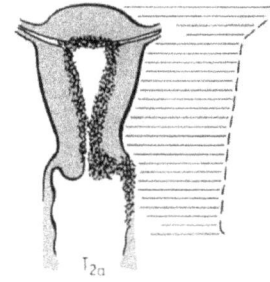

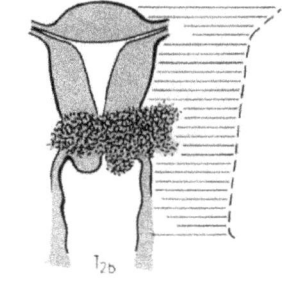

T_{2a} T_{2a} T_{2b}

Stadium III:

der Tumor hat die
ganze Scheide durch-
wachsen, tritt an
verschiedenen Stellen
auf oder reicht bereits
bis zur Beckenwand

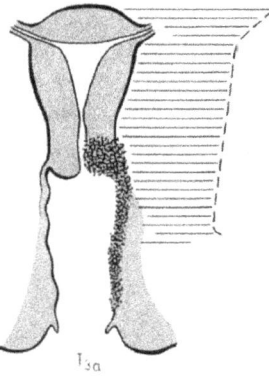

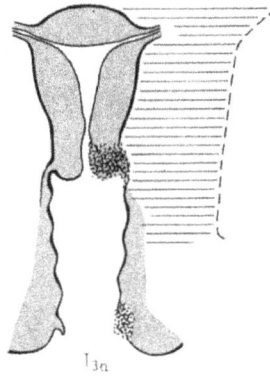

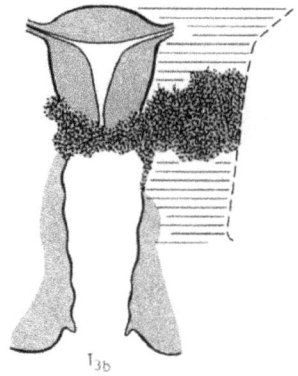

T_{3a} T_{3a} T_{3b}

Stadium IV:

der Tumor ist bereits
aus dem kleinen
Becken herausge-
wachsen bzw. hat
Darm oder Harnblase
befallen

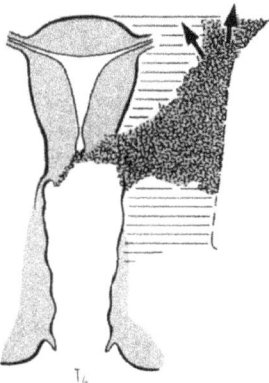

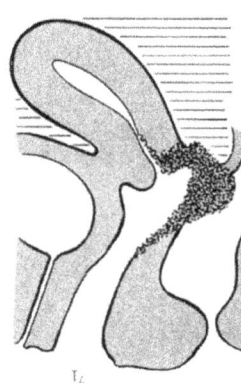

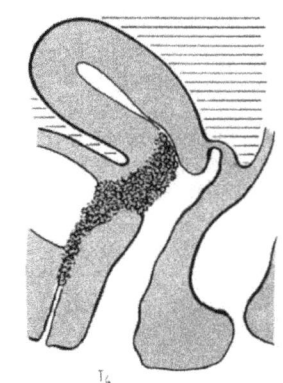

T_4 T_4 T_4

Abb. 17-5: Stadieneinteilung des Zervixkarzinoms

folgt die Gewebeentnahme in Form einer Konisation. Bei sichtbaren Veränderungen wird eine Probeentnahme (sog. *Knipsbiopsie*) gemacht. Handelt es sich bereits um ein invasiv wachsendes Zervixkarzinom, wird zusätzlich eine fraktionierte Kürettage durchgeführt, um festzustellen, ob der Tumor schon in die Gebärmutterhöhle hinein gewachsen ist. Zur Beurteilung der Tumorausbreitung (Abb. 17-5) und Festlegung des Stadiums der Erkrankung sind weitere Untersuchungen notwendig:

- körperliche Untersuchung
- Urographie
- Zystoskopie und Rektoskopie
- vaginale Untersuchung in Narkose zur Beurteilung der Parametrien (meist erst in Verbindung mit der vorgesehenen Operation)
- Metastasensuche.

Therapie: Vor- und Frühstadien des Zervixkarzinoms werden operativ behandelt.

- Bei *hochgradiger Dysplasie* und *CIN* wird die Entfernung der Gebärmutter empfohlen (einfache Hysterektomie). Besteht noch Kinderwunsch und erfolgte bei der Konisation die Entfernung der gesamten Gewebeveränderung, kann auf eine Hysterektomie verzichtet werden. Dann sollten aber engmaschig Abstrichkontrollen durchgeführt und nach Abschluß der Familienplanung die Hysterektomie erneut erwogen werden.
- Beim *Mikrokarzinom* wird ebenfalls die Gebärmutter entfernt, zusätzlich einige Lymphknoten.

- Das *invasive Karzinom* wird in Abhängigkeit vom Stadium operativ oder durch Bestrahlung behandelt.

Im **Stadium I und II** wird meist die Operation bevorzugt. Entfernt werden die Gebärmutter, das obere Scheidendrittel, das Beckenbindegewebe und die Beckenlymphknoten (genitale Radikaloperation). Dies ist möglich
- durch die Bauchdecke (abdominal: Operation nach Wertheim)
- von der Scheide aus (vaginal: Operation nach Schauta-Stoeckel)

Wenn notwendig, wird postoperativ zusätzlich bestrahlt.

In den fortgeschrittenen **Stadien III und IV** wird auf eine Operation verzichtet; der Tumor könnte nicht mehr sicher im Gesunden entfernt werden. Im Stadium III wird deshalb eine kombinierte Strahlenbehandlung von innen (Einlage eines Strahlenträgers in die Gebärmutter) und außen (durch die Bauchdecke) durchgeführt. Im Stadium IV wird nur noch palliativ behandelt (Linderung der auftretenden Beschwerden).

Nachsorge und Prognose: Die Heilungschancen sind in den Vor- und Frühstadien der Erkrankung sehr gut (nahezu 100%). Da noch keine körperlichen Beeinträchtigungen bestehen, ist die Erholungzeit kurz, eine intensive Rehabilitation in der Regel nicht nötig. Ist die Gebärmutter nicht entfernt worden, sind Abstrichkontrollen alle 3–6 Monate empfehlenswert, um erneute Veränderungen sofort erkennen zu können. Bei invasiven Karzinomen ist die 5-Jahres-Überlebensrate abhängig vom Stadium der Erkrankung zu Therapiebeginn. Sie liegen zwischen 75% im Stadium I und weniger als 10% im Stadium IV. Auch bei erfolgreicher Therapie können Folgen der Operation und der Bestrahlung durch Vernarbungen und Verwachsungen zu jahrelangen Beschwerden (Unterbauchschmerzen, Blasenfunktionsstörungen usw.) führen. In allen Fällen ist eine intensive medizinische Nachsorge und eine gute psychosoziale Betreuung notwendig.

17.2.4 Endometriumkarzinom

Der auch als *Uterushöhlenkarzinom* oder *Korpuskarzinom* bezeichnete Tumor entsteht durch maligne Entartung der Gebärmutterschleimhaut. Begünstigende Faktoren für die Entwicklung eines Endometriumkarzinoms sind möglicherweise Bluthochdruck, Diabetes mellitus und Übergewicht. Häufiger betroffen sind Frauen, die nicht geboren haben.

Der eigentlichen Erkrankung geht ein Vor- bzw. Frühkarzinom voraus, das aber in der Regel nicht erkannt wird, da es keine Symptome verursacht.

Symptome: Die Erkrankung bleibt lange Zeit symptomlos. Manchmal tritt (rötlicher) Ausfluß auf. Im weiteren Verlauf kommt es zu spontanen, zyklusunabhängigen Blutungen.

Merke: Bei jeder Blutung aus der Gebärmutter bei Frauen nach der Menopause besteht der Verdacht auf ein Endometriumkarzinom!

Später kommen Schmerzen im Unterbauch und im Rücken hinzu. Dann haben sich meist auch schon tumortypische allgemeine Krankheitszeichen eingestellt. Mit dem Zerfall von Tumorgewebe entstehen Nekrosen und Infektionen mit Eiterbildung und eitrigem Ausfluß. Der Tumor metastasiert bevorzugt in die regionären Lymphknoten und durch die Eileiter in die Eierstöcke. Fernmetastasen sind eher selten (Tab. 17-6).

Tab. 17-6: Stadieneinteilung des Endometriumkarzinoms (vereinfacht)

Stadium 0	Histologisch verdächtige, aber nicht sicher maligne Befunde
Stadium I	der Tumor ist auf die Gebärmutterhöhle bzw. den Gebärmutterkörper begrenzt kein Lymphknotenbefall keine Fernmetastasen
Stadium II	der Tumor hat sich auf den Gebärmutterhals ausgebreitet kein Lymphknotenbefall keine Fernmetastasen
Stadium III	der Tumor hat sich über den Uterus hinaus im kleinen Becken ausgebreitet, d. h. Eierstöcke, Eileiter, Scheide, Beckenbindegewebe bzw. Lymphknoten befallen keine Fernmetastasen
Stadium IV	der Tumor hat Blase bzw. Darm befallen und durchwachsen und/oder Auftreten von Fernmetastasen (der Tumor hat Regionen außerhalb des kleinen Beckens befallen)

Diagnose: Hinweise geben die Anamnese, die gynäkologische Untersuchung und die Sonographie. Bei Verdacht auf ein Endometriumkarzinom muß zur Gewebeentnahme eine fraktionierte Kürettage durchgeführt werden. Bestätigt sich die Verdachtsdiagnose, folgen eine eingehende klinisch-körperliche Untersuchung, Urographie, evtl. Rektoskopie und Zystoskopie sowie die Metastasensuche.

Therapie: Wenn möglich, wird primär operiert. Dabei werden der Uterus und die Adnexe entfernt sowie Lymphknoten entnommen (genitale Totaloperation). Anschließend wird nachbestrahlt. Ist der Tumor bereits in die Zervix eingewachsen, was meist erst während der Operation festgestellt werden kann, wird radikal operiert wie beim Zervixkarzinom. Ist eine Operation nicht mehr sinnvoll oder aus anderen Gründen nicht möglich, werden Gebärmutter und Becken von innen und außen bestrahlt. Chemotherapie ist wenig wirkungsvoll. Bei *rezeptorpositiven* Tumoren können Hormone eingesetzt werden. Als Dauertherapie angewandt wirken Gestagene oder Antiöstrogene in vielen Fällen hemmend auf das Wachstum des Tumors und verbessern das Allgemeinbefinden.

Hormonrezeptoren befinden sich in allen Körpergeweben oder in den Zellen. Sie sind die Voraussetzung dafür, daß Hormone von den Zellen ihrer Zielorgane erkannt werden. Die weiblichen Genitalorgane und die Brustdrüse sind u. a. Zielorgane der Sexualsteroide und haben deshalb zahlreiche Rezeptoren für Östrogene, Gestagene und Androgene, so daß diese dort ihre fördernden oder hemmenden Wirkungen entfalten können. Tumore dieser Gewebe können solche Rezeptoren ebenfalls enthalten und sind dann rezeptorpositiv. Dies ist bei Uterus- und Ovarialkarzinomen sowie beim Mammakarzinom recht häufig der Fall. Diese Situation versucht man therapeutisch zu nutzen, indem man die hemmende Substanz oder die entgegenwirkende Substanz in der Tumortherapie einsetzt (z. B. das Antiöstrogen *Tamoxifen*). Der Tumor kann damit nicht zum Verschwinden gebracht werden, die Beschwerden bessern sich aber oft für längere Zeit, insbesondere auch Metastasenschmerzen.

Nachsorge und Prognose: Wird das Karzinom im Frühstadium entdeckt und behandelt, sind die Heilungsaussichten gut. Alle Stadien zusammengenommen überleben etwa 2/3 der Frauen die nächsten 5 Jahre. Auch bei erfolgreicher Therapie ist wegen der Behandlungsfolgen (Narbenbildung und Verwachsungen) evtl. eine längere Nachsorge notwendig. Konnte der Tumor nicht beseitigt werden oder sind Metastasen vorhanden, richten sich die Anstrengungen auf die palliative Therapie und die Verbesserung der Lebensqualität.

17.2.5 Chorionkarzinom (Chorionepitheliom)

Das Chorionkarzinom ist ein bösartiger Tumor, der aus dem Ernährungsgewebe einer Fruchtanlage (Trophoblast oder Choriongewebe) bzw. aus Plazentaresten entsteht. Meistens ist die Fruchtanlage zuvor zugrunde gegangen und es ist zu einer Blasenmole bzw. zu einer Fehlgeburt gekommen. Selten entwickelt sich die Erkrankung während oder nach einer normalen Schwangerschaft.

Symptome: Nach dem Ende der Schwangerschaft hören die fehlgeburts- oder geburtsbedingten Blutungen nicht auf bzw. beginnen von Neuem. Die Gebärmutter bleibt vergrößert. Der Tumor metastasiert auf dem Blutweg früh in Lunge, Leber und Gehirn.

Diagnose: Anamnese (vorausgegangene Schwangerschaft!) und gynäkologische Untersuchung wecken den Verdacht auf eine Blasenmole oder ein Chorionkarzinom. Die Ultraschalluntersuchung zeigt meist, daß kein Embryo vorhanden ist. Ab Ende des dritten Schwangerschaftsmonats können auch Gewebeveränderungen erkennbar sein. Die HCG-Werte im Blut, die normalerweise nach einer Schwangerschaft schnell abfallen, sind stark erhöht. Zur Sicherung der Diagnose ist eine histologische Gewebeuntersuchung notwendig. Dazu wird eine vorsichtige Saugküretta-

ge durchgeführt, nachdem der Gebärmutterhals durch lokale Prostaglandinanwendung vorbereitet wurde. Anschließend erfolgt die Metastasensuche.

Der **geschilderte starke HCG-Anstieg** tritt auch auf, wenn es sich „nur" um eine Blasenmole handelt. Diese ist gleichzeitig die häufigste Ursache eines Chorionkarzinoms. Die Unterscheidung zwischen beiden ist wichtig, da die Blasenmole durch die Entleerung der Gebärmutter beseitigt ist, das Chorionkarzinom dagegen wie jede bösartige Tumorerkrankung eine intensive Tumortherapie erfordert.

Therapie: Die Erkrankung wird mit einer kombinierten Chemotherapie behandelt. Die Therapie wird solange durchgeführt, bis über mindestens drei Monate kein HCG mehr im Blut nachweisbar ist. Eine operative Entfernung der Gebärmutter wird erwogen, wenn die Chemotherapie keinen Erfolg hat.

Nachsorge und Prognose: Die medizinische Nachsorge besteht v. a. in der regelmäßigen Kontrolle des HCG-Spiegels, der ein Rezidiv frühzeitig anzeigt. Die Heilungschancen sind vom Verhalten des Tumors abhängig. Ist er hochgradig maligne, ist die Prognose schlecht. Es gibt aber auch Formen, die sehr gut zu behandeln und zu heilen sind. Die Verarbeitung dieses mit Kinderwunsch und Schwangerschaft in Verbindung stehenden Krankheitsgeschehens erfordert außerdem eine intensive psychosoziale Unterstützung.

17.2.6 Tubenkarzinom

Maligne Tumore der Eileiter sind extrem selten. Sie unterscheiden sich in Diagnostik und Therapie nicht von den Ovarialtumoren.

17.2.7 Bösartige Ovarialtumore

Einteilung: Ovarialtumore können aus allen Geweben der Eierstöcke hervorgehen (Tab. 17-7). Etwa ein Viertel dieser Tumore sind

Tab. 17-7: Einteilung der Ovarialtumore nach ihrem Ursprung

Ursprungsgewebe	Formen
Tumore aus Gewebe, das vom paramesonephritischen Zölomepithel abstammt (= während der embryonalen Entwicklung um die Urniere herum bestehendes Gewebe)	gutartige Formen: Kystadenome, endometrioide Tumore, Oberflächenpapillom, Kystadenofibrom, Brennertumor, Adenomatoidtumor bösartige Formen: Kystadenokarzinom, Klarzelltumore
Tumore des sexuell nicht differenzierten Gonadenmesenchyms	gutartige Formen: Ovarialfibrom, Leiomyom, Osteom, Angiom gut- oder bösartig: Perizytom bösartige Formen: Ovarialsarkom, Rhabdomyosarkom, Neurofibrosarkom, Endotheliom
Tumore des sexuell differenzierten Gonadenmesenchyms	gutartige Formen: Luteoma gravidarum gut- oder bösartig: Granulosazelltumor, Thekazelltumor, Androblastom, Gynandroblastom, Hiluszelltumor
Tumore aus den Keimzellen	gutartige Formen: Teratome einschl. Dermoidzyste gut- oder bösartig: Gonadoblastom bösartige Formen: Teratoma embryonale (Teratoblastom), ovarielles Chorionepitheliom, Disgerminom, Sinustumor, Polyembryon
Tumore aus Organheterotypien (Gewebe anderer Organe, das in die Ovarien verlagert ist)	gut- oder bösartig: Adrenalresttumore (Lipidzelltumor, Hypernephroidtumor)
Tumore als Metastasen anderer Organtumore	vorwiegend aus Karzinomen des Magen-Darm-Kanals außerdem: Karzinome der Brustdrüse, des Uterus und der Tuben, der Leber, der Gallenblase und des Pankreas (Krukenbergtumor: Metastase eines Magen-Darm- oder Brustdrüsentumors)

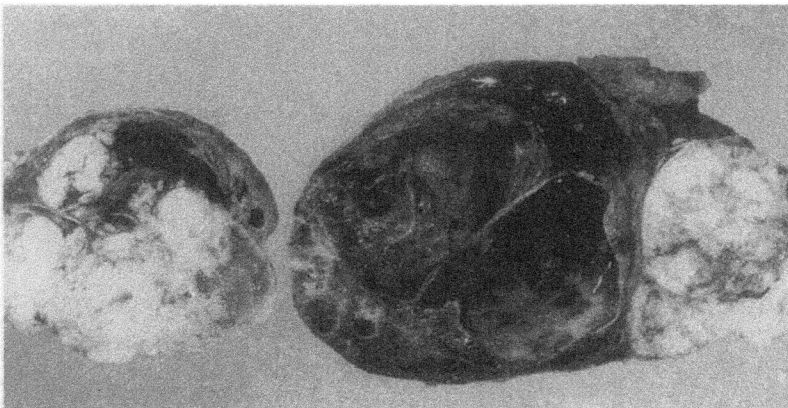

Abb. 17-6: Bösartiges seröses Kystadenokarzinom des Eierstocks

bösartig, ein Teil davon hat sich aus zuvor gutartigen Tumoren entwickelt. Die zahlenmäßig größte Gruppe bösartiger Tumore sind epithelialen Ursprungs, also *Ovarialkarzinome*. In den meisten Fällen handelt es sich um *seröse* oder *muzinöse Kystadenokarzinome* (Abb. 17-6). Dann kommen Tumore, die aus den Keimzellen und aus den hormonbildenden Zellen hervorgehen.

Symptome: Lange Zeit treten überhaupt keine Symptome auf. Erstes Anzeichen eines Ovarialkarzinoms ist bei vielen Frauen ein Aszites.

Aszites ist eine Flüssigkeitsansammlung in der Bauchhöhle. Er entsteht als Reaktion des Bauchfells bei Ausbreitung des Tumors im Bauchraum (*Peritonealkarzinose*). Sonst tritt Aszites v. a. bei bestimmten Herz- bzw. Lebererkrankungen auf.

Die Erkrankung ist dann oft schon so weit fortgeschritten, daß auch andere, allgemeine Zeichen einer Tumorerkrankung erkennbar sind: z. B. Gewichtsverlust (obwohl es beim Ovarialkarzinom durch den Aszites zunächst auch zu einer Gewichtszunahme kommen kann), Appetitstörungen und leichte Ermüdbarkeit. Schmerzen treten auf, wenn Komplikationen wie Stieldrehung, Ruptur oder Infektion des Tumors hinzukommen. Tumore aus den hormonbildenden Geweben können dadurch auffallen, daß der Körper auf die zusätzlich und unkontrolliert gebildeten Hormone (meist Östrogene oder Androgene) reagiert:

- *Östrogene* verursachen bei kleinen Mädchen eine vorzeitige Pubertät, während der Geschlechtsreife Zyklusstörungen, nach den Wechseljahren Blutungen.
- *Androgene* führen zu Vermännlichungserscheinungen (auffallende Zunahme der Körper- und Gesichtsbehaarung, Veränderung des Körperbaus, tiefere Stimme, ausbleibende Regelblutung).

Metastasen entstehen in den örtlichen Lymphknoten, später auch als Fernmetastasen in Lunge, Knochen oder Gehirn (Tab. 17-8).

Diagnose: Ovarialtumore werden oft zufällig bei der gynäkologischen Tastuntersuchung

Tab. 17-8: Stadieneinteilung des Ovarialkarzinoms (vereinfacht)

Stadium I	der Tumor ist auf die Ovarien begrenzt	Ia: nur ein Ovar ist betroffen Ib: beide Ovarien sind betroffen Ic: mit Aszitesbildung
	kein Lymphknotenbefall keine Fernmetastasen	
Stadium II	der Tumor hat sich im kleinen Becken bereits ausgebreitet	
		IIa: nur auf Uterus und/oder Tuben IIb: im übrigen kleinen Becken IIc: mit Aszitesbildung
	kein Lymphknotenbefall keine Fernmetastasen	
Stadium III	der Tumor hat sich über das Bauchfell ausgebreitet (intraperitoneal) mit oder ohne Befall der retroperitonealen Lymphknoten keine Fernmetastasen	
Stadium IV	der Tumor ist in Blase bzw. Rektum eingebrochen oder die Leber ist befallen oder Fernmetastasen außerhalb der Bauchhöhle sind nachweisbar	

oder im Ultraschall entdeckt. Dann wird zur genauen Inspektion der Bauchhöhle eine Laparoskopie mit Gewebeentnahme zur histologischen Untersuchung durchgeführt. Erhärtet sich der Verdacht auf Malignität des Tumors, folgen eine Bestimmung der Tumormarker, Untersuchungen der Bauchorgane (Urographie, Computertomographie des Bauchraums, bei Verdacht auf Blasen- bzw. Darminfiltration auch Zystoskopie bzw. Rektoskopie) und die Metastasensuche.

Therapie: Praktisch alle Ovarialtumoren werden operiert. Steht die Bösartigkeit des Tumors fest, werden Gebärmutter, beide Adnexe, das große Netz (eine Bauchfellfalte, die den Dünndarm abdeckt) und Fettgewebe am Dickdarm sowie einige Lymphknoten entfernt (Primärtherapie). Auch in fortgeschrittenen Stadien versucht man, soviel Tumorgewebe wie möglich zu entfernen, um die Voraussetzungen für den Erfolg der weiteren Behandlung zu verbessern. Fast immer ist eine weitere Behandlung notwendig. Dazu stehen die Chemotherapie, die Bestrahlung und die Hormontherapie zur Verfügung:

• *Chemotherapie* wird am häufigsten eingesetzt, und zwar bei allen fortgeschrittenen Stadien (Stadien II–IV) und unter bestimmten Bedingungen auch schon im Stadium I. Aufgrund der Vielfalt der Tumore sind die verwendeten Substanzen und Kombinationen ganz unterschiedlich wirksam.

• Eine *Bestrahlung* kann angewandt werden, wenn nur im Unterbauch Tumorreste vorhanden sind bzw. vermutet werden.

• Die *Hormontherapie* kommt zur Wachstumshemmung beim Nachweis rezeptorpositiver Tumoren in Frage. Sie spielt aber bei Ovarialkarzinomen bisher keine große Rolle.

Nachsorge und Prognose: Die Heilungschancen sind umso geringer, je weiter die Erkrankung fortgeschritten ist. Dies ist bei Diagnosestellung leider oft schon der Fall. Daher liegt – alle Stadien zusammengenommen – die 5-Jahres-Überlebensrate nur bei ca. 30% (Stadium I: 70%, Stadium IV: 5%), wenngleich sich durch die modernen Therapiemethoden (radikale Operation und anschließende Chemotherapie) Überlebenszeit und Lebensqualität in den letzten Jahren deutlich verbessert haben. Daher ist die medizinische und psychosoziale Nachsorge vorrangig auf die Wiederherstellung bzw. Erhaltung eines guten Allgemeinbefindens ausgerichtet.

17.3   Maligne Genitaltumore und Schwangerschaft

Nicht selten treten maligne Tumorerkrankungen während einer Schwangerschaft in Erscheinung. Das liegt einerseits daran, daß die Frauen aus Anlaß der Schwangerschaft häufiger die gynäkologische Sprechstunde aufsuchen und Tumore auf diese Weise entdeckt werden. Andererseits ist es auch möglich, daß die veränderte Hormonsituation das Tumorwachstum begünstigt. In den meisten Fällen handelt es sich um Zervixkarzinome oder Ovarialtumore; andere maligne Genitaltumore treten typischerweise erst im höheren Lebensalter auf.

Wird ein bösartiger Genitaltumor während der Schwangerschaft festgestellt, gelten als Anhaltspunkte für das weitere Vorgehen folgende Vorschläge:

• Bestehen konkrete Heilungschancen, sollte baldmöglichst mit der Therapie begonnen werden. Dazu muß aber zuvor die Schwangerschaft beendet werden (bei nicht lebensfähigem Kind durch Abbruch, bei einem lebensfähigem Kind wird durch Kaiserschnitt entbunden).

• In anderen Fällen wird auch eine Fortsetzung der Schwangerschaft bis zur Lebensfähigkeit des Kindes in Erwägung gezogen. Dann wird die Tumortherapie nach der Entbindung eingeleitet.

Letztendlich liegt es im Entscheidungsspielraum der betroffenen Frau, welchen Weg sie beschreiten will. Diese Entscheidung ist nicht einfach und bedarf sorgfältigster Information und Beratung sowie intensiver psychischer Begleitung und Unterstützung.

Literatur

1. Dudenhausen J. W., Schneider H. P. G. (Hrsg.): Frauenheilkunde und Geburtshilfe, de Gruyter Verlag, Berlin 1994
2. Gros R.: Gynäkologie für Frauen, Trias Verlagsgemeinschaft, Stuttgart 1989
3. Jend H.-H., Tödt H.-Chr.: Bildgebende Diagnostik, Hippokrates Verlag, 1992
4. Kern G.: Gynäkologie, Thieme Verlag, Stuttgart 1985
5. Nicolaou M. (Hrsg.): Leben im Angesicht des Todes. Menschen mit Krebs, HIV-Infektion und Multipler Sklerose erzählen. rororo Nr. 9353, Reinbek bei Hamburg 1993
6. Pschyrembel W., Strauss G., Petri E. (Hrsg.): Praktische Gynäkologie, de Gruyter Verlag, Berlin 1991
7. Rohlfs S.: Frauen und Krebs – Vom Umgang mit einer Krankheit, Fischer Verlag, Frankfurt am Main 1994
8. Saller R., Feiereis H. (Hrsg.): Erweiterte Schulmedizin, Band 3: Unkonventionelle Therapiemethoden und Arzneimittelverschreibungen, Hans Marseille Verlag, München 1997

18   Erkrankungen der Brustdrüse

Hildegard Hofmann

Die natürliche Aufgabe der weiblichen Brustdrüse (lat. Mamma, Mehrzahl: Mammae) ist die Produktion von Milch zur Ernährung des neugeborenen Säuglings. Das Wachstum der Brust in der Pubertät ist das augenfälligste Zeichen der Entwicklung vom Kind zur Frau, das auch der Umwelt nicht verborgen bleibt. Die Brust ist das Symbol für Weiblichkeit schlechthin. Sie besitzt starke sexuelle Signalwirkung und ist Quelle sexueller Erregung und Teil sexueller Aktivitäten.

Ein Leben lang ist die Brust Ziel anerkennender, vergleichender, liebevoller, spöttischer, abfälliger Bemerkungen männlicher und weiblicher Mitmenschen und Gegenstand zahlreicher Verhaltensregeln und Ratschläge. Der „perfekte" Busen strahlt allgegenwärtig aus den Medien und von den Plakatwänden als werbewirksame Beigabe zur Selbstdarstellung in allen gesellschaftlichen Bereichen: von Handel und Gewerbe über Sport und Kultur bis hin zur Politik. Zu kaum einem anderen Körperteil haben Frauen ein derart zwiespältiges Verhältnis. Es ist deshalb nicht nur eine bis heute ungeklärte biologisch-medizinische Frage, warum gerade die Brust Ausgangspunkt der häufigsten Krebserkrankung bei Frauen in der westlichen Welt ist, sondern auch eine psychologisch-philosophische. Ein unverkrampfter und liebevoller Umgang mit dem eigenen Körper, auch mit der eigenen Brust, ist zwar keine Garantie, aber in jeder Hinsicht eine gute Basis für Wohlbefinden und Gesundheit.

18.1   Mastitis

Eine Entzündung der Brustdrüse kann während der Stillzeit entstehen (*Mastitis puerperalis*). Symptome, Diagnostik und Therapie sind in Kap. 5, S. 112, dargestellt.

Tritt eine Mastitis außerhalb der Stillzeit auf (*Mastitis non puerperalis*), kann sie auch Symptom eines Karzinoms sein, das durch eine gezielte Diagnostik ausgeschlossen werden muß.

18.2   Gutartige Veränderungen der Brust

18.2.1   Mastodynie

Definition: Von Mastodynie spricht man bei gesteigerter Berührungsempfindlichkeit und anhaltenden oder häufig wiederkehrenden Spannungsgefühlen und Schmerzen in der Brust oder an der Mamille (Brustwarze).

Symptome: Die Beschwerden treten v. a. in der zweiten Zyklushälfte auf. Man vermutet, daß eine vermehrte Flüssigkeitseinlagerung die Nervenbahnen reizt. Auslöser sollen Hormonschwankungen (z. B. durch Streß) sein. Die Mastodynie ist ein häufiges Symptom beim prämenstruellem Syndrom.

Diagnose und Therapie: Die Untersuchung der Brust ergibt keinen krankhaften Befund.

Wenn eine Therapie durchgeführt werden soll, besteht sie hauptsächlich in allgemeinen Maßnahmen wie Umstellung der Ernährung, mehr Bewegung und Streßabbau sowie in der Anwendung entspannender Kräutertees. Es werden auch pflanzliche Substanzen, homöopathische Medikamente oder Hormone eingesetzt (z. B. Gestagene oder die Antibabypille). Bei jeder medikamentösen Therapie müssen die zu erwartenden unerwünschten Wirkungen abgewogen werden, die evtl. schlimmer sind als die Beschwerden selbst.

18.2.2 Mastopathie

Definition: Als Mastopathie bezeichnet man eine gutartige, Knötchen und kleine Zysten bildende Veränderung am Drüsen- und Bindegewebe der Brust (*Mastopathia cystica fibrosa*). Sie tritt beidseitig, meist erst nach dem 30. Lebensjahr auf und bildet sich nach den Wechseljahren zurück. Die ausgeprägte Mastopathie (Grad III) gilt als Risikofaktor für das Mammakarzinom (Brustkrebs).

Symptome: Die kleinen Knötchen und Zysten sind durch die Haut zu tasten. Schmerzen und sonstige Beschwerden treten selten auf.

Die **Diagnose** ergibt sich zunächst aus dem Tastbefund. Dabei unterscheidet man grob zwischen einer leichten, einer mittelschweren oder einer schweren Mastopathie (nur wenige kleine Knötchen bis zu zahlreichen, auch grobknotigen Veränderungen). Zur besseren Beurteilung ist in vielen Fällen eine Mammographie (Röntgenuntersuchung der Brust) empfehlenswert. Der Grad einer Mastopathie kann nur nach Gewebeentnahme histologisch festgestellt werden. Man unterscheidet:

• *Grad I:* Veränderung der Drüsenzellen ohne Epithelwachstum (Dysplasie ohne Proliferation)

• *Grad II:* Veränderung der Drüsenzellen mit Epithelwachstum (Dysplasie mit Proliferation)

• *Grad III:* Veränderung der Drüsenzellen mit Epithelwachstum und Unregelmäßigkeiten im Epithel (Dysplasie mit Proliferation und Epithelatypie).

Therapie: Eine Therapie im Sinne einer Beeinflussung der Drüsenveränderungen ist nicht möglich. Bei Grad I–II wird die weitere Entwicklung beobachtet. Treten Beschwerden auf (z. B. Druckempfindlichkeit oder Schmerzen), helfen Gestagene oder die Antibabypille. Bei Grad III wird die operative Entfernung der Brustdrüse empfohlen (*subkutane Mastektomie*), um die Entwicklung eines Karzinoms auf dem Boden der Mastopathie zu verhindern. Haut und Brustwarze bleiben dabei erhalten, so daß eine Rekonstruktion der Brust (z. B. durch eine Silikoneinlage) gut möglich ist.

18.2.3 Gutartige Tumore der Brust

Formen: Die beschriebene Mastopathia cystica fibrosa ist die häufigste gutartige geschwulstartige Veränderung der Brust. Ebenfalls nicht selten sind einzelne kleine Zysten (bilden sich oft spontan zurück), Fibroadenome und Lipome. Papillome sind warzenähnliche Gebilde in den Milchgängen, die in großer Zahl auftreten und manchmal zu blutigen Absonderungen aus der Brustwarze führen können.

Diagnose und Therapie: Jede Neubildung in der Brust sollte sorgfältig untersucht werden. Zysten lassen sich relativ gut im Ultraschall erkennen (Abb. 18-1). Durch Tastuntersuchung und Ultraschall allein lassen sich gutartige von bösartigen Tumoren aber nicht sicher unterscheiden. Etwa jede fünfte tastbare Veränderung in der Brust ist bösartig. In den meisten Fällen wird bei tastbaren Tumoren eine Mammographie, bei pathologi-

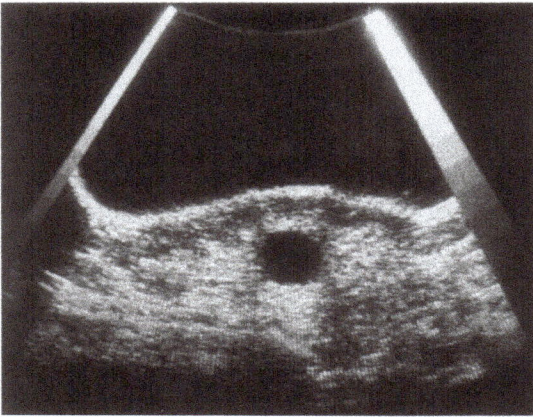

Abb. 18-1: Zyste der Brust im Ultraschallbild: Die rundliche Aussparung in der Bildmitte mit dem gleichmäßig „leeren" Innenraum spricht eindeutig für eine Zyste. Dieser Befund konnte durch Punktion (Entleerung der Zyste durch Einstechen) behoben werden, die mikroskopische Untersuchung des Sekretes ergab keine Tumorzellen.

schen Sekretabsonderungen in seltenen Fällen auch eine Galaktographie durchgeführt. Zur zytologischen Untersuchung kann Material durch eine Feinnadelbiopsie gewonnen werden. In der Regel wird aber empfohlen, das ganze veränderte Gewebe operativ zu entnehmen, um eine histologische Untersuchung zu ermöglichen. Eine Ausnahme bilden die Zysten. Hier kann zunächst eine spontane Rückbildung abgewartet werden.

18.3 Mammakarzinom

18.3.1 Ursachen

In den letzten beiden Jahrzehnten hat sich das Mammakarzinom (Brustkrebs) zur häufigsten Krebserkrankung bei Frauen in der westlichen Welt entwickelt. In Deutschland erkranken ca. 8% aller Frauen im Laufe ihres Lebens daran. Zwar nimmt die Erkrankungshäufigkeit mit dem Alter zu, die gestiegene Lebenserwartung allein kann diese Entwicklung aber nicht erklären. Das Mammakarzinom ist Gegenstand intensiver Forschung. Inzwischen wurde ein Gen entdeckt, das bei einem Teil der betroffenen Frauen mit der Entstehung der Erkrankung in Zusammenhang steht. Die eigentlichen Auslöser und Ursachen sind aber weiterhin unbekannt. Nach statistischen Erkenntnissen können drei Gruppen von Frauen beschrieben

werden, die mit einem erhöhten Erkrankungsrisiko zu rechnen haben:

• Die *erste Gruppe* sind Frauen, die bereits an einer Brust ein Mammakarzinom hatten. Mit gewisser Wahrscheinlichkeit wird auch die zweite Brust erkranken.

• Zur *zweiten Gruppe* gehören Frauen, in deren Familie schon Brustkrebs vorgekommen ist. Je näher die Verwandtschaft, desto größer ist das Risiko, ebenfalls daran zu erkranken.

• Die *dritte Gruppe* bilden Frauen, deren Eierstöcke sehr lange bzw. mit nur wenigen oder ganz ohne Unterbrechungen aktiv waren (frühe erste Regelblutung, späte Menopause, keine oder nur wenige Schwangerschaften, erstes Kind nach dem 30. Lebensjahr). Umgekehrt ist Brustkrebs um so seltener, je kürzer die gebärfähige Zeit war bzw. je mehr Kinder eine Frau geboren hat.

Pille und Mammakarzinom: Ob die Unterdrückung der Ovarialfunktion durch eine langjährige Einnahme der Antibabypille vor Brustkrebs schützt oder ob die künstlichen Hormone der Pille oder die Hormontherapie in und nach den Wechseljahren die Entstehung eines Mammakarzinoms fördern, wird bis heute kontrovers diskutiert.

Außer diesen Risikogruppen gibt es weitere allgemeine Risikofaktoren, die eine Karzinomentstehung begünstigen können. Dazu gehören eine unausgewogene Ernährung mit zuviel tierischen Fetten und das Rauchen. Möglicherweise spielt auch das inaktive Sexualleben vieler älterer Frauen eine Rolle. Überdurchschnittlich häufig sind Frauen aus den mittleren und höheren sozialen Schichten betroffen. Inwieweit hier Ernährung und Lebensweise, deren Einfluß auf die Ovarialtätigkeit, eine späte Familienplanung oder auch ganz andere Faktoren ursächlich beteiligt sind, ist unklar.

Die **Furcht vor der Erkrankung** ist groß. Dabei stehen neben der Lebensbedrohlichkeit, die ja zu jeder Krebserkrankung gehört, vor allem die Ängste hinsichtlich einer verstümmelnden Therapie und der daraus folgenden Veränderung des Körperbildes im Vordergrund. Das führt nicht selten dazu, daß ein zufällig in der Brust entdeckter Knoten längere Zeit ignoriert wird. Dabei sind beim Mammakarzinom die Heilungschancen im Frühstadium relativ gut. Verbesserte Therapiemöglichkeiten und schonendere Operationsverfahren haben zudem in den letzten Jahren die Rehabilitation erleichtert und zur Verbesserung der Lebensqualität beigetragen.

18.3.2 Symptome

Am häufigsten wird von den Frauen selbst (oder vom Partner) eine **Verhärtung** bzw. ein **Knoten** in der Brust ertastet, ohne daß weitere Beschwerden bestehen. Andere mögliche Zeichen sind:

- Vorwölbung der Haut (Abb. 18-2)
- Hauteinziehung (Abb. 18-3) oder als *Orangenhaut* bezeichnete Veränderungen

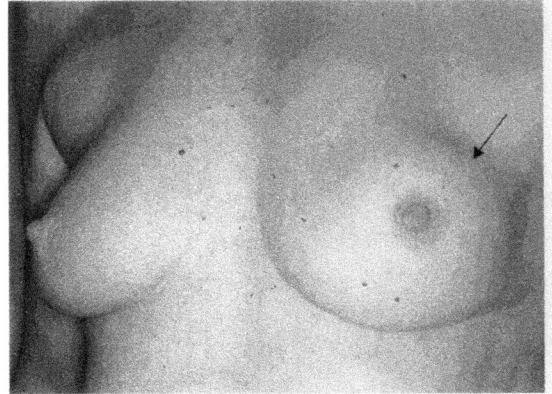

Abb. 18-2: Tumor über der Brustwarze (Pfeil), der die Haut deutlich vorwölbt. Der Vergleich mit der glatten Kontur der Gegenseite läßt den Befund noch deutlicher werden.

- anhaltende umschriebene Hautrötung
- kleine Ulzeration, die nicht abheilt
- hartnäckige, schuppende oder nässende, ekzemartige Veränderung an der Brustwarze (*Morbus Paget* der Brust)
- veränderte Mitbewegung einer Brust bei Hochheben der Arme
- allmähliche Größenzunahme einer Brust
- Schmerzen (spontan oder auf Druck)
- Absonderungen aus einer Brustwarze
- tastbar vergrößerte, schmerzlose Lymphknoten in der Achselhöhle.

Das Mammakarzinom kann als einzelner Tumor (*solitär*) oder an mehreren Stellen der Brust gleichzeitig (*multipel*) in Erscheinung

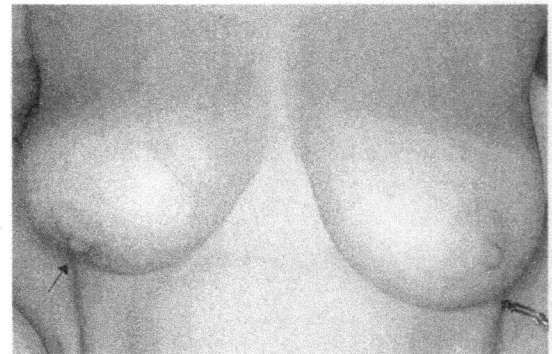

Abb. 18-3: Tumor hinter der Brustwarze, der im Vergleich zur Gegenseite durch eine deutliche Einziehung (Pfeil) sichtbar wird.

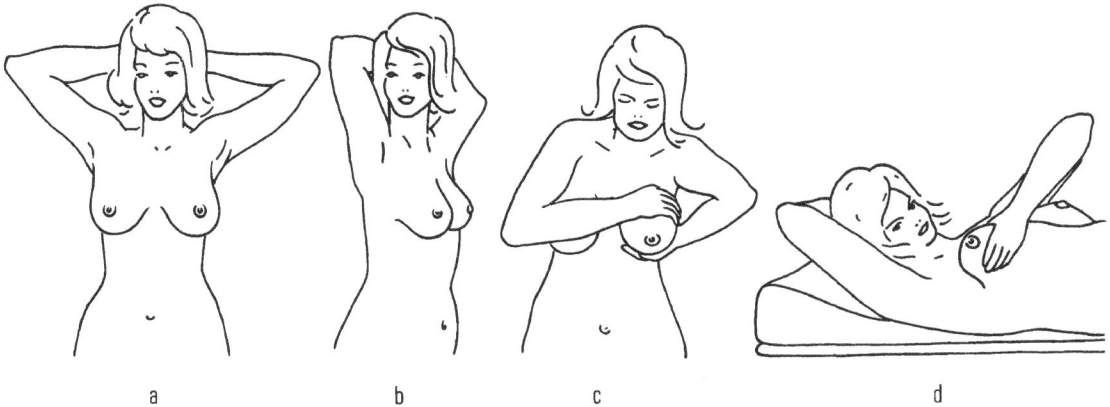

a   b   c   d

Abb. 18-4: Selbstuntersuchung der Brust: Inspektion vor dem Spiegel von vorne und von der Seite, Abtasten im Stehen und Liegen

treten. Es kann sich bis in den Brustmuskel hinein ausbreiten. Metastasen treten relativ früh auf. Die regionalen Lymphknoten werden befallen, auf dem Blutweg kommt es zur Streuung in andere Organe, vor allem in Lunge, Leber und Knochen, in seltenen Fällen auch in die Eierstöcke.

18.3.3 Diagnose

Tastuntersuchung: Die Ertastung einer Veränderung im Brustgewebe gibt gewöhnlich den ersten diagnostischen Hinweis. Je nach Größe und Festigkeit der Brust und abhängig von der Lage in der Tiefe oder nahe an der Hautoberfläche ist eine solche Veränderung gut oder weniger gut wahrnehmbar. In der Tiefe des Brustgewebes können im Prinzip erst Knoten ab 1–2 cm Durchmesser ertastet werden. Eine Neubildung fällt umso früher auf, je besser die tastende Hand die Brust kennt. Deshalb kommt der Selbstuntersuchung der Brust eine große Bedeutung zu.

Merke: Jede Frau sollte sich die Technik des Abtastens aneignen und in regelmäßigen Abständen ihre Brust untersuchen (Abb. 18-4).

Zu mehr als 50% entsteht das Mammakarzinom im oberen äußeren Quadranten der Brust (Abb. 18-5). Daher sind die Achsellymphknoten am häufigsten von Metastasen betroffen. Sie müssen sorgfältig abgetastet werden (Abb. 18-6).

Mammographie: Um sich vom Tumor ein Bild machen zu können, wird die Mammographie (zunehmend in Kombination mit der

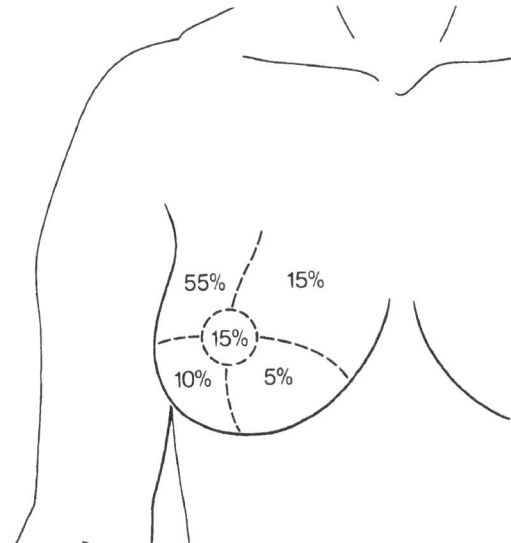

Abb. 18-5: Häufigkeit des Mammakarzinoms in den vier Quadranten und im Warzenhof (Zahlen gerundet): über die Hälfte aller Mammakarzinome entstehen im oberen äußeren Quadranten, dagegen nur 20% in den beiden inneren Quadranten.

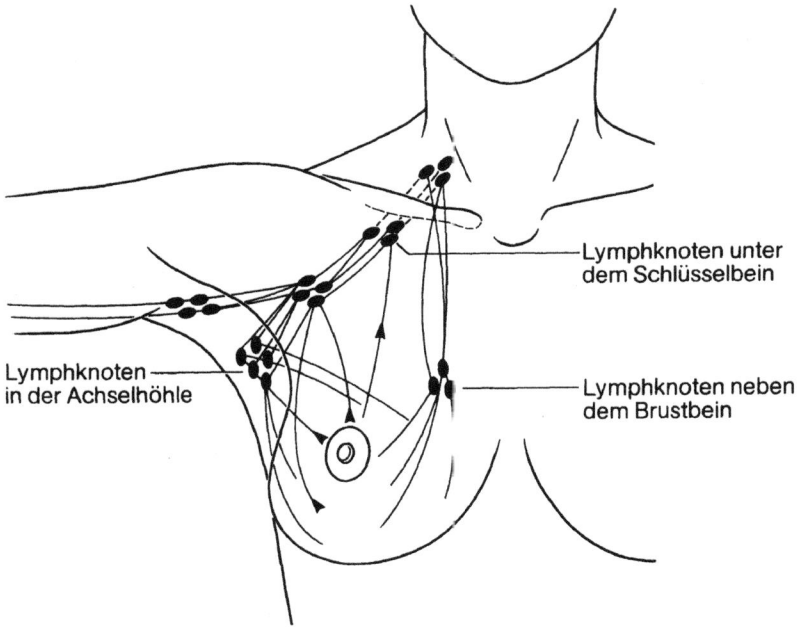

Lymphknoten unter
dem Schlüsselbein

Lymphknoten
in der Achselhöhle

Lymphknoten neben
dem Brustbein

Abb. 18-6: Lymphabfluß-
wege der weiblichen
Brust: der größte Teil der
Lymphe fließt zu den
Lymphknoten in der Ach-
selhöhle, rund 80% aller
Mammakarzinome meta-
stasieren zuerst dorthin.
Nur ein kleiner Teil der
Lymphe aus den inneren
Quadranten fließt zu den
Lymphknoten unter dem
Schlüsselbein, ein anderer
Teil zu den Lymphknoten
neben dem Brustbein.

Sonographie) eingesetzt. Sie ist zur Zeit die wichtigste unblutige Methode zur Unterscheidung gutartiger und bösartiger Brusttumore. Beide Brüste werden jeweils in zwei Ebenen mit weichen Röntgenstrahlen dargestellt (Abb. 18-7). Mit modernen Geräten lassen sich bereits Veränderungen von wenigen Millimetern Durchmesser erkennen. Kleine Kalkablagerungen (*Mikrokalk*) im Tumorgewebe sind u. U. schon ab 1/10 mm Größe feststellbar. Die Sicherheit, mit der ein maligner Tumor diagnostiziert werden kann, nimmt mit der Tumorgröße zu und liegt insgesamt bei 80–90% (Abb. 18-8).

Früherkennung: Bisher wird eine in regelmäßigen, 2–5jährigen Abständen durchzuführende Mammographie nicht generell für alle Frauen zur Früherkennung empfohlen. Hauptgrund dafür ist, daß die Treffsicherheit bei sehr kleinen Karzinomen nicht groß genug ist. Es müßte mit zu vielen falsch negativen Befunden gerechnet werden, die ein trügerisches Sicherheitsgefühl erzeugen würden (selbst ein Zehntel der tastbaren Knoten stellen sich röntgenologisch nicht dar!). Auf der anderen

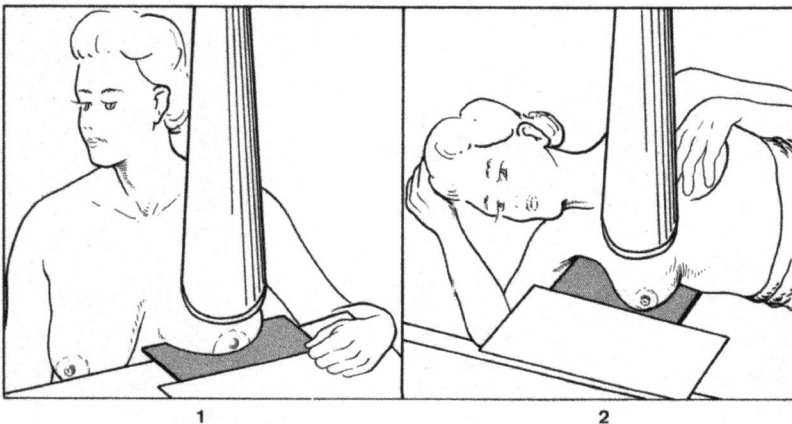

1   2

Abb. 18-7: Durchführung
einer Mammographie.
Die seitliche Aufnahme
kann mit schwenkbaren
Geräten auch im Stehen
angefertigt werden.

Sonographie: Die Ultraschalluntersuchung der Brust hat in den letzten Jahren an Bedeutung gewonnen. Im Ultraschall können gewebige (solide) und zystische Neubildungen dargestellt und unterschieden werden, allerdings erst ab einer Größe von 0,7–1 cm. Eine Differenzierung zwischen gutartigem und bösartigem Tumor ist bisher nur begrenzt möglich, insbesondere weil sich die winzigen Mikroverkalkungen nicht darstellen lassen. Hier ist jedoch in den nächsten Jahren eine weitere Verbesserung der technischen Möglichkeiten zu erwarten.

Galaktographie: Die röntgenologische Darstellung der Milchgänge mit Hilfe von Kontrastmittel kann eingesetzt werden, wenn einseitig Flüssigkeit aus der Brust abgesondert wird (Abb. 18-9). Eine Aussage zu Gut- oder Bösartigkeit evtl. dargestellter Veränderungen ist aber nicht möglich.

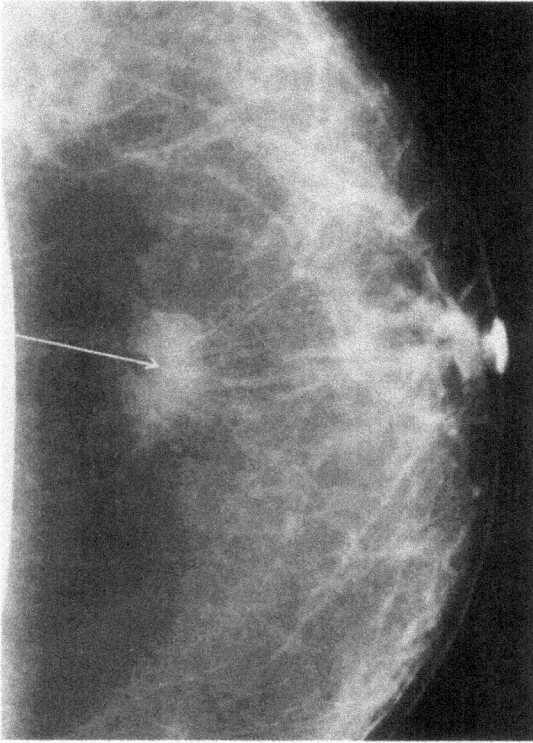

Abb. 18-8: Mammographiebefund bei Brustkrebs: zwischen Muskel und Brustwarze gelegener Tumor (Pfeil), der sich strahlenförmig nach allen Seiten ausbreitet.

Seite gibt es aber auch falsch positive Befunde, die eine unnötige operative Gewebeentnahme nach sich ziehen.

Mögliche **Folgen der Strahlenbelastung** (z. B. die Entstehung eines Karzinoms) werden unterschiedlich beurteilt. Bei einem allgemeinen Screening (routinemäßige Vorsorge- bzw. Früherkennungsuntersuchung) aller Frauen über 40 Jahre könnten – so fürchten Kritiker – bei jeder Frau bis zu 20 Untersuchungen und mehr zusammenkommen. Befürworter geben zu bedenken, daß bei den heute üblichen, technisch hochentwickelten Geräten die Strahlenbelastung vernachlässigbar gering ist. Einigkeit besteht darüber, daß Frauen, die zu den *drei Hauptrisikogruppen* gehören, in jedem Fall regelmäßig eine Brustuntersuchung mit Mammographie vornehmen lassen sollten.

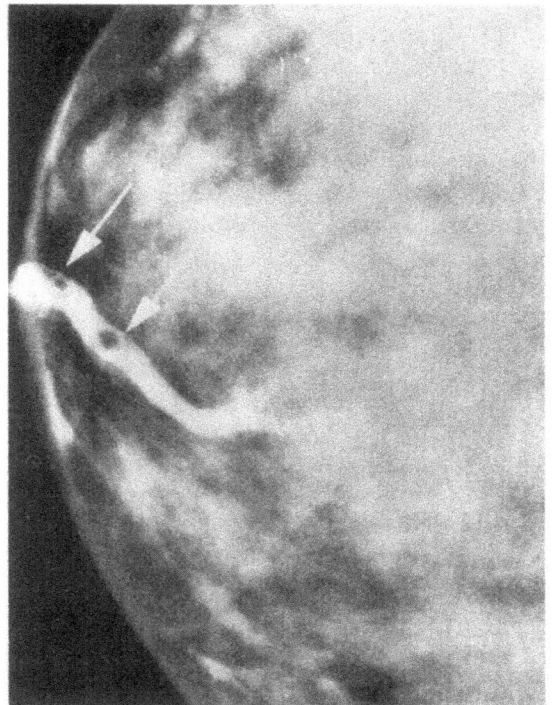

Abb. 18-9: Galaktographiebefund: ein stark erweiterter Milchgang ist dargestellt, der zwei Kontrastmittelaussparungen (Pfeile) aufweist, vermutlich Papillome (histologisch bestätigt, vgl. dazu S. 276)

Thermographie: Mit dieser Untersuchungsmethode können Wärmeunterschiede im Gewebe gemessen werden. Bezirke mit erhöhtem Stoffwechsel (z. B. Tumore) strahlen aufgrund der besseren Durchblutung mehr Wärme ab. Diese Wärmeabstrahlung wird registriert und zu farblich abgestuften Abbildungen verarbeitet. Die Thermographie wird in einigen Kliniken zur Verlaufskontrolle beim Mammakarzinom eingesetzt.

Zytodiagnostik: Besteht der Verdacht auf eine maligne Erkrankung, können Zelluntersuchungen den Verdacht erhärten. Um Zellmaterial aus dem Tumor zu gewinnen, wird eine sog. *Feinnadelbiopsie* durchgeführt. Dazu wird der verdächtige Bezirk nach Lokalanästhesie unter Ultraschallkontrolle durch die Haut punktiert und mit einer speziellen Entnahmekanüle ein Gewebezylinder entnommen. Problematisch ist, daß der vorgesehene Bezirk evtl. nicht getroffen wird. Deshalb können negative Ergebnisse nur unter Vorbehalt verwertet werden. Außerdem können Sekrete aus der Brustwarze oder evtl. Zystenflüssigkeit zytologisch untersucht werden.

Histologische Untersuchung: Die Sicherung der Diagnose kann nur histologisch durch eine Gewebeuntersuchung erfolgen. Die Entnahme geschieht in Narkose durch operative Entfernung des Tumors im Gesunden (Entfernung des Tumors einschließlich Sicherheitsaum).

Schnellschnitt: Ist die Wahrscheinlichkeit eines malignen Tumors schon vor dem histologischen Befund sehr hoch, wird nicht selten das sog. *Schnellschnitt-Verfahren* angewandt: Der Tumor wird entnommen und sofort histologisch begutachtet, während die Patientin narkotisiert auf dem Operationstisch bleibt und die Operateure vor dem weiteren Vorgehen das Ergebnis abwarten:

• Ist der *Befund negativ,* wird die Operation beendet.
• Ist der *Befund positiv* (d. h. der Tumor ist bösartig), wird weiteres Gewebe entnommen oder die ganze Brust amputiert.
Eine medizinische Indikation zum Schnellschnitt-Verfahren ist z. B. bei Frauen gegeben, für die aus

Tab. 18-1: Stadieneinteilung des Mammakarzinoms (vereinfacht)

Stadium 0	Carcinoma in situ: oberflächliches, noch nicht invasives Karzinom daher kein Lymphknotenbefall und keine Fernmetastasen
Stadium I	der Tumor ist nicht größer als 2 cm im Durchmesser kein Lymphknotenbefall keine Fernmetastasen
Stadium II	der Tumor ist nicht größer als 2 cm im Durchmesser Lymphknoten der Achselhöhle sind bereits befallen, aber noch beweglich keine Fernmetastasen oder der Tumor ist 2–5 cm groß mit oder ohne Lymphknotenbefall, befallene Lymphknoten noch beweglich keine Fernmetastasen oder der Tumor ist größer als 5 cm kein Lymphknotenbefall keine Fernmetastasen
Stadium III	der Tumor ist bis 5 cm groß Achsellymphknoten sind befallen und schon mit der Umgebung oder untereinander verwachsen (nicht mehr beweglich) keine Fernmetastasen oder der Tumor ist größer als 5 cm Achsellymphknoten sind befallen keine Fernmetastasen oder der Tumor hat, unabhängig von der Größe, bereits die Brustwand und/oder die Haut befallen mit oder ohne Lymphknotenbefall keine Fernmetastasen oder der Tumor hat, unabhängig von der Größe, bereits Lymphknoten hinter und unter dem Schlüsselbein befallen keine Fernmetastasen
Stadium IV	Nachweis von Fernmetastasen, unabhängig von Tumorausdehnung und Lymphknotenbefall

internistischen oder anderen Gründen eine Reduzierung der Operations- und Narkosebelastung durch das Ersparen einer zweiten Operation wichtig ist. Manche Frauen wünschen auch ausdrücklich die diagnostische Gewebeentnahme und die bei positivem Befund vorgesehene Therapie in einem Schritt. In vielen Fällen kann es sinnvoller sein, das Ergebnis der regulären histologischen Untersuchung (Paraffinhistologie) abzuwarten. Die dadurch bedingte Verzögerung des Therapiebeginns um wenige Tage bedeutet aus heutiger Sicht keine Gefahr. Bezüglich der zusätzlichen psychischen Belastung durch die eine oder die andere Vorgehensweise gibt es unterschiedliche Standpunkte.

Die **Einteilung** des Mammakarzinoms nach Schwere und Ausbreitung erfolgt nach dem TNM-System (Tab. 18-1).

18.3.4 Therapie

Primärtherapie: Das Mammakarzinom wird nach Möglichkeit primär operativ behandelt. Man unterscheidet brusterhaltende und brustamputierende Operationsverfahren.

• *Brusterhaltende Operationsverfahren* entfernen den Tumor im Gesunden unter Beachtung eines Sicherheitssaums. Brustmuskel, äußere Haut und Brustwarze werden aber belassen. Je nach Ausmaß der Gewebsentfernung spricht man von *Tumorresektion, Quadrantenresektion* oder *subkutaner Mastektomie*. Zudem werden die Achsellymphknoten entnommen. Je nach Lokalisation des Tumors kann dazu ein zweiter Schnitt notwendig sein. Brusterhaltende Operationsmethoden können heute bei ca. 2/3 aller Brustkrebserkrankungen angewandt werden.
• *Brustamputierende Operationsverfahren* beinhalten die Entfernung der ganzen Brust unter Mitnahme der Lymphknoten aus der Achselhöhle (Abb. 18-10 und 18-11). Ist bereits die Brustmuskulatur infiltriert, wird ein Teil davon ebenfalls entfernt.

Lymphödem: Bei der früher praktizierten radikalen Ausräumung der Achselhöhle trat nach Heilung und Vernarbung nicht selten ein *Lymphödem des Armes* auf. Es ist noch häufig bei Frauen zu sehen, die in dieser Weise operiert wurden. Der betroffene Arm schwillt schnell an, ist in seiner Funktion eingeschränkt und schmerzt. Das Lymph-

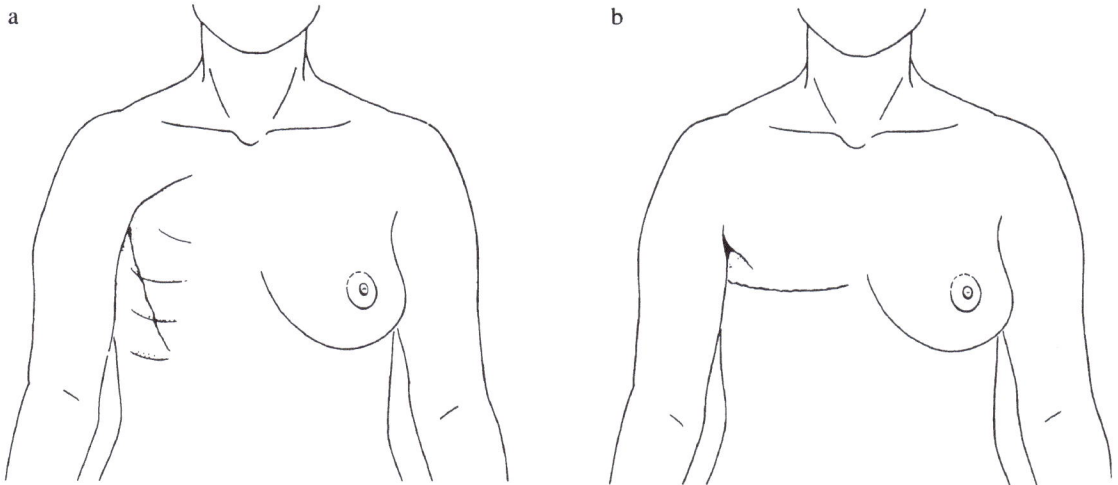

Abb. 18-10: Schnittführung zur radikalen Entfernung der Brust und der Achsellymphknoten bei Brustkrebs; a. Operation nach Halsted-Rotter (heute nicht mehr üblich): auch die Brustmuskeln sind entfernt, die Rippen werden unter der Haut sichtbar, die Narbe ist sehr auffällig, b. Operation nach Patey: nur der kleine Brustmuskel wird mitentfernt, der große bleibt erhalten, der Brustkorb behält seine Kontur, die Narbe fällt weniger auf

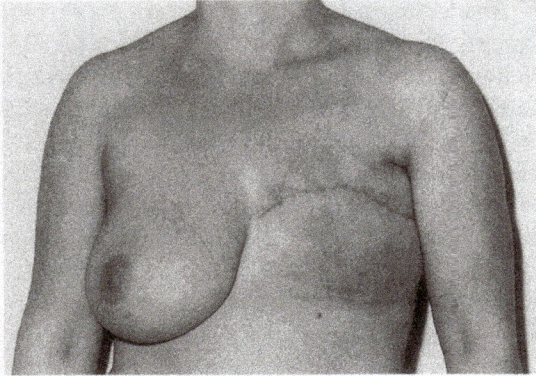

Abb. 18-11: Zustand nach Brustamputation, Methode nach Patey

ödem kann auch nach Bestrahlung auftreten. Es ist schwer therapierbar. Zur Verbesserung des Lymphabflusses werden Physiotherapie, Massagen und die sog. *Lymphdrainage* angewandt. Mit den heutigen verbesserten Operationsverfahren kann diese Komplikation meistens vermieden werden.

Zusätzliche Therapie: Eine nachfolgende *Bestrahlung* der Brust bzw. der Brustwand sollte nach Abheilung der Operationswunde durchgeführt werden, wenn:

- brusterhaltend operiert wurde
- trotz radikaler Operation der Tumor nicht vollständig entfernt werden konnte
- bei einem Tumorrezidiv.

Eine *Chemotherapie* kann sinnvoll sein, wenn bereits Metastasen in den entnommenen Lymphknoten oder in anderen Körperregionen vorhanden sind. Damit kann die Erkrankung vor allem bei jüngeren Frauen (d. h. Frauen vor den Wechseljahren) evtl. für einige Zeit zum Stillstand gebracht und der Allgemeinzustand verbessert werden. Da ein metastasierendes Mammakarzinom zur Zeit als nicht mehr heilbar angesehen wird, stehen die Erhaltung und Verbesserung der Lebensqualität ganz im Vordergrund der therapeutischen Anstrengungen.

Eine *Hormontherapie* kann zu einer längerdauernden Hemmung des Tumorwachstums führen, wenn in dem entnommenen Tumorgewebe ausreichend Hormonrezeptoren vorhanden waren. Das ist seltener bei jünge-

ren Frauen, häufiger bei älteren Frauen jenseits der Wechseljahre der Fall. Für Frauen dieser Altersgruppe wird dann die Hormontherapie in der Regel einer Chemotherapie vorgezogen. Sie ist u. a. auch besser verträglich und hat weniger negative Begleiterscheinungen.

18.3.5 Nachsorge

Die **medizinische Nachsorge** beim Mammakarzinom umfaßt die Kontrolle des weiteren Verlaufs sowie die Behandlung der Begleiterscheinungen und Komplikationen der Erkrankung. Auch bei primär erfolgreich behandeltem Mammakarzinom können noch nach mehr als einem Jahrzehnt Metastasen auftreten. Außerdem besteht ein hohes Risiko, daß auch die zweite Brust erkrankt.

Die **psychosoziale Nachsorge** befaßt sich mit Fragen der Rehabilitation, vor allem aber mit der psychischen Unterstützung der durch den Verlust der Brust oft schwer in ihrem Selbstwertgefühl erschütterten Frauen.

18.3.6 Prognose

Die Heilungschancen sind groß, wenn zu Beginn der Therapie noch keine Metastasen feststellbar sind (Stadium I). Alle Stadien zusammengenommen leben nach 10 Jahren mit Behandlung noch 40%, ohne Behandlung dagegen nur noch 5%.

18.3.7 Rekonstruktion der Brust

Die meisten Frauen wünschen keine Rekonstruktion der Brust oder es wird aus medizinischen Gründen davon abgeraten. Sog. *Büstenhalterprothesen* können dann dafür sorgen, daß der Verlust der Brust in bekleidetem Zustand nicht sichtbar ist (Abb. 18-12).

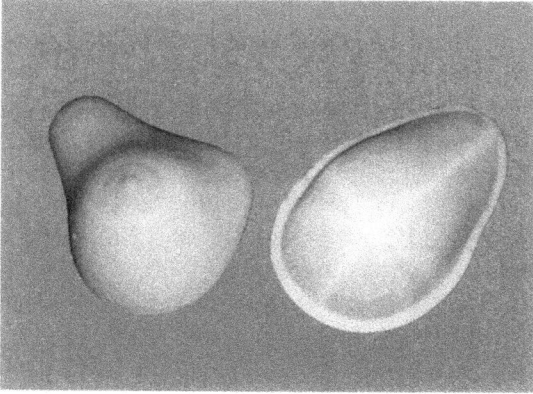

Abb. 18-12: Büstenhalterprothesen

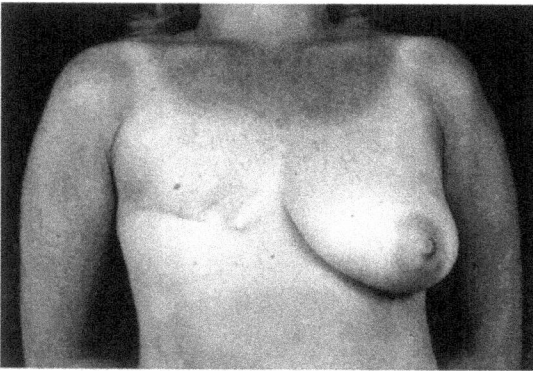

a

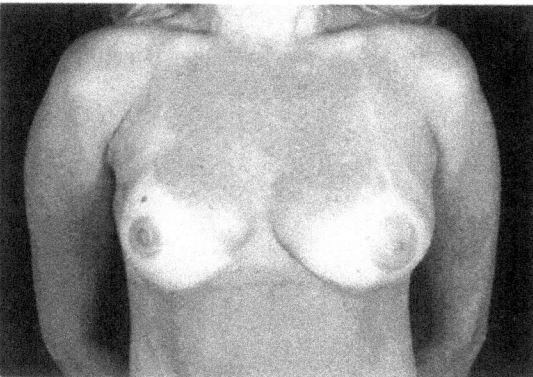

b

Abb. 18-13: Wiederaufbau der amputierten rechten Brust bei einer 38jährigen Frau; a. vor dem Wiederaufbau, b. 18 Monate nach Abschluß der Rekonstruktion

Wenn Frauen den dringenden Wunsch nach Rekonstruktion der Brust haben, sollten die Möglichkeiten und Risiken unbedingt schon vor Therapiebeginn angesprochen werden. Ein Wiederaufbau der Brust kann in direktem Anschluß an die Brustentfernung oder nach Abschluß der Wundheilung in einer oder mehreren weiteren Operationen erfolgen (Abb. 18-13). Zum Wiederaufbau werden Silikonimplantate oder körpereigenes Gewebe verwendet.

Ein **Silikonimplantat** ist ein kleines, mit Silikongel gefülltes Kissen (Abb. 18-14), das unter die Haut implantiert wird. Sind Haut und Brustwarze erhalten, ist eine Implantation einfach. Nach radikaler Brustoperation muß zunächst durch Hautdehnung mit Hilfe eines auffüllbaren Kunststoffbeutels (meist wird dazu Kochsalzlösung verwendet) ein Hohlraum geschaffen werden, in den später das Silikonkissen eingesetzt werden kann.

Komplikationen: Silikonimplantate sind nicht unproblematisch. Sie können durchlässig werden, so daß Inhaltsstoffe ins Gewebe auslaufen. Dadurch kann es zu Verhärtungen und Kapselbildung mit späterer Schrumpfung der umgebenden Gewebe kommen (Abb. 18-15). Möglicherweise wird so der Beginn eines Karzinoms bzw. eines Karzinomrezidivs verdeckt. Deshalb sind Silikonimplantate in den letzten Jahren zunehmend in die Kritik ge-

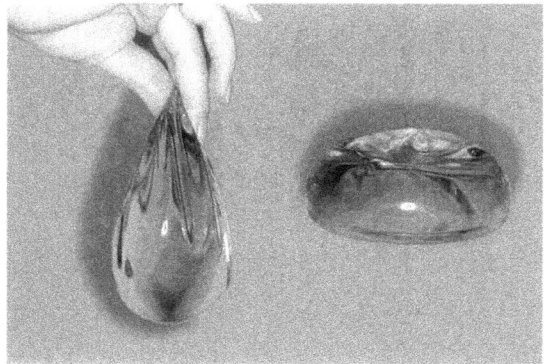

Abb. 18-14: Implantierbare Prothesen; die weichen Silikonkissen passen sich, ähnlich der natürlichen Brust, der jeweiligen Körperlage an, im Liegen liegt die Prothese ihrer Unterlage flach auf, im Stehen verlagert sie ihre Hauptmasse tropfenförmig nach unten.

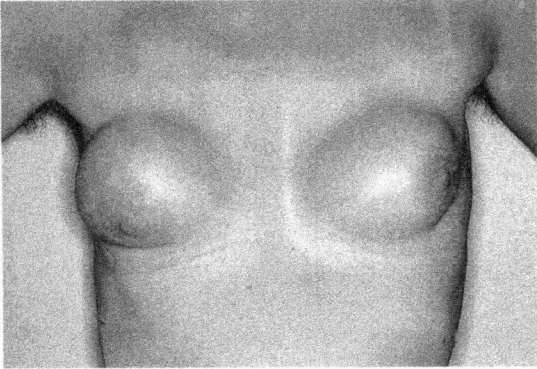

Abb. 18-15: Zustand nach subkutaner Mastektomie und Brustrekonstruktion durch Silikonimplantate: ausgeprägte Kapselfibrose auf beiden Seiten, die viel zu engen Kapseln drängen die Prothesen nach oben und in eine runde Form, neben dem unnatürlichen Aussehen bestehen ziehende Schmerzen und eine durch die Hautspannung bedingte Bewegungseinschränkung der Arme.

Wiederaufbau mit körpereigenem Gewebe: Eine Brustrekonstruktion aus körpereigenem Gewebe erfolgt z. B. durch Verschiebeplastiken von Rücken- oder Bauchmuskeln zum Substanz- und Hautersatz (Abb. 18-16). Die Brustwarze wird aus stärker pigmentierter, nervenreicher Haut modelliert, die hinter dem Ohrläppchen oder aus den kleinen Schamlippen entnommen wird. Sie kann auch auftätowiert werden. Stets sind mehrere Operationen nötig.

raten. Die derzeitige Beurteilung in Deutschland geht dahin, daß nach Verlust einer Brust keine Bedenken gegen eine Silikoneinlage bestehen (sofern Erkrankung und Heilungsverlauf dies zulassen), daß aber z. B. von einer Brustvergrößerung allein aus kosmetischen Gründen abgeraten wird.

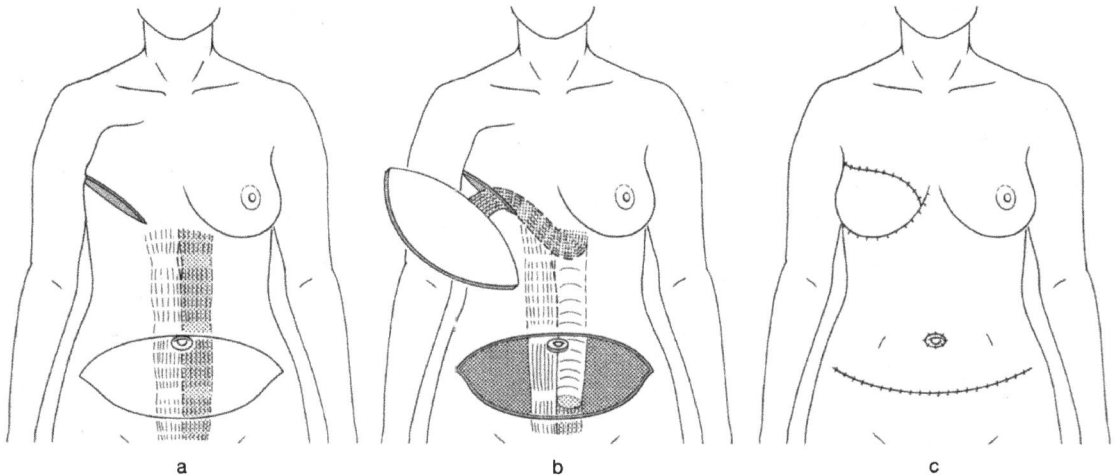

a   b   c

Abb. 18-16: Schematische Darstellung des Wiederaufbaus einer amputierten Brust aus körpereigenem Gewebe: Aus der Bauchdecke wird ein großes Gewebestück (Rectus-abdominis-Lappen) herausgetrennt und zur rechten Brustseite „verschoben" (= Verschiebeplastik), in dem mitgeführten Muskelstrang (gestrichelt) verlaufen die Gefäße, die den Lappen versorgen. Die Operationsnarbe der Brust wird wiedereröffnet und der Lappen eingenäht.

Literatur

1. Alt D., von Boehm G., Weiss G. (Hrsg.): Miteinander reden. Brustkrebskranke Frauen sprechen mit Experten. Springer Verlag, Berlin 1986
2. Dudenhausen J. W. Schneider, H. P. G. (Hrsg.): Frauenheilkunde und Geburtshilfe, de Gruyter Verlag, Berlin 1994
3. Ebert-Hampel B.: Bewältigung der Brustoperation nach Mamma-Karzinom im Spiegel veränderter Körpererfahrung, Lang Verlag, Frankfurt 1990
4. Gros R.: Gynäkologie für Frauen, Trias Verlagsgemeinschaft, Stuttgart 1989
5. Gros R.: Die weibliche Brust, de Gruyter Verlag, Berlin 1987
6. Jend H.-H., Tödt H.-Chr.: Bildgebende Diagnostik, Hippokrates Verlag, 1992
7. Hussain M.: Der praktische Ratgeber für Frauen nach Brustkrebsoperationen, Zuckschwerdt Verlag, München 1989
8. Kannamüller G.: Die weibliche Brust, Kunstmann Verlag, München 1991
9. Kern G.: Gynäkologie, Thieme Verlag, Stuttgart 1985
10. Murcia A., Steward B.: Brustkrebs: in der Partnerschaft die Angst überwinden, Rowohlt Verlag, Reinbek bei Hamburg 1990
11. Nicolaou M. (Hrsg.): Leben im Angesicht des Todes. Menschen mit Krebs, HIV-Infektion und Multipler Sklerose erzählen. rororo Nr. 9353, Reinbek bei Hamburg 1993
12. Pschyrembel W., Strauss G., Petri E. (Hrsg.): Praktische Gynäkologie, de Gruyter Verlag, Berlin 1991
13. Rohlfs S.: Frauen und Krebs – Vom Umgang mit einer Krankheit, Fischer Verlag, Frankfurt am Main 1994

19 Kinder- und Jugendgynäkologie

Dagmar Gründler

Die Kinder- und Jugendgynäkologie nimmt im Bereich Gynäkologie aufgrund der ausgeprägten Entwicklungsdynamik der einzelnen Lebensabschnitte zwischen Kindheit und Erwachsensein eine besondere Stellung ein. Um die normalen Wachstums- und Reifungsvorgänge, die Genitalfunktionen, die Früherkennung von Fehl- und Mißbildungen der weiblichen Geschlechtsorgane sowie die lebensalterspezifischen psychischen Probleme der Kinder und Jugendlichen beurteilen zu können, ist eine Zusatzausbildung des Arztes und des Pflegepersonals erforderlich. In vielen Fällen muß ein Kollege einer anderen Fachdisziplin zur Beurteilung hinzugezogen werden. So ist es z. B. bei Verdacht auf eine Genitalmißbildung unbedingt erforderlich, die Nieren und die ableitenden Harnwege (Harnleiter, Blase, Harnröhre) zu untersuchen, da Mißbildungen im Genitalbereich häufig mit Mißbildungen im Bereich der ableitenden Harnwege kombiniert vorkommen. In diesem Falle ist das Hinzuziehen eines urologischen Kollegen zur Diskussion der Befunde selbstverständlich. Wird die Frage nach einer eventuell notwendigen operativen Korrektur gestellt, sollte ein Chirurg hinzugezogen werden.

Im Rahmen dieses Buches wird versucht, die wichtigsten Bereiche aus dem Gebiet der Kinder- und Jugendgynäkologie im Überblick darzustellen. Dies kann aber nur stichpunktartig geschehen. Trotz seiner Aktualität und Wichtigkeit kann auch das Thema „sexueller Mißbrauch" nur kurz behandelt werden.

19.1 Die kinder- und jugendgynäkologische Sprechstunde

Der erste Besuch beim Frauenarzt ist sowohl für kleine Mädchen als auch für Jugendliche ein besonderes Ereignis. In der Sprechstunde ist deshalb viel Einfühlungsvermögen und Behutsamkeit im Umgang mit den Kindern bzw. Jugendlichen wichtig. Die kinder- und jugendgynäkologische Sprechstunde sollte aus diesem Grunde außerhalb der normalen Sprechzeiten angeboten werden, um so eine ruhige Atmosphäre zu schaffen und genügend Zeit für die Patientin zu haben. Die Einrichtung des Wartezimmers sollte die Bedürfnisse der Kinder berücksichtigen (z. B. Kindertische, Papier, Buntstifte, Puppen, Bilderbücher). Die kleinen Mädchen werden fast ausnahmslos von ihrer Mutter als Schutz- und Vertrauensperson begleitet. Sie ist die Ansprechpartnerin des Arztes und erläutert die Gründe für den Besuch. Mit zunehmendem Alter ändert sich die Rolle der begleitenden Mutter. Viele Mädchen in und nach der Pubertät entscheiden sich während des Gespräches mit dem Arzt bzw. während der Untersuchung gegen die Anwesenheit der Mutter.

19.2   Untersuchungsmethoden

Eine eingehende gynäkologische Untersuchung ist nicht immer erforderlich. Sie wird jedoch durchgeführt bei:

- genitaler Blutung bzw. genitaler Infektion (Fluor)

- Verdacht auf Fremdkörper in der Scheide
- Verdacht auf einen gynäkologischen Tumor
- Verletzungen
- Verdacht auf sexuellen Mißbrauch
- Fehlbildungen und Intersexualität

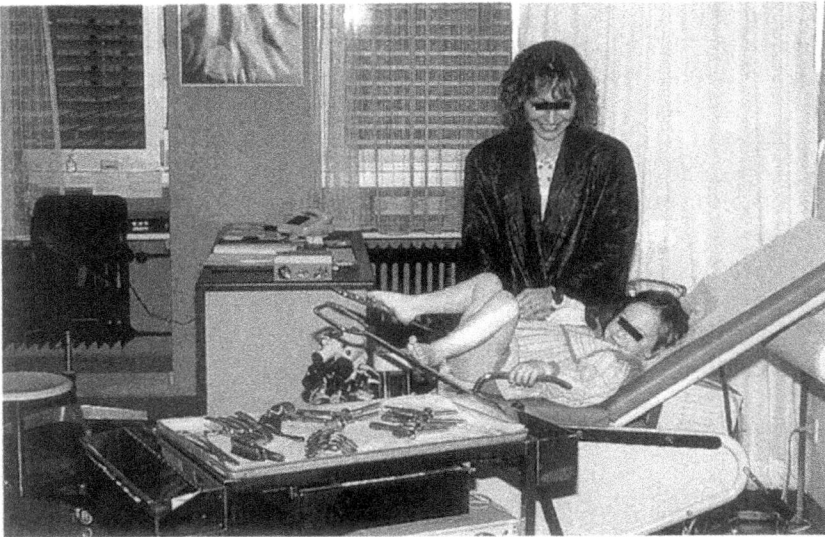

a

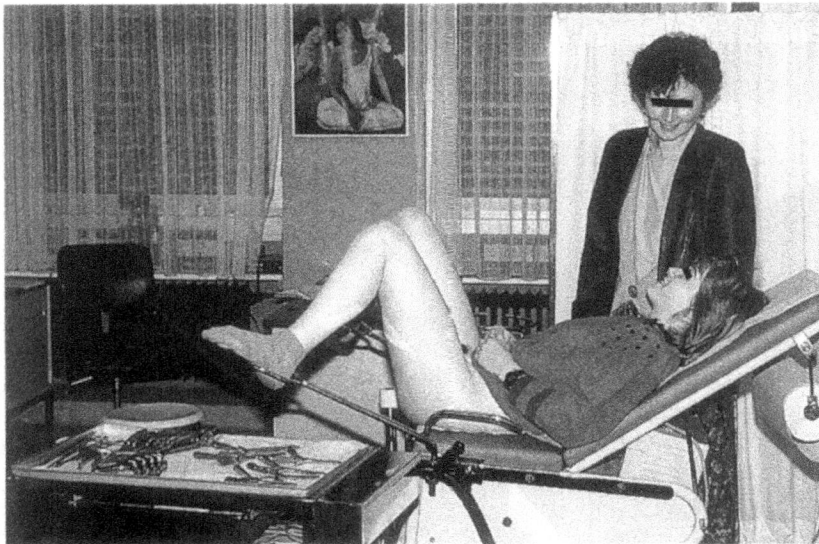

b

Abb. 19-1: Gynäkologische Untersuchung von Kindern oder Jugendlichen: a. Das Kind wird im Beisein der Mutter und einer Hilfsperson auf dem gleichen gynäkologischen Stuhl untersucht wie eine erwachsene Frau. b. gynäkologische Untersuchung in Steinschnittlage, Mädchen in der Pubertät.

- Störungen der Pubertätsentwicklung
- unklaren chirurgischen Symptomen (z. B. akutes Abdomen)
- unklaren urologischen Symptomen.

Der untersuchende Arzt muß sich den alters- und entwicklungspsychologischen Anforderungen der Kinder anpassen. Er muß auch bei den Eltern versuchen, Verständnis und Vertrauen für seine Untersuchung zu gewinnen. Für das zu untersuchende Kind sollte eine entspannte und ruhige Untersuchungssituation geschaffen werden. Die beruhigende Erklärung der geplanten Untersuchung mit einfachen Worten oder die Ablenkung kleiner Mädchen durch Spielzeug erleichtert den Untersuchungsgang. Hilfreich ist in dieser Situation eine dritte Person (z. B. eine ausgebildete Kinderkrankenschwester), die durch geschickte Kontaktaufnahme eine Vertrauensbasis zum Kind schaffen kann. Bei Jugendlichen ist es wichtig, durch Zuhören eine Vertrauensbasis herzustellen. Die persönlichen Vorstellungen der Jugendlichen sollten respektiert werden und

der Arzt sollte zu einem Partner werden, dem sie ihre Probleme anvertrauen können und der hilft, das Selbstvertrauen in den eigenen Körper zu stabilisieren.

Ist bei einem kleinen Mädchen die Inspektion des äußeren Genitale erforderlich (z. B. bei einer Entzündung), kann die Untersuchung auf dem Schoß der Mutter oder der vertrauten Begleitperson vorgenommen werden. Eine gynäkologische Untersuchung von Kindern oder Jugendlichen wird grundsätzlich in gleicher Weise durchgeführt wie bei der erwachsenen Frau (Abb. 19-1):

- Inspektion des äußeren Genitale (Labien, Klitoris, äußere Harnröhrenöffnung, Scheideneingang)
- Beurteilung der Hymenalform
- Beurteilung von Vagina und Portio (z. B. mit Hilfe der Vaginoskopie) mit der Möglichkeit der Entnahme eines zytologischen oder bakteriologischen Abstriches
- rektale Untersuchung (nicht immer erforderlich)
- Inspektion und Palpation der Brustdrüse.

19.3 Entzündliche Erkrankungen im Genitalbereich

Im Kindes- und Jugendalter sind Entzündungen im Bereich der Vulva bzw. Vagina und vermehrter Fluor die häufigsten Erkrankungen im gynäkologischen Bereich. Bis zur Menarche bzw. bis zur Aufnahme sexueller Kontakte bleiben Entzündungen auf das äußere Genitale beschränkt. Eine aufsteigende Infektion bei einer *Virgo intacta* (Jungfrau) gibt es nicht. Entzündungen der Adnexe kommen erst nach Aufnahme des Geschlechtsverkehrs vor. Wird bei einem kleinen Mädchen der Verdacht auf eine Adnexitis geäußert, kann es sich entweder um eine Begleitadnexitis bei Appendizitis oder um eine Organtuberkulose handeln.

Beim Vorliegen einer **Vulvovaginitis** (Entzündung des Scheideneingangs und der Scheide) ist die Vorstellung beim Kinderarzt

oder Kindergynäkologen aus folgenden Gründen wichtig:

- ein intravaginaler Fremdkörper muß als Ursache ausgeschlossen werden
- eine Verletzung muß ausgeschlossen werden
- anatomische Fehlbildungen und Entwicklungsstörungen müssen als Ursache ausgeschlossen werden
- als Folge der Vulvovaginitis können chronische Harnwegsinfektionen auftreten.

Bei immer **wiederkehrenden, therapieresistenten Entzündungen** im Genitalbereich sollte eine bakteriologische Klärung erfolgen. Mit Hilfe der Vaginoskopie (Abb. 19-2) wird Sekret aus der Scheide entnommen und zur bakteriologischen Untersuchung eingeschickt. Gleichzeitig können der pH-Wert in der

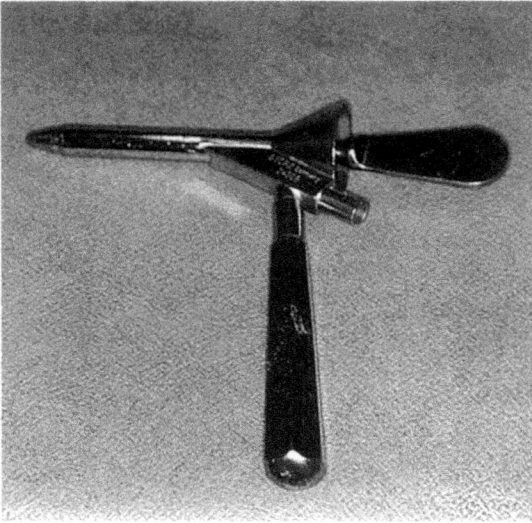

a

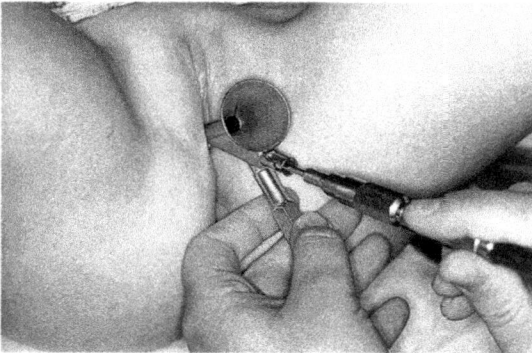

b

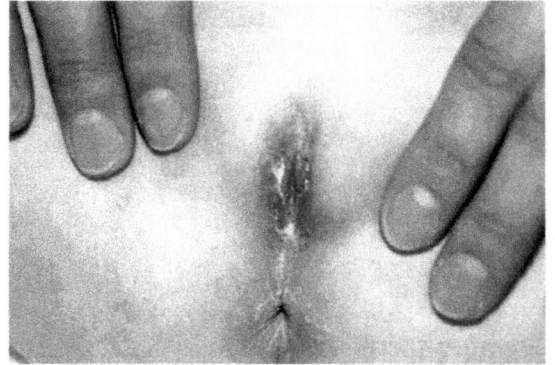

a

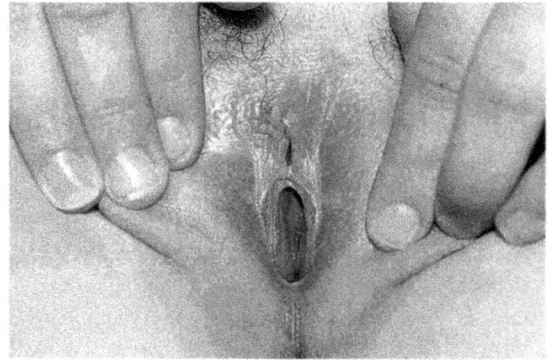

b

Abb. 19-3: a. Labiensynechie. b. Zustand zwei Wochen nach Applikation einer östrogenhaltigen Creme.

Abb. 19-2: Vaginoskopie: a. Vaginoskop nach Huffmann-Huber. b. Das Vaginoskop wird in geschlossenem Zustand in die Scheide eingeführt, der Führungsstab entfernt, dann die Beleuchtungsvorrichtung aufgesetzt.

Scheide gemessen und ein Nativpräparat unter dem Mikroskop beurteilt werden. Beim Nativpräparat lassen sich folgende Elemente beurteilen:

- Scheidenepithel (gibt Auskunft über die Hormonlage der Patientin)
- Leukozyten (Hinweis auf eine Entzündung)
- Erythrozyten (Hinweis auf eine Blutung)
- Bakterien, Trichomonaden oder Pilze
- Spermien (von Bedeutung bei Verdacht auf sexuellen Mißbrauch).

Bei **nächtlichem Juckreiz** und Entzündungszeichen um den After oder am Damm sollte eine Wurmerkrankung ausgeschlossen werden.

Die **Therapie** bei Entzündungen im Genitalbereich richtet sich in erster Linie nach der Ursache (z. B. Entfernung des Fremdkörpers). Daneben sollte die richtige Reinigung nach dem Stuhlgang und dem Wasserlassen (z. B. durch Abbrausen mit lauwarmem Wasser und Trocknen mit eigenem, häufig erneuertem Handtuch erfolgen). Es sollte kochfeste Unterwäsche getragen und auf synthetisches Material verzichtet werden. Sitzbäder (z. B. mit Kamille) können unterstützend zu einer lokalen Behandlung mit antibiotikahaltigen Salben oder Cremes angewendet werden. Ist es infolge chronischer

Entzündungen bereits zu einer Verklebung der kleinen Schamlippen (*Synechie*) gekommen, wird mehrmals täglich mit einem kleinen Wattetupfer Östrogencreme aufgetragen.

Begleitend erfolgt täglich ein Sitzbad. Nach einigen Tagen ist die Synechie komplett gelöst (Abb. 19-3).

19.4   Störungen der Entwicklung und der Pubertät

Die Früherkennung von Fehl- und Mißbildungen (s. S. 137) stellt eine der wichtigsten Aufgaben der Kindergynäkologie dar.

Zur Beurteilung von Wachstums-, Reifungs- und Differenzierungsstörungen im Kindes- und Jugendalter muß der behandelnde Arzt über spezielle Kenntnisse verfügen, um diese Störungen wahrzunehmen, bevor irreparable Schäden auftreten.

Störungen der Brustentwicklung führen bei den Heranwachsenden zu großer Unsicherheit. In diesen Fällen muß geprüft werden, welche Ursachen der Entwicklungsstörung zugrunde liegen und welche Möglichkeiten der Korrektur zur Verfügung stehen. Durch ungeschickte Reaktionen der Mitmenschen kann es zu erheblichen psychischen Belastungen der jungen Mädchen kommen. Operative Korrekturen sollten erst nach der Pubertät (nach dem 18.–20. Lebensjahr) erfolgen.

Zyklusstörungen

Durch die eingreifenden hormonellen Prozesse in der Pubertät kommt es zu typischen Körper- und Organveränderungen und zur vollständigen sexuellen Reife. Das hormonelle Gleichgewicht ist in dieser Lebensphase besonders störanfällig, weshalb es zu Zyklusstörungen während der Pubertät und *Adoleszenz* (Lebensabschnitt nach der Pubertät) kommen kann.

19.5   Tumore des inneren Genitale

Bis zum 18. Lebensjahr treten nur 1% aller bösartigen Erkrankungen im Genitalbereich auf. Bei Tumoren an den Eierstöcken handelt es sich meist um gutartige funktionelle Zysten (Follikelzysten oder Corpus-luteum-Zysten). Relativ selten finden sich im Kindes- und Jugendalter bösartige Tumoren an den Eierstöcken. Eine typische Symptomatik fehlt bei dieser Erkrankung. Beschwerden (z. B. Bauchschmerzen, Übelkeit, Müdigkeit oder Abgeschlagenheit) werden von seiten der Eltern oder des Arztes oft falsch interpretiert. Deshalb besteht die Gefahr, daß Diagnose und Therapie in Einzelfällen verzögert werden. Mit Hilfe der zur Verfügung stehenden nichtinvasiven Diagnostik (z. B. abdominale Ultraschalluntersuchung mit voller Blase) ist heute eine relativ schnelle Diagnosestellung möglich. Handelt es sich um einen bösartigen Tumor, sollte nicht nur das operative Vorgehen mit der notwendigen Radikalität berücksichtigt werden. Es müssen auch die funktionelle Beeinträchtigung der Genitalorgane, die damit verbundene postoperative Lebensqualität der jungen Patientin sowie eine evtl. nachfolgende hormonelle Substitution (z. B. nach Entfernung beider Eierstöcke) diskutiert werden.

19.6   Empfängnisverhütung

Vor dem **ersten Geschlechtsverkehr** stellt sich bei den Jugendlichen die Frage nach Verhütungsmitteln. Ein ausführliches Gespräch über die verschiedenen Verhütungsmethoden wird erforderlich. Das Kondom besitzt heute zum gezielten Schutz vor sexuell übertragbaren Krankheiten (z. B. AIDS) einen besonderen Stellenwert. Bei Verwendung von Kondomen wird zusätzlich ein spermizides Ovulum empfohlen. Eine ganz sichere Schwangerschaftsverhütung ist mit dieser Methode aber nicht gewährleistet. Das gleiche gilt für Portiokappe und Diaphragma. Die sicherste zur Verfügung stehende Empfängnisverhütungsmethode ist die hormonale Kontrazeption („Pille"). Entscheidet sich die junge Frau für die Antibabypille, muß sie über die möglichen Veränderungen im Stoffwechselsystem aufgeklärt werden.

Merke: Von einer intrauterinen Einlage einer Spirale bei Jugendlichen wird aufgrund der vermehrten Schmerzen und Komplikationen (verstärkte Blutungen, Entzündungen mit evtl. nachfolgender Sterilität) abgeraten.

19.7   Sexueller Mißbrauch

Eine der schwierigsten Aufgaben für den Kinder- und Jugendgynäkologen ist die Feststellung eines vorliegenden sexuellen Mißbrauchs. Meist werden die Kinder dem Kinderarzt und nicht dem Gynäkologen vorgestellt. Selten finden sich eine akute Verletzung des Hymens (Einriß des Jungfernhäutchens) oder der Nachweis von Spermien. Andere akute Verletzungen (z. B. Hämatome im Bereich der großen Labien, im Damm- oder Analbereich) können durch einen Sturz oder Aufprall beim Spielen bedingt sein, so daß sie nicht als Leitsymptom bei sexuellem Mißbrauch zu verwerten sind. Nur durch viel Erfahrung, gute Beobachtungsgabe, subtile Anamnese und behutsame Untersuchung kann der Verdacht näher eingegrenzt werden. Die Diagnosestellung ist außerdem dadurch erschwert, daß ein sexueller Mißbrauch sehr vielfältig ausgeführt werden kann:

• ohne direkten Körperkontakt (z. B. Exhibitionismus, pornographische Bilder, sexualisierte Sprache)

• mit körperlichem Kontakt (z. B. orale Berührung des Penis, Zungenkuß, Stimulation der Klitoris)
• mit penetrativem Kontakt (z. B. vaginaler Geschlechtsverkehr, Eindringen in den Anus mit Finger, Gegenstand oder Penis)
• sonstige Arten (z. B. sadistische Verletzungen).

Die Kenntnis der körperlichen Verletzungen und die entsprechenden Symptome, die durch den sexuellen Mißbrauch hervorgerufen werden können (v. a. auch im psychischen Bereich), sind für die Diagnose besonders wichtig. Dabei sind die psychischen Folgen weit schwieriger zu diagnostizieren, insbesondere dann, wenn keine körperlichen Spuren des Mißbrauchs zu finden sind.

Seit Mitte der 80er Jahre sind **Ambulanzen bzw. Beratungsstellen** entstanden, die mit einem psychotherapeutisch ausgebildeten Arzt, einem Psychologen, einem Sozialarbeiter und weiteren Psychotherapeuten ausgestattet sind. Interdisziplinär sollte hier der Kontakt mit den Kinderärzten und Kindergynäkologen vertieft werden.

Literatur

1. Arenz-Greiving I.: Sucht – Gewalt – Sexualität. Opfer und Täter in der Therapie, Lambertus-Verlag Freiburg 1990

2. Distler W., Pelzer V. (Hrsg.): Praxis der Kinder- und Jugendgynäkologie, Beihefte der Zeitschrift für Geburtshilfe und Perinatologie, Enke-Verlag Stuttgart 1994

3. Jungjohann E.: Kinder klagen an, Fischer-Verlag, Frankfurt am Main 1991

4. Pschyrembel W., Strauss G., Petri E. (Hrsg.): Praktische Gynäkologie für Studium, Klinik und Praxis, 5. Aufl., Walter de Gruyter Verlag, Berlin, New York 1991

5. Walter J. (Hrsg.): Sexueller Mißbrauch im Kindesalter, Edition Schindele, Bd. 4, Heidelberg 1989

6. Wolf A. S. Esser-Mittag, J. (Hrsg.): Kinder- und Jugendgynäkologie – Atlas und Leitfaden für die Praxis, 1. Aufl., Schattauer-Verlag, Stuttgart, New York 1996

Quellenverzeichnis für Abbildungen

A. Waldeyer, A. Mayet
Anatomie des Menschen. Bd 1: Allgemeine Anatomie – Rücken – Bauch – Becken – Bein. 16. Aufl. Berlin, New York: de Gruyter, 1993.
Abb. 2-12

C. Goecke
Arbeitsbuch Gynäkologie. München, Wien, Baltimore: Urban & Schwarzenberg, 1983.
Abb. 15-1, 17-5

E. Glatthaar, J. Benz
Checkliste Gynäkologie. 3. Aufl. Stuttgart, New York: Thieme, 1985.
Abb. 12-6, 12-7

Diabetiker-Lehrprogramm des Novo Diabetes Therapie Service.
Abb. 9-1, 9-3, 9-4

J. W. Dudenhausen, H. P. G. Schneider (Hrsg.)
Frauenheilkunde und Geburtshilfe. Berlin, New York: de Gruyter, 1994.
Abb. 3-4, 3-11, 5-13, 10-3, 10-5, 10-6, 10-7, 10-10

H. K. Brehm
Frauenheilkunde und Geburtshilfe für Pflegeberufe. 8. Aufl. Stuttgart, New York: Thieme, 1995.
Abb. 3-12

G. Kern
Gynäkologie. Ein kurzgefaßtes Lehrbuch. Stuttgart: Thieme, 1977.
Abb. 10-1, 10-14, 11-2, 13-2, 14-2, 14-3, 14-9, 16-1, 18-7

R. Warm
Gynäkologie und Geburtshilfe. 7. Aufl. Reinbek: LAU-Ausbildungssysteme, 1994.
Abb. 10-13, 16-5

Ch. Geist, U. Harder, G. Kriegerowski-Schröteler, A. Stiefel (Hrsg.)
Hebammenkunde. Lehrbuch für Schwangerschaft, Geburt, Wochenbett und Beruf. Berlin, New York: de Gruyter, 1996.

Abb. 2-1, 2-2, 2-3, 2-5, 2-6, 2-7, 2-8, 2-10, 3-1, 3-2, 3-5, 3-6, 3-8, 3-10, 4-11, 4-12, 4-13, 4-22, 4-26, 4-27, 4-28, 4-29, 4-30, 4-31, 4-32

Ch. Geist, U. Harder, A. Stiefel (Hrsg.)
Hebammenkunde. 2. Aufl. Berlin, New York: de Gruyter, 1998.
Abb. 4-1, 4-2, 4-3, 4-4, 4-5, 4-6, 4-7, 4-8, 4-9, 4-14, 4-16, 4-17, 4-18, 4-19, 4-20, 4-21, 4-23, 4-24, 4-25, 4-33, 4-34, 4-35, 4-36, 5-2, 5-3, 5-4, 5-6, 5-7, 5-10, 5-11, 5-12, 6-2, 6-3, 6-4, 6-5, 6-6, 6-7, 7-2, 7-5, 7-6, 7-7

G. Martius, W. Heidenreich (Hrsg.)
Hebammenlehrbuch. 6. Aufl. Stuttgart, New York: Thieme, 1995.
Abb. 5-9

Ch. Mändle, S. Opitz-Kreuter, A. Wehling
Das Hebammenbuch. Stuttgart, New York: Schattauer, 1995.
Abb. 5-5

Hewlett Packard, CTG-Broschüre
Abb. 4-10

R. Menzel
Insulin zum Leben. 3. Aufl. Berlin: Medicus Verlag Gesundheit, 1997.
Abb. 9-2

G.-A. von Harnack (Hrsg.)
Kinderheilkunde. 6. Aufl. Berlin, Heidelberg, New York: Springer, 1984.
Abb. 6-1

A. S. Wolf, J. Esser Mittag (Hrsg.)
Kinder- und Jugendgynäkologie. Atlas und Leitfaden für die Praxis. Stuttgart, New York: Schattauer, 1996.
Abb. 19-1, 19-2, 19-3

R. Kaiser, A. Pfleiderer
Lehrbuch der Gynäkologie. 15. Aufl. Stuttgart, New York: Thieme, 1985.
Abb. 12-8, 12-9

M. Gahr (Hrsg.)
Lehrbuch der Pädiatrie. Berlin, New York: de Gruyter, 1994.
Abb. 3-9

Ch. L. Schauf, D. F. Moffett, S. B. Moffett
Medizinische Physiologie. Berlin, New York: de Gruyter, 1993.
Abb. 2-4

W. Pschyrembel, J. W. Dudenhausen
Praktische Geburtshilfe mit geburtshilflichen Operationen. 18. Aufl. Berlin, New York: de Gruyter, 1994.
3-7, 4-15, 5-1

W. Pschyrembel, G. Strauss, E. Petri
Praktische Gynäkologie. 5. Aufl. Berlin, New York: de Gruyter, 1991
Abb. 10-2, 10-4, 10-8, 10-9, 10-11, 10-12, 11-3, 11-5, 12-1, 12-2, 12-3, 12-4, 12-5, 12-8, 12-10, 14-1, 14-4, 14-6, 14-7, 14-8, 16-2, 16-3, 16-4, 16-6, 16-7, 16-8, 17-2, 17-3, 17-4, 17-6, 18-4, 18-9, 18-11

J. Walter, K. O. K. Hoffmann
Partnerschaftliche Empfängnisregelung, 2. Aufl. TRIAS Verlag, Stuttgart 1992.
Abb. 7-3

A. T. Teichmann
Kontrazeption. Edition Gynäkologie und Geburtsmedizin, Band 4 (Hrsg. J. Schneider, H. Weitzel). Wissenschaftliche Verlagsgesellschaft, Stuttgart 1991.
Abb. 7-4

R. Gros
Die weibliche Brust. Handbuch und Atlas. Berlin, New York: de Gruyter, 1987.
Abb. 18-1, 18-2, 18-3, 18-5, 18-6, 18-8, 18-10, 18-12, 18-13, 18-14, 18-15, 18-16

Sachregister

www.ingramcontent.com/pod-product-compliance
Lightning Source LLC
Chambersburg PA
CBHW051928190326
41458CB00026B/6439